표준 병원미생물학

Standard Medical Microbiology

Standard Medical Microbiology

표준 병원미생물학

Standard Medical Microbiology

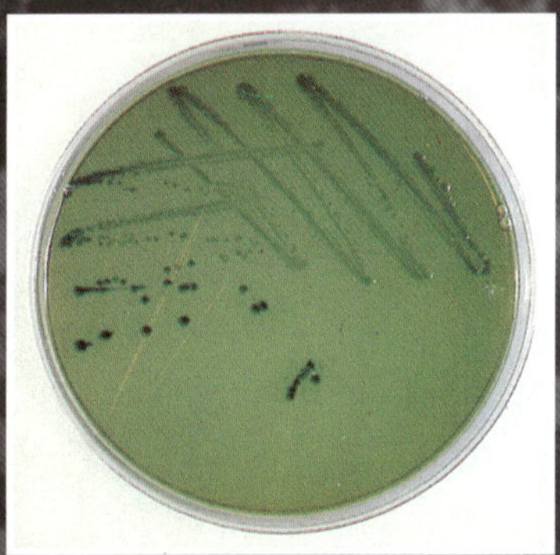
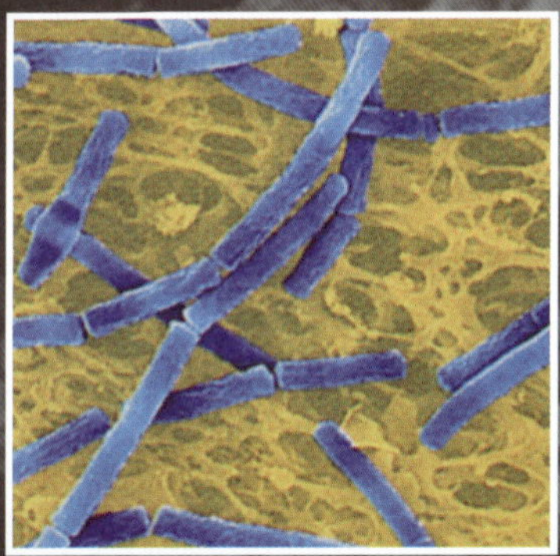
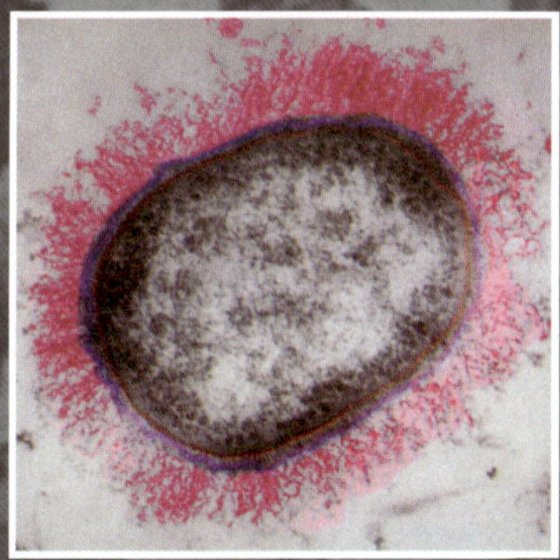
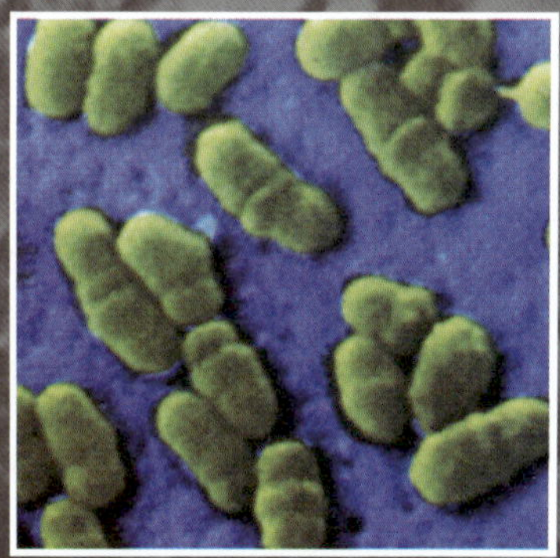

고려의학

머 리 말

우리 인류가 오늘날과 같이 무서운 질병의 위협과 고역에서 벗어나게 된 것은 미생물학의 발달과 그 공헌에 큰 힘을 입은 바라 하겠다. 미생물학의 발달로 사라질 것이라고 예상하였던 질병들이 새로운 양상으로 인간의 생명을 위협하고 있다.

2001년 구제역과 광우병이 세계적 확산을 시작으로 2003년에는 전 세계를 휩쓸었던 급성호흡기증후군(SARS), 2005년에는 흑사병이 될 수도 있다는 조류독감이 연이어 창궐했다. 전문가들은 이미 이것은 예고편에 불과하며 앞으로도 신종 미생물이 얼마든지 등장할 수 있다고 예견한 바 있다.

첨단과학 문명시대, 우주로 위성을 쏘아 올리고 인터넷을 통해 전 세계의 정보가 실시간으로 공유되는 현대문명이지만 인류는 여전히 질병으로부터 자유롭지 못하고 오히려 과거의 어떤 시대보다도 더 위험하고 파괴적인 전염병의 위협 앞에 놓여 있다.

고도로 발달된 의학의 힘으로 미생물에 의한 질병을 힘으로 전염병의 대규모 창궐을 억누르고 있는 상황이지만 전염병 예방에 대한 부담감은 점점 커져만 가고 있다. 2009년 4월에 새롭게 발견된 신종플루는 전 세계를 공포로 몰아간 바이러스로 현재까지 약 26만 명의 감염자가 발생하여 2,000명 이상이 사망한 것으로 보고되고 있다. 그러나 모든 미생물이 인간에게 위협을 주는 존재는 결코 아니다. 미생물 없이는 인간의 삶 자체를 생각할 수 없을 정도로 인간에게 이로움을 주는 경우가 더 많다.

이 책에서는 대학에서 보건의료분야를 공부하는 학생들을 위해 미생물 중 병원성 미생물을 중심으로 미생물의 대사, 유전, 화학요법, 면역 등의 기초부분과 질병의 원인 병원체에 대하여 가급적 상세히 기술함으로써 의학, 임상병리학, 간호학, 미생물학을 공부하려는 학생들이 이해하기 쉽도록 노력하였다.

25년 동안 미생물 강의 경험을 바탕으로 저술하였으나 미흡한 점이 많이 있으리라고 생각된다. 부족한 부분들은 미생물을 연구하는 선후배님의 조언을 들어 보완하도록 노력하겠다.

끝으로 이 책의 저술에 함께 해준 퇴임하신 이 건섭교수님에게 진심으로 감사드리고 아울러 출판을 맡아 주신 고려의학 최병진 사장님과 편집부 직원 여러분께도 감사드립니다.

2011년 8월

이 광 배

목 차

제1부

미생물학의 기초

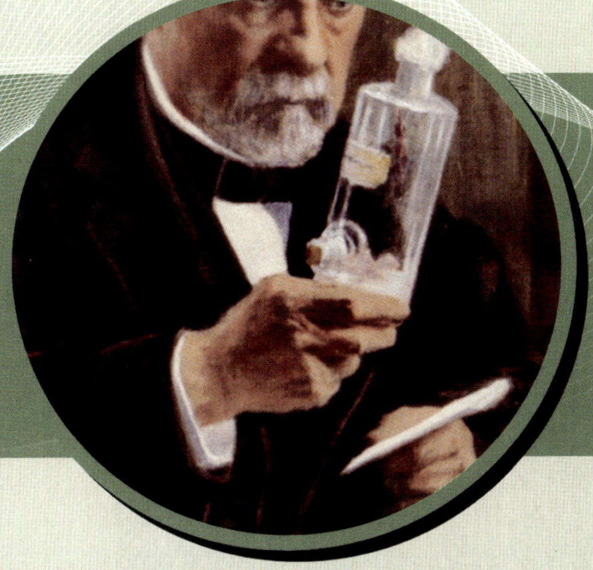

제 1 장

미생물학의 역사와 범위

1. 미생물학이란?

아주 옛날 지구가 탄생하여 혼돈의 상태를 유지하고 있을 때 이 땅위에 최초의 생명체가 생겨났다. 이 생명체를 우리들은 **미생물**(microorganism)이라고 하며 이 시기는 지금으로부터 약 20~30억 년 전으로 추정된다. 이 생명체의 연생으로 인하여 비로소 이 지구상에는 생물학적인 환경이 생겨났고 이 환경에 적응하는 생물의 진화가 시작된 것이다.

미생물(microorganism)은 너무나 작아서 사람의 눈으로는 관찰할 수 없고 현미경을 통해서만 관찰이 가능한 생명체를 의미하며, **미생물학**(microbiology)은 이를 연구하는 학문이다.

미생물에는 세균(bacteria), 진균(fungi), 원충(protozoa), 조류(algae), 리케치아(rickettsia), 클라미디아(chlamydia), 바이러스(virus) 등이 포함된다. 지구상에 존재하는 대다수의 미생물은 환경 속에 살아 있는 개체와 균형을 유지함으로써 지구의 생물체 번영에 결정적인 공헌을 하기도 하지만 때로는 AIDS와 같은 치명적인 질병을 일으켜 사람의 생명을 앗아가기도 한다.

미생물에 대한 학문에도 연구대상과 그 목적에 따라 **이론미생물학**(theoretical microbiology)과 **응용미생물학**(applied microbiology)으로 나누고 있다. 이론미생물학이 미생물에 대한 기본원리 즉, 미생물의 형태, 생리, 유전 등 이론적 연구를 하기 위한 학문이라면 응용미생물학은 미생물을 이용하여 인류의 복지에 귀결시키려는 학문으로 여기에는 인간과 동물에 질병을 일으키는 병원미생물을 연구하는 **병원미생물학**(pathogenic microorganism)을 비롯해서 **식품미생물학, 토양미생물학, 환경미생물학** 등이 있다.

현재 미생물학은 의학 뿐 아니라 생화학, 유전학, 동물학, 식물학, 생태학, 약리학, 식품과학, 농업과학, 산업과학, 환경과학, 면역학, 감염관리학, 분자생물학 등과 밀접한 관련이 있다. 따라서 미생물학의 역사적 발달과정을 이해함으로써 미생물학에 대한 개념을 좀 더 이해하는데 도움이 될 수 있다.

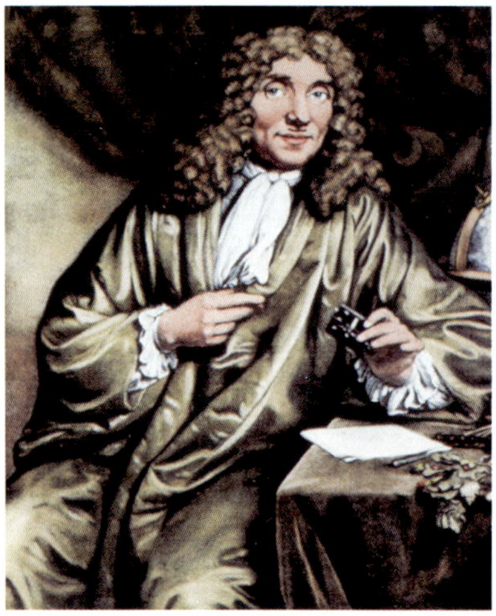

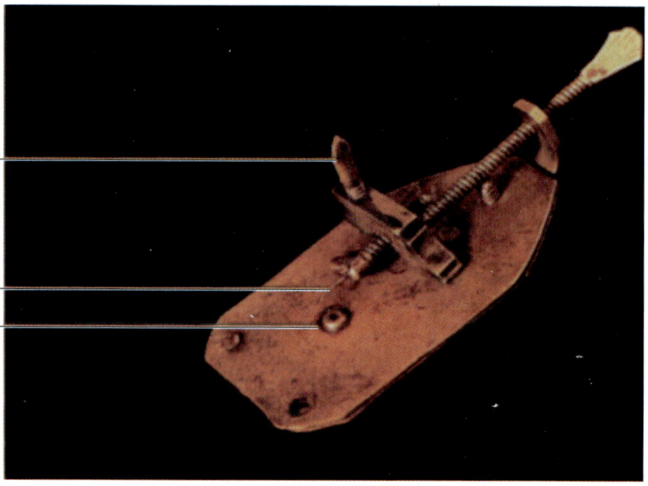

그림 1-1. Antony van Leeuwenhoek(1632~1723)와 그가 개발한 200배 정도의 현미경

2. 미생물학의 발달

1) 미생물의 발견

미생물의 존재를 눈으로 확인하기 이전부터 미생물에 의해 질병이 발생한다고 생각한 사람들이 있었다. 로마의 철학자 **루크레티우스**(Lucretius, 기원전 98~55)와 의사인 **프라카스토로**(Girolamo Fracastoro, 1478~1553)는 눈에 보이지 않은 생명체가 질병을 일으키는 것 같다고 제안했다. 1625~1630년 사이에 이탈리아 사람인 **스텔루티**(Francesco Stelluti)가 현미경으로 꿀벌과 바구미를 관찰한 것이 현미경의 시초인 것으로 보인다. 그러나 처음으로 미생물을 정확하게 관찰하고 기술한 사람은 네델란드의 **루벤후크**(Antony van Leeuwenhoek, 1632~1723)였다. 루벤후크는 직물업자로 두 개의 은으로 된 판 사이에 이중의 볼록렌즈를 고정시킨 현미경을 만들기 위해 노력하였다. 그가 만든 현미경은 50~300배 정도의 배율로 대상을 확대할 수 있었으며, 두 개의 렌즈 사이에 위치한 액체 시료에 45°각도의 빛을 쪼임으로써 시료에 빛이 반사될 수 있었다. 이것은 암시야현미경과 유사한 원리로 세균까지 뚜렷이 관찰할 수 있었다. 1673년 루벤후크는 현미경으로 관찰한 것을 자세하게 기록하여 런던 왕립학회(Royal Society of London)에 보고했다. 이러한 기록으로 볼 때, 당시 그는 세균과 원생동물을 모두 관찰했던 것으로 보인다(그림 1-1).

2) 자연발생설에 관한 논쟁

오래 전부터 사람들은 살아 있는 생명체는 무생물에서 생겨날 수 있다는 **자연발생설**(spontaneous generation)을 믿어 왔다. 이탈리아 의사인 **레디**(Francesco Redi, 1626~1697)는 1668년 모든 사람들이 믿었던 것처럼, 구더기가 썩은 고기로부터 자연적으로 발생되지 않는다는 것을 증명하기 위하여 실험을 했다. 그러나 미생물이 자연적으로 발생되는지 또는 공기 중 감염성 물질로부터 발생했는지에 대한 논쟁은 계속되었다. 특히 미생물의 자연발생설은 1748년 영국인 **니덤**(John Needham, 1713~1781)에 의해 강력하게 주장되었다. 20년 후 이태리 과학자인 **스팔란짜니**(Lazaro Spallanzani, 1729~1799)가 플라스크에 영양물질을 첨가한 후 밀봉하여 액체를 가열하면 미생물의

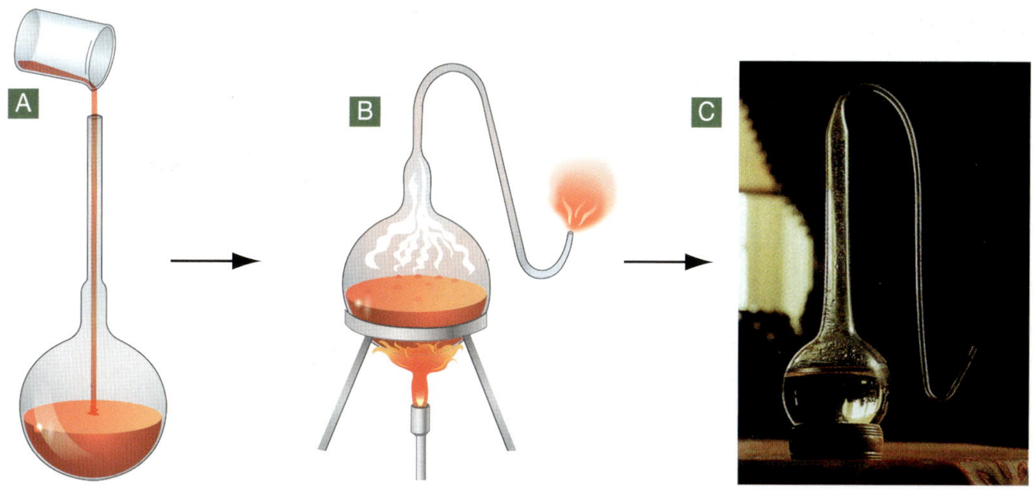

그림 1–2. Pasteur가 사용한 백조모양의 flask. A. 목이 긴 flask에 액체육즙을 넣은 후 B. flask 윗 부분을 백조의 목(Swchans)과 같이 구부린 후 열을 가해 끓인다. C. 끓인 flask 내의 미생물은 사멸되어 구부러진 시험관을 통해 세균이나 공기가 침입을 못해 오랜 기간 보존을 해도 미생물 발생이 없다는 것을 주장함.

성장이 억제된다는 사실을 증명함으로써 자연발생설을 부정하였다.

자연발생설에 대한 논쟁은 프랑스 과학자 **파스퇴르**(Louis Pasteur, 1822~1895)의 S자형 플라스크실험으로 종지부를 찍게 되었다(**그림 1–2**).

파스퇴르에 의해 미생물은 실제적으로 공기 중에 존재하므로 멸균된 용액을 공기 중에 노출하면 용액은 오염되고 공기 중 미생물과 접촉을 차단하면 멸균된 용액이 공기 중에 노출되어도 부패하지 않음을 증명함으로써 자연발생설을 부정했다. 그는 가열에 의해 미생물을 사멸할 수 있으며 공기매개 미생물을 억제할 수 있는 방법을 고안함으로써 **멸균**(sterilization)의 개념을 기초했다.

영국의 물리학자 **틴달**(John Tyndall, 1820~1893)은 1877년 공기에 떠다니는 먼지 중에는 미생물이 포함되어 있으며 공기 중의 먼지를 제거하면 영양액이 직접 공기와 접하더라도 멸균상태로 유지된다는 것을 증명했다. 이것으로 자연발생설은 막을 내리게 되었다. 틴달은 또 극도로 열에 강한 세균이 존재한다는 사실

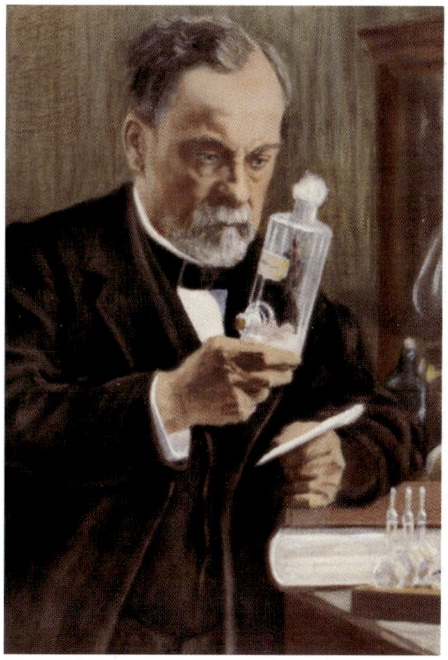

그림 1–3. 파스퇴르(Louis Pasteur, 1822~1895)

을 증명했으며, 그 후 **간헐멸균법**(Tyndallization)이라는 멸균법도 고안했다.

3) 전염병의 기원

고대의 사람들은 미생물의 존재를 몰랐기 때문에 많

은 사람들에게 유해성으로 전파되는 전염병을 '신의 벌'에 의한 것으로 믿었고, 이러한 사상은 중세에 이르기까지 인간사회를 지배하였다. 즉 신의 저주를 받아 질병이 발생하여 인간이 죽음을 당하게 된다는 **신벌설**(theurgical theory)을 믿었다.

그 후 보다 이상적인 사고방법을 기초로 전염병의 유행을 오염된 공기에 의한다는 **장기설**(miasma theory)이 일반적으로 신봉되었다. **히포크라테스**(Hippocrates, BC 4~5세기)도 오염된 공기가 전염병의 원인이라고 설명했지만 이것은 오늘날의 전염병에 대한 개념과는 먼 것이었다. 이 흐름은 로마제국의 멸망과 함께 쇠퇴하였는데 아라비아 의학에 있어서도 전염병의 병인론은 히포크라테스의 개념에서 벗어나지 않았다.

15~16세기 유럽 대륙에는 흑사병(pestis), 천연두(small pox), 발진티푸스(typhus)가 여러 번에 걸쳐 대유행으로 유럽 인구 절반이 사망하였다. 그 당시 유럽인들은 눈에 보이지 않는 전염원이 존재한다고 생각하고 어떤 전염원에 의해 질병이 발생한다는 접촉전염설을 믿게 되었다.

1546년 Fracastoro는 **접촉전염설(contagium theory)**을 주장하여 질병에 걸린 환자와 접촉함으로써 질병이 발생된다고 믿었다.

15세기말 콜럼버스 일행이 아메리카 신대륙을 발견하고 유럽으로 돌아온 일행들이 매독(syphilis)을 유럽에 전파시켜 매독 걸린 사람과 접촉하면 똑같은 질병을 전염시킴으로써 눈에 보이지 않는 전염원이 존재한다고 생각하고 전염원에 의해 질병이 발생한다는 전염설을 확신하게 되었다.

그 후로 병원체가 발견되기 시작한 19세기까지는 장기설과 접촉전염설은 다 같이 유행병, 전염병의 원인으로 생각되었다.

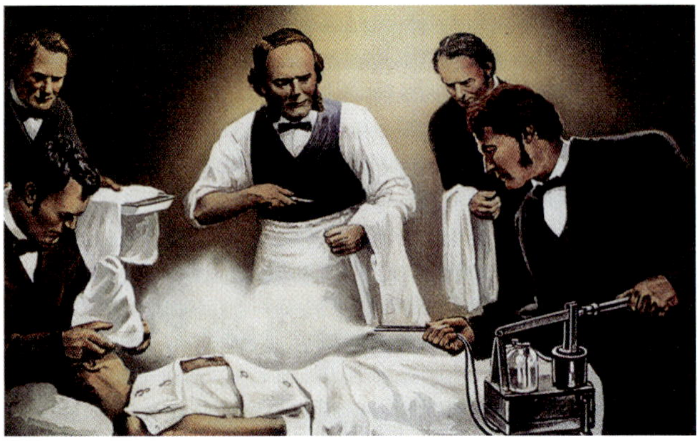

그림 1-4. Joshep Lister(1827~1912). 수술 전 석탄산 용액을 수술실에 살포, 수술기구 및 손 소독

3. 현대 미생물학의 기원

현대 미생물학의 초석은 19세기 중기 프랑스의 **파스퇴르**(Louis Pasteur, 1822~1895)와 독일의 **코흐**(Robert Koch, 1843~1910)에 의해 그 과학적인 체계를 가진 미생물의 기초가 확립되었다(표 1-1).

파스퇴르는 포도주의 산패현상을 연구하다 미생물에 의한 발효현상을 발견하게 되었다. 당시 발효현상은 화학반응에 의한 것이라고 하는 설이 주류를 이루고 있었으나 Pasteur는 **발효현상**은 미생물(효모)의 발효작용에 의한다는 것을 입증하는 한편, 포도주의 품질을 저하시키지 않고 산패를 막을 수 있는 60~65℃로 30분간 가열하는 **저온살균법**(pasteurization)을 확립하였다. 또한 당시 영국의 외과의사인 Joseph Lister(1827~1912, 그림 1-4)는 석탄산에 의한 외과수술 시의 소독법을 고안하여 화농의 염증을 방지하는데 성공하였다. 이것이 현대의학에 있어서 소독법의 창시이다.

Pasteur와 거의 같은 시대에 독일 의사 Robert Koch는 탄저병에 관심을 가지고 동물접종실험을 시행, 동물의 혈액, 비장 중에 탄저균이 있는 것을 발견하고

표 1-1. 주요 병원성미생물 발견자와 질병, 세균이름

발 견 자	질 병	세균 이름(학명)
Robert Koch(1876)	Anthrax	*Bacillus anthracis*
Albert Neisser(1879)	Gonorrhoeae	*Neisseria gonorrhoeae*
Laveran(1880)	Malaria	*Plasmodium malaria*
Ogston(1881)	Wound infection	*Staphylococcus aureus*
Robert Koch(1882)	Tuberculosis	*Mycobacterium tuberculosis*
Fehleisen	Erysipelas	*Streptococcus pyogens*
Robert Koch(1883)	Cholera	*Vibrio cholerae*
Klebs & Loeffler(1883)	Diphtheria	*Corynebacterium diphtheriae*
Nicolaier & Kitasato(1884)	Tetanus	*Clostridium tetani*
Eberth and Gaffky(1884)	Typhoid fever	*Salmonella typhi*
Theodor Escherich(1885)	Diarrhea	*Escherichia coli*
Fraenkel(1886)	Pneumonia	*Streptococcus pneumoniae*
Weichselbaum(1887)	Meningitis	*Neisseria meningitidis*
Gaertner(1888)	Salmonellosis	*Salmonella enteritidis*
Kitasato(1889)	Tetanus toxoid	*Clostridium tetani*
Welch & Nuttal(1892)	Gas gangrene	*Clostridium perfringens*
Bruce (1892)	Undulant fever	*Brucella melitensis*
Kitasato & Yersin(1894)	Plague	*Yersinia pestis*
Von Ermengem(1897)	Botulism	*Clostridium botulinum*
Shiga & Kruse(1896)	Dysentery	*Shigella dysenteriae*
Schaudin & Hoffman(1905)	Syphilis	*Treponema pallidum*
Bordet & Gengou(1906)	Whooping cough	*Bordetella pertussis*
Howard T. Ricketts(1909)	Rocky mountain Spotted fever	*Rickettsia rickettsii*
McCoy and Chapin	Tularemia	*Francisella tularensis*
Prowazek(1914)	Typhus fever	*Rickettisa prowazekii*
Fujino(1951)	Vibrio food poisoning	*Vibrio parahemolyticus*
McDade(1977)	Legionellosis	*Legionella pneumophila*
Barry Marshall(1983)	Ulcers	*Helicobacter pylori*

(1876), 이 균의 발육조건, 아포 저항성 및 쥐에 접종하는 **계대배양법**을 보고하였으며, 또한 약독생균 **vaccin**으로써 감염을 예방하여 vaccin의 유효성을 입증하였다. 그리고 gelatin배지, 한천배지를 고안(1881년)하여 세균의 분리배양법과 순수배양법을 확립하였다. Koch는 실험과정에서 미생물이 그 전염병의 병원체라는 사실을 입증하기 위한 **Koch의 3대원칙**(Koch's postulate, 1882년)을 세웠다.

■ Koch의 3대원칙

첫째, 환자의 병소로부터 세균이 검출되어야 한다.

둘째, 그 세균은 분리배양법에 의하여 순수배양 되어야 한다.

셋째, 그 세균은 감수성이 있는 동물에 접종했을 때 환자와 같은 병을 일으키고, 그 동물에서도 동일한 세균이 검출되어야 한다.

이 조건은 질병의 원인 미생물을 동정하는 조건으로 오늘날까지도 사용되고 있으며, 병원미생물학의 발전에 크게 공헌하였다.

■ Louis Pasteur의 업적

① 자연발생설을 과학적으로 부정 : 생명은 생명을 주는 자에 의해서만 생겨난다는 사실 증명

② 포도주 발효와 산패의 원인 규명 : 미생물에 의해 발효가 일어남을 규명

③ 저온살균법(Pasteurization) 개발 : 우유 60~65℃에서 30분 가온하면 결핵균 살균 규명

④ 간헐 멸균법(Fractional sterilization, Tyndallization)을 확립 : 100℃, 30분간 3일간 멸균 아포살균

⑤ 건열 멸균법(dry heat : dry oven ; 170℃, 60분) 확정

⑥ 육즙액(meat broth, beef broth)으로 세균 배양하는 방법을 설정

⑦ 육즙액이 들은 시험관에 솜마개를 함으로써 공기 중 잡균 오염 방지함

⑧ 면양의 탄저병 백신(anthrax vaccine) 개발함 Vaccine-Vacca(Cow) + ine(drug)이라는 말을 최초로 사용

⑨ 광견병 백신(rabies vaccine) 개발

■ Robert Koch의 업적

① 세균 염색법을 1876년 발견

② 탄저균(*Bacillus anthracis*)을 순수 배양하는 방법을 발견

③ 결핵균(*Mycobacterium tuberculosis*)을 1882년 발견

④ 콜레라균(*Vibrio cholerare*)을 1883년 발견

⑤ 투베르클린(tuberculin) 반응을 발견

⑥ 액체배지에 젤라틴 또는 한천을 넣어 만든 고형배지에 세균을 순수 분리배양 성공

⑦ 병원균을 규정하는 **Koch's의 3대 원칙**(Koch's postulate)을 설정하였다.

또한 1884년 덴마크의 의사 Hans Christian Gram (1853~1938)에 의해서 고안된 **Gram 염색법**은 오늘날에도 균의 감별동정에 활용되고 있다.

Paul.Ehrlich(1909년)는 합성화학요법제인 매독(syphilis) 치료제로 salvarsan(606호)을 개발하여 최초의 합성화학요법의 장을 열었으며, 1935년 Domagk는 prontosil의 합성으로 설파제(sulfonamide)를 발견하여 설사병 치료와 연쇄구균 감염 치료에 이용하였다.

그리고 1929년 Alexsander Fleming은 푸른곰팡이(*Penicillium notatum*) 주위에서 일반세균이 발육 억제되는 물질이 있음을 발견하고 10년 후 연구를 거듭

하여 Chain과 Flory(1941)가 *Penicillium notatum* 곰팡이에서 일반세균이 발육 억제시키는 물질을 추출하여 **penicillin**이라는 항생제를 발견하여 항생물질요법의 탄생을 초래하였다. 이어 **Waksman**(1944)은 *Streptomyces*에서 세균을 억제시키는 물질을 축출하여 이 항생제를 Streptomycin이라는 이름을 명명하고 결핵 치료에 이용되기 시작하였다. 그리고 항생제(antibiotic)라는 용어를 사용했다.

그 후 토양 속에 있는 *Streptomyces*에서 chloramphenicol 항생제(1947)를 생산하였고, tetracycline 항생제도 생산(1948)하여 치료에 이용하였다.

Erythromycin 항생제(1952) 등과 같은 항생물질이 발견되었으며 다시 진전하여 합성 penicillin을 발견하였으며, 합성 cephalosporin 등 많은 항생물질이 개발되어 인류의 질병으로부터 해방되기 시작하였다.

항생제에 감수성이 없고 미생물계에 있어서도 특수한 위치를 차지하는 virus는 1892년 **Iwanowski**가 담배의 모자이크병 병원체는 세균여과기를 통과하는 미세한 것이라는 것을 보고한 데서 비롯되었다.

전염병치료제의 개발과 더불어 전염병예방을 위한 연구 활동도 활발하여, **Edward Jenner**(1749~1823년, 그림 1-5)는 천연두(small pox)의 예방을 하기 위하여 우두(cow pox)백신(vaccine)을 개발하여 사람에 접종하여 천연두 예방에 성공한 것이 면역학의 시초이다. 그 후 백년간 천연두 예방접종으로 1978년 드디어 지구상에서 천연두를 퇴치하는데 성공하였으며 지금까지 수많은 **vaccine**이 개발되어 전염병의 예방에 활용되고 있다.

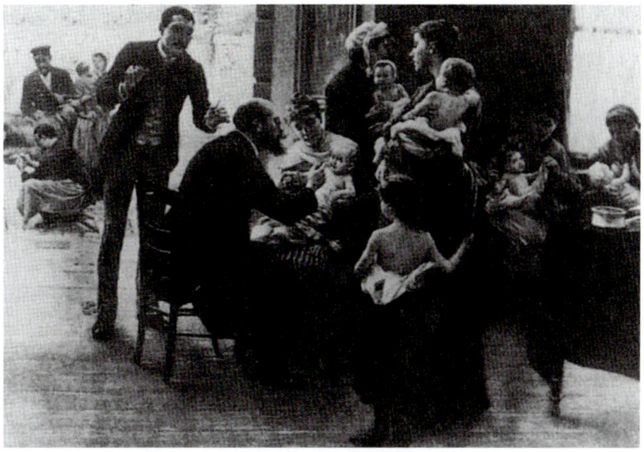

그림 1-5. Edward Jenner(1749~1823)

표 1-2. 멸균과 소독 방법에 공헌한 학자

년도	발견자	발견업적
1876년	Tyndall	간헐적 멸균법(tyndallization)을 발견
1880년	Chamberland	최초로 고압증기멸균기(autocalave)를 발견
1888년	Blum & Loew	Formakldehyde의 소독 효과를 발표하고
1894년	Reinicke	90% alcohol이 살균작용이 있음을 발표하였고
1908년	Grossich	요오드 정기로 수술 부위 피부소독
1920년	White	Mercurochrome의 개발로 피부소독
1927년	Schhrader & Bossert	Ethylen oxide의 살균 작용을 발표
1933년	Underwood W	고압증기 멸균기를 완성하여 수술기구와 배지 멸균에 이바지함
1953년	Ethicon Co.	자외선 살균기 개발
1963년	Stonehill et al	Glutaraldehyde의 개발
1966년	Battern Methodisty Hospital	원내에 공기정화기(Bioclean beanch) 설치

4. 미생물의 소개

1) 세균

세균은 가장 잘 알려진 미생물 집단으로 현미경으로 관찰해야 보이며, **단세포생물**이며, **원핵생물**이며, **세포벽**을 가지고 있으며, 이분법으로 무성생식을 한다. 크기에 있어서 일반 광학현미경으로 관찰이 가능하다. 많은 세균이 **종속영양생물**(heterotroph)이고 에너지원으로서 유기화합물을 이용한다. 다른 것들은 **자가영양생물**(autotroph)이고 태양에너지를 이용하는 반면 어떤 것들은 무기물질을 이용하여 에너지를 만들어 낸다. 비록 많은 세균이 병원성이 있어 사람들의 관심의 대상이 되지만 더 많은 광대한 수의 세균 대부분은 비병원성이고 세균 없이는 삶이 불가능할 정도로 환경에서 매우 중요한 역할을 한다.

2) 진균류

진균은 진핵생물이다. 형태학적으로 그들은 두 개의 그룹, 즉 **효모**(yeast)와 **사상균**(mold)으로 나뉠 수 있다. 효모는 단세포생물이고 세균보다 크고 **출아**(budding)에 의해 증식한다. 사상균은 가장 전형적인 곰팡이이고, 다세포생물이며, 길게 가지를 치고, 서로 얽혀 있는 섬유, 즉 **균사**(hyphae)가 있다. 초기분류 시 진균은 세포벽을 가기고 있기 때문에 우선 식물로 간주되었다. 그러나 이들의 세포벽 성분은 식물이나 세균의 세포벽과는 매우 다르다. 아주 적은 수의 진균만이 병원성이고 치료하기 어려운 질병을 일으킨다. 이들은 AIDS에서와 같이 면역체계가 저하되었을 때 질병을 일으키기 때문에 **기회감염 병원체**(opportunistic pathogen : 일반적으로 병원체로 여겨지지 않는 미생물)로서 매우 큰 역할을 한다.

3) 조류

조류는 광합성을 하는 진핵생물이고, 광합성 과정에서 산소와 탄수화물을 생산하며 생산된 산소와 탄수화물이 필요한 생명체들이 이용하게 된다. 그러므로 이들은 자연의 균형에 있어서 매우 중요하다. **이편모류**(*Dinoflagellate*)와 **규조류**(*diatom*)는 단세포성 조류의 예외이고 미생물 집단에 속한다. 이편모류는 세계의 대양에서 일차적인 식량원(plankton)이다. 사람에게 직접적으로 병원성인 조류는 없으나, 이편모류와 규조류는 이를 먹고 살았던 물고기와 조개를 섭취한 사람에 있어서 신경장해를 일으켜 왔다. "지옥에서 온 세포"라고 부르기도 하는 일종의 이편모류인 *Pfiesteria*는 1997년 미국 동부에서 양식 산업을 위협하기도 하였다. 이 조류가 전성기를 이루게 되면 많은 양의 신경독소를 방출하게 되어 어부나 소비자에게 신경학적 증상을 일으키기도 한다.

4) 원충류

원충류는 단세포성이고, 진핵생물이고, 운동방식에 따라 분류된다. 에너지를 생성하기 위하여 유기화합물이 필요하다. **말라리아**, 수면병, 아메바성 이질 등을 포함한 많은 질병들이 원충류에 의하여 발생한다.

5) 바이러스

바이러스는 엄격히 말해서 생물이 아니다. 바이러스의 두 가지 두드러진 특성은, 세포와 달리 DNA나 RNA 둘 중 하나만을 가지고 있다(절대로 둘 다 갖는 바이러스는 없음). 어떤 바이러스는 바이러스 입자를 둘러싸고 있는 부가적인 **외막**(Coat)이나 **외피**(envelope)를 가지고 있다. 바이러스는 **절대세포내기생체**(obligate intracellular parasite)로 묘사되는데, 이는 바이러스들이 복제를 위해서 반드시 살아 있는 세포 안에 있어야 한다는 것을 의미한다. 이들은 자율적인 복제능력이 없다. 이들은 대사기관을 탈취하고 숙주가 생산한 에너지의 이득을 취한다. 아마도 이것이 기생생활의 근본일 것이다.

5. 미생물학의 미래

1) 신종 미생물의 대책

새로운 감염성질환이 계속해서 발생하고 과거에 주로 발생했던 질병이 다시 유행하고 있다. 후천성면역결핍증, 유행성출혈열, 결핵, 신종 인플루엔자 등이 대표적인 예라 할 수 있다.

2) 감염성질환의 확산방지

감염성질환의 확산을 막을 수 있는 방법을 강구해야 한다. 항생제 내성이 점점 증가하고 있으며 특히 여러 종류의 항생제에 동시에 내성을 지녀 현재의 방법으로는 치료가 불가능한 세균이 출현하고 있어 문제가 심각하다. 새로운 약제와 항생제 내성의 전파를 막는 방법을 개발해야 한다. 에이즈와 같은 질병을 예방할 수 있는 새로운 백신 또한 개발되어야 한다. 분자생물학 및 유전자 재조합기술이 이러한 문제를 해결하는 데에 요긴하게 사용될 것이다.

3) 감염성질환과 만성질환 연관성 연구

감염성질환과 만성질환의 연관성에 대한 연구가 필요하다. 미생물에 감염되어 만성질환이 나타나는 경우도 있다.

4) 미생물의 활용방안 연구

미생물은 산업과 환경의 제어에 점점 더 요긴하게 활용되고 있다. 이들을 어떻게 새로운 방법으로 활용할 수 있을까에 대한 연구가 반드시 진행되어야 한다.

5) 미생물의 다양성에 대한 연구

미생물의 다양성에 대한 연구가 더욱 활발하게 진행되어야 한다. 실제로 현재 지구상에 존재하는 미생물 중에서 1% 정도만 배양 가능한 것으로 추정하고 있다. 새로운 미생물 분리기술은 물론 배양할 수 없는 미생물까지 분류할 수 있는 새로운 미생물 분류기법을 개발해야 한다.

6) 극한 환경에 서식하는 미생물 연구

독특한 특징을 지니고 있거나 특별한 생태환경에 서식하는 미생물에 대한 연구는 미생물과 물질 사이의 중요한 연결고리가 될 수 있으므로 이에 대한 연구에도 박차를 가해야 한다. 이러한 미생물들은 특히 환경오염을 효과적으로 제어하는 데에 활용될 가능성이 높다.

7) 미생물의 지속적인 유전자 연구

여러 미생물의 유전자 염기서열이 이미 밝혀졌고 더 많은 종류의 염기서열이 밝혀질 전망이다. 미생물의 유전자 염기서열을 통해서 유전자가 세포의 구조와 어떻게 관련되어 있으며 생명활동에 필요한 최소한의 유전자 조성은 무엇인지를 알 수 있게 될 것이다.

6. 미생물의 분류

1) 생물계에서 미생물의 위치

생물을 분류함에 있어서 많은 학자들은 그 생물의 속성을 따라 분류체계를 확립하기 위해 노력해 왔다. 초기의 생물 분류는 크게 **동물계**(kingdom metazoa)와 식물계(kingdom metaphyta)의 2단계로 분류하고 많은 종류의 미생물은 미생물의 형태, 특성 등을 고려하여 그 어느 곳에 소속시켜 왔다.

그 후 1866년 Haeckel은 동물계와 식물계 외에 **원생생물계**(kingdom protista)를 추가하여 미생물을 독립시키는 3계(kingdom)를 제창하였고, 더욱 발전하여 미생물계를 다시 세분한 5계 분류법으로 확립하여 오늘날 생물의 분류법으로 사용하고 있다(표 1-3).

최근 전자현미경이 개발되면서부터 생물의 구성단위인 세포의 구조에 따라 핵막, 미토콘드리아, 소포체, 골기체 등을 가진 **진핵세포계**(kingdom eucaryote)와 이러한 세포내 소기관을 가지지 않은 **원핵세포계**(kingdom procaryote) 2계로 대 분류하는 방법이 제시되었다. 표 1-3에 생물계를 3계로 나누고 원생생물계를 세분하여 분류한 5분류 체계를 제시하였다. **원생생물계**((kingdom protista)는 다시 고등 원생생물과 하등 원생생물로 나누고, 고등 원생생물에는 원충, 진균, 조류가, 하등 원생생물에는 남조류, 세균, 마이코플라즈마, 리케치아, 클라미디아 등으로 분류하였으며 바이러스는 세포의 형태를 가지고 있지 않은 미생물로서 어느 것에도 속하지 않는다.

표 1-3. 생물계에서 미생물의 위치

분류	
1. 동물계(kingdom metazoa) 2. 식물계(kingdom metaphyta) 3. 원생생물계(kingdom protista)	
A. 고등 원생생물(higher protista	
■ 진균(fungi) ■ 조류(algae) ■ 원충(protozoa)	진핵생물계 (kingdom eucaryotae)
B. 하등 원생생물(lower protista)	
■ 세균(bacteria) ■ 남조류(cyanophyta) ■ Rickettsia ■ Chlamydia ■ Mycoplasma	원핵생물계 (kingdom procaryotae)
C. Virus	

2) 미생물의 분류와 명명법(Nomenclature)

미생물은 비슷한 특징으로 묶어 나가자면 몇 가지 단계가 필요하다. 이를 분류단계라고 하며, 현재 미생물 분류의 단계로는 **계**(kingdom), **문**(phylum 또는 division), **강**(class), **목**(order), **과**(family), **속**(genus), **종**(species) 7단계로 나누고 여기에서 속(genus)은 유사한 종(species) 집단을 모은 것이고, 마찬가지로 과(family)도 유사한 속들이 모여 형성된 것이며, 이러한

표 1-4. 원핵세포와 진핵세포의 구조비교

특성	원핵세포	진핵세포
생물형태	세균, 남조류	세균과 남조류를 제외한 모든 세포
핵막	핵물질은 존재하나 핵막으로 싸여있지 않다	핵이 존재하고 핵막으로 싸여 있다
세포의 크기	약 1~10 μm	100 μm이상
염색체	단일의 원형 DNA	핵안에 다수의 염색체 쌍으로 존재
세포분열	무성생식인 이분법	체세포분열을 통한 세포분열 감수분열을 통한 생식세포분열
세포내 소기관	세포내 소기관 없음	막으로 둘러싸인 세포내 소기관
미토콘드리아	없다	있다

관계는 이후의 단계에서도 마찬가지이다. 7단계만으로는 불충분한 경우에는 각 단계 사이에 **아**(sub)를 붙인 중간 단계를 두기도 한다. 예를 들어 **아과**(subfamily)는 속(geneus)보다 상위이고 과(family)보다는 하위의 단계이다. 종(species)보다 하위의 분류는 생물학적 성상(당분해 등)이 다른 것이 있을 때 **생물형**(biotype) 1, 2…등으로, 또 균의 항원구조가 다른 것을 **혈청형**(serotype) 등으로 구분하여 분류하기도 한다. 미생물의 개체를 나타낼 때 **주**(strain)란 말을 쓰며, 어떤 종에 속해서 표준이 되는 주를 **표준균주**(type strain)라 하며, 여러 가지 실험을 비교할 때나 백신을 만들 때의 주로서 중요하다.

현재 미생물의 학명은 1735년 **린네**(Carolus Linnaeus)에 의해 확립된 이명법(binomial system)이 쓰이고 있다. 이명법은 그 미생물의 속명과 종명을 나란히 라틴어로 쓴다.

이명법 = 속명 + 종명

즉 미생물의 균종(species)은 이명법에 따라 황색포도구균의 경우 *Staphylococcus aureus*로 나타낸다. 속명의 첫 자는 대문자로, 종명은 소문자로 시작하여 이탤릭체로 표기한다.

미생물의 균종을 정할 때는 표준균주 ATCC(American Type Culture Collection)와 NTCC (National Type Culture Collection)의 균의 형태와 모양 생화학적 성상 특성과 비교하여 일치되면 속, 종의 이름을 붙인다.

미생물이 가지고 있는 배양학적, 형태학적, 생화학적, 면역학적 및 분자생물학적 모든 특성이 밝혀지면 이들 다양한 정보들을 어떤 질서에 따라 정리하여 종별에 따라 순서대로 배열한 것을 **분류**(classification)라고 하고 그 분류된 종에 대하여 될 수 있는 대로 보편적인 이름을 붙이는 것을 **명명**(nomenclature)이라고 하는데, 이와 같은 명명에 의해 미생물이 인용되었을 때 특징이 되는 성질이 전달될 수 있어야 한다.

(1) 전통적 분류(Classical taxonomy)

세균의 형태(구상, 간상, 나선상), 아포의 유무, 편모 유무, 협막 유무, 영양요구성, 양분의 구성, 염색성, 세포의 구성성분, 생장환경여건, 병원성, 면역학적 성질, 서식장소 등 세균이 지닌 여러 성질과 생장에 따라 분류한다. 여러 가지 특징에 근거하여 과(family), 속(geneus), 종(species)을 결정한다.

■ 전통적 분류법에 의한 세균의 분류순서

① 순수상태로 세균을 분리
② 세균의 영양성(광합성, 무기영양성, 종속영양성) 여부
③ 세균의 그람 염색성(음성, 양성), 균의 모양, 크기 관찰
④ 세균이 지닌 특성, 아포, 협막 유무 관찰
⑤ 습윤 상태에서 운동성의 유무관찰(편모염색에 의한 편모의 위치 관찰)
⑥ 집락의 모양, 색소생성 여부 및 기타 배양 특성 관찰
⑦ 산소 요구성 여부(호기성, 혐기성, 미호기성, 산소내성 결정)
⑧ 종속영양세균의 경우 탄수화물의 분해성실험(광합성 세균의 경우 암소의 호기성 환경에서의 생장 여부 관찰)

(2) 수치적 분류(Numberical Taxonomy)

세균이 지닌 각각의 특성을 꼭 같은 비중으로 다루어 각 특성의 유사성과 상이성 정도를 컴퓨터에 입력

시켜 계수화 하여 유사성과 상이성을 상대적으로 비교하는 분류법이다. 즉 세균의 공통성질에 따른 유사도(similarity)로 분류하는 객관적 분류법이다. 이 방법은 객관성을 지닌 체계적인 방법이지만 활용성의 보편화에 어려움이 있다.

$$\text{유사계수 \%S} = \frac{Nsp}{Nsp + Nd} \times 100$$

Nsp : 비교하는 두 균주가 모두 양성(positive)을 나타내는 성상의 수
Nd : 비교하는 두 균주의 일치하지 않는(dissimilar) 성상의 수

(3) 분자생물학적 분류(molecular biologyical taxonomy)

가장 신뢰성 있는 분류방법은 생물 간에 유전학적 유연관계의 정도를 기초로 한 것이다. 이 방법은 가장 객관성 있는 방법으로 DNA에 기초를 둔 것이다. 이 방법은 1960년대 분자생물학에서 개발된 기술을 이용하는 것으로 같은 종이나 유사한 종간에는 mol % G + C값이 매우 비슷하고 유연관계가 별로 없는 종간에는 mol% G + C값이 서로 다르다는 것이다.

그러나 간혹 두 미생물의 G + C율이 같다 할지라도 두 미생물의 상관성이 거의 없는 완전히 다른 특성의 집단도 발견되기도 한다.

① DNA 염기조성

생물의 종류가 같으면 염기조성은 같고 유연관계가 가까운 생물은 그 염기조성도 유사할 것이므로 각 생물의 염기조성을 비교하여 유연관계를 추정할 수 있다. DNA 중 adenine(A) + guanine(G)의 양과 cytosine(C) + thymine(T)의 양은 같기 때문에 G + C 양이나 A + T 양은 균종에 따라 일정하다. 이들 염기조성은 DNA분자의 총 염기 mol수에 대한 G와 C mol수의 %GC 함량으로 나타낸다.

$$G + C\,\% = (G + C)/(A + T + G + C) \times 100$$

G + C의 몰 비는 균종에 따라 다르나 대개 20~78%의 범위에 속한다. 10% 이상 차이가 발생하면 유전 인자 간 공통성은 희박하다고 할 수 있다(표 1-5).

② DNA 상동성(Hybridization)

두 미생물로부터 추출한 각각의 DNA를 단일가닥으로 분리시킨 후 두 미생물의 단일 가닥의 DNA을 함께 섞어 냉각시킨다. 만일 두 미생물이 밀접하게 연관이 된 미생물이라면 각각의 단일 DNA 가닥이 결합할 것이다. 그러나 두 미생물이 연관이 없다면 결합은 일어나지 않을 것이다. 이 방법은 종(species) 수준의 분류에 유용한 방법이다.

③ 16S rRNA 염기배열

세균에 있어서 16S rRNA는 진화하는 동안 매우 느리게 변화되어 비교적 잘 보존되어 있으므로 만일 두 미생물간에 분명히 연관되어 있다면 DNA 상동성에는 별로 나타나지 않았더라도 16S rRNA 염기배열에는 어느 정도 유사성이 남아 있을 것이다. 그러므로 이들 간의 유사성의 정도로 연관 정도를 측정하는데 사용한다.

④ 유전자 재조합현상의 응용

세균의 유전현상 중 하나인 **접합**(conjugation), **형질전환**(transformation), **형질도입**(transduction)에서 DNA **재조합**(recombination)이 일어나므로 두 세균 간의 재조합 빈도에 따라 유연관계를 알 수 있다.

일반적으로 염기의 조성이 비슷한 종 사이에는 형질전환의 빈도가 비교적 높게 나타나지만 아주 다른

표 1-5. 대표적인 미생물의 G+C 양

구분	Mole %GC
Procaryotes(원핵생물)	
Eubacteria(Bacteria)	20~80
Archaebacteria(Aechaea)	25~60
Eucaryotes(진핵생물)	
Animals	35~45
Plants	32~48
Algae	36~68
Fungi	22~60
Protozoa	22~66

표 1-6. 미생물의 분류 계통

미생물의 분류 및 명명법(예 : *Salmonella*)		
계	Kingdom	*Procaryotae*
문	Division	*Protophyta*
강	Class	*Schizomycetes*
목	Order	*Eubacteriales*
과	Family	*Enterobacteriaceae*
속	Genus	*Salmonella*
종	Species	*Salmonella enterica*
아종	Subspecies	*Salmonella enterica* subsp. enterica
형, 주	Type, Strain	*S. enterica subsp.* enterica ATCC 13313

종 사이에는 일어나지 않는다. 이들 접합, 형질전환 및 형질도입의 현상은 한정된 범위의 세균에서만 일어나므로, 이 방법으로는 모든 세균의 계통적 유연관계를 알 수 없다.

(4) 화학적 분류(Chemical taxonomy)

세포를 구성하는 화학성분이나 대사생성물을 지표로 분류하는 방법이다. 세균의 세포벽 구성성분 및 조성은 종류에 따라 특징이 있으므로 이것을 이용하여 유연관계를 추정한다. 예를 들면 남조류가 세균류와 유연관계가 있다는 것은 세포벽에 함유되어 있는 **peptidoglycan**으로 알 수 있다. 또 효모의 분류에는 세포벽의 다당류를 비교하여 유연관계를 추정한다.

3) 미생물의 동정(Identification)

어떤 미생물의 형태학적, 배양학적, 생리적 모든 특성들을 정해진 방법에 따라 시험하여 얻어진 자료 가운데서 그 미생물이 다른 미생물과 구분되는 특성을 모아서 정리하여 신뢰할 수 있는 분류체계의 분류기준과 대조하여 종합적으로 판단해서 그 미생물이 분류체계상에서 어디에 속하는가를 결정하는 것이다.

현재 널리 사용되고 분류기준은 **Bergey's manual (1989)**로 미생물의 성상을 여러 가지로 비교해서 Bergey's manual에 비추어 동정한다. 표 1-7은 Bergey의 최근 분류체계로 세균학 각론은 기본적으로 이 분류법에 따르고 있다.

동정(identification)이라 함은 대상이 되는 미생물체계에 대한 특성조사 결과로부터 기준으로 하는 분류체계에 따른 그 미생물의 분류상 **속**(geneus)과 **종**(species)을 결정하는 과정으로써 한 분류체계와 방법만 정해져 있으면 이는 어느 수준까지는 비교적 용이하게 알 수 있는 작업이다.

표 1-7. Bergey의 편람에 의한 분류체계 및 병원성 세균 (1984-1989)

과, 속(명)	동정에 필요한 특성	임상감염
Kindom : Procaryotae		
Division I. Gracilicutes		
Division II. Firmicutes		
Division III. Tenericutes		
Division IV. Mendosicutes		
Section 1. The Spirochetes, Gram(-) Helical Bacteria		
Order I. Spirochaetales		
Family I. Spirochaetaceae	나선형, 축사가 있음, 운동성	
Genus I. *Spirochaeta*		
Genus II. *Cristispira*		
Genus III. *Treponema*	숙주제한, 미호기성	매독
Genus IV. *Borrelia*	숙주제한	진드기매개 재귀열
Family II. *Leptospiraceae*	운동성 간균, 호기성	
Genus I. *Leptospira*	기생성임	렙토스피라병
Section 2. Aerobic/Microaerophilic, Helical/Vibroid, Gram(-) Bacteria		
Genus *Aqaspirillum*		
Genus *Spirillum*		
Genus *Campylobacter*	숙주제한, 나선의 간균, 미호기성	기회패혈증, 장염
Section 3. Nonmotile (or Rarely motile), Gram(-) Curved Bacteria		
Family I. Spirosomaceae		
Genus I. *Spirosoma*		
Section 4. Gram-negative Aerobic Rod and Cocci		
Family I. Pseudomonadaceae	형광색소형성, 운동성, 소화효소생성	
Genus I. *Psedomonas*		
Genus II. *Xanthomonas*		
Family II. Azotobacteraceae		
Genus I. *Azotobacter*		
Genus II. *Azomonas*		
Family III. Rhizobiaceae		
Genus I. *Rhizobium*		
Family IV. Methylococcaceae		
Genus I. *Methylococcus*		
Genus II. *Methylomonas*		
Family V. Halobacteriaceae		
Genus I. *Halobacterium*		
Genus II. *Halococcus*		

표 1-7. Bergey의 편람에 의한 분류체계 및 병원성 세균 (1984-1989)(계속)

과, 속(명)	동정에 필요한 특성	임상감염
Family VI. Acetobacteriaceae		
Genus I. *Acetobacter*		
Genus II. *Gluconobacter*		
Family VII. Legionellaceae		
Genus I. *Legionella*	특수배지상에 배양, 운동성	폐렴
Family VIII. Neisseriaceae	세포내기생,카탈라제, 산화효소생성	
Genus I. *Neisseria*	포도당발효, 말토스 발효	임질, 수막염
Genus II. *Moraxella*		
Genus III. *Acinetobacter*		
Genus IV. *Kingella*		
Other Genera		
Genus *Xanthobacter*		
Genus *Flavovacterium*		
Genus *Alcaligenes*		
Genus *Brucella*	통성세포내기생, 단간균, 운동성 없음	부루셀라병
Genus *Bordetella*	단간균, 포유동물기생성, 운동성 없음	백일해
Genus *Francicella*	특수영양배지에서 발육, 구균 또는간균	야토병
Section 5. Facultatively Anaerobic Gram-negative Rods		
Family I. Enterobacteriaceae	장내에 서식, 포도당 발효, 카탈라제 생성	
Genus I. *Escherichia*	좋은 생화학적 성상에 의해 동정	기회감염
Genus II. *Shigella*	유당비발효, 비운동성, $H_2S(-)$	이질
Genus III. *Salmonella*	유당비발효, 비운동성, $H_2S(+)$	장티푸스
Genus IV. *Enterobacter*		
Genus V. *Klebsiella*	비운동성, 협막형성, 유당발효	폐렴
Genus VI. *Enterobacter*		
Genus VII. *Erwinia*		
Genus VIII. *Serratia*		
Genus IX. *Hafnia*		
Genus X. *Edwardsiella*		
Genus XI. *Proteus*		
Genus XII. *Providencia*		
Genus XIII. *Morganella*		
Genus XIV. *Yersinia*	비운동성 유당비발효	위장관염, 페스트
Family II. Vibrionaceae		
Genus I. *Vibrio*	유당비발효, 산화효소(+), 카탈라제(+)	콜레라
Genus II. *Photobacterium*		

표 1-7. Bergey의 편람에 의한 분류체계 및 병원성 세균 (1984-1989)(계속)

과, 속(명)	동정에 필요한 특성	임상감염
Genus III. *Aeromonas*		
Genus IV. *Plesiomonas*		
Family III. Pasterurellaceae		
Genus I. *Pasteruella*	비운동성, 산화효소(+), 양극염색성	동물에 의한 감염
Genus II. *Haemophilus*	절대기생성, 산화효소(+)	수막염
Genus III. *Actinobacillus*		
Other Genera		
Genus *Streptobacillus*		
Section 6. Anaerobic Gram-negative Straight, Curved and Helical Rods		
Family I. Bacteriodaceae	장내세균총	
Genus I. *Bacteroides*	소낭을 가짐, 혈액한천배지에 흑색형성	기회감염
Genus II. *Fusobacterium*	방추형간균, 정상균총	기회감염
Section 7. Dissimilatory Sulfate-or Sulfur-reducing Bacteria		
Genus *Desulfuromonas*		
Section 8. Anaerobic Gram-negative Cocci		
Family I. Veillonellaceae		
Genus I. *Veillonella*		
Genus II. *Acidaminococcus*		
Genus III. *Megasphaera*		
Section 9. The Rickettsias and Chlamydias		
Order I. Rickettsiales		
Family I. Rickettsiaceae	세포내 증식, 절지동물과 연관된 세포내 기생성	
Tribe I. Rickettsiae	세포질, 액포, 핵에서 증식	
Genus I. *Rickettsia*		발진티푸스
Genus II. *Rochalimaea*		
Genus III. *Coxiella*	내아포형성, 공기중개전파	Q열
Tribe II. Ehrlichieae		
Genus IV. *Ehrlichia*		
Tribe III. Wolbachieae		
Genus V. *Wolbachia*		
Genus VI. *Rickettsiella*		
Family II. Bartonellaceae		
Genus I. *Bartonella*		
Genus II. *Grahamella*		
Family III. Anaplasmataceae		

표 1-7. Bergey의 편람에 의한 분류체계 및 병원성 세균 (1984-1989)(계속)

과, 속(명)	동정에 필요한 특성	임상감염
Genus I. *Anaplasma*		
Order II. Chlamidiales	절대세포내 기생성, 비운동성	앵무병
Family I. Chlamidiaceae	세포질내에서 증식, 대사가 제한적	트라코마
Genus I. *Chlamidia*		성병성림프육아종
Section 10. The Mycoplasmas (The Cell Wall-less Bacteria)		
Division Tenericuted		
Class I. Mollicutes		
Order I. Mycoplasmatales		
Family I. Mycoplasmataceae	페니실린내성, 통성혐기성	
Genus I. *Mycoplasma*	숙주세포부착 특수구조를 가짐	원발성비정형적폐렴
Genus II. *Ureaplasma*	미호기성, 요소분해	비임질성요도염
Family II. Acholeplasmataceae		
Genus I. *Acholeplasma*		
Famliy III. Spiroplasmateceae		
Genus I. *Spiroplasma*		
Section 11. Endosymbionts		
A. Endosymbionts of Protozoa		
B. Endosymbionts of Insects		
C. Endosymbionts of Fungi and Invertebrates other than Arthropods		
Section 12. Gram-positive Cocci		
Family I. Micrococcaceae		
Genus I. *Micrococcus*		
Genus II. *Stomatococcus*		
Genus III. *Planococcus*		
Genus IV. *Staphylococcus*	통성혐기성, 응고효소(+ 또는 −)	화농성 농양, 독소증상
Family II. Deinococcaceae		
Genus I. *Deinococcus*		
Other Genora		
Genus *Streptococcus*	복잡한 영양요구성, 담즙용해성	
Pyogenic hemolytic streptococci		인두염, 신생아 수막염
Oral streptococci		급성류마티스열
Enterococci		급성폐렴, 기회감염
Lactic acid streptococci		
Other streptococci		
Genus *Leuconostoc*		
Genus *Pediococcus*		

표 1-7. Bergey의 편람에 의한 분류체계 및 병원성 세균 (1984-1989)(계속)

과, 속(명)	동정에 필요한 특성	임상감염
Genus *Aerococcus*		
Genus *Gemella*		
Genus *Peptococcus*		
Genus *Peptostreptococcus*		
Genus *Ruminococcus*		
Genus *Coprococcus*		
Genus *Sarcina*		
Section 13. Endospore-forming Gram-positive Rods and Cocci		
Genus *Bacillus*	간균, 호기성 또는 통성혐기성, 운동성 유무	탄저병
Genus *Clostridium*	간균, 혐기성, 아포형성, 신경독 및 외독소 생성, 보툴리즘, 파상풍	
Section 14. Regular, Nonsporing, Gram-positive Rods		
Genus *Lactobacillus*	미호기성, 젖산생성	치아우식
Genus *Listeria*	통성혐기성, 세포내 기생성, β-용혈성	수막염
Genus *Erysipelothrix*		
Section 15. Irregular, Nonsporing, Gram-positive Rods		
Genus *Corynebacterium*	통성혐기성, 이염색성과립, 외독소 생성	디프테리아
Genus *Gardnerella*		
Genus *Arthobacter*		
Genus *Propionibacterium*		
Genus *Eubacterium*		
Genus *Actinomyces*	통성혐기성, CO_2 존재하에서 최대증식	방선균증
Genus *Bifidobacterium*		
Section 16. The Mycobacteria (Acid-Fast Rods)		
Family Mycobacteriaceae	호기성, 항산성, 비운동성, 카탈라제(+)	
Genus *Mycobacterium*	배양이 느린균, 인공배양 불능인 나균	결핵, 나병
Section 17. Nocardioforms		
Genus *Nocardia*	호기성, 부분적항산성, 비운동성	노카르디아증
Genus *Rhodococcus*		

제2부

세균학 총론

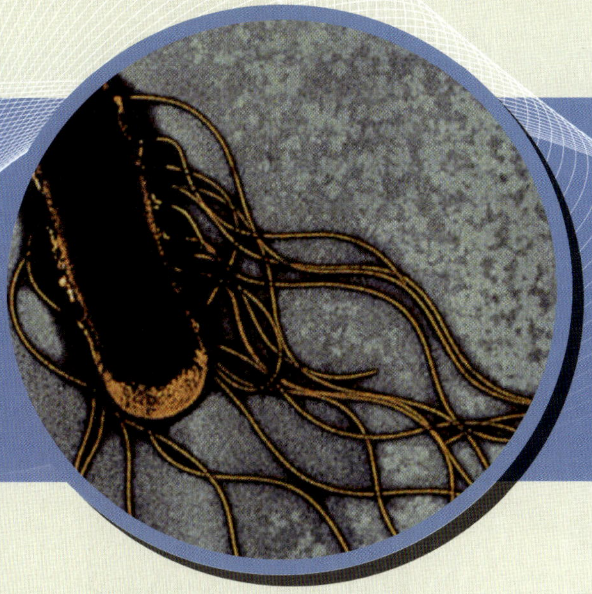

제 2 장 세균의 형태와 구조

세균은 박테리아라고 불리기도 하는데 박테리아라는 이름은 "막대기"라는 뜻의 고대 그리스어에서 비롯되었으며 생물의 주요 분류군으로 핵막과 미토콘드리아 등의 세포소기관을 가지지 않은 원핵생물이다. 원핵생물은 보통 세균이라고 부르는 **진정세균**과 또 다른 그룹인 **고세균**(archaea)을 모두 지칭하는 말이며 세균이라 하면 주로 진정세균(eubacteria)을 일컫는다.

1. 세균의 형태

세균의 모양과 크기는 매우 다양하다. 대부분 세균의 직경은 0.2~2.0 μm이며, 길이는 1.0~6.0 μm 정도의 크기를 갖는다. 세균은 구형모양의 **알균**(구균, coccus, cocci), 막대모양의 **막대균**(간균, bacillus, bacilli) 그리고 **나선균**(spirillum, spirilla)의 기본 형태를 갖는다.

1) 알균(구균, coccus, cocci)

균의 외부 형태가 공처럼 둥근 모양을 하고 있는 것으로 난형, 신장형 그리고 한쪽으로 납작한 난셋형(lancet) 등이 있으며 배열상태에 따라 다음과 같이 분류한다(그림 2-1).

① 단알균(단구균, Monococcus) : 특정한 배열 없이 균이 흩어져 있다.

② 쌍알균(쌍구균, Diplococcus) : 분열 후 쌍으로 남아 있다. *Neisseria* 속

③ 사련알균(사련구균, Tetrad) : 두 평면에서 분열하여 세포 네 개가 네모를 이루는 사분체 형태를 이룬다. *Micrococcus* 속

④ 팔련알균(팔련구균, Sarcina) : 세 개의 평면에서 분열하여 여덟 개의 세포가 정육면체를 형성한다.

⑤ 사슬알균(연쇄상구균, Streptococcus) : 한 방향으로 분열하여 사슬모양으로 배열한다. *Streptococcus* 속, *Enterococcus* 속, *Lactococcus* 속

⑥ 포도상알균(포도상구균, Staphylococcus) : 여러 방향으로 분열한 채로 뭉쳐 있어 불규칙하게 포도송이 모양으로 배열한다. *Staphylococcus aureus*.

2) 막대균(간균, Bacillus, Bacilli)

균의 외형이 막대 모양(간상)을 한 것으로 다음과

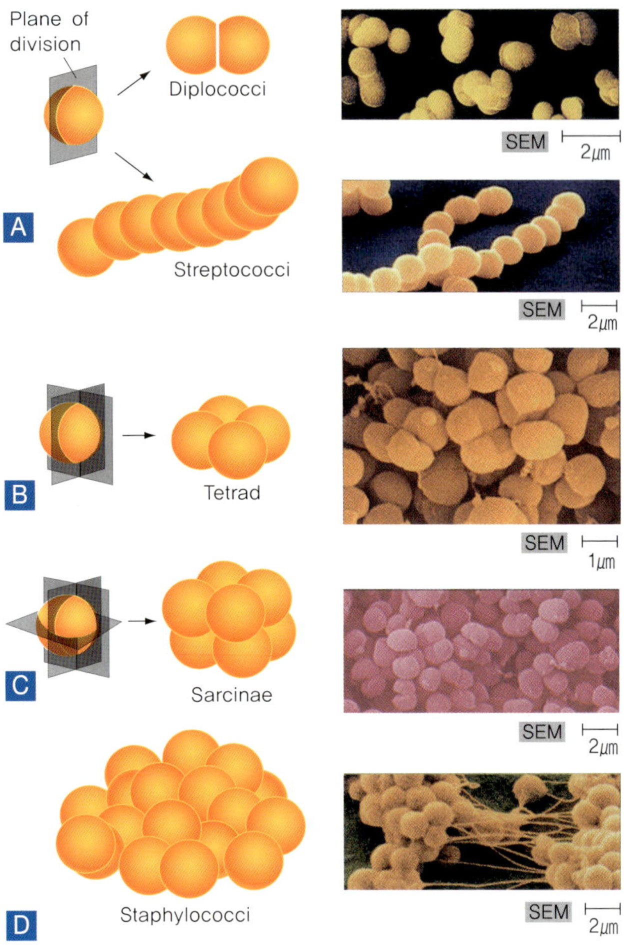

그림 2-1. 알균(구균)의 배열과 알균모양. A. 쌍알균(Diplococci)과 사슬알균(Streptococci), B. 사련알균(Tetracina), C. 팔련알균(Sarcinae), D. 포도알균(Staphlococci)

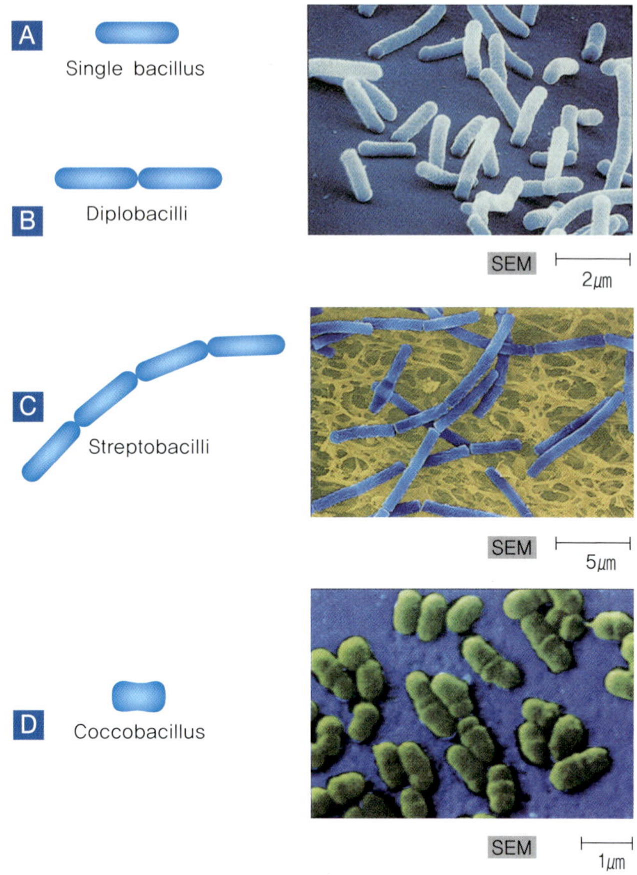

그림 2-2. 막대균(간균)의 배열. A. 단막대균(단간균, single baciillus), B. 쌍막대균(쌍간균, diplobacillus), C. 사슬막대균(streptocobacilli), D. 알형막대균(Coccusbacillus)

같이 분류한다(그림 2-2).

① 알형막대균(구간균, Coccobacillus) : 짧고 넓은 형태로 알균과 닮았다.

② 긴막대균(장간균, Filamentous bacillus) : 균의 장축이 길다.

③ 방추상막대균(방추간균, Fusiform bacillus) : 균의 끝이 뾰족하다.

④ 콤마막대균(콤마간균, Comma shaped bacillus) : 콤마형의 구조를 보인다.

⑤ 원주막대균(원주간균, Squared end bacillus) : 균의 양끝이 원주상 모양을 보인다.

⑥ 양단둥원막대균(양단둥원간균, Rounded end bacillus) : 균의 양끝이 둥근 모양을 가진다.

⑦ 사슬막대균(연쇄간균, Streptobacillus) : 균의 양끝이 서로 연결되어 사슬 모양으로 보인다.

3) 나선균((Spirillum, Spirilla)

균의 외형이 가늘고 긴 것이 꼬여 있는 모양을 하고 있다(그림 2-3).

① 비브리오(Vibrio) : 콜레라균처럼 한 번 꼬여 있어 막대모양 구조를 보인다.

② 트레포네마(Treponema) : 규칙적인 작은 꼬임

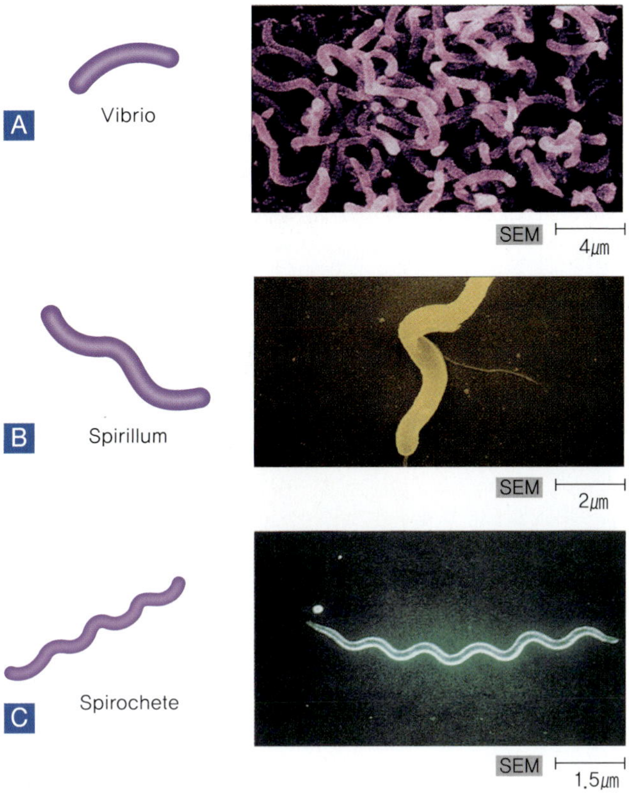

그림 2-3. 나선균의 배열. A. 콤마간균(comma bacilli), B. 만곡모양 간균(spirillum), C. 나선모양 나선균 (spirochetes)

형태이다. *Treponema pallidum*

③ 보렐리아(Borrelia) : 불규칙적이고 부드럽게 꼬여 있는 모양이다.

④ 렙토스피라(Leptospira) : 낚시 바늘 모양으로 앞쪽 끝부분이 꼬부라져 있다.

2. 세균의 구조와 기능

세균은 핵막, 유사분열 장치, 미토콘드리아, 소포체, 골기 기관 등의 세포내 소기관이 없는 원핵생물세포로 기본적 구성은 외층에 **세포벽**(cell wall), 그 내측에 **세포질 막**(cytoplasmic membrane)에 둘러싸여 있는 **세포질**(cytoplasm)이 있고, 내부에 핵막을 갖지 않은 **핵**(nucleus)이 있다(그림 2-4).

이상의 기본구조 외에 균의 종류에 따라 세포벽의 외측에 고분자물질로 구성된 **협막**(capsule) 또는 **점액층**(slime layer)을 갖는 것이 있으며, 고유운동을 하는

표 1-2. 세균세포의 특징

구조	기능
세포 외층	
협막, 점질층	일부 경우에서 독력을 증진
세포벽(Mycoplasma제외)	세포 형태를 결정하고, 인장력을 주는 코르셋 같은 구조
세포막	세포 안팎으로의 분자 이동을 조절
세포 내측	
뉴클레오이드	막으로 둘러 싸이지 않은 DNA 풍부 구역
플라스미드	항생제 내성을 포함한 여러 특성을 나타내게 하는 비염색체성 DNA
아포	환경인자에 극도로 강한 저항성 부여
리보좀	단백질 합성
염색체	유전형질 결정
봉입체	영양분의 저장 및 예비물자
섬모	표면에 부착, DNA 전달을 위한 교량
편모	운동성

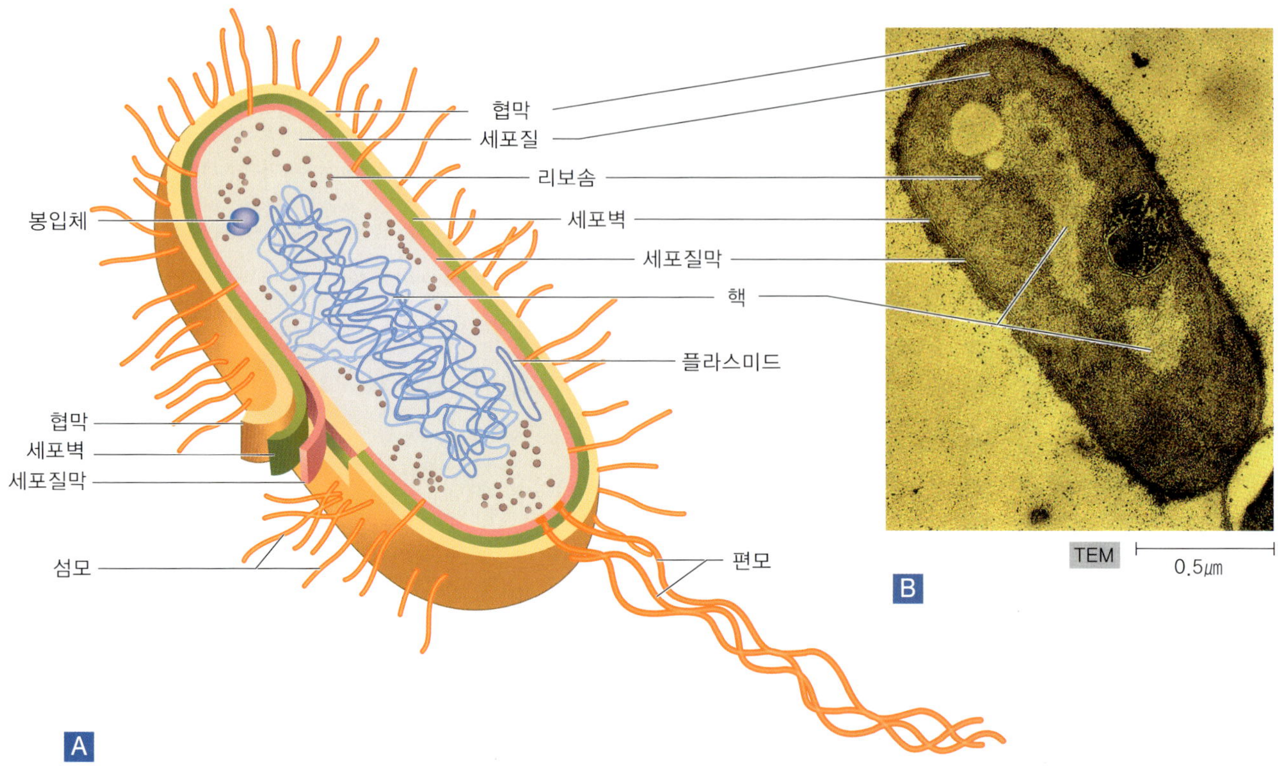

그림 2-4. 세균 구조. A. 세균구조의 모식도, B. 전자 현미경으로 관찰한 세균의 내부구조

균은 일반적으로 균체 주위에 **편모**(flagella)를 갖고 있다. 또 운동기관으로서 성질을 갖지 않은 **섬모**(pili)를 갖고 있는 것도 있다. 특히 Gram 양성균의 세포질 내에는 세포질 막과 밀접한 관계를 가진 **메소좀**(mesosome)이 있다. 그 밖에 여러 가지의 세포질 내 과립을 갖는 균도 있다.

이상의 여러 가지 구조 외에 어떤 종의 세균에서는 생활사의 일부로 보이는 **아포**(spore)를 가지는 것

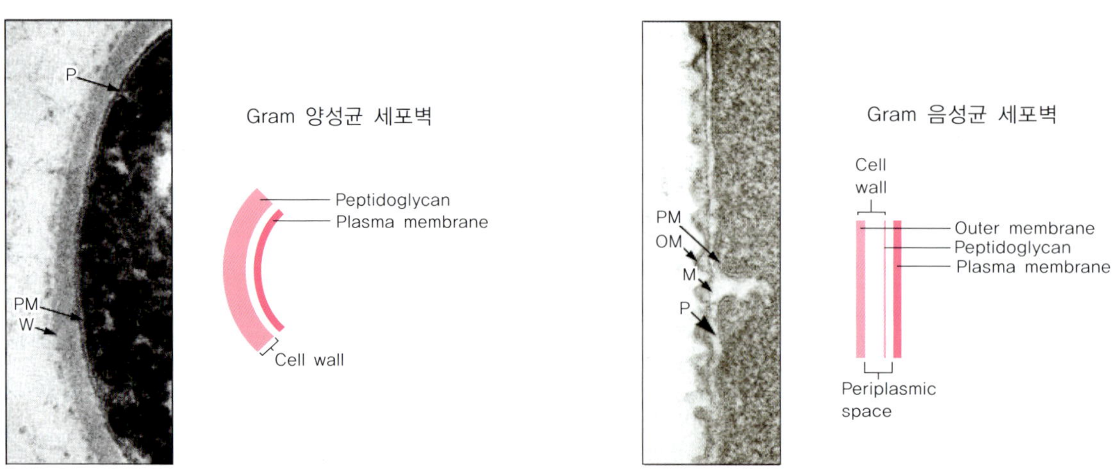

그림 2-5. Gram양성균과 음성균의 세포벽

도 있다.

1) 세포벽(Cell wall)

세균의 세포벽은 세포막의 바깥쪽에 있는 비교적 단단한 껍질이다. *Mycoplasma*를 제외하면 고세균과 대부분의 진정세균에는 단단한 세포벽이 있어 세포의 모양을 유지하는 동시에 삼투압으로 인해 세포가 파괴되지 않도록 보호한다. 세포벽의 형태와 세기는 주로 **peptidoglycan**에 달려 있다.

Peptidoglycan은 탄수화물의 일부인 N–acetylglucosamine과 N–acetylmuramic acid가 β–1,4 linkage로 번갈아 가면서 결합되어 있다(그림 2–6). 세포벽 형성은 Gram양성균과 Gram음성간균 간에 서로 다르며, 병원균 중에는 세포벽이 병원성을 나타내는 데에 중요한 요소로 작용하는 것도 많다.

(1) Gram 양성균의 세포벽

Gram양성균의 세포벽은 내층에 **peptidoglycan**층으로 되어 있고, 세포벽 건조무게 40~80%를 차지하고 있다. 외층에는 M–protein, polysaccharide, teichoic acid으로 불리는 독특한 분자들로 되어 있다. **Teichoic acid**는 항원성을 가지며 균의 형 특이성을 결정짓는다(그림 2–6. B).

Gram양성균에 존재하는 peptidoglycan은 6번 탄소 위치의 –OH기가 O–acetyl기로 치환된 N–acetylmuramic acid를 함유하고 있기 때문에 lysozyme에 의하여 쉽게 분해되지 않는다.

Peptide를 이루고 있는 아미노산은 균종에 관계없이 L–Ala–D–Glu–L–DAP–D–Ala순으로 배열되어 있으며, 3번 위치의 L–DAP 대신 알균(구균)은 L–Lys가 들어 있다(그림 2–7. B).

Peptidoglycan 중 tetrapeptide의 N–terminal쪽으로부터 2번과 4번 위치의 아미노산은 대부분 균주에서 공통적으로 자연계에서 보기 드문 D–glutamate와 D–alanine이 연결되어 있으며, 1번 위치에는 L–serine 및 glycine이 균주에 따라 연결된다. 3번 위치에는 L–ornithine, L–Lysine, L–diaminopimelate 또는 meso–diaminopimelate가 연결되어 있으며 드물게는 L–homoserine으로 연결되어 있는 예도 있다. 3번 위치에 연결된 아미노산의 종류는 세균의 분류에 중요한 기준이 된다.

외막이 없는 Gram양성균에는 peptidoglycan 외에 peptidoglycan의 골격 사이를 메우는 teichoic acid나 teichuronic acid가 존재한다. Peptidoglycan이 세포벽의 강도를 결정한다는 것 외에도 생물학적 기능이 알려지지 않아서 순수한 구조물로 인정되고 있는 반면 teichoic acid는 인산이 포함되어 있기 때문에 세포표면에 음성전하를 띠게 하여 주위의 양이온 특히 Mg^{2+}를 농축시키는 역할을 한다. Teichoic acid는 Mg^{2+}의 흡수를 돕고 세포벽의 안정성을 유지시키는 기능 즉, Gram음성균의 lipopolysaccharide가 갖는 기능의 일부를 담당하는 것으로 알려져 있다.

(2) Gram 음성균의 세포벽

Gram음성균의 세포벽은 Gram양성균에 비해 훨씬 복잡하게 구성되어 있다. Gram음성균의 세포벽 구성물질 중 **peptidoglycan**층은 Gram양성균에 비해 아주 얇아서 전체 바깥 층 무게 5~10%에 지나지 않는다. 외막은 peptidoglycan층의 바깥에 위치하며 외측에 lipoprotein층이 있고 그 외측을 phospholipid 외막이 싸고 있다. 외막외측에는 **lipopolysaccharide(LPS)**가 부착되어 있다.

Lipopolysaccharide(LPS)는 균체항원(O–antigen)으로 작용하여 숙주의 항체를 쉽게 인식하는 구조이나

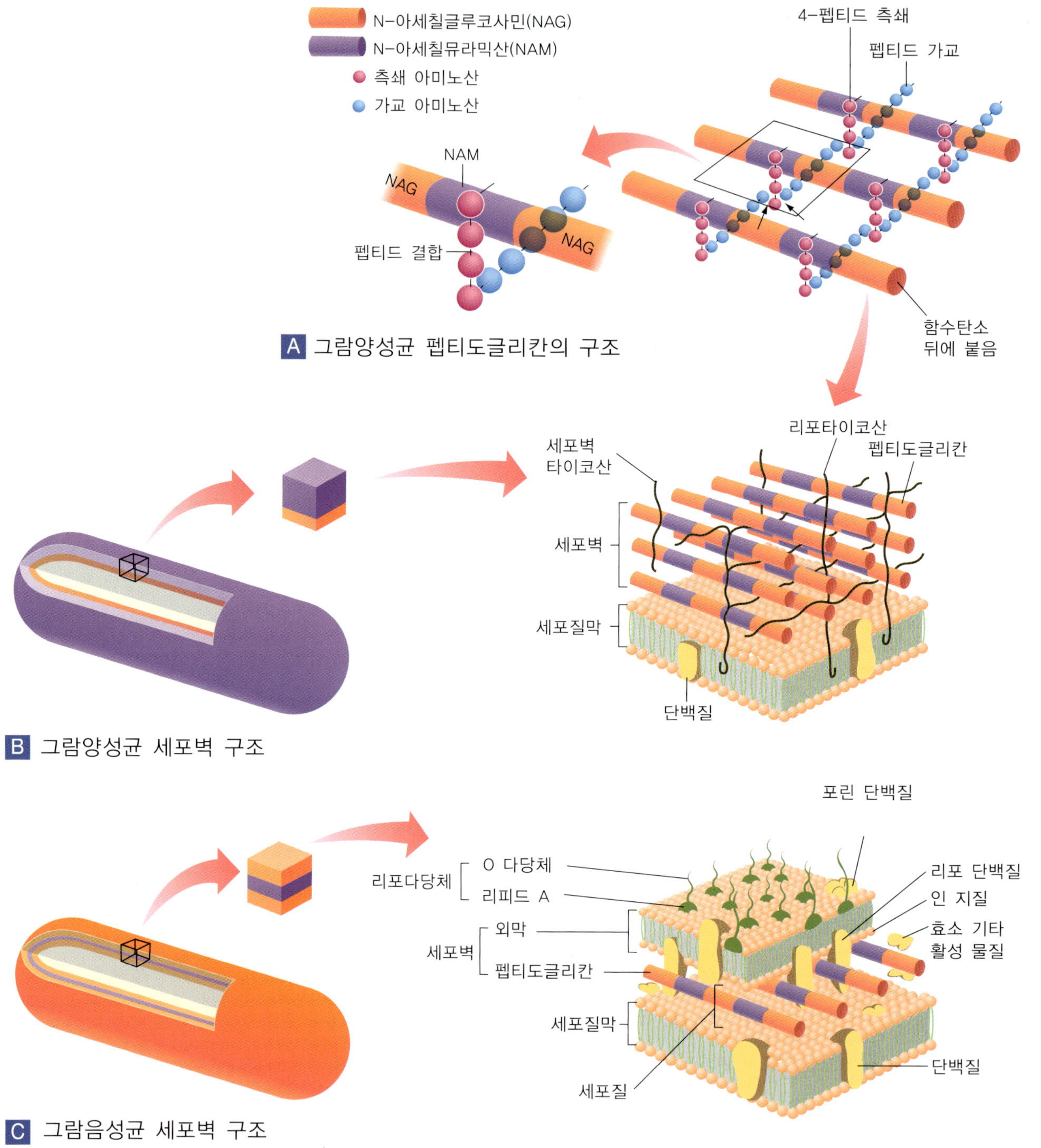

그림 2-6. Gram양성균 Gram음성균 세포벽의 모식도. A. Gram양성균의 peptidoglycan의 구조, B. Gram양성균의 세포벽 구조, C. Gram음성 균의 세포벽 구조

Gram음성균은 **O-항원**(O-antigen)의 조성을 빨리 변환시킴으로써 숙주의 공격을 피하기도 한다.

Lipopolysaccharide(LPS)는 숙주의 공격을 피하는 것 외에도 Gram음성균의 내독소(endotoxin)로 균이 용균 되면 유리되어 발열을 비롯한 여러 증상을 유발한다. 내독소의 독성은 polysaccharide에 결

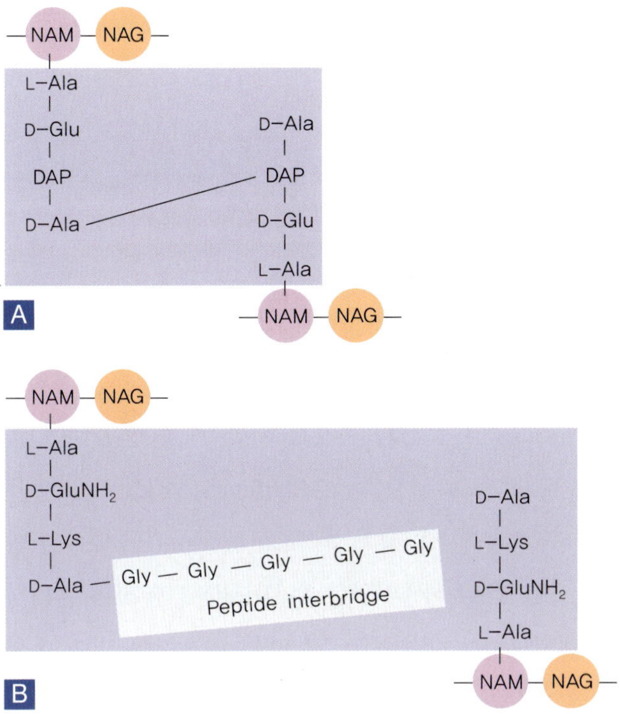

그림 2-7. 펩티도글리칸의 중간연결. A. 직접 교차 연결된 *E. coli*의 peptidoglycan. Gram양성균에 전형적으로 나타남. B. *S. aureus*의 peptidoglycan

합된 lipid A에 있는데 lipid A 자체는 비수용성으로 독성을 나타내지 않지만 polysaccharide와 결합하여 lipopolysaccharide(LPS)가 되면 수용성이 되어 독성을 나타낸다(그림 2-8).

1884년 Hans Christian Gram에 의해서 도입된 Gram 염색에 있어서 Gram양성균과 Gram음성균은 감염성 질환의 항생제 선택에 매우 중요한 의의를 가지고 있다.

(3) 세포벽과 삼투압

세포벽은 세균이 삼투압에 의해 파괴되는 것을 막아주는데 꼭 필요하다. 세균의 세포질에는 주변 환경보다 더 높은 농도의 용질이 들어 있다. **삼투현상**(osmosis)에 의해서 선택적 투과막인 세포막을 경계로 묽은 용액의 물이 진한 용액으로 이동한다. 그러므로 물은 보통 세균의 세포 안으로 들어가게 되며 이에 따라 가해지는 삼투압은 20기압에 이르기도 한다.

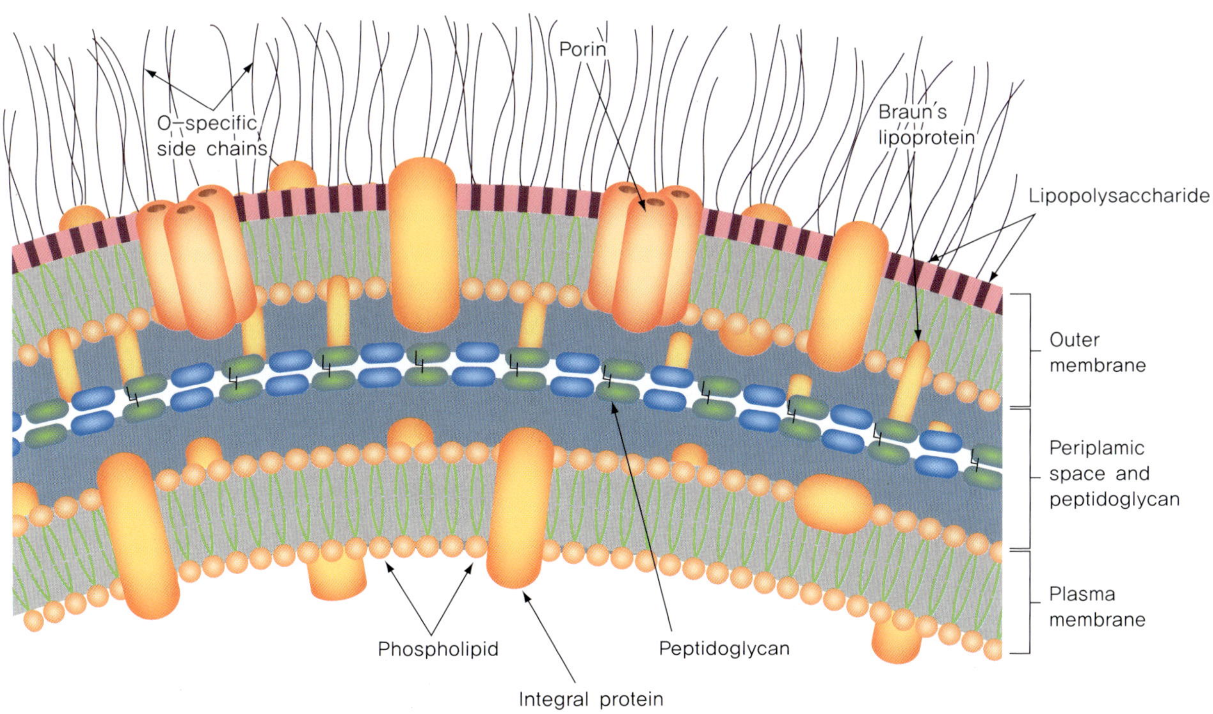

그림 2-8. Gram음성균의 외막

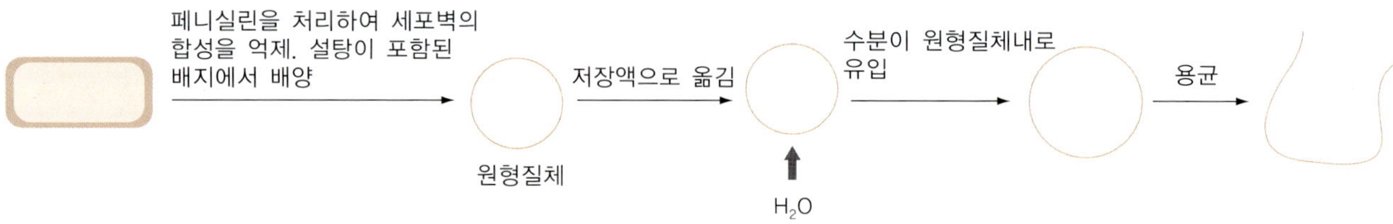

그림 2-9. 원형질체의 형성

세포막은 이런 압력을 견디지 못하기 때문에 세포벽이 없으면 세포가 터져 **용균현상**(lysis)이 나타난다. 용질의 농도가 세포질보다 높은 고장액에서는 세포내부의 물이 외부로 빠져나가 세포질이 세포벽에서 분리된다. 이러한 현상을 **원형질분리**(plasmolysis)라 한다.

세포벽이 삼투압에 의한 용균현상을 방지해준다는 사실은 **리소자임**(lysozyme)이나 페니실린(penicillin)을 처리하면 쉽게 확인할 수 있다.

리소자임(lysozyme)은 N-acetylmuramic acid와 N-acetylglucosamine 사이의 결합을 끊어 peptidoglycan을 가수분해하는 효소이고, 페니실린(penicillin)은 peptidoglycan의 합성을 저해한다. 만일 세균을 등장액에서 페니실린을 첨가한 채로 배양하면 Gram양성균은 **원형질체**(protoplast)의 형태로 정상적으로 성장한다. Gram음성균에 페니실린을 처리하면 외막은 그대로 유지되고 세포벽은 일부만 남아 있는 **스페로플라스트**(spheroplast)가 된다. 원형질체와 스페로플라스트는 모두 삼투압에 매우 약하다. 만일 이들을 저장액으로 옮기면 수분의 유입을 견디지 못해 용균된다(그림 2-9).

2) 세포질막(Cytoplasmic membrane)

세포질막은 세포벽의 안쪽에 있어 세포질을 싸고 두께 약 6~8 nm의 얇은 막으로 3층의 구조로 이루어져 있다(그림 2-10). 세포막의 주요 기능으로는 ① 선택적 투과와 수송 - 세포막은 삼투장벽으로서 삼투압을 지배하고 영양물질의 섭취와 노폐물의 세포외 배출에 관여한다. ② 전자전달과 산화적인산화 - Cytochrome과 호흡효소계의 효소가 세포막에 존재하고 있어, 기능적으로는 진핵세포의 mitochondria의 기능을 수행하고 있다. ③ 균체 외 효소의 분비 - 세포의 영양물질이 세포막을 투과할 수 있도록 중합체를 분해하는 효소를 분비한다. ④ 생합성 기능 - 세포벽이 손상을 받았을 때 재생시켜 준다.

3) 세포질Cytoplasm)

세포질은 세포막으로 둘러싸인 세포의 내부기질로 약 80%의 물과 단백질, 탄수화물, 지방, 무기이온 그리고 많은 저분자의 물질들을 포함한다. 무기이온은 대부분 세포질에 높은 농도로 존재한다. 세포질은 두껍고 반투명하며 탄력적이다. 주요 구조로는 DNA, 리보좀 입자 그리고 inclusoin이라는 저장물질 등이다.

(1) 핵양체(Nucleoid)

세균 세포의 DNA는 핵막 없이 세포질 안에 DNA가 존재하는데 이를 **핵양체**(nucleoid)라고 한다(그림 2-11). DNA에 손상을 주지 않고 추출하여 연구한 결과 길이가 약 1 mm정도의 실 모양을 하고 있는 환상(circle)임이 밝혀졌다. 길이가 1 mm 정도인 DNA가 평균 2 μm 정도 크기인 세균에 존재하는 것은 물리적으로 불가능하며, 이것이 가능하려면 세균의 DNA는 환상의 이중나선구조 DNA가 초 나선형(super coiling)

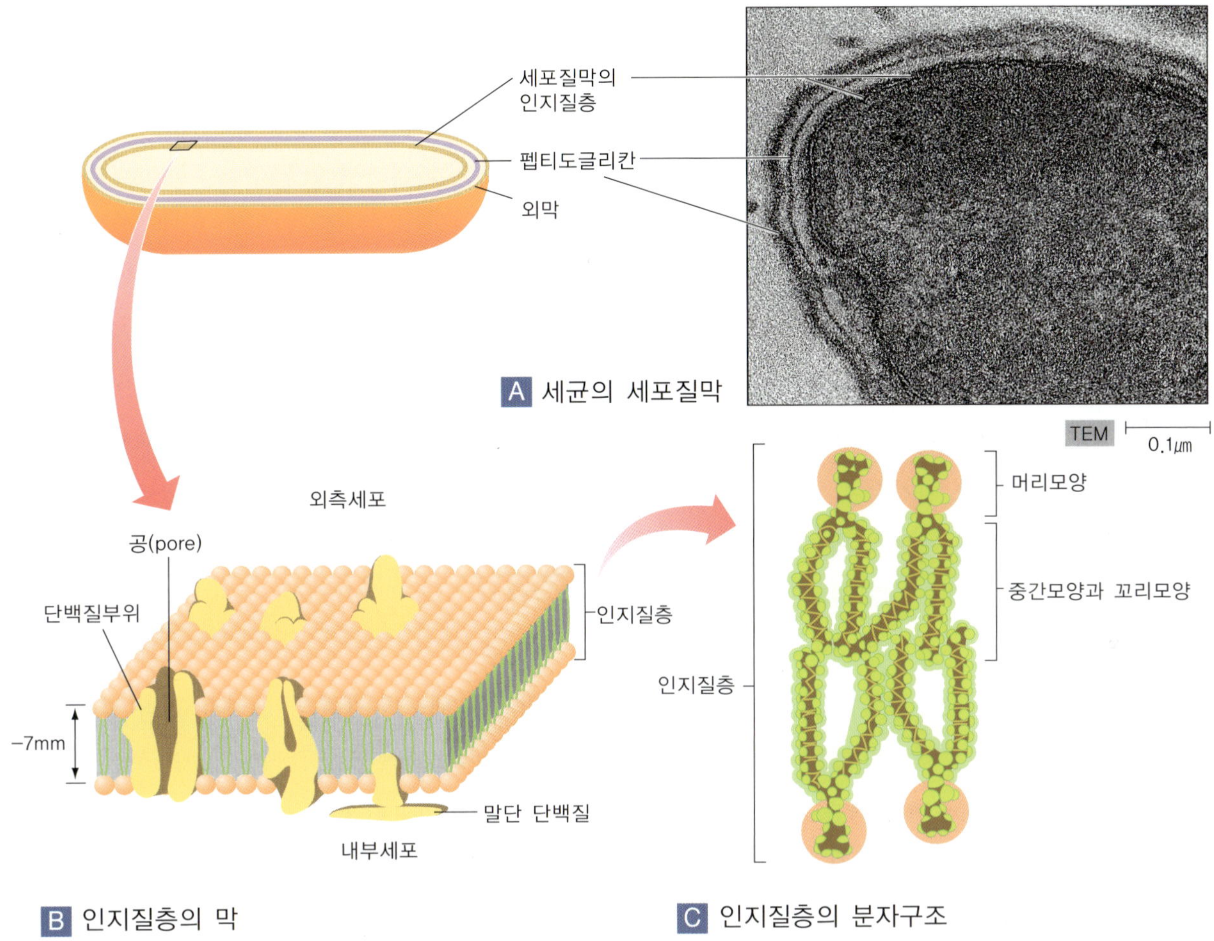

그림 2–10. 세포질막의 단면도. A. 세포질막, B. 인 지질막

으로 꼬여야만 가능하다. 실제로 세균의 염색체는 세포질 내에 초 나선형으로 존재하고 있으며 핵을 구분짓는 핵막이 존재하지 않는 형태로 분포하고 있다. 그리고 그 구성성분의 본체는 DNA이다. 또한 진핵세포의 염색체에서 기본적으로 나타나는 단백질인 **히스톤**(histon)이 원핵세포에서는 나타나지 않는다.

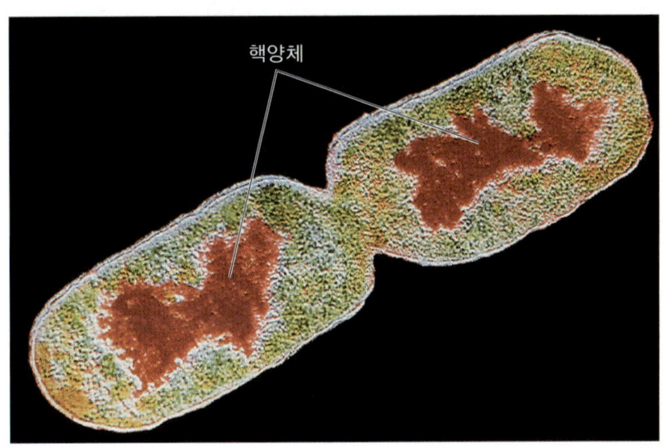

그림 2–11. 대장균의 DNA, 적색부분이 DNA

세균의 세포는 분열할 때마다 원형의 DNA복제를 시작하기 때문에 세균 세포가 분열되는 동안 완전히 복제된 **게놈**(genome)을 생산하며 세균의 증식과 DNA복제는 같은 빈도로 일어난다.

세균의 정상적인 증식방법은 **이분열**(binary fission)

이라고 하는데, 이 과정은 하나의 세균 세포가 분할되어 같은 크기의 딸세포 두 개를 생산하는 과정이다.

(2) 플라스미드(plasmid)

플라스미드(plasmid)는 일부 세균에서 발견되는 작은 비 염색체성 DNA 분자이다. 플라스미드는 세포질에 존재하고 염색체 DNA에 대해서 독립적이다. 실험적 조건에서 관찰해 보면, 플라스미드는 세포에 필수적인 것은 아니다. 실험적 조작을 통해 세포를 죽이지 않고도 플라스미드를 제거할 수 있다. 플라스미드는 단지 몇 개의 유전자에서 수많은 유전자로 구성되어 있지만 중요한 성질을 암호화하고 있다. 일부 **플라스미드**는 항생제 내성을 갖게 하며 이 플라스미드를 **R-플라스미드**라고 한다. 또 다른 플라스미드는 세균으로 하여금 독력을 갖게 하는 유전자를 가지고 있다. 플라스미드는 한 세균에서 다른 세균으로 전달될 수 있고 이 이유로 **전염력을 가진 물질**(infectious agent)이라고 한다. 일부 플라스미드는 세균 세포들 간에 DNA의 교환이 일어나도록 한다. 플라스미드는 자가 복제가 가능한 DNA 단편이기 때문에 **수여세포**(recipient)에게 복제된 DNA 를 전달해 주는 동안에도 **공여세포**(donor)는 자신의 플라스미드를 계속 보유하고 있다.

(3) 리보좀(Ribosome)

모든 진핵세포와 원핵세포는 단백질 합성 기능을 하는 **리보좀**(ribosome)을 갖는다. 리보좀은 단백질과 RNA로 구성되어 있다. 원핵세포의 리보좀은 진핵세포의 리보좀과는 달리, 크기가 작고 밀도도 작으며 rRNA 분자와 단백질 수에 있어서도 다르다. 따라서 원핵세포의 리보좀은 70S이고 진핵세포의 리보좀은 80S이다.

Streptomycin, neomycin, tetracycline 같은 항생제는 리보좀에서 단백질 합성을 저해함으로써 살균효과를 나타낸다. 원핵세포와 진핵세포의 리보좀의 차이 때문에 세균 세포는 항생제에 의하여 파괴되는 반면에 진핵세포는 파괴되지 않는다.

(4) 메소좀(Mesosomes)

세포막의 일부가 세포질 속에 빠져들어 형성된 소포낭, 관상 또는 층상의 막상구조를 일반적으로 **메소좀**(mesosome)이라 한다. 메소좀을 구성하는 막은 세포막과 같은 구조를 나타낸다. 메소좀은 일반적으로 Gram양성균에서 잘 발달되어 있으나 때로는 Gram음성균에서도 볼 수 있다.

메소좀의 기능에 대해서는 ① 세균의 분열과, 증식에 있어서 세포벽 성분의 합성과 격벽 형성에 관여한다. ② DNA의 복제에 관여한다. ③ 호흡과 에너지대사에 관여한다. ④ 세포의 영양물질의 섭취와 노폐물의 배설에 관여하고 그 수송로가 된다. ⑤ 균체 외 효소의 분비에 관여한다. ⑥ 아포 형성에 관여하는 등 복합적인 기능을 갖는다고 추측되고 있다.

(5) 저장물질(Inclusion)

세균의 세포질 내에는 **inclusion**이라는 여러 종류의 저장물질이 있다. 몇몇 저장물질은 세균에서 널리 다양하게 존재하지만 일부 저장물질은 특정 종에서 제한적으로 나타남으로 세균 동정을 위해 사용된다.

① 이염소체과립(Metachromatic granules)

이염소체는 다양한 생화학적 물질을 저장하며 때로 methylene blue같은 염색시약으로 염색된다. 그리고 **이염소체**를 흔히 volutin이라고 한다. Volutin은 ATP 합성에 이용되는 무기인산을 저장하며 인산이 풍부한 환경에서 자란 세포에서 생성된다. 이 염소체 과립은 세균에서 처럼 원생동물, 조류, 균류에서 발견되며 이 과립은 **디프테리아**를 일으키는 *Corynebacterium diphtheriae*의 특징이기도 하다. 그러므로 이염소체는 *C. diphtheriase*의 동정에 있어서 중요하다.

② 다당체과립(Polysaccharide granules)

전형적인 당 과립은 글리코겐과 전분으로 구성되고 이것들의 존재 여부는 요오드를 세포에 떨어뜨려 보면 알 수 있다. 요오드의 존재 하에서 글리코겐 과립은 붉은 갈색이고 전분과립은 푸른색으로 나타나기 때문에 쉽게 구분할 수 있다.

③ 지질과립(Lipid granules)

지질과립은 *Mycobacterium*, *Bacillus*, *Azotobacter*, *Spirillum* 등 여러 종들에서 나타난다. 지질은 일반적으로 저장물질로서 발견되며 세균에 있는 것은 독특하게도 polyhydroxybutylic의 중합체이다. 지질과립은 sudan염료 같은 시약으로 확인할 수 있다.

④ 황과립(Sulfur granules)

*Thiobacillus*속에 포함되는 황화세균이라는 특정 세균은 황과 황을 포함하는 물질을 산화해서 에너지를 얻는다. 이런 세균은 에너지 저장물질로서 세포에 황과립을 갖는다.

⑤ 가스소낭(Gas vacuole)

가스소낭은 비어 있는 주머니 모양을 하고 있으며 cyanobacteria, anoxygenic photosynthetic bacteria 그리고 halobacteria를 포함한 많은 원핵세포에서 발견된다. 가스소낭의 기능은 세균들이 산소, 빛 그리고 영양분을 충분히 얻기 위해 물에서 적당한 깊이를 유지하는 것이다.

4) 아포(Spore)

세균은 증식하는데 필요한 영양분과 환경의 여건만 갖추고 있으면 대략 일정한 속도로 증식을 할 수 있으며, 이때의 세포를 **영양세포**(vegetative cell)라고 한다. 그러나 이와 같은 영양세포도 증식여건 중 영양분의 결핍이 발생하거나, 혹은 그 생활환경 내에 유해대사물질이 일정한도 이상 축적되면, 어떠한 세균은 이와 같은 불량한 환경에서 생명을 유지하기 위하여 내구체인 **아포**(spore)를 형성한다. 이 아포는 다시 환경이 호전되면 **발아**(germination)하여 영양세포로 되어 증식을 하게 된다. 세균에서의 아포는 생존기관으로 열, 자외선, 감마선, 화학 살균제, 건조한 환경 등에서도 아주 잘 견딘다. 사실 어떤 균의 아포는 10년가량 생존해 있을 수 있다.

아포는 열에 대한 저항력이 대단히 강하기 때문에 아포를 파괴하기 위해서는 반드시 고압 멸균해야만 한다. 아포가 열이나 그 밖의 독성물질에 강한 이유는 아직 정확하게 밝혀지지 않았다.

아포는 대사활동을 하지 않으며 그 특징은 ① 막이 대단히 두껍고 또한 단단하며, ② 수분함량이 보통 영

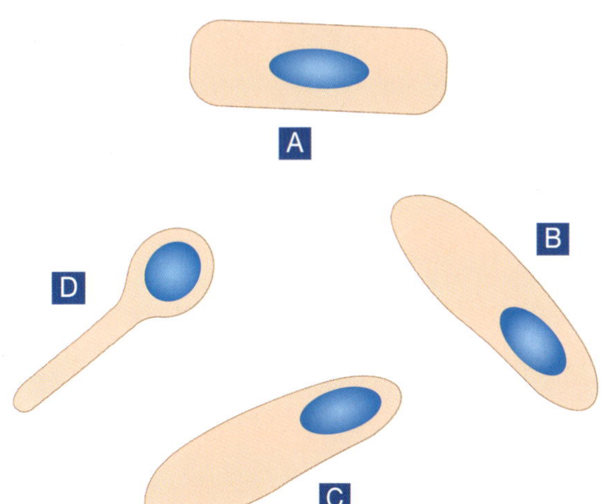

그림 2-12. 세균의 아포와 아포위치. A. 중앙성 아포, B. 편재성 아포, C, D. 단재성 아포

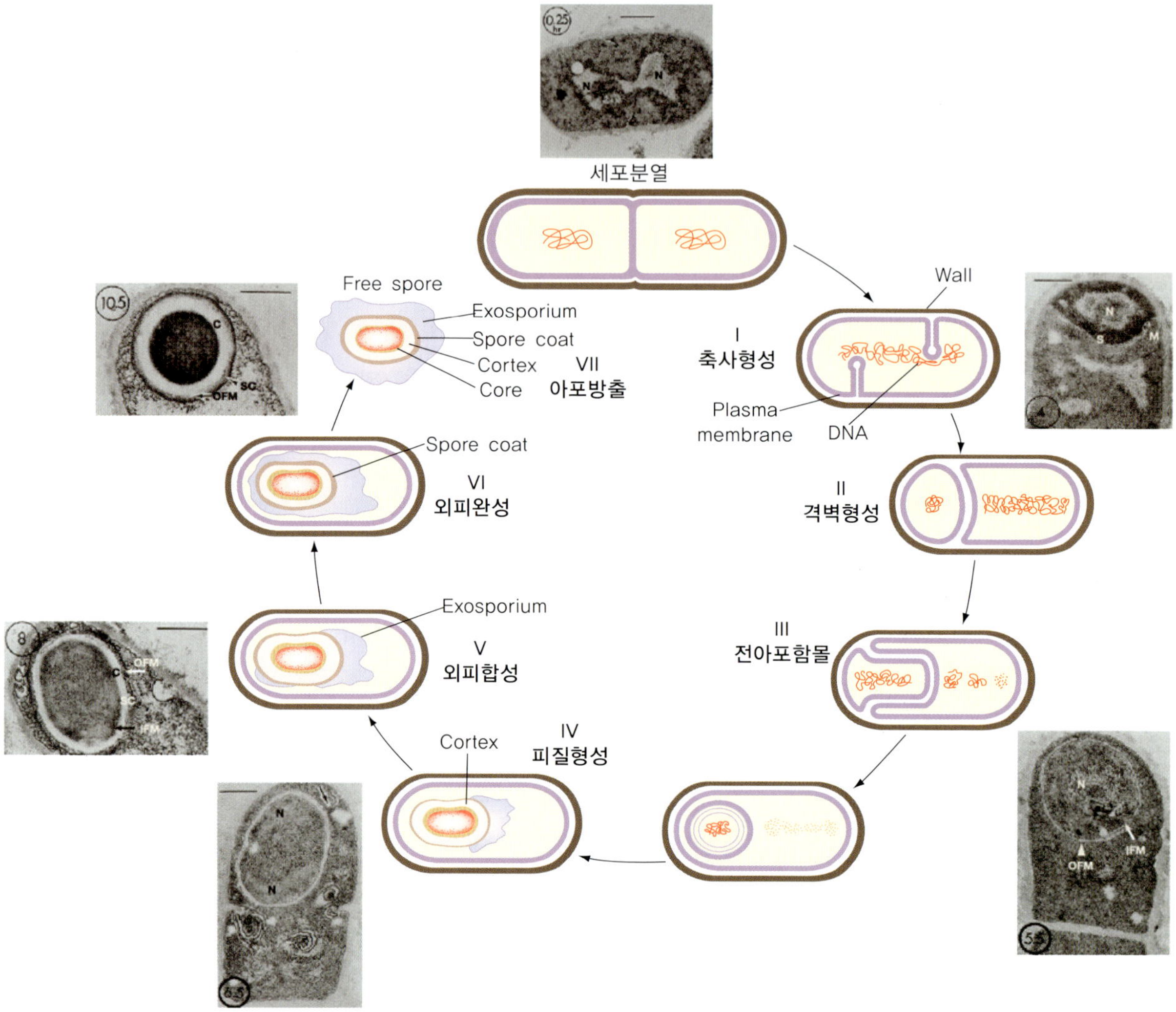

그림 2-13. 아포의 형성과정

양세포에 비해 현저히 낮고 ③ 영양세포에서는 볼 수 없는 칼슘과 결합하고 있는 **다이피콜린산**(dipicolinic acid)을 아포건조중량의 15% 함유하고 있다(그림 2-14).

다이피콜린산(dipicolinic acid)은 아포 중심부에 주로 존재하며 오랫동안 아포의 열 저항성에 직접 관련이 있다고 생각하였다. 그러나 최근 **다이피콜린산**이 결핍된 열 저항성 돌연변이가 분리되었다. 칼슘은 일반적으로 열 또는 산화물질에 잘 견딜 수 있게 도와준다. 칼슘-다이피콜린산이 아포의 핵산을 안정화시키는 것일 수도 있다.

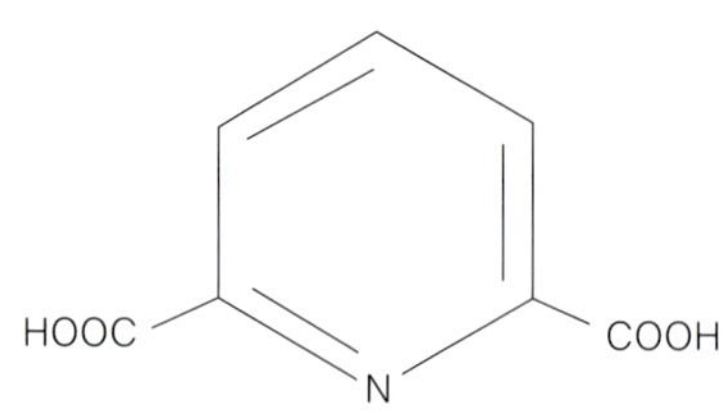

그림 2-14. 다이피콜린산(dipicolinic acid)구조

최근 특수한 분자량이 적고 산성용액에 용해되는 DNA 결합단백질이 아포에서 발견되었다. 이 단백질은 아포의 DNA에 전체적으로 결합하여 이를 열, 방사선, 건조한 환경, 화학물질 등으로부터 보호한다. 원

형질체의 탈수현상도 열 저항성을 나타내는 데에 있어 아주 중요한 요인으로 생각된다. 피질은 삼투현상을 이용해 원형질체로부터 물을 제거하여 열과 방사선에 의한 손상으로부터 보호한다. 아포의 피질은 또한 과산화수소와 같은 화학물질이나 효소의 활성으로부터 아포를 보호하는 것으로 보인다. 마지막으로 아포에 들어있는 DNA 복구효소의 작용을 들 수 있다. 휴면상태에 놓여 있던 아포의 중심부가 다시 활성화된 다음 발아하거나 성장하는 동안 손상된 DNA가 복구된다. 즉, 아포는 **칼슘-다이피콜린산**과 산성용액에 녹는 단백질에 의한 DNA 안정화, 원형질체의 탈수, 아포외피, DNA 손상복구, 고온에서 잘 견딜 수 있는 단백질의 안정성 등의 여러 가지 이유가 복합적으로 작용하여 높은 온도에서도 안정성을 보이는 것으로 생각된다.

5) 편모(Flagella)

운동성이 있는 세균은 균체 주위에 가느다란 단백질로 구성된 **편모**(flagella)를 갖고 있다. 편모는 세포막과 세포벽에서부터 바깥으로 뻗어 나온 실과 같은 **운동기관**으로 가늘고 빳빳한 구조를 하고 있으며 지름 20 nm, 길이는 15~20 m이다. 편모는 아주 가늘어서 광학현미경으로는 염색하지 않고는 관찰할 수 없다.

편모는 세균의 종에 배열상태가 다르다. 배열상태에 따라 다음과 같이 분류한다(그림 2-15).

① 단모균(monotrichous) : 균체 한 끝에 한 개의 편모를 가진 세균
예) *Vibrio cholera*

② 양모균(amphitrichous) : 균체 양 끝에 각각 한 개씩 편모가 부착된 세균
예) *Spirillum ostreae*

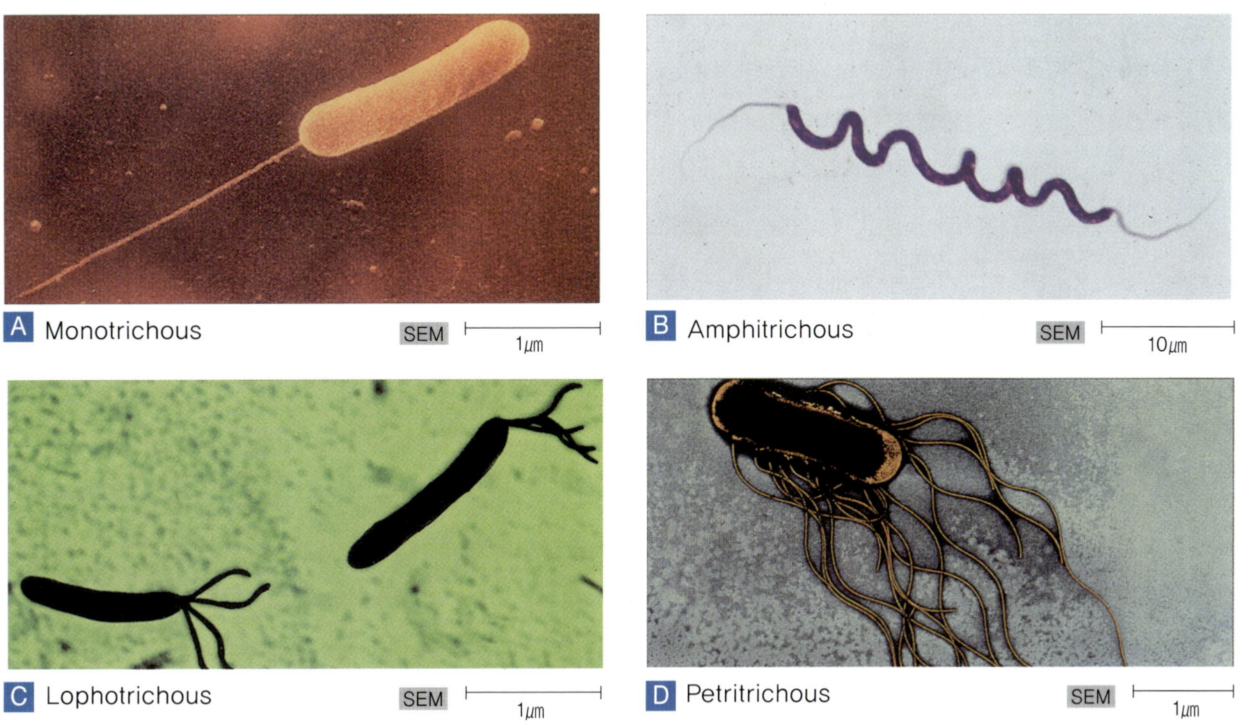

그림 2-15. 편모의 위치와 편모의 종류. A. 단모균, B. 양모균, C. 총모균, D. 주모균

③ 총모균(lophotrichous) : 균체 한 끝에 다수의 편모가 부착된 세균

예) *Pseudomonas aeruginosa*

④ 주모균(peritrichous) : 균체 주위에 많은 편모가 분포되어 있는 세균

예) *Escherichia coliform*

편모가 부착된 상태는 세균의 동정에 유용하게 사용되고 있으며, 편모의 성분은 단백질로 구성되어 항원성을 가지고 있으며 편모의 항원을 **H-항원**(H-antigen)이라고 한다. 이것은 세균의 **혈청형** 결정에 중요하며 특히 *Salmonella* 균종 동정 시 중요한 응집반응에 이용된다.

6) 섬모(Pili)

섬모(pili)는 **필린**(pilin)이라는 단백질로 구성되어 있으며, 편모와 마찬가지로 세포벽으로부터 돌출되어 있고, Gram음성균에 많이 존재한다. 섬모는 편모보다 짧고 곧으며 가늘다. 한 세포에 하나의 섬모가 존재할 수도 있고, 수백 개의 섬모가 존재할 수도 있으며 광학 현미경으로 관찰이 어렵고 전자 현미경으로 관찰된다.

섬모는 일반적으로 숙주세포에 세균을 부착시키는 역할을 하는데 이는 질병성립의 첫 단계이다. 이 밖에도 백혈구의 **탐식작용** 방해(evasin)와 백혈구를 공격(aggresin)하여 사멸시키고, 적혈구응집소인 **렉틴**(lectin)을 갖고 있어 적혈구를 응집하는 특성을 가지며, 적혈구 응집반응 유무를 알아보면 섬모를 갖고 있다는 것을 추정할 수 있다(그림 2-16).

성 섬모(sex pili)라고 부르기도 하는 다른 섬모는 세균세포 간에 통로를 형성함으로써 유전자 교환에 역할을 하기도 한다. 즉 통로를 통하여 공여세포의 DNA가 수여세포로 이동한다. 이는 세균에서의 항생제 내성이 다른 종들 사이로 확산되는 중요한 요인이다(그림 2-17).

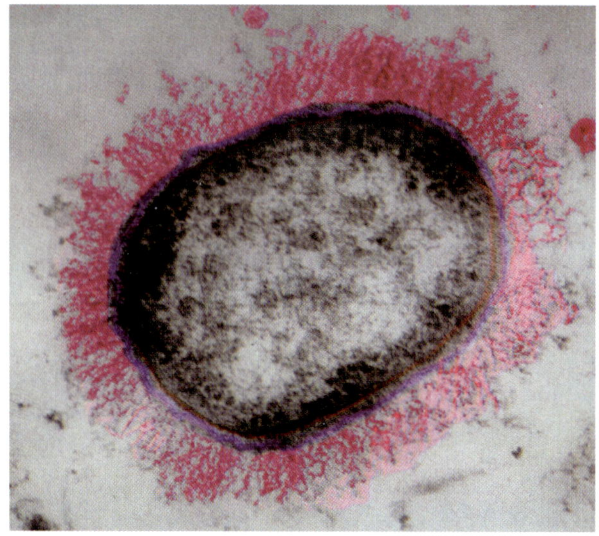

그림 2-16 . 섬모의 모양. 섬모는 적색으로 염색된 것(전자현미경으로 관찰한 Gram음성 간균)

7) 협막(Capsule)

세균의 종류에 따라서는 세포벽 외측에 다당체 또는 단백질로 조성된 층을 가진 것이 있다. 외계와의 경계가 분명한 것을 **협막**(capsule)이라 하고, 분명치 않는 것을 **점질층**(slime layer) 혹은 **외피**(envelope)라고 한다. 이러한 구조는 세포를 동정할 때에 중요하며 *Klebsiella pneumoniae* 또는 *Streptococcus pneumoniae*에서 대표적으로 볼 수 있다(그림 2-18).

사람이나 동물의 생체 내에서 증식할 때 형성되기 쉬우며 보통 인공배지에서는 형성되지 않는 수가 많다. 협막의 기능은 외래인자(예 : lysozyme, complements, bacteriophage 등)에 의한 **용균작용**이나 백혈구에 의한 **탐식작용**(phagocytosis)을 막는 작용을 가지고 있으며 숙주세포에 침입하는 역할과 흡착하는 역

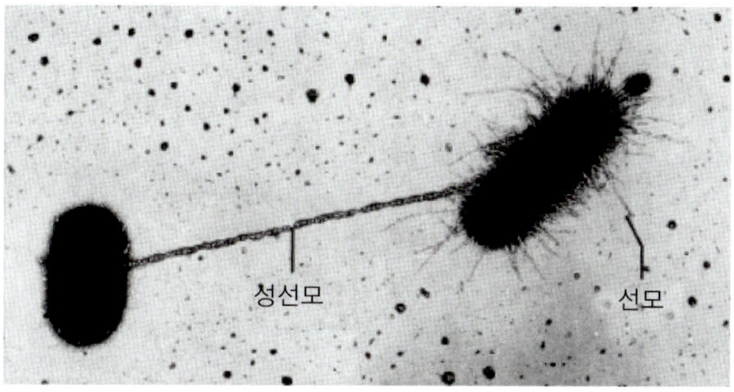

그림 2-17. 성 섬모(sex pili)

할을 한다.

협막의 성분은 다당체(polysaccharide)이나 polypeptides로 구성되어 있고 세균 종류에 따라 다르다. 대개 항원성이 있으며 **협막항원**(capsular antigen, **K항원**)의 특이성에 의해 세균이 분류된다. 특이항체와 협막이 항원항체 반응을 일으켜서 협막이 팽화된다. 이것을 **협막팽화시험**(Quellung reaction)이라 부르고 폐렴구균, 인플루엔자균(*Haemophilus influenzae*)의 혈청형별에 응용된다. 협막에 당질층을 가진 *Streptococcus mutans* 균은 치아에 흡착하는 성질이 있어 아동치아를 부식하고 충치의 원인이 되고 있다. 협막을 관찰하려면 Hiss의 **협막염색법**으로 실시하여 광학 현미경으로 관찰할 수 있다.

Methylen blue 단염색이나 Gram 염색에서는 균체 주위에 투명한 상으로 관찰되는 수가 있다. 염색을 하지 않고, India ink(먹물)로 음화염색 했을 때 균체 주위는 하얀 백색으로 보이고 배경은 어둡게 보인다.

협막이 존재하는 경우라도, 협막은 세포의 생활에 필수적인 것은 아니다. 사실 협막은 세균을 적당한 효

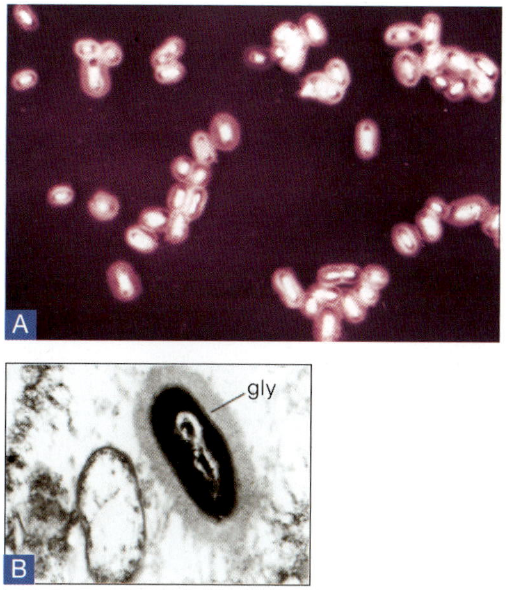

그림 2-18. 세균의 협막. A. 협막으로 둘러싸인 *Klebsiella pneumoniae*, B. *Bacterioides*의 글리코칼릭스(gly)

소와 함께 배양하거나 배지에 영양분성분을 조작하면 쉽게 제거된다. 협막이 없이도 실험실 배양에서 잘 자라는 경우도 있다. 이 협막이 없는 세포의 자손은 협막을 가질 수 있다. 일부의 종에서 협막의 존재는 세균의 **독력**(virulence)을 증가시킨다. 그 예가 탄저병을 일으키는 **탄저균**(*B. anthracis*)이다. 인후염과 살을 파고드는 사슬알균성(연쇄구균성)질환의 원인인 사슬알균(연쇄구균)은 협막을 가진 생물체의 또 다른 예이다. 협막은 다양한 식균세포가 세균을 섭취하고 죽이는 중요한 신체방어 기전인 **식균작용**(phagocytosis)을 방해한다. 협막의 존재는 **식균작용**이 일어나기 어렵게 한다.

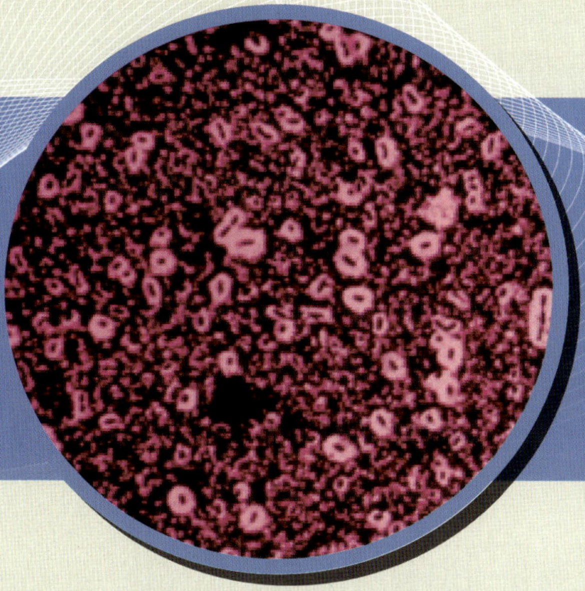

제 3 장 세균의 관찰과 염색

I. 세균의 관찰

사람의 육안으로 관찰할 수 있는 크기는 약 100㎛ 정도이므로 미생물이나 생물의 세포학적 특성은 현미경을 이용해 관찰한다.

현미경의 종류는 그 기능에 따라 여러 가지 종류가 있다. 가시광선을 이용한 것으로서 가장 널리 사용되는 **광학 현미경**(light microscope)을 비롯하여, 암시야 콘덴서를 이용하여 어두운 시야에서 물체를 관찰하는 **암시야 현미경**(dark field microscope), 생물체를 해부할 때 사용하는 **해부 현미경**(stereoscopic 또는 dissecting microscope), 자외선에 의한 형광반사광을 이용한 **형광 현미경**(fluorescence microscope), 피검체의 광학적 두께의 차이에 의하여 상에 생긴 명암의 차로 관찰할 수 있는 **위상차 현미경**(phase contrast microscope), 광선 대신 전자파를 이용하여 세포의 미세구조까지 관찰이 가능한 높은 해상력을 가진 **전자 현미경**(electron microscope) 등 다양한 종류가 있다. 그러나 이와 같이 다양한 기능과 다양한 종류의 현미경이 있음에도 불구하고 전자 현미경을 제외한 일반 광학 현미경들의 기본 구성은 거의 유사한 원리로 개발된 것들이다. 즉 현미경의 기본적 구성 요소로는 렌즈, 광원 조절 장치, 렌즈와 시료의 거리를 조절하는 장치로 대별할 수 있다(그림 3-1).

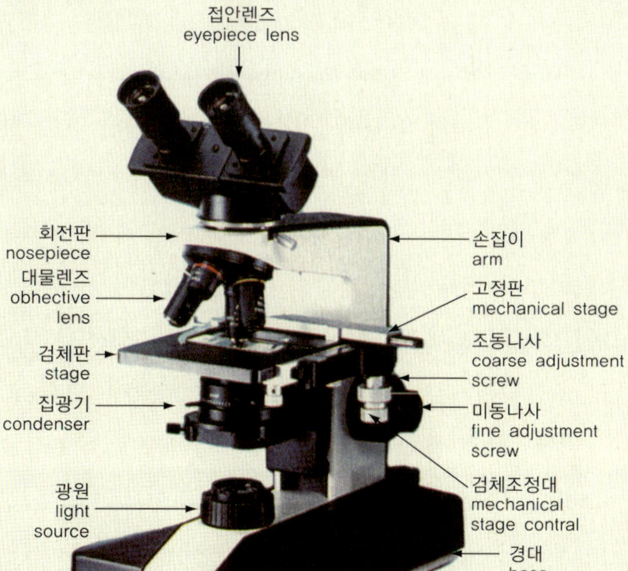

그림 3-1. 광학현미경의 구조

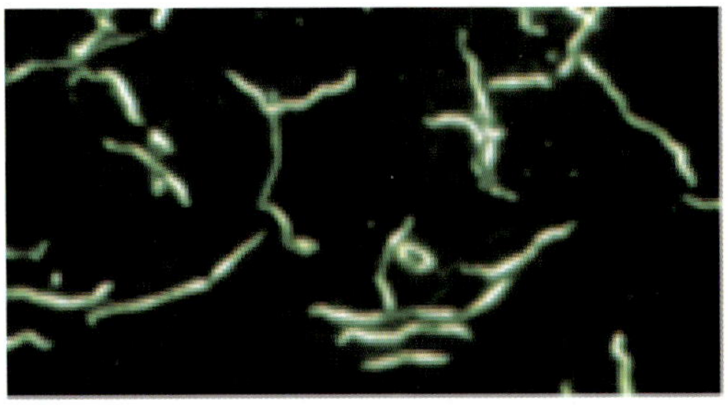

A *Treponema pallidum* 암시야현미경

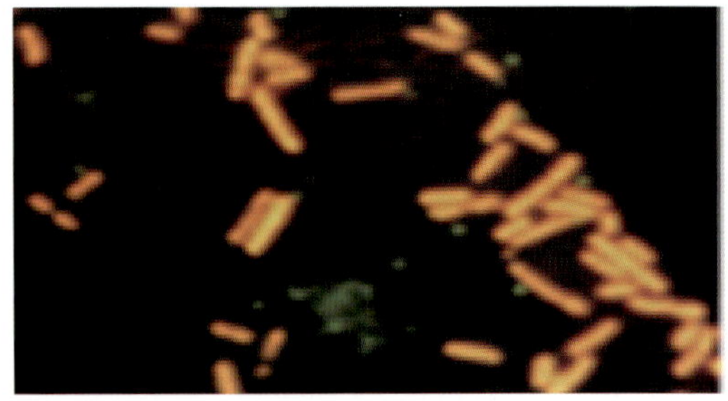

B *Escherichia coli* 형광현미경

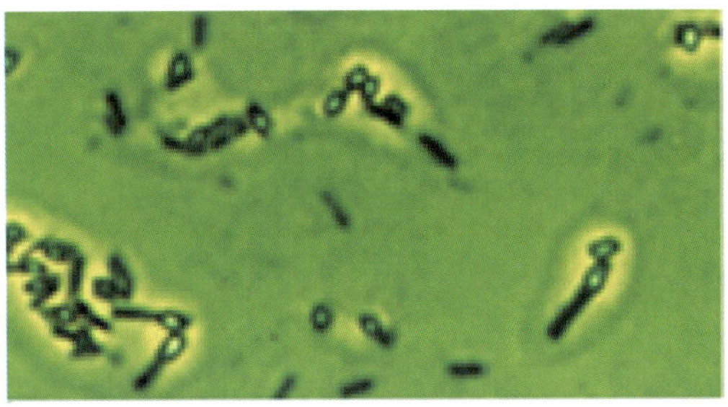

C *Clostridium botulinum* 위상차현미경

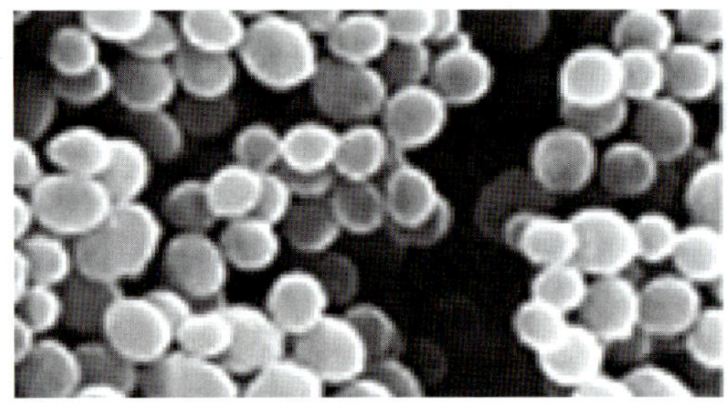

D *Staphylococcus aureus* 전자현미경(SEM)

그림 3-2. 현미경으로 관찰된 세균

2. 세균의 염색

광학현미경으로 살아 있는 미생물을 직접 관찰할 수도 있다. 그러나 세균을 염색하면 관찰이 더 쉽고 형태적인 특징을 잘 살릴 수 있으며 장기 보관이 가능하다. 세균을 염색할 때는 일반적으로 염기성 색소에 의해 염색이 행해진다. 세균의 균체는 핵산이 풍부하고 인산기를 함유하고 있어서 전체적으로 음성하전 되므로 양성하전 되는 색소와 결합하여야 염색이 잘 된다.

일반적으로 세균염색에 쓰이는 염색제의 대부분은 **aniline** 색소이고, aniline 색소는 염기성 색소와 산성의 색소가 있다. 세균의 종류에 따라서 색소와 결합성이나 그 탈색성이 다르다. 따라서 염색법은 관찰하려는 세균의 종류와 목적에 따라서 선택되어야 한다.

염기성(basic dyes) 색소는 해리하여 양성하전을 유리하고 산성색소는 음성하전을 유리한다. 대표적인 염기성색소는 methylene blue, basic fuchsin, crystal violet, gentian violet, malachite green, safranin 등이 있다. 염색성을 높이기 위해서 염색촉진제로 phenol, sodium hydroxide, acetic acid 등이 염색액에 첨가된다. **산성**(acid dyes)색소는 eosin, rose bengal, acid fuchsin 등이 있다. **매염제**(mordant)로는 tannic acid, picric acid, alum, ferrous sulfate, iodine 등이 사용된다.

1) 염색의 의의

① 세균의 분류와 동정에 불가결한 방법이다.

② 검체 속에 있을 세균 유무와 균 량을 간단히 알 수가 있다.

③ 세균 형태를 보아 균종이 추종되어, 세균감염증의 진단에 도움이 되며, 또한 조기에 항생물질의 선택 방침이 결정된다.

2) 염색표본 및 염색

① 도말(smear) : Slide glass위에 관찰할 세균을 백금이로 따서 얇게 펴 바른다.

② 건조(drying) : Slide glass 위에 펴 바른 세균이 건조될 때까지 공기 중에 방치한다.

③ 고정(fixation) : 알코올램프의 화염 위로 도말 면을 위로 하여 2~3번 통과하여 고정시킨다.

④ 염색(staining) : 원하는 색소 액을 도말한 곳에 떨어드려 염색한다.

⑤ 수세(washing) : Slide glass의 색소 액을 증류수로 가볍게 세척한다.

⑥ 건조(drying) : Slide glass의 수분을 여과지로 가볍게 흡수시키고 자연건조 시킨다.

⑦ 현미경관찰(microscopy) : slide glass위에 immersion oil을 한 방울 떨어드린 후 현미경으로 관찰한다.

3) 염색법의 종류

(1) 단염색법(Simple stain)

한 종류의 색소액으로 간단히 한 번만 염색하는 방법(simple staining)이다. 세균의 형태, 배열을 볼 때 간단히 신속히 시행한다. 대표적인 단염색은 다음의 것이 사용된다.

① Loeffler의 alkali성 methylen blue 액 : 핵은 청색으로 짙게 염색되며 세포질은 연하게 염색된다. 요도 분비물, 질 분비물, 농에서 임균을 검출할 때 호중구 백혈구 세포질 내에 탐식된 쌍구균이 청색으로 염색된다.

② Pfeifer의 fuchsin 액 : Ziehl-Neelsen's의 carbol fuchsin 액을 증류수로 5배 희석한 액으로 염색하면 세균은 적색으로 염색된다.

③ Crystal violet 액 : violet 또는 purple 색으로 염색된다.

(2) 감별염색법(differential stain)

감별염색은 서로 다른 종류의 세균에 대해서 각각 다르게 반응하기 때문에 세균의 종을 구분할 수 있다. 감별염색에는 **Gram염색**(Gram stain)과 **항산성염색**(acid-fast stain) 등이 있다.

① Gram염색(Gram stain)

Gram양성균은 세포벽의 구성성분인 teichoic acid와 peptidoglycan의 화학적 조성이 달라서 생긴다. 다시 말해서 Gram양성균은 세포벽의 RNA-magnesium염과 어떤 특수한 단백과의 복합체가 있어서 이것이 색소 및 lugol iodine과 결합된 것은 alcohol 불용성이 되어 탈색되지 않는 것으로 생각된다.

어떤 세균을 crystal violet으로 염색하고 lugol iodine으로 처리하면 violet 색소를 강력하게 끌어 당겨 짙은 **자색**(violet)으로 물드는데 여기에 alcohol을 떨어뜨리면 탈색이 안 되고, 후 염색액인 safranin 염색액으로 염색해도 자색(violet) 그대로 남아 있으면 **Gram양성**(Gram positive)이라 하고, 어떤 세균을 crystal violet으로 염색하면 세포내에서 끌어당기는 힘이 없어 violet으로 염색되어도 alcohol에 탈색이 되어 후 염색 safranin 색소에 다시 적색으로 염색되는 것을 **Gram음성**(Gram negative)이라 한다(그림 3-3).

■ Gram 염색순서(Hucker변법)

① 검체재료나 배양된 균을 slide glass에 도말 → 건조 → 고정한 후 염색 대에 놓는다.

② Crystal violet(ammonium oxalate첨가)으로 1분간 염색한 후 흐르는 물에 수세한다.

③ 매염제인 iodine으로 1분간 염색한 후 수세한다.

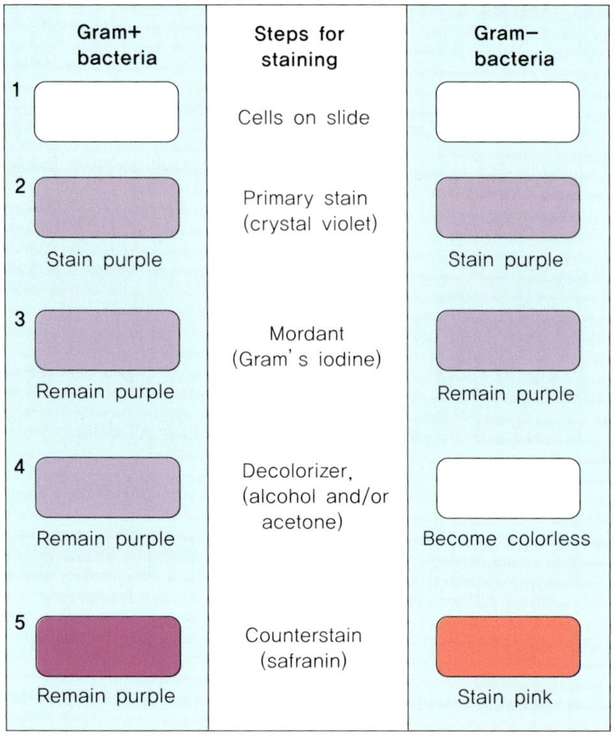

그림 3-3. Gram 염색 순서

④ 탈색액인 50% acetone alcohol로 30초 동안 탈색하고 수세한다.

⑤ 후염색인 safranin으로 30초 동안 염색한 다음 흐르는 물에 수세하여 건조시켜 현미경으로 관찰을 한다.

⑥ 현미경 1000×로 검경 시 immersion oil을 놓고 본다.

■ Gram 염색 결과

Gram양성균은 **자색**(purple)으로 염색되고, Gram음성균은 **적색**(red)으로 염색된다. Crystal violet 염색액과, lugol iodine 액에 의해서 모든 세균은 자색으로 물든다. 여기에 acetone alcohol로 탈색시키면 일부 Gram양성균은 탈색이 되지 않는다. Gram음성균은 acetone alcohol에 탈색되어 마지막 염색하는 safranin에 의해 적색으로 염색된다(그림 3-4).

② 항산성(Acid-fastness)염색

결핵균, 한센균(나균)은 세포질 내에 많은 양의 lipid, fatty acid, wax 등이 있으므로 보통 Gram 염색으로는 염색이 안 되며, basic fuchsin 염색액에 석탄산(phenol)을 가하여 만든 carbol fuchsin액을 놓고 열을 가온하면 염색이 되며, 일단 염색이 된 것은 산이나 알코올에 의해서도 탈색이 잘 안되기 때문에 항산균이라고 부른다. 항산균 염색은 흔히 Ziehl-Neelsen's 염색방법을 많이 이용한다.

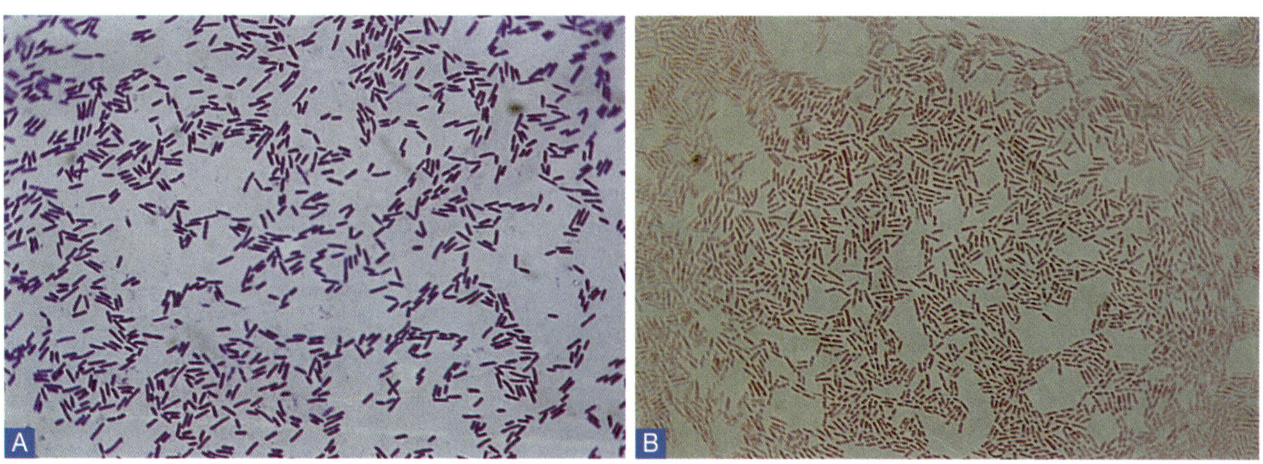

그림 3-4. A. Gram 양성간균 모양. B. Gram 음성간균 모양 적색

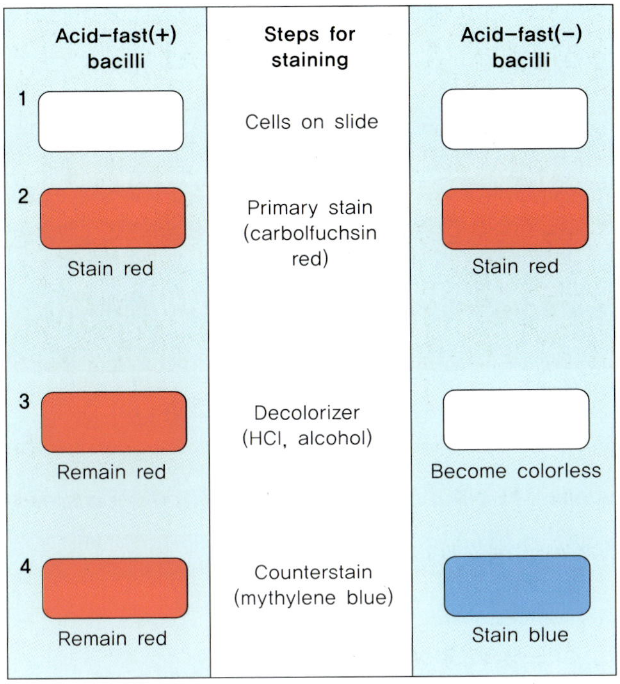

그림 3-5 . 항산균 염색순서

■ Ziehl-Neelsen's 염색법

① 슬라이드에 객담을 도말하여 건조한 후 60℃ 위머에 10분간 고정한다.

② Carbol-fuchsin 액을 놓고 김이 날 정도로 불꽃으로 가온하여 3분간 염색을 한다. 흐르는 물로 세척한다.

③ 3% HCl 알코올로 탈색을 30초간 한다. 흐르는 물로 세척한다.

④ Loeffler의 methylen blue 액으로 1분간 염색을 한다. 흐르는 물로 세척한다. 염색한 슬라이드를 건조한 후 현미경 오일 렌즈로 검경을 한다(그림 3-5).

■ 판정

결핵균, 항산균 나균은-적색으로 염색되어 보이고 그 밖의 구균, 간균, 백혈구는-청색으로 염색되어 보인다(그림 3-6).

(3) 특수구조 염색법(Special stain)

특수염색은 아포나 편모 같은 미생물의 특정 구조를 분리하거나 협막의 존재 여부를 확인할 때 사용한다.

① 협막염색(Capsule stain)

일부의 미생물은 세포벽 외부에 젤라틴 성분의 협막(capsule)을 갖고 있다. 병원미생물학에서 협막의 존재를 확인하는 것은 그 미생물의 병원성(virulence) 정도를 측정하는 수단이 된다. 협막의 성분은 물에 잘 용해되기 때문에 물로 수세하는 과정에서 제거가 될 수 있으므로 협막 염색은 다른 염색방법보다 훨씬 까

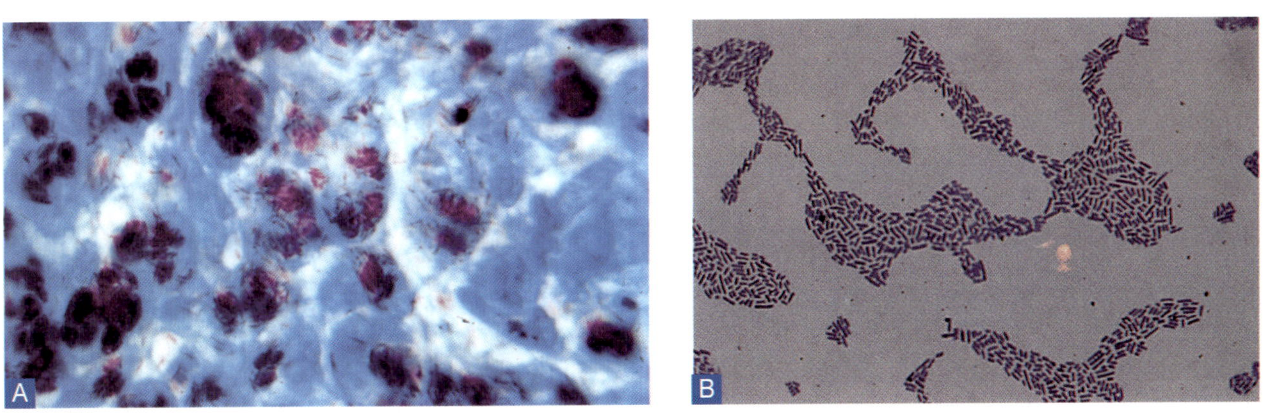

그림 3-6. Ziehl-Neelsen's 항산균 염색결과. A. 적색 항산성 양성균, B. 청색 항산성 음성균

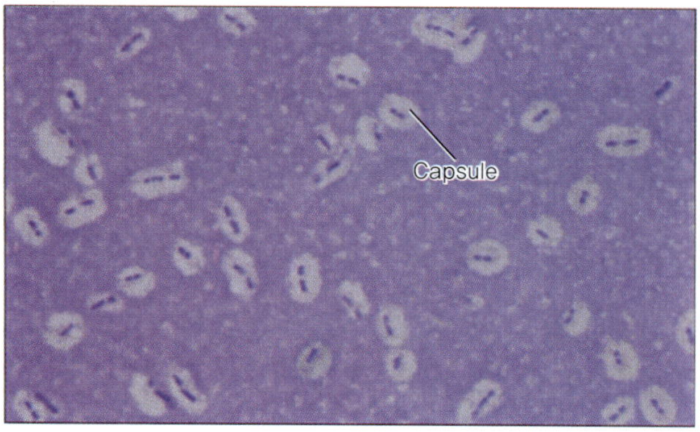

그림 3-7. *Klebsiella pneumoniae*. Hiss염색

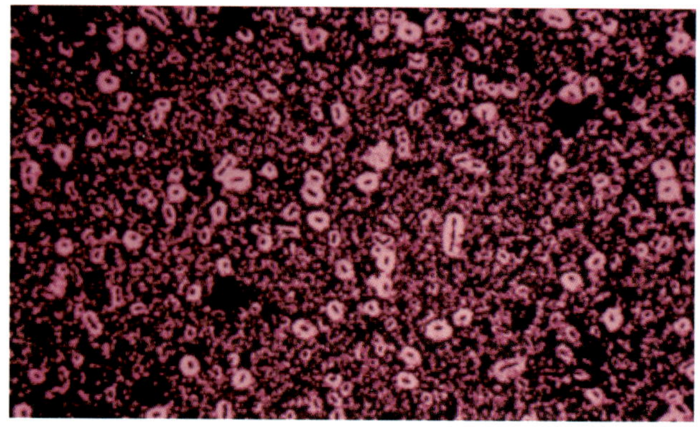

그림 3-8. *Klebsiella pneumoniae*. India ink염색

다롭다. 협막의 존재를 확인하기 위해서 congo red, India ink 같은 산성염료로 처리한다.

Congo red, India ink를 사용하는 염색방법은 음화염색(negative stain)이라고 한다. 이 염료는 세포의 협막구조를 통과하지 못하기 때문에 배경만 어둡게 착색시킨다(그림 3-7).

■ Hiss 염색

협막 염색은 주로 Hiss의 방법으로 Gentian violet 염색액과 20% $CuSO_4$로 염색을 한다.

판정 : 균체는 짙은 자색, 협막은 연한 청색으로 염색된다(그림 3-7).

■ India ink 법

India ink 방법은 세균이 염색되는 것이 아니고 배경을 흑색으로 어둡게 하여 본다. 검체를 slide glass에 놓고, India ink 한 방울 떨어 뜨린 후 cover glass를 덮고 현미경 400×로 관찰한다(그림 3-8).

판정 : 균체나 협막은 백색으로 보이고 배경은 어두운 흑색으로 보인다.

■ 협막을 가진 병원균

Streptococcus pneumoniae, Klebsiella pneumoniae, Haemophilus influenzae, Cryptococcus neoformans, Yersinia pestis

② 아포염색(Spore stain)

세균의 아포는 불리한 외부 환경에 적응하기 위한 생존수단으로 단순염색이나 Gram염색으로는 염색되지 않는다. 그러나 아포는 굴절률이 높기 때문에 염색을 하지 않고도 광학현미경으로 어느 정도 관찰이 가능하다(그림 3-9). 가장 보편적으로 사용되는 아포염색법으로는 Schaeffer-Fulton 방법이 있다.

■ Schaeffer-Fulton 염색법

① Malachite green을 도말 면에 떨어뜨리고 약 5분 간 가열한다.
② 물로 약 30초 간 수세하여 malachite green 염료를 제거한다.
③ 대조염색 시약인 safranin으로 염색한다.
④ 결과 아포는 malachite green에 의하여 초록색으로 염색되며,주변세포는 safranin에 의하여 분홍색으로 염색된다(그림 3-10).

■ 아포형성 간균

Bacillus anthracis, Bacillus subtilis, Bacillus cereus,

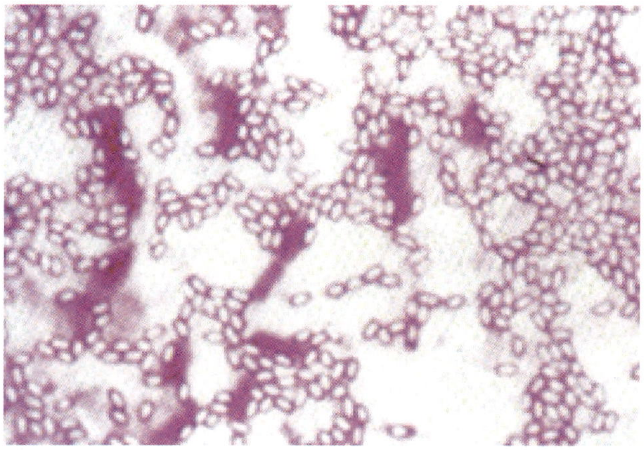

그림 3-9. *Bacillus cereus*균의 아포

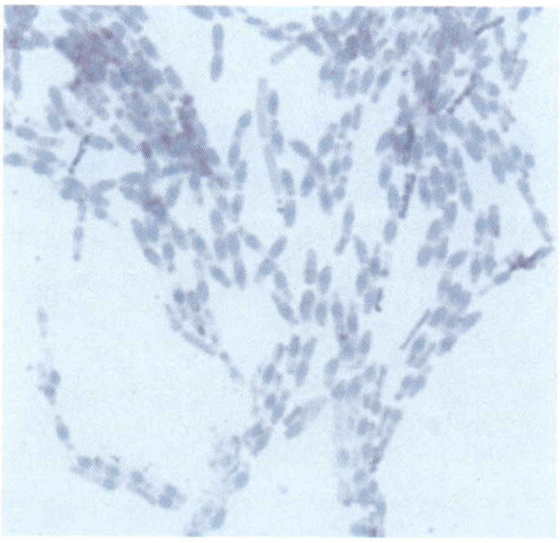

그림 3-10. 아포염색. *Bacillus cereus*균 Schaeffer-Fulton염색

Clostridium perfringens, Clostridium tetani, Clostridium botulinum

③ 편모염색(Flagella stain)

세균의 편모는 가늘고 실과 같아서 광학현미경으로 편모를 관찰하려며 탄닌산(tannic acid)이나 명반과 같은 매염제를 사용해 편모를 코팅한 다음 파라로사닐린(pararosaniline)으로 염색(Leifson method)하거나 염기성 푹신(Gray method)으로 염색한다(그림 3-11). 편모의 유무 또는 편모의 배열 등은 세균을 분류할 때 중요한 기준이 되므로 편모염색법은 세균분류학에서 유용하게 사용된다.

④ 이염소체 염색(Metachromatic stain)

디프테리아균은 균체 내에 염색성이 다른 이염색 과립을 가지고 있다. 디프테리아균이 가지고 있는 이염색 과립은 화학적으로는 다중 인산염으로 Albert's의 염색방법, Neisser's의 염색방법으로 염색하면 이염소체는 흑색으로 균체는 연한 녹색으로 염색된다 (그림 3-13).

■ Albert's법 염색액

A 용액 toluidin blue, malachite green 3분간 염색,

B 용액 Iodine 1분간 염색

C. diphtheriae 결과 : 이염소체 과립 : 흑색, 세포

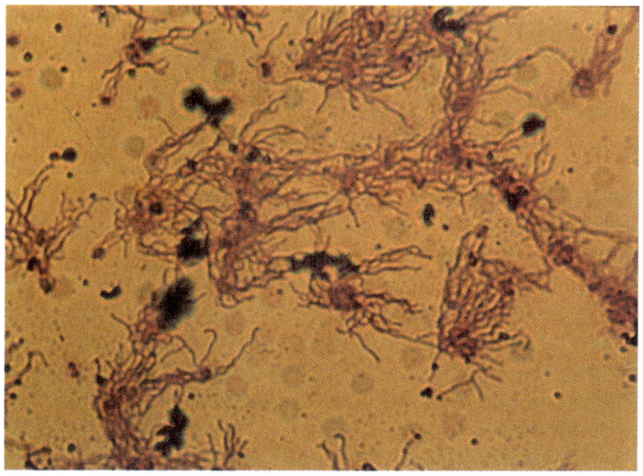

그림 3-11. *Proteus mirabilis*. Leifson법

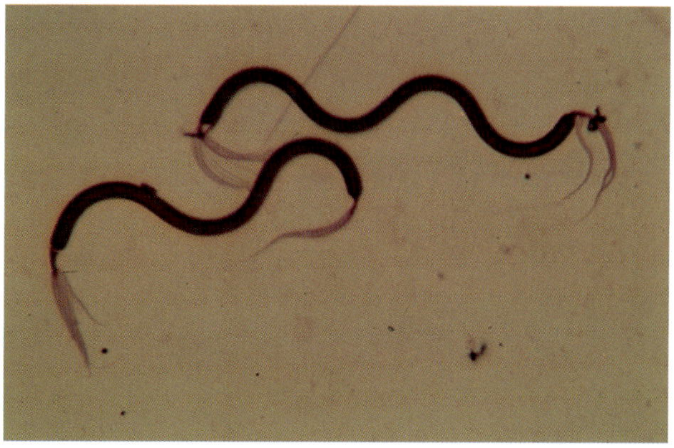

그림 3-12. *Spirillum volutans*균의 양극성편모

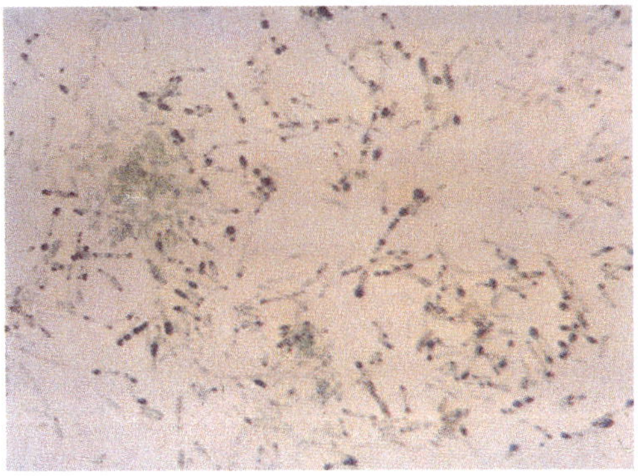

그림 3-13. *Corynebacterium diphtheriae*. Albert's염색

질 : 연한 녹색으로 염색

■ Neisser's 법 염색액

A 용액 methylen blue와 B 용액 glysoidine과 crystal violet으로 염색한다.

4) 형광항체법(Flourescent antibody technique)

항체에 형광색소인 fluorescein isothiocyanate (FITC)를 붙인 것이 검체 중에 병원체가 있는지 보기

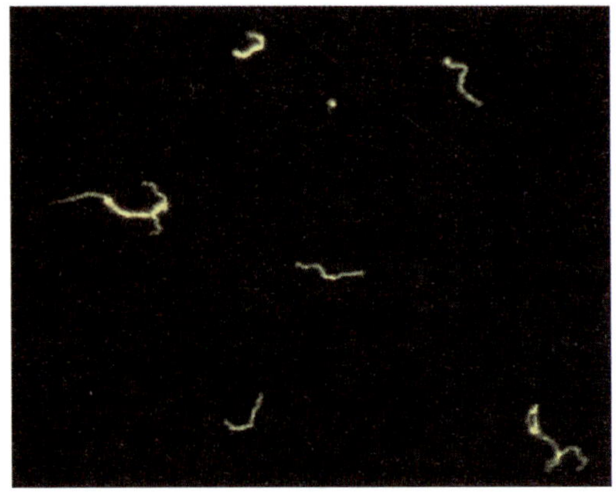

그림 3-14. *Treponema pallidum*. fluorescein-tagged antibodies 염색

위해 널리 쓰인다. 이 염색은 균의 동정, 혈중항체가 측정, 균의 조직 내 국소부위를 밝힐 목적으로 실시된다. 직접법, 간접법이 있다(그림 3-14). *Streptococcus pyogenes*, *Neisseria gonorrhoeae*, *Bordetella pertussis*, *Legionella pneumophila*, *Treponema pallidum* 등의 세균을 검체 중에서 찾아내거나 배양된 세균의 동정에 널리 이용된다.

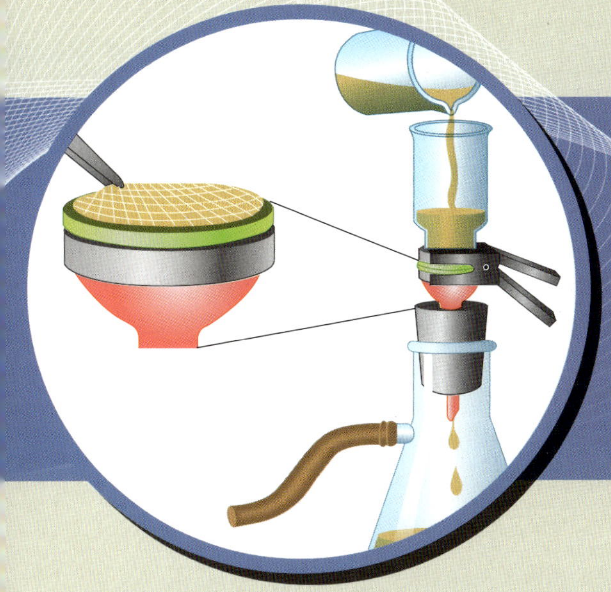

제 4 장 세균의 증식과 환경

1. 세균의 증식

1) 세균의 분열과 증식

세균의 증식은 세포의 크기가 증가하는 것이 아니라 세균 수의 증가를 의미한다. 분열의 첫 단계는 세포의 길이 증가와 염색체 DNA의 복제이다. 그 다음으로 세포벽과 세포막은 세포 안쪽을 향하여 자라기 시작하고, 격벽이 형성되며 모세포로부터 유전적으로 동일한 딸세포가 형성된다. 이와 같은 증식방법을 **이분열**(binary fission)이라 하며 대부분 세균은 이분열에 의하여 증식한다(그림 4-1). 예외적으로 *Actinomyces* 속, *Nocardia* 속, *Streptomyces* 속 등은 세포의 신장과 분지, 단열에 의해 증식한다.

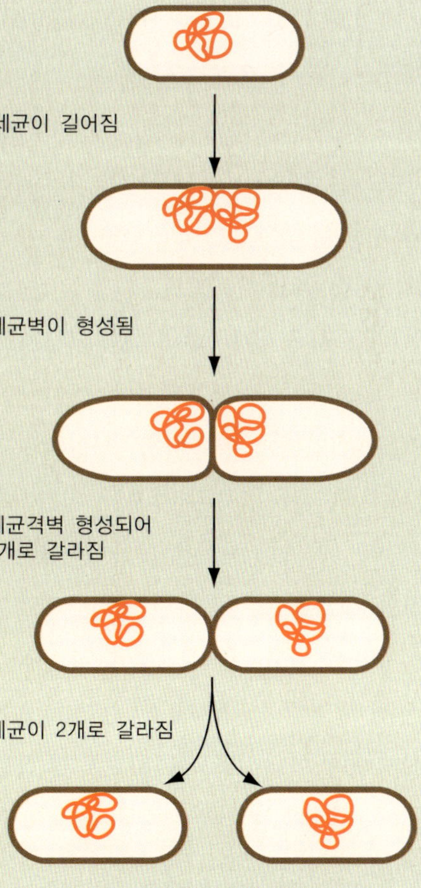

그림 4-1. 세균의 2분열

2) 세대와 세대시간

세포가 분열하여 균의 수가 두 배가 되기까지 소요되는 시간을 **세대시간**(generation time)이라고 하며 세대시간은 각각의 세균에 따라 다르다. 이는 균종, 배양조건(배지의 영양, 온도, pH)에 따라 달라진다.

인체의 질병과 관련된 일반 세균 대부분은 세대시간이 짧다. 예를 들면, 대장균(*E. coli*)은 최적 생장조건

표 4-1. 미생물의 세대시간의 예

미생물	세대시간
세균	
Escherichia coli	20분
Staphylococcus aureus	30분
Clostridium botulinum	35분
Mycobacterium tuberculosis	18시간
Treponema pallidum	33시간
원생동물	
Leishmania donovani	10시간
Glardia lamblia	18시간

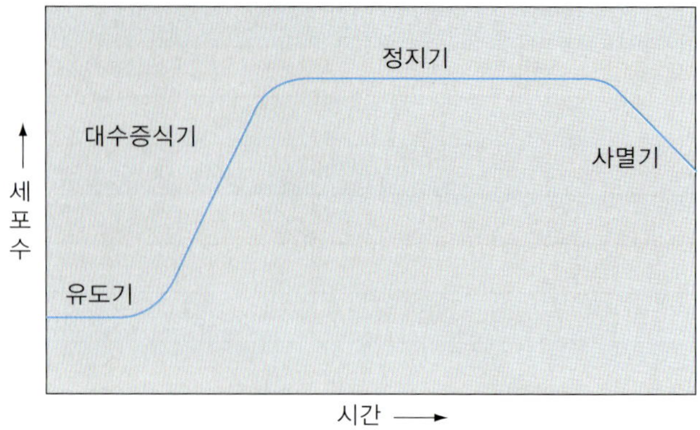

그림 4-2. 미생물의 성장곡선

에서 세대시간이 20분이다. 결핵균은 세대시간이 18시간으로 비교적 길다. 나선형의 세균이며 매독의 원인균인 *Treponema pallidum*은 약 33시간의 세대시간을 가진다(표 4-1).

3) 세균의 증식곡선

(1) 유도기(lag phase)

유도기는 "증식을 위한 준비" 단계로 새로운 환경에 적응하는 시간이다. 세포분열이 일어나기 전까지의 유도기는 여러 가지 이유에서 반드시 필요한 시기이다. 새로운 배지에 접종된 세포는 대개 ATP, 필수적인 보조인자, 리보좀 등이 부족하다. 생장을 시작하려면 이러한 성분을 합성해야만 한다. 새로운 배지는 미생물이 이전에 성장하던 배지와 다를 수도 있다. 배지가 다른 경우 영양물질을 사용하는데 필요한 새로운 효소를 합성해야 한다. 세포는 새로운 물질을 합성하고 DNA를 복제하여 세포의 질량을 늘인 다음 최종적으로 분열한다.

유도기가 지속되는 시간은 미생물의 생태나 배지의 특성에 따라 달라진다. 새로 접종된 미생물이 오래된 배지에서 자라고 있었거나 냉장 보관되었던 경우 유도기가 길어진다. 배지의 화학적 조성이 달라지는 경우에도 유도기가 길게 나타난다.

(2) 대수증식기(exponential phase)

세포분열이 활발한 시기로 **대수기** 동안 생장속도는 일정하게 나타나서 일정한 시간 간격으로 숫자가 두 배로 증가한다. 모든 세포가 동시에 분열하는 것이 아니기 때문에 성장곡선은 비연속적으로 증가하지 않고 부드러운 곡선을 그리며 증가한다(그림 4-2). 대수기의 모든 세포는 화학적, 생리적 특징이 가장 균일하다. 그러므로 생화학이나 생리학적 연구에는 주로 대수기의 세포를 이용한다.

대수기에 있는 세포들은 외부 환경물질에 대단히 민감하게 반응한다. 즉 소독제, 열, 항생물질 등에 민감하며 특히 항생제에 감수성이 가장 높게 나타난다.

(3) 정지기(stationary phase)

영양소의 고갈, 유해대사산물의 축적 등 세균의 증식에 필요한 조건이 변하면 세균은 성장이 멈추면 생장곡선은 수평을 이룬다(그림 4-2). 이 시기를 **정지기**(stationary phase)라고 한다. 이런 정지기는 보통 세균이 1 ml당 10^9/cell 정도가 되면 나타난다. 정지기에서

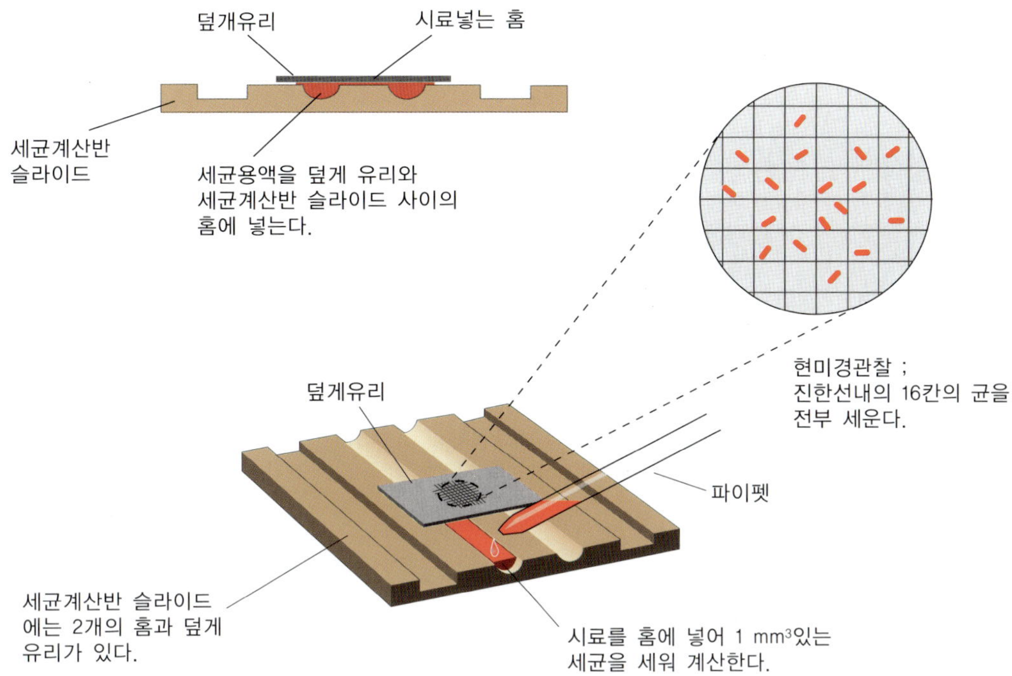

그림 4-3. 혈구계산판법을 이용한 세균수 측정

미생물의 생균수는 일정하다. 이는 세포분열과 사멸이 평형을 이루거나 또는 집단의 세포가 대사적인 활성을 유지한 채로 단순히 분열을 멈추는 경우에 나타난다. 정지기의 세포들은 외부의 불리한 환경에 비교적 저항력이 강하다. 아포(spore)를 형성하는 세균은 이 시기에 아포를 형성한다. 미생물이 정지기로 들어가는 원인은 다음과 같다.

① 영양물질의 부족 ② 호기성균의 경우 산소결핍 ③ 독성 노폐물의 축적 ④ 세포가 임계밀도에 도달

(4) 사멸기(death phase)

영양물질의 고갈, 독성 노폐물의 축적과 같은 불리한 환경의 변화가 일어나면 생균수가 줄어드는 **사멸기**(death phase)에 이른다. 미생물의 사멸은 대수기의 성장과 마찬가지로 대수적이다. 즉 매시간 일정한 부분이 사멸한다. 이런 현상은 생균수를 측정해야 잘 알 수 있다. 총 균수를 측정하는 경우 세포가 죽은 다음에도 파괴되지 않는 한 생균수 감소를 알 수 없기 때문이다.

대부분 미생물 집단이 대수적으로 성장한 다음 대개 사멸하지만 집단의 수가 현격하게 감소한 다음에는 사멸되는 비율이 줄어든다. 이는 특별히 내성을 지닌 세포가 오래 생존하기 때문이다. 이런 여러 가지 이유로 인해서 사멸기의 곡선은 아주 복잡하게 나타날 수 있다.

4) 세균수 측정법

(1) 전균수 측정법

① 균수계산판법

혈구계산과 마찬가지로 세균용 계산판에 균액을 한 방울 떨어뜨리고 일정구획 내의 세균을 직접 현미경을 보면서 계산하는 방법이다(그림 4-3). 이것은 생균, 사균을 포함한 전 균수를 측정하는 방법으로 균수가 너무 적으면 부정확하다.

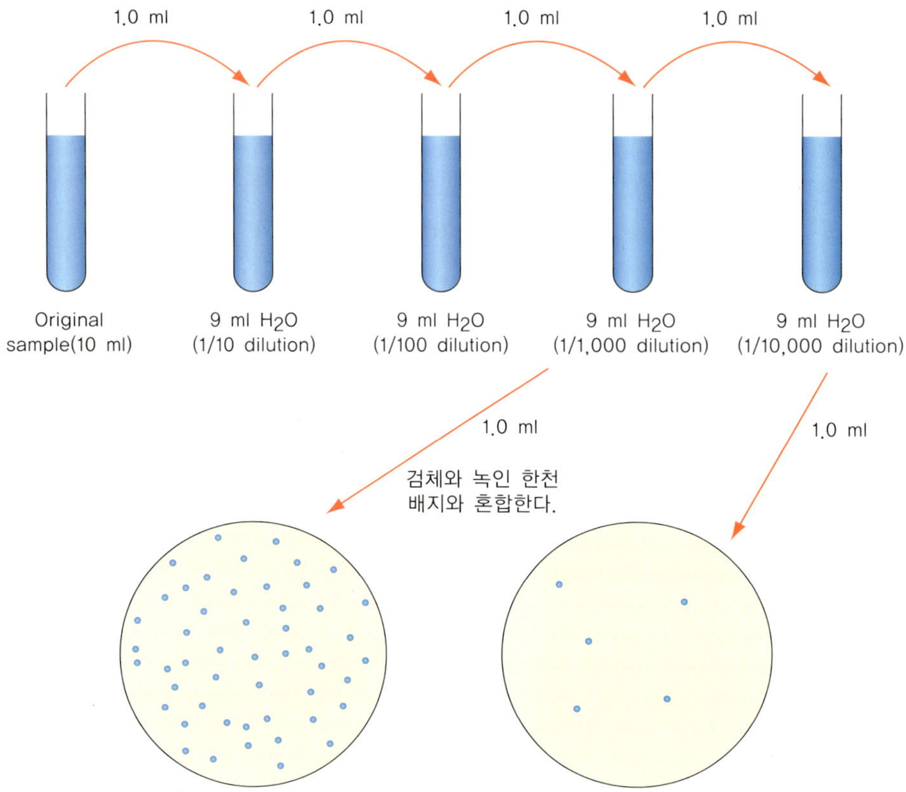

그림 4-4. 혼합회석배양에 의한 생균수 측정법

② 비탁법

균액의 혼탁도에 의해서 균수를 측정하는 방법이다. 세균의 종류와 크기 또는 증식도에 따라 차이는 있지만, 미리 기지의 균수로 표준곡선을 작성하여 놓으면 간단히 균수를 알 수가 있다. 이 방법 역시 생균과 사균을 포함한 전 균수를 측정하는 방법이다.

③ 중량법

이것은 세균 하나의 무게를 대략 10^{-9} mg으로 하고, 균의 전체 무게를 측정하여 세균의 전 균수를 측정하는 방법이다.

(2) 생균수 측정법

생균수를 측정하는 방법은 한 개의 세균은 한 개의 집락을 형성한다는 가정 아래 세균 수를 측정하는 방법이다. 계측한 균수는 집락형성단위(colony forming unit : CFU)로 표시한다.

① 평판혼합희석배양법

한 개의 세균은 한 개의 집락을 평판 상에 만든다는 점을 전제로 하여 균수를 알려고 하는 균액을 10배 희석 계열로 만들어 각각의 일정량을 평판배지에 혼합희석배양한다. 평판에 발육된 집락수를 세어 희석배수 등을 고려하여 원래의 균수를 측정하는 방법이다(그림 4-4). 한 개의 petridish에 300개 내외의 집락이 형성된 희석균액에서 역산해 가면 가장 오차가 적다.

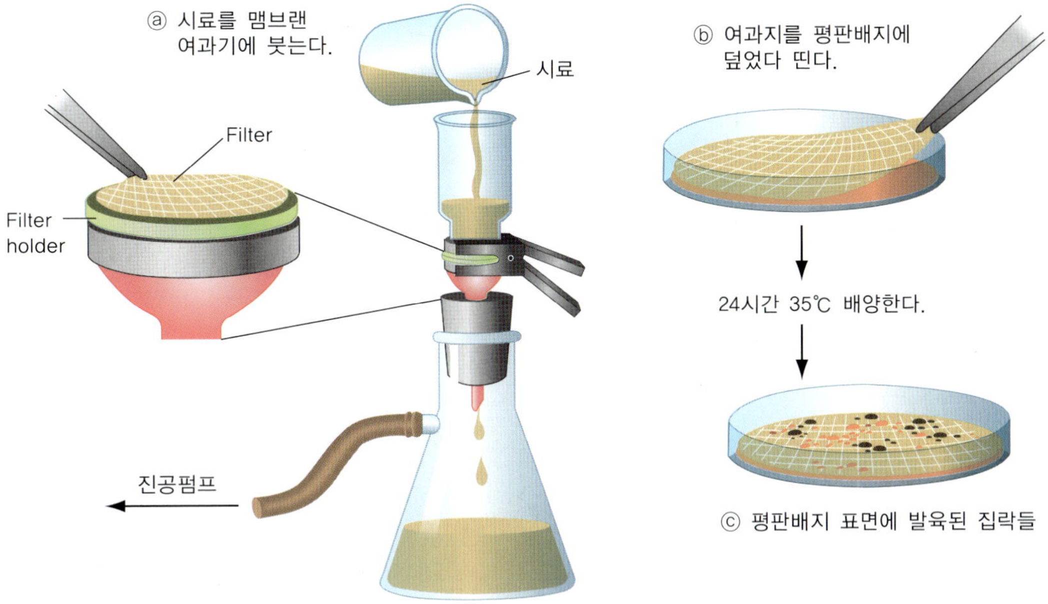

그림 4-5. Membrane filter법

② Membrane filter 법

균수가 적은 재료, 예를 들면 해수나 음료수 중의 균수를 구할 때에 쓰인다. 일정량의 액체를 membrane filter로 여과하면 세균은 filter에 부착되어 있어서 이것을 배지에 밀착시켜 배양하고 집락수를 산정한다(그림 4-5).

③ 평판도말법

희석한 균 액 일정량(보통 1 ml)을 평판배지의 표면에 균등하게 도말한 다음 배양하여 집락 수에 의해 생균수를 계산하는 방법이다.

2. 세균의 증식환경

미생물의 성장은 주변의 물리화학적 환경에 크게 영향을 받는다. 미생물의 성장을 조절하고 미생물의 생태적 분포를 이해하고 연구하기 위해서는 미생물에 대한 환경의 영향을 알아야 한다. 미생물의 성장에 영향을 주는 물리화학적 요소로는 온도, 수소이온농도(pH), 산소, 이산화탄소, 삼투압, 산화환원전위 등이 있다.

1) 온도(Temperature)

미생물은 보통 단세포여서 외부 온도에 따라 세포 온도가 그대로 변하므로 온도에 대단히 민감하다. 효소촉매반응은 보통 온도에 가장 큰 영향을 받는다. 온도가 상승하면 효소촉매반응의 속도가 높아져서 성장률이 증가한다. 다른 화학반응과 마찬가지로 온도가 10℃ 상승할 때마다 효소반응의 속도는 두 배로 증가한다. 생화학반응속도가 빨라지면 전체적인 대사활동이 활발하게 일어나 미생물은 높은 온도에서 빨리 자란다. 그러나 적정 온도범위를 넘어서면 성장속도의 증가율이 둔화되고 아주 높은 온도에서는 사멸한다.

고온에서는 효소, 수송단백질 등의 단백질이 변성되어 세포가 손상된다. 미생물의 세포막 역시 높은 온도

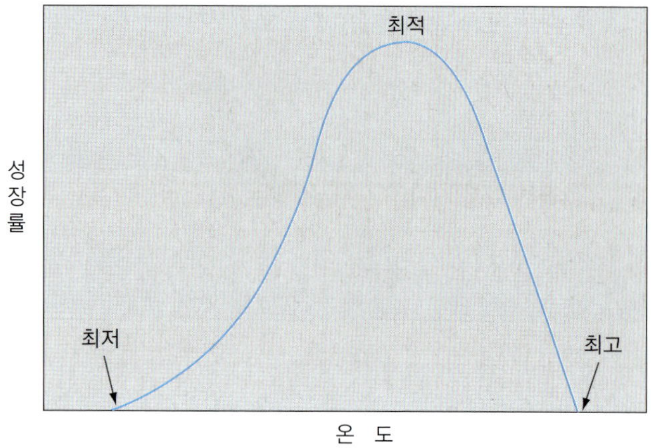

그림 4-6. 온도와 성장(성장률에 미치는 온도의 영향)

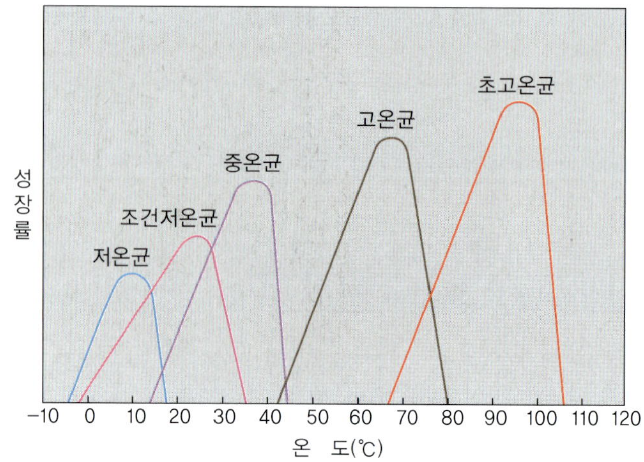

그림 4-7. 미생물이 성장하는 온도의 범위

에서는 파괴된다. 온도가 높아지면 지질이중층은 녹아서 분해되므로 고온에 의한 손상이 회복할 수 없을 정도로 커지면 성장할 수 없다. 온도가 낮아지면 세포의 화학적 조성과 구조에 반드시 영향을 미치는 것은 아니지만 세포의 기능이 떨어진다.

미생물은 고온이나 저온에서 성장률이 낮아지므로 미생물마다 온도에 따른 성장속도가 다르다. 미생물의 성장에 미치는 온도의 영향에 따라 **최저온도**(minimum temperature), **최적온도**(optimum temperature), **최고온도**(maximum temperature)로 나타낼 수 있으며 이를 **기본성장온도**(cardinal temperature)라고 한다.

최적온도는 균종에 따라 다르고 그 온도에 따라 **저온균**(psychrophiles), **중온균**(mesophiles), **고온균**(thermophiles)으로 나눈다.

① 저온균(psychrophilie)

0℃에서도 잘 자라고 최적성장온도는 15℃ 또는 그 이하이다. 최고온도는 대개 20℃정도이다. 저온미생물은 남극이나 북극지방에서 잘 분리된다. 최적온도가 20~30℃이고 최고온도는 35℃이지만 0~7℃ 사이에서도 성장하는 미생물이 있다. 이들을 **조건부 저온미생물**(faculative psychrotroph)이라 한다. 이러한 세균이나 곰팡이가 냉장 보관된 식품을 변질시키는 주된 요인이 된다.

② 중온균(mesophile)

성장최적온도는 20~45℃이고 최저온도는 보통 15~ 20℃, 최고온도는 대략 45℃이거나 그 이하이다. 대부분의 미생물이 여기에 속한다. 주변 환경의 온도가 거의 일정하게 37℃를 유지하므로 인간에게 병을 일으키는 거의 모든 병원균이 중온균이다.

③ 고온균(thermophile)

고온균은 55℃ 이상에서 성장이 가능하다. 최저온도는 보통 45℃ 정도이고, 최적온도는 55~65℃ 정도인 경우가 많다. 이들 미생물은 퇴비, 땔감용 건초, 온수관, 온천 등지에서 번성하고 있다. 이들 미생물의 막 지질에는 중온미생물보다 포화지방산이 많이 포함되어 있어 녹는점이 더 높다. 그러므로 고온성 미생물의 막은 높은 온도에서 안정하게 유지된다.

고온균 가운데는 90℃ 이상에서도 자랄 수 있고 심지어 100℃가 넘는 곳에서도 성장하는 종류도 있다.

성장최적온도가 무려 80~113℃ 정도인 미생물이 있는데 이를 **초고온미생물**(hyperthermophile)이라 한다.

2) 수소이온 농도(pH)

미생물이 성장할 수 있는 수소이온농도(pH)의 범위는 매우 넓다. 그러나 미생물의 종마다 특정한 범위 안에서만 성장이 가능하기 때문에 성장하기 좋은 적정 **수소이온농도**(pH)가 있기 마련이다. **호산성미생물**(acidophile)의 최적 pH는 0~5이고, **호중성미생물**(neutrophile)은 pH 5.5~8.0 사이에서, **호염기성미생물**(alkalophile)은 pH 8.5~11.5 사이에서 잘 자란다. **극호염기성 미생물**(extreme alkalophile)의 최적 pH는 10이상이다.

대부분의 세균과 원생동물은 호중성이지만 곰팡이는 약산성 환경 pH 4~6 정도를 좋아한다. 미생물이 광범위한 pH의 영역에서 자랄 수 있지만 미생물에 따라 적정 pH의 범위를 초과하면 사멸된다. 세포질의 pH가 급격히 변하면 세포막이 파괴되고 효소와 막 수송 단백질의 활성이 억제되어 세포가 손상된다.

3) 산소(Oxygen)

영양물질을 분해하여 에너지를 생성하는 과정에서 산소를 이용하는 미생물과 산소를 이용하지 않은 미생물이 있다. 미생물의 증식에서 산소의 필요성 여부에 따라 다음과 같이 구분한다.

① 절대호기성균(obilgate aerobes)

고등동물과 마찬가지로 생육에 있어서 절대적으로 산소를 필요로 하는 것으로 호기적 산화에 의하여 에너지를 획득하는 미생물이다. 산소는 영양소 분해과정에서 발생된 전자를 전자전달계에서 **최종수용체**로 작용한다. **절대호기성균**은 영양소로부터 많은 에너지를 생성하기 때문에 균의 발육이 대단히 활발하다. 생리학적으로 cytochrome oxidase, catalase, superperoxide dismutase(SOD)가 모두 양성이다.

② 절대혐기성균(obilgate anaerobes)

산소의 존재 하에서는 증식하지 못하고 사멸하며, 무산소 상태에서 증식하는 세균을 **절대혐기성균**이라 한다. 절대혐기성균은 무기호흡을 통해서만 에너지를 획득하기 때문에 균의 발육은 절대호기균에 비해 현저히 천천히 진행된다. 생리학적으로 cytochrome oxidase, catalase, superperoxide dismutase(SOD)가 모두 음성이다.

■ 산소가 혐기성균에 독으로 작용하는 2가지 설

첫째 : Superperoxide dismutase(SOD)설

산소는 두 개의 최외각 전자가 짝을 이루고 있지 않으므로 전자를 받아들여 쉽게 환원된다. 그 결과 환원물질인 초과산화 라디칼(superoxide radical), 과산화수소(hydrogen peroxide) 및 수산라디칼(hydroxyl radical)이 발생한다.

$$O_2 + e^- \longrightarrow O_2^-\ \text{(초과산화 라디칼)}$$

$$O_2^- + e^- + 2H^+ \longrightarrow H_2O_2\ \text{(과산화수소)}$$

$$H_2O_2 + e^- + 2H^+ \longrightarrow H_2O + OH\cdot\ \text{(수산라디칼)}$$

이와 같이 환원된 형태의 산소는 강력한 산화제로 빠른 속도로 세포의 구성성분을 파괴하므로 매우 독성이 크다. 호중구와 대식세포는 이런 유독산소를 이용해 숙주에 침입한 병원균을 제거한다. 호기성균은 독성산소의 작용을 억제하는 효소인 superperoxide dismutase(SOD)와 catalase를 가지고 있다. SOD는 초과산화 라디칼을 그리고 catalase는 과산화수소를 제거한다. 그러나 혐기성균은 superperoxide dismutase

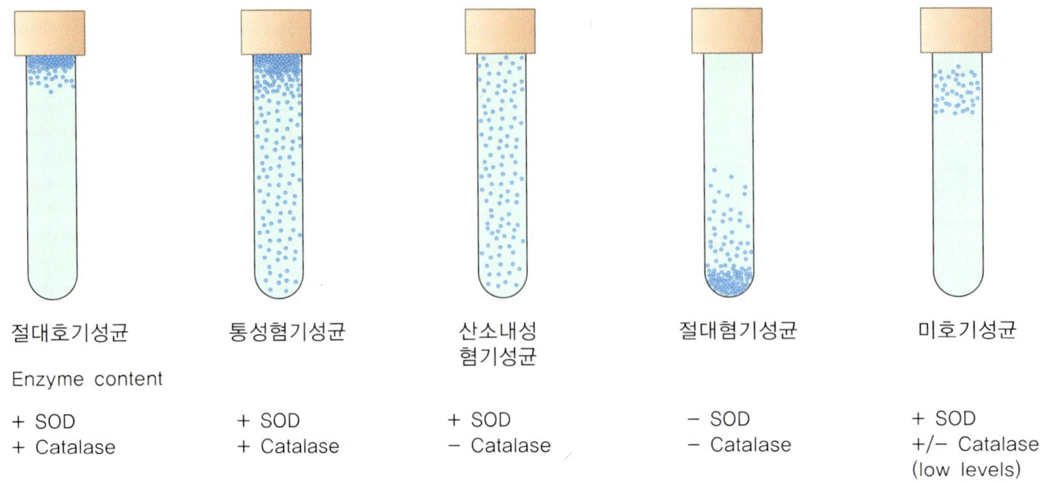

그림 4-8. 산소와 세균의 증식

와 catalase 모두 가지고 있지 않기 때문에 초과산화이온이나 과산화수소의 독작용에 의해 증식할 수 없다는 설이다.

한편 젖산균은 catalase는 없지만 산소에 의해서 생성된 과산화수소는 peroxidase에 의해서 제거된다.

$$2O_{2}^{-} + 2H^{+} \xrightarrow{\text{superperoxide dismutase}} O_2 + H_2O_2$$

$$2H_2O_2 \xrightarrow{\text{catalase}} 2H_2O + O_2$$

$$H_2O_2 + NADH + H^{+} \xrightarrow{\text{peroxidase}} 2H_2O + NAD\text{(젖산균)}$$

둘째 : 산화환원전위설

혐기성균의 증식에는 낮은 산화환원전위가 가장 중요한데 산소존재 하에서는 산화환원전위가 높아지기 때문에 증식할 수 없게 된다는 설이다.

③ 조건혐기성균(통성혐기성균, facultative anaerobes)

산소의 존재와 관계없이 성장할 수 있는 미생물이다. 즉 산소가 있으면 절대호기성균과 같은 방법으로 에너지를 획득하고, 산소가 없으면 발효과정(무산소호흡)을 통해 에너지를 획득하는 미생물을 **조건혐기성균**(Facultative anaerobes)이라고 한다. 이 경우 산소가 존재하지 않으면 균의 증식은 활발하지 않지만 유기물의 불완전산화로 발효산물을 얻을 수 있다.

④ 산소내성혐기성균(aerotolerant anaerobes)

산소내성혐기성균은 무영양균(independent bacteria)이라고도 한다. 산소는 이용하지 못하며 발효에 의해서 energy를 얻고 있는 균으로서 편성혐기성균과는 달리 산소가 있어도 사멸하지 않는다. 통상 **조건혐기성균** 중에 분류되어 있어도 산소를 이용하지 못한다는 점에서 혐기성균에 포함시키는 경우도 있다.

⑤ 미호기성균(microaerophiles)

산소분압은 낮고(2~5% 전후), 이산화탄소의 분압이 높은 환경에서 증식하는 균을 **미호기성균**(microaerophiles)이라한다. 산소분압이 높으면 균의 증식이 억제된다. *Campylobacter* 속이 여기에 해당된다.

4) 이산화탄소(carbon dioxide)

이산화탄소는 모든 세균의 증식에 미량 필수적이지만 대개는 유기물의 분해과정에서 생성된 양으로 충분하다. 그러나 *Neisseria gonorrhoeae*, *Neisseria meningitidis*, *Campylobacter* 속 등은 5~10%의 높은 **이산**

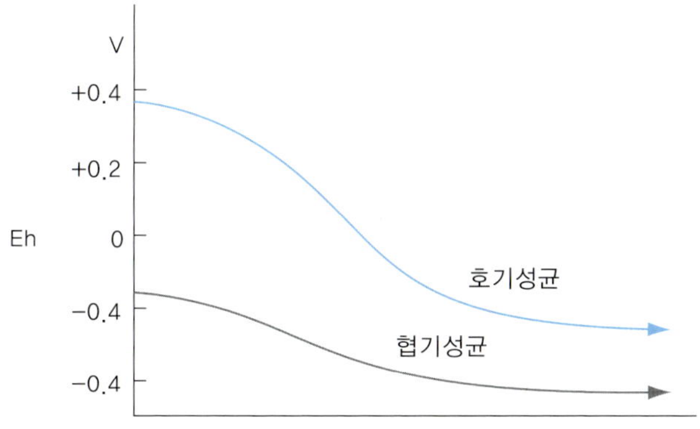

그림 4-9. 세균의 증식과 Eh의 변화

화탄소가 있어야 발육이 촉진된다.

5) 삼투압(Osmotic pressure)

세균의 세포질은 일정한 삼투압을 갖고 있어 외계의 삼투압이 높거나 낮으면 용균되어 사멸된다. 그러나 세균의 증식에는 외부환경의 삼투압을 엄밀하게 조정할 필요는 없다. 세균은 세포벽을 가지고 있기 때문에 고등동물에 비해 비교적 **삼투압**에 강한편이다.

대부분의 세균은 0.5~0.9%의 염 농도에서 성장하지만 일부 미생물은 1% 이상의 염도에서 생육하는데 이러한 미생물을 **호염성균**(halophiles)이라고 한다. 대표적인 병원성 호염균은 **장염비브리오균**으로 증식가능 식염농도는 1.0~8%이고, 최적 식염농도는 2~3%로 바닷물에서 잘 자란다.

미생물의 증식에 고농도의 식염을 필요로 하지 않으나 고농도의 식염에 견디는 성질을 **내염성** 또는 **식염내성**이라고 한다. 예를 들면, 일부의 포도상알균은 다른 균이 증식할 수 없는 7.5% 식염농도 하에서도 증식할 수 있고 10~15%의 식염존재 하에서도 증식이 가능하다.

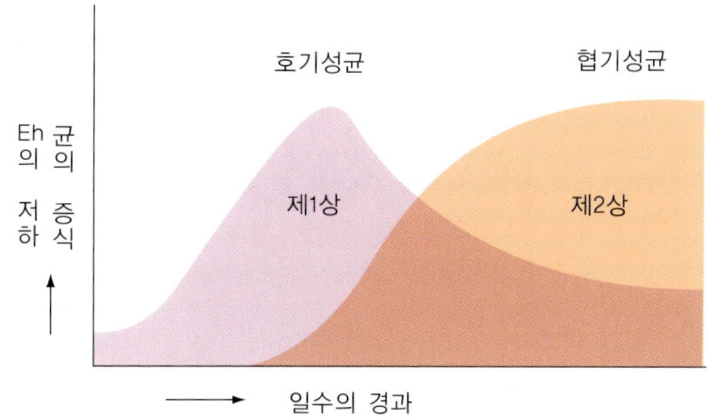

그림 4-10. 이상성 감염의 모식도

6) 산화환원 전위(Redox potential, Eh)

보통 배지의 Eh(산화 환원 전위)는 pH 7.0에서 +0.2~0.4V이다. 호기성균은 발육되지만 혐기성균은 −0.2V 이하가 아니면 발육하지 않는다. 배지내의 산소를 제거하거나 환원제를 넣어 Eh를 낮출 필요가 있다. 균이 증식하면 Eh는 낮아진다(그림 4-9).

호기성균이 증식하면 Eh가 저하하며, 2차적으로 혐기성균이 증식하기 쉽게 된다. 이것은 임상적으로 중요한 의미를 가지며 복강 내 농양, 폐화농증 등에서 호기성균과 혐기성균의 복수 감염이 일어나기 쉽다. 이것을 **이상성감염**(biphasic infection)이라고도 한다(그림 4-10).

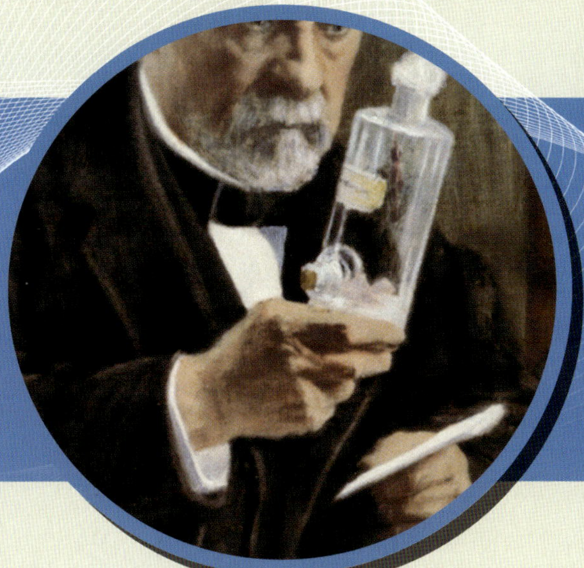

제 5 장 세균의 영양

미생물은 생육하기 위해서 세포구성물질의 합성과 에너지 발생에 필요한 모든 물질을 주위환경으로부터 얻어야 하는데 이들 물질들을 **영양소**(nutrients)라고 한다. 미생물은 그들이 특이한 생리적 성질이 다양하기 때문에 특별한 영양이 필요한 것이 많다. 어떤 미생물의 영양요구는 그 미생물의 독특한 에너지 대사와 물질합성능력에 좌우되는데 세포내에서 합성될 수 없는 모든 유기성분은 생육하기 위해서는 영양으로 공급되어야 한다.

미생물은 탄소원을 어디에서 얻느냐에 따라 독립영양균(autotroph)과 종속영양균(heterotroph)으로 나눌 수 있다.

독립영양균(autotroph)은 이산화탄소를 유일한 또는 주된 탄소원으로 사용하는 미생물이라고 정의된다. 이러한 세균에는 질산균, 아질산균, 철세균 등이 있다.

한편 **종속영양균**(heterotroph)은 이산화탄소를 탄소원으로 사용하지 않고 보다 환원된 형태인 포도당과 같은 복잡한 유기분자를 탄소원으로 이용한다. 따라서 종속영양균은 환원된 유기물질을 탄소 및 에너지 공급원으로 사용한다. 인체에 질병을 일으키는 대부분의 병원체와 식품부패 세균이 여기에 속한다.

미생물이 활용할 수 있는 에너지 형태는 **빛 에너지**, **유기분자** 또는 **무기물**을 산화하여 얻는 에너지가 있다. 따라서 세균은 균체의 구성성분을 합성하는데 필요한 에너지를 어디에서 얻느냐에 따라 **광영양균**(photoroph)과 **화학영양균**(chemotroph)으로 나눈다.

광영양균(photoroph)은 엽록소나 기타의 색소로 빛을 에너지원으로 사용하고, **화학영양균**(chemotroph)은 유기물 또는 무기물을 산화하여 에너지를 얻는다. 미생물이 전자를 취하는 방법에 따라 무기물을 환원하여 전자를 취하는 **무기영양균**(lithotroph), 유기물로부터 전자를 얻는 **유기영양균**(organotroph)이 있다.

세균에서 필요한 영양소는 고등생물에 필요한 6대 영양소에 해당하는 물, 탄소원, 질소원, 무기염류, 발육인자 등 5가지 영양소가 있다.

(1) 물(water)

세균의 균체성분 중 75~85%는 수분으로 이루어져 있다. 세균의 대사에는 수분이 절대적으로 필요하며 영양소 또한 수용액상태로 외계에서 균체 내로 흡수된다. 그러므로 세균의 발육과 증식에는 수분이 필요하며 수분이 없으면 세균은 발육과 증식을 하지 못한다.

표 5-1. 탄소, 에너지 및 전자공급원

탄소원	
독립영양균	이산화탄소를 유일한 또는 주된 생합성 탄소 공급원으로 사용
종속영양균	다른 개체에서 환원된 유기분자를 섭취
에너지원	
광영양균	빛
화학영양균	유기물 또는 무기물의 산화
전자원	
무기영양균	환원된 무기분자
유기영양균	유기분자

(2) 탄소원(Carbon source)

탄소원의 대부분은 에너지원으로서 이용되며 일부는 균체성분이 되기도 한다. 독립영양균의 탄소원은 이산화탄소나 탄산염이지만 종속영양균은 포도당 등 유기물을 이용한다. 세균은 소량의 CO_2를 취하여 이용하고 있으며, 특히 증식을 개시할 때에 CO_2를 완전히 제거하면 거의 모든 세균에서 발육이 정지된다. 임균, 수막염균, 혐기성균의 대부분은 5~10%의 CO_2가 있어야 발육이 촉진된다.

(3) 질소원(Nitrogen source)

물을 제외하면 균체는 대부분 단백질로 되어 있으므로 질소원은 세균의 발육과 증식에 다량으로 필요하다. 질소원은 각종 아미노산의 합성에 필요한 영양소로 독립영양균은 공기 중의 질소를 동화하거나 질산염을 질소원으로 이용하고, 종속영양균은 아미노산, 펩톤, 단백질 등의 유기질소 화합물을 질소원으로 이용한다.

(4) 무기염류(Minerals)

미생물의 생육에 필요한 무기염류로는 균종에 차이가 있으나 대략 P, S, Mg, Fe, K, Na, Ca, Mn, Co, Zn, Cu, Mo 등이 있다. 이 중 인(P)와 유황(S)은 비교적 다량 요구하는 무기물로 인은 인산으로서 ATP, 핵산, 인지질, NAD, NADP 등의 조효소의 구성원소로서 필요하다. 유황은 메치오닌, 시스테인 등의 유황함유 아미노산의 구성성분으로서 필요하다.

(5) 발육인자(Growth factor)

미생물은 무기물과 탄소원, 질소원, 에너지원, 인, 황 등이 충분하게 공급될 때 성장하고 분열할 수 있다. 이런 미생물은 생장과 생존에 필요한 모든 세포구성 성분 합성에 필수적인 효소와 합성경로를 모두 갖고 있다. 반면 필수적인 효소가 하나 이상 결핍되어 있는 미생물이 있다. 이러한 미생물은 필수적인 세포구성 성분을 모두 합성할 수 없고 특정한 성분이나 그 전구체를 외부에서 흡수해야 한다. 필수적인 세포구성 성분이거나 이런 성분의 전구체로 반드시 필요하지만 균체 스스로는 합성하지 못하는 물질을 **발육인자**(growth factor) 또는 **생장인자**라고 한다. 발육인자에는 ① 아미노산 ② 퓨린과 피리미딘 ③ 비타민 세 종류가 있다. 아미노산은 단백질합성에 필요하고 퓨린과 피리미딘은 핵산의 합성에 필요하다. 비타민은 아주 작은 유기분자로 대개 효소 보조인자의 일부로 작용하며 생장하는데 아주 미량만 필요하다.

표 5-2. 미생물의 생장에 필요한 비타민의 기능

비타민	기 능
비오틴	카르복실화(CO_2 고정), 일원자탄소(One-carbon)대사
시아노코발아민(B_{12})	분자 재배열, 일원자탄소 대사-메틸기 전달
엽산	일원자탄소 대사
리포산	아실기 전달
판토텐산	조효소 A(coenzyme A)의 전구체-아실기 전달(피루브산 산화, 지방산 대사)
피리독신(B_6)	아미노산 대사(아미노기 전이)
니아신(니코틴산)	NAD와 NADP의 전구체 - 전자 또는 수소원자 전달
리보플라빈(B_2)	FAD와 FMN의 전구체 - 전자 또는 수소원자 전달
티아민(B_1)	알데이드기 전달(피부르산 탈탄산반응, α-케토산 산화)

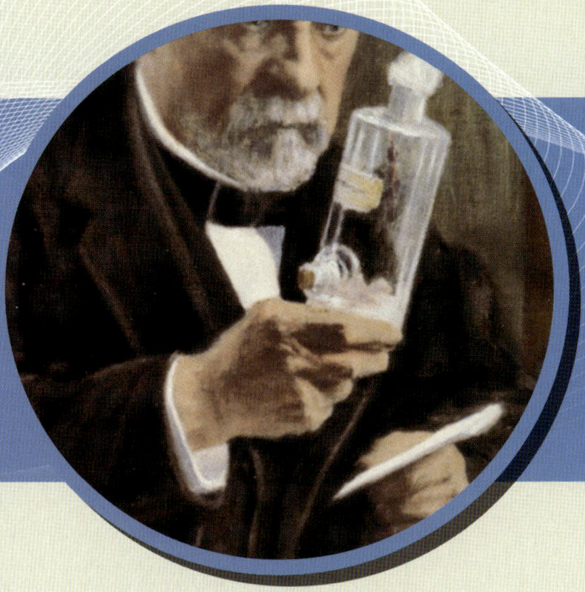

제 6 장

세균의 대사

미생물뿐만 아니라 모든 생물은 개체의 유지를 위하여, 성장과 종족의 유지를 위하여 세포는 끊임없이 영양물질을 흡수하여 각 기능을 영위하며 생존 생육한다. 이 때 생체 내 세포에서 일어나는 물질의 변화, 즉 생화학반응을 **대사**(metabolism)라 한다.

생체 내 대사는 두 개의 커다란 대사계로 나눈다. 즉 고분자 물질을 저분자 물질로 분해하여 에너지를 생성하는 **이화작용**(catabolism)과 저분자 물질로부터 고분자 물질을 합성하는 **동화작용**(anabolism)이 있다. 세포내 생화학반응은 극소수를 제외하고는 **효소**(enzyme)의 작용에 의해서 일어난다.

생체 내의 고분자 물질을 분해하여 얻어진 에너지는 생체 내에 직접 이용되기도 하지만 그 에너지를 이용하여 다른 세포 구성성분을 생합성하는데 필요한 에너지로 사용되기도 한다. 그러므로 두 대사계는 세포 내에서 공존하여 일어나고 있다.

1. 효소(Enzyme)

효소(enzyme)는 세포에서 합성되며 생체 내 화학반응을 촉매하는 단백질이다. 효소의 반응은 **기질**(substrate)이 효소의 **활성부위**(active site)에 결합할 때에만 특이적인 반응이 나타난다. 효소의 주성분은 단백질로 되어 있다. 그러나 많은 효소들은 **apoenzyme**이라 불리는 단백질과 **보조인자**(cofactor)라 불리는 비단백질 부분의 두 가지로 구성되어 있다.

보조인자(cofactor)는 apoenzyme과 강하게 결합된 금속 이온으로 강제로 분리하면 효소의 활성을 상실하는 경우가 있고(예: catalase, peroxidase에 결합된 Fe^{2+}), 약하게 결합된 금속이온(예: hexokinase에 결합된 Mg^{2+})으로 **투석**(dialysis)에 의해 쉽게 해리되며 해리가 되더라도 효소의 활성은 저하될 뿐 효소로서 촉매능력은 그대로 유지되는 경우가 있다.

한편 효소단백질과 약하게 결합된 보조인자 중 내열성 유기화합물을 **조효소**(coenzyme)라 한다. 조효소(coenzyme)는 효소계에서 중요한 역할을 하며 종류도 다양하다. 산화환원 효소를 촉매하는 dehydrogenase의 조효소는 NAD(nicotinamide adenine dinucleotide), NADP(nicotinamide adenine dinucleotide phosphate), FAD(flavin adenine dinucleotide), UQ(ubiquinone) 등이 있다.

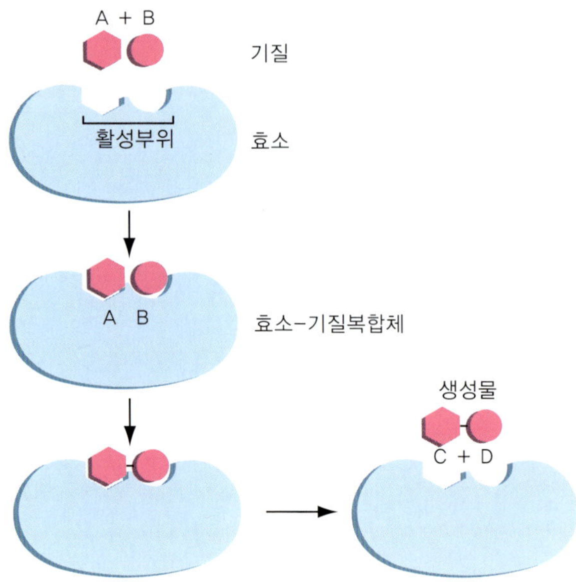

그림 6-1. 효소의 기능

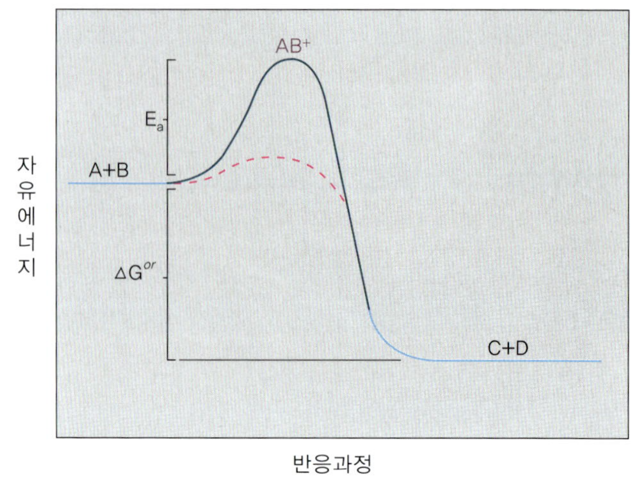

그림 6-2. 활성화 에너지를 낮추는 효소. A와 B가 C와 D로 전환되는 반응경로. AB^{+}는 전이상태 복합체, 여기에 이르기 위해 필요한 활성화 에너지는 E_a로 표시되어 있다. 색선은 효소가 있을 때 반응경로이다.

Holoenzyme = Apoenzyme + Coenzyme

1) 효소의 작용기전

효소가 활성에너지를 낮추는 반응의 일반적인 순서는 다음과 같다.

① 기질의 표면이 효소분자의 활성부위(active site)의 특정한 부분에 결합한다.

② 효소-기질복합체(enzyme-substrate complex)라는 일시적인 중간산물이 형성된다.

③ 기질분자가 이미 존재하는 원자의 변형, 기질분자의 분해 또는 다른 기질분자와 결합 등에 의해 변형된다.

④ 반응의 결과 변형된 기질분자가 효소분자로부터 분리된다.

⑤ 분리된 효소는 다른 기질분자와 반응하며 효소는 각 기질에 특이적이다. 효소는 활성부위의 3차구조가 열쇠와 자물쇠의 특이적인 구조를 갖는 기질과 반응을 하여 결합한다.

2) 효소의 특성

효소의 대부분은 세포막 부근에 존재하고 있으며, 이들 효소의 활성은 온도, pH, 자외선, 효소의 농도, 기질의 농도, 활성제 및 저해제의 존재에 따라 좌우된다. 효소의 최적온도는 각각의 효소에 따라 다르나, 대체적으로 45℃ 이하에서 효소작용이 안정적이며 70~80℃에서는 불가역적으로 활성을 잃어버린다. 세균효소의 최적 pH 역시 효소의 종류에 따라 다르나 대부분 강알칼리, 강산에서 활성을 잃는다. 이들 효소활성의 적당한 온도, pH가 세균의 증식에 요구되며 반대로 효소활성을 저해하는 조건이 살균, 소독에 이용된다.

세균에는 이들 효소를 세포 밖으로 분비하는 세포외효소(extracellular enzyme)와 세균 세포 내에 존재하는 **세포내효소**(intracellular enzyme) 등이 있다. **세포외효소**는 세포밖에 있는 다당류나 단백질 등의 고분자 물질을 저분자물질로 분해하여 세포 내에 받아들이는 효소로서 protease 등이 있으며 이들은 또 **체외독**

표 6-1. 효소의 기능별 분류

효소유형	효소촉매반응	반응 예
산화환원효소(Oxidoreductase)	산화-환원반응	lactate dehyrogenase Pyruvate ⇄ lactate + NAD^+
전이효소(Transferase)	분자간 작용기 전이반응	Aspartate carbamoyltransferase : Aspartate + carbamoylphosphate ⇄ carbamoylaspartate + phosphate
가수분해효소(Hydrolase)	분자의 가수분해	Glucose-6-phosphase: Glucose-6-phosphate + H_2O → glucose + P_i
제거효소(lyase)	이중결합에서 그룹을 제거하거나 그룹을 이중결합에 더한다.	Fumarate hydratase : L-malate ⇄ fumarate + H_2O
이성화효소(Isomerase)	이성질화반응	Alanine racemase : L-alanine → D-alanine
합성효소(Synthetase)	ATP를 이용하여 두 분자를 연결(또는 다른 nucleotide 3 phosphate)	Glutamine synthetase : Glutamate + NH_3 +ATP →glutamine + ADP + P_i

소(exotoxin)로 작용하기도 한다. 예를 들면 *Clostridium perfringenes* 가 생산하는 α-toxin은 lecithinase C이다. 세포내효소는 세균의 호흡계에 있어서 중요한 역할을 하고 있다.

2. 이화작용(Catabolism)

이화작용(catabolism)은 유기물질을 분해하여 ATP **형**으로 에너지를 생성하는 반응으로 이때 방출된 에너지는 생물체가 활동하는데 사용된다. 세포 내에서 행해지는 이화작용의 대표적인 예는 **호흡**(respiration)이다. 세포 내부로 유입된 포도당은 세포질에서 **해당과정**(glycolysis)을 거쳐 피루브산으로 분해되고 **TCA회로**에 들어가 산화되면서 이산화탄소와 물을 만든다. 그리고 이때 발생된 전자와 수소는 **전자전달계**를 거치면서 산소를 이용해 ATP분자를 만들어 낸다.

1) 당류의 이화작용(해당과정, Glycolysis)

E-M(Embden-Meyerhof)경로 또는 **해당과정**(glycolysis)은 2단계 이화작용 중 포도당이 피루브산으로 분해되는 가장 일반적인 대사과정이다. 해당과정은 모든 중요 미생물 그룹에서 발견되며 산소의 존재 유무와 관계없이 세포질에서 일어나고 있다.

세포질 내부로 운반된 포도당은 인산화과정을 거쳐 glucose-6-phosphate로 전환되는데 이 과정에서 한 분자의 ATP소모가 일어난다.

Glucose-6-phosphate가 이성체인 fructose-6-phosphate로 전환된 다음 fructose-1,6-diphosphate로 인산화 되는 과정에서 또 1분자의 ATP의 소모가 일어난다.

Fructose-1,6-diphosphate는 3탄당인 두 분자의 glyceraldehyde-3-phosphate를 생성한다. Glyceraldehyde-3-phosphate는 탈수소반응에 의해 수소와 전자를 방출하고 산화되는데 방출된 전자와 수소는 조효소 NAD+

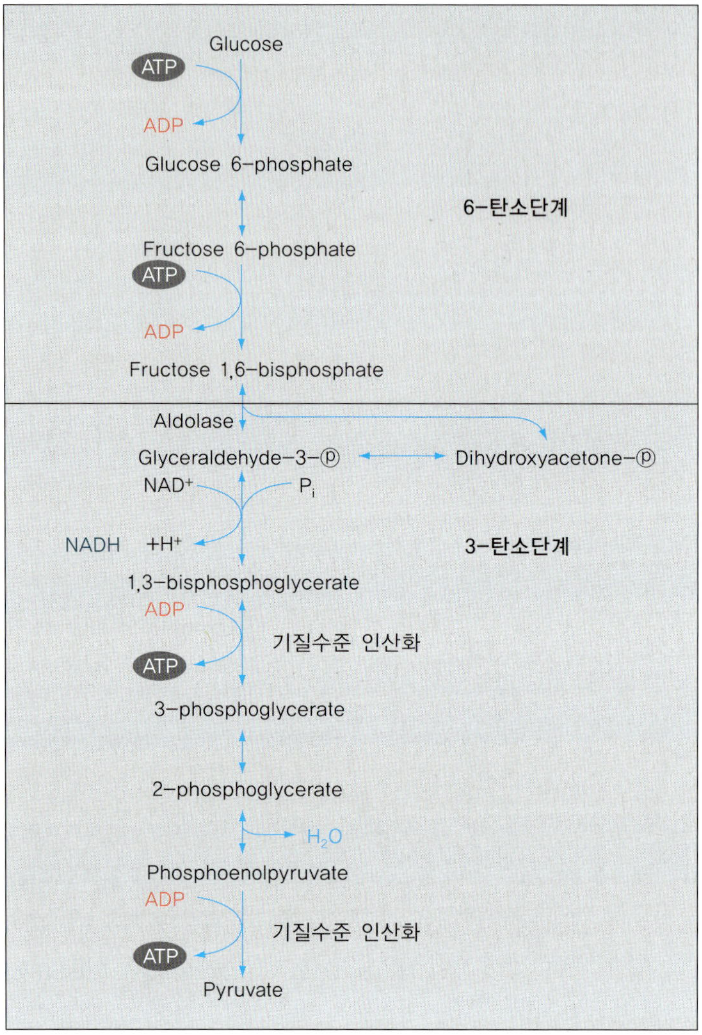

그림 6-3. 해당작용

에 환원되어 NADH + H^+가 된다. 1,3-diphosphoglycerate 1번 탄소에 결합된 인산기는 ADP에 전달되어 ATP를 생성하고 3-diphosphoglycerate로 산화된다. Phosphoenolpyruvate에 결합된 마지막 인산기는 ADP에 전달되어 ATP를 생성하고 해당과정의 최종산물인 pyruvate로 산화된다. 위와 같이 기질에서 이탈된 인산기가 ADP에 직접 전달되어 ATP가 합성되는 현상을 **기질적인산화**(substratphosphorylation)라 한다. 포도당이 해당과정을 통해서 2ATP와 2pyruvate, 2NADH + $2H^+$를 생성하게 된다(그림 6-3).

(1) 호흡(Respiration) : TCA회로

포도당이 pyruvate로 분해된 후 pyruvate는 호흡이나 발효(fermentation) 과정을 통해 더욱 분해된다. 호흡은 3탄당인 pyruvate가 산화되면서 ATP를 생성하는 과정이다. 그리고 최종 전자수용체는 외부에서 들어 온 산소이다.

해당과정에서 생성된 pyruvate는 Coenzyme A와 반응하여 이산화탄소를 방출하고 2탄당인 acetyl CoA로 전환되어 에너지 생성계인 TCA(tricarboxylic acid cycle) 회로에 진입한다.

Acetyl기는 TCA회로의 최종생성물인 oxaloacetate

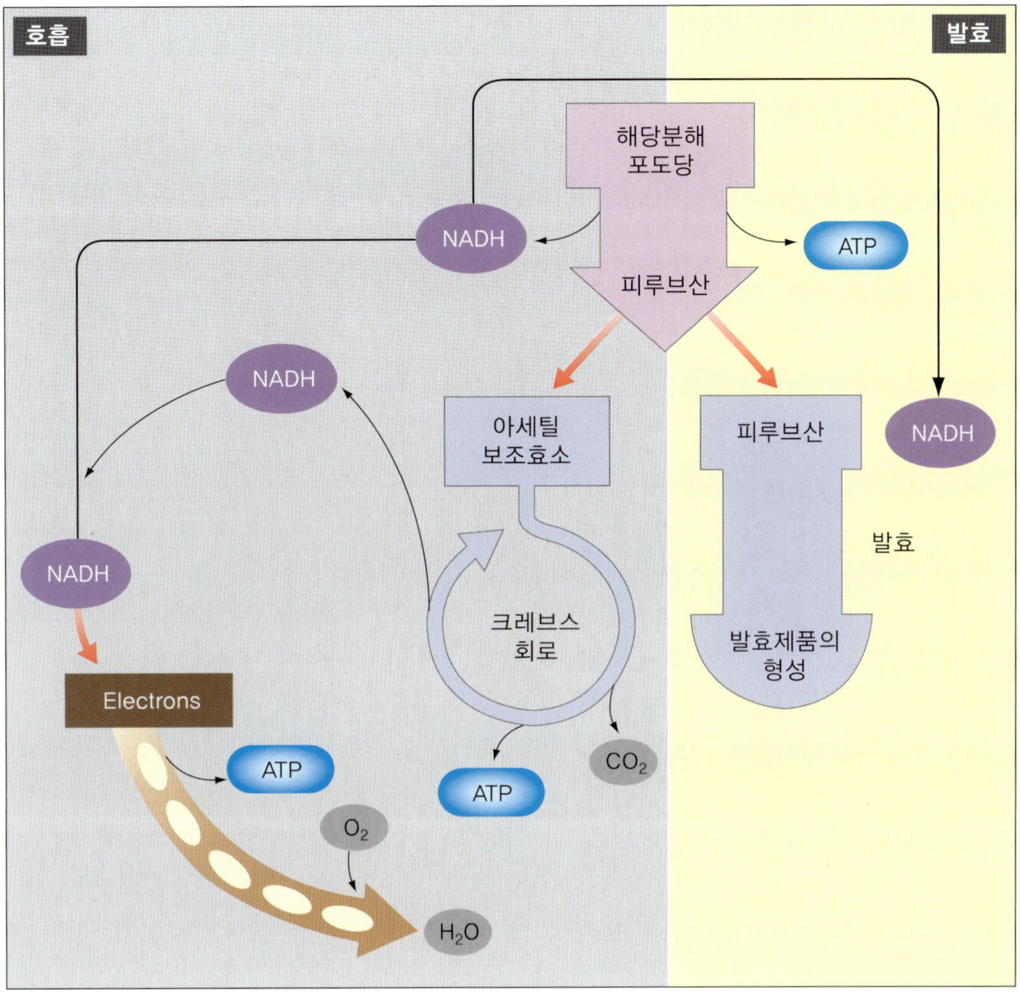

그림 6-4. 호흡과 발효

와 결합하여 citric acid를 합성하게 된다. Citrate는 isocitrate로 재배열된 후 5탄당인 α-ketoglutarate로 전환되는데 이 과정에서 CO_2가 방출되므로 이 과정을 **탈탄산반응**(decarboxylation)이라고 한다. TCA회로에 존재하는 효소의 연쇄반응을 통해 4탄당인 oxaloacetate를 최종 생성한다. Pyruvate가 최종 oxaloacetate로 전환되는 과정에서 3번의 탈탄산반응이 일어나 3분자의 CO_2가 방출되고 4분자의 $NADH_2$, 1분자의 $FADH_2$, 1분자의 ATP가 생성된다.

(2) 혐기적호흡(Anaerobic respiration)

혐기적호흡은 해당과정에서 발생한 전자와 수소의 최종수용체가 산소가 아니라 NO_3^-, SO_4^{2-}, CO_3^{2-} 등과 같은 무기물인 경우를 말한다.

*Paseudomonas*나 *Bacillus*같은 세균은 nitrate (NO_3^-) 같은 이온을 최종 전자수용체로 사용한다. 그것은 nitrate이온, nitrous oxide 또는 질소기체로 환원된다. *Vibrio* 같은 세균은 sulfate(SO_4^{2-})를 최종 전자수용체로 사용해서 황화수소(H_2S)를 형성한다. 또 다른 세균은 carbonate(CO_3^{2-})를 사용해서 methane(CH_4)을 생성한다.

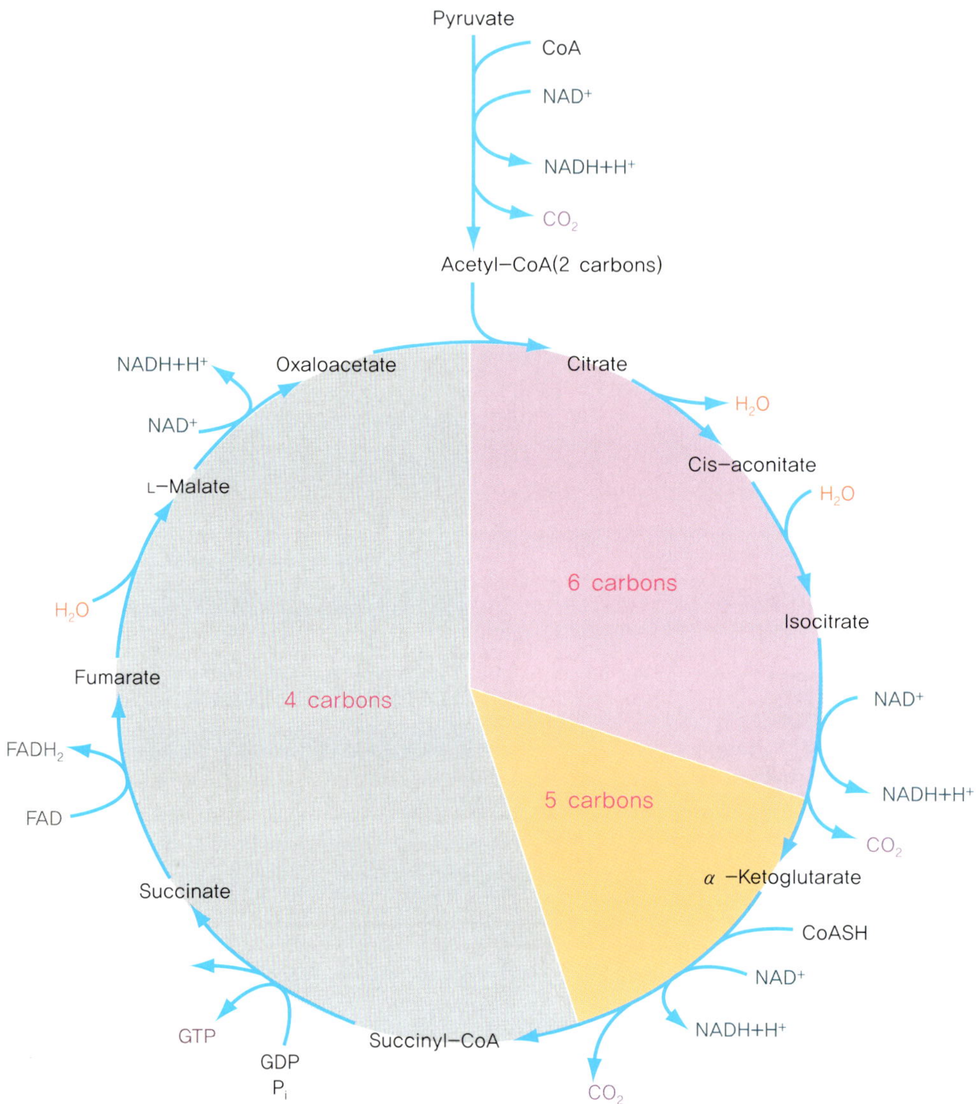

그림 6-5. TCA((tricarboxylic acid cycle)회로

(3) 발효(Fermentation)

유기물을 분해해서 에너지를 생성하는 과정 중 **발효**(fermentation)는 기질에서 방출된 전자의 최종수용체가 **유기물**인 경우로 전자를 최종적으로 수용하는 유기물의 종류와 미생물에 따라 각기 서로 다른 발효산물을 생성한다(표 6-2. 그림 6-6). 기본적인 발효과정을 생화학적 관점에서 살펴보면 해당과정 중 glyceraldehyde-3-phosphate가 1,3-diphosphoglycerate로 산화될 때 방출된 수소와 전자는 조효소 NAD^+에 결합하여 $NADH_2$로 환원된다. $NADH_2$는 NAD^+로 반드시 산화되어야 한다. 여기서 산화제로 작용하는 물질이 유기물이고 환원물질이 발효산물이다.

$NADH_2$가 산화되지 않으면 glyceraldehyde-3-phosphate의 산화는 멈추고 해당과정은 중단될 것이다(그림 6-6). 미생물의 발효과정을 고찰할 때 두 가지의 공통된 주제가 있다. 즉 ① $NADH_2$는 NAD^+로 산화된다. ② 최종 전자수용체는 pyruvate 혹은 그 유도체이다. 발효에서 기질은 부분적으로 산화되고 산소 없이 기질수준

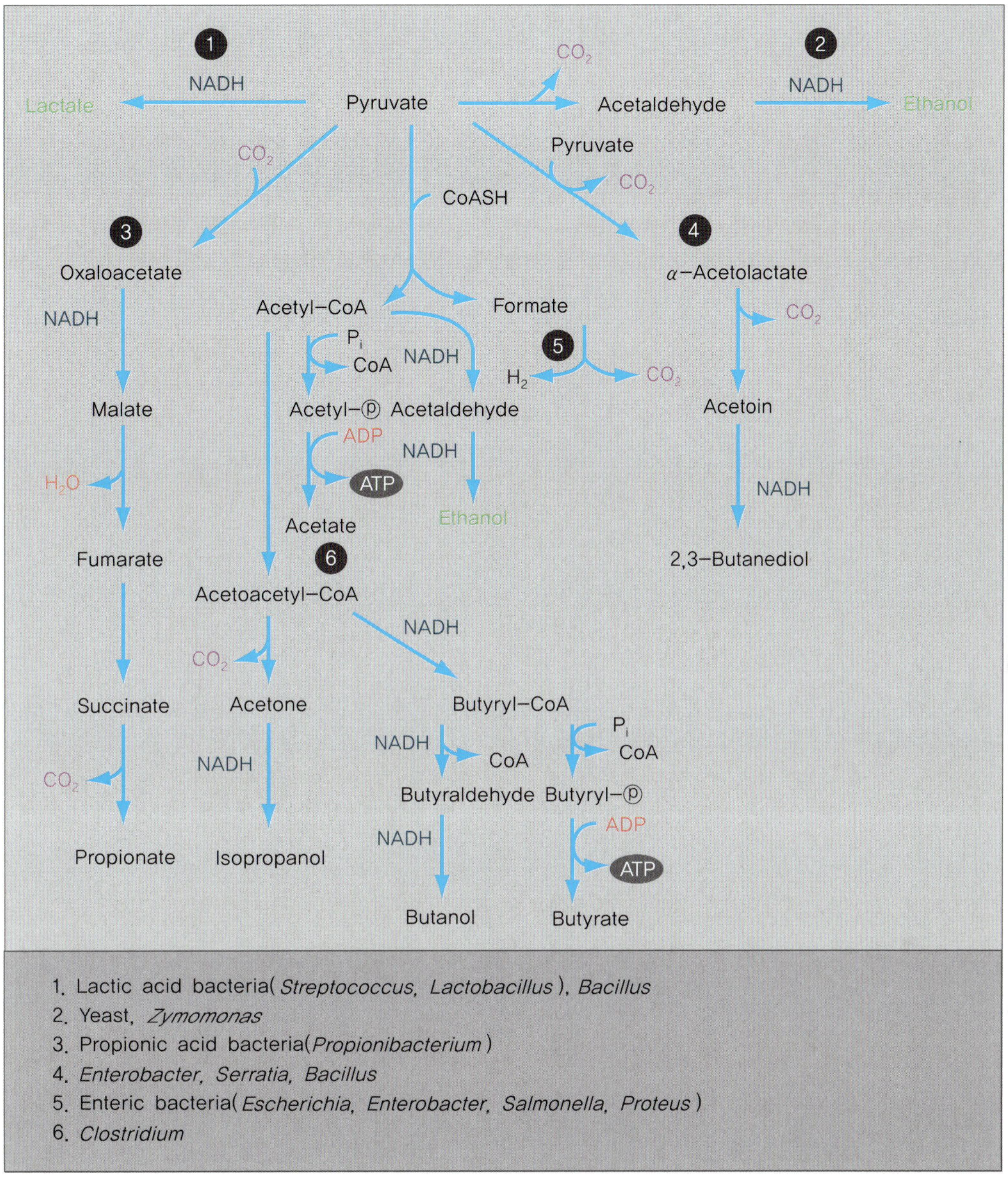

1. Lactic acid bacteria(*Streptococcus*, *Lactobacillus*), *Bacillus*
2. Yeast, *Zymomonas*
3. Propionic acid bacteria(*Propionibacterium*)
4. *Enterobacter*, *Serratia*, *Bacillus*
5. Enteric bacteria(*Escherichia*, *Enterobacter*, *Salmonella*, *Proteus*)
6. *Clostridium*

그림 6–6. 다양한 미생물의 발효

인산화만으로 ATP가 합성된다.

■ 알코올 발효(Alcohol fermentation)

알코올 발효는 효모 등이 산소가 없는 환경에서 에너지를 획득하는 방법으로 해당과정의 최종산물인 pyruvate을 **에탄올**과 **이산화탄소**로 만드는 과정이다. 즉 pyruvate는 decarboxylase 효소에 의하여 탈 탄산 되어 acetaldehyde로 산화되고 NADH + H^+에 의해 에탄올이 생성된다. 효모인 *Sacchromyces* 에 의해서 생성된 에탄올과 이산화탄소는 효모 세포에게는 필요 없는 물질이지만 사람에게는 유용하다.

$$\text{Acetaldehyde} + \text{NADH+ } H^+ \rightarrow \text{Ethanol} + NAD^+$$

$$\text{Glucose+2ADP} + 2ⓟ \rightarrow 2\text{Ethanol} + 2CO_2 + 2\text{ATP}$$

표 6-2. 발효의 유형분류

알코올 발효
효모가 대표적으로 에탄올을 생성한다. Fungus, Yeasts.
젖산발효
■ 호모형(Homolactic fermentation) 가장 간단한 발효로 기체 없이 젖산(lactic acid)만 생성되며 *Streptococcus, Enterococcus, Pediococcus, Lactobacillus* 에 의해서 이루어지 진다.
■ 헤테로형(Heterolactic fermentation) Pyruvate가 알데히드와 에탄올로 대사되면서 CO_2를 방출하게 되는데 이는 *Leuconostoc* 종과 *Lactobacillus* 와 *Yeasts* 에서 볼 수 있다.
■ 혼합발효 Pyruvate는 수많은 다른 생성물들(아세트산, 에탄올, 숙신산, 포름산)로 대사된다. 다양한 산의 성질과 양들은 균의 성질에 따라 다르고 장내세균과에 소속된 *Escherichia, Salmonella, Shigella, Proteus, Yersinia* 균 속은 포름산을 생성하여 이는 H_2와 CO_2로 된다.
■ Butanediol 발효 Pyruvate가 수소전제하에서 2,3-butanediol로 환원되어지는 반응을 alkali 존재 하에서 α-naph-thol을 이용한 Voges-Proskauer test(VP test)를 통해 확인할 수 있으며, methyl- red 반응에 감응하여 *E. coli* 와 관련된 균(MR+/VP-)을 *Klebsiella-Enterobacter-Serratia-Hafnia* group(MR-/VP+)과 분리하는데 사용된다.
■ 낙산(Butyric acid) 발효 혐기성 아포 형성 Gram 양성 간균인 *Clostridium* 속에서 특징적이며 부탄올, 아세톤, 이소프로판올, 에탄올로 더 환원된다.
■ 프로피온산(Propionic acid) 발효 *Propionibacterium, Propionibacterium, Veillonella* 균 속에 의해서 숙신산(succinic acid)의 탈탄산반응으로 생성된다.

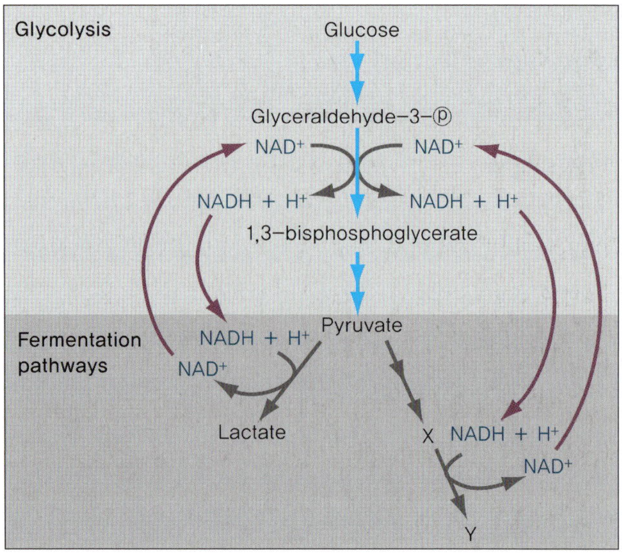

그림 6-7. 발효과정 동안 NADH의 재산화

■ 젖산 발효(Lactic acid fermentation)

젖산 발효의 첫 단계인 해당과정 동안 한 분자의 포도당은 두 분자의 pyruvate로 산화된다. 이 과정에서 2ATP가 생성된다. 두 분자의 pyruvate는 2분자의 $NADH^+$에 의해 두 분자의 젖산으로 환원된다. 젖산이 반응의 최종산물이기 때문에 더 이상의 산화는 일어나지 않으며 대부분 에너지는 젖산 속에 저장되어 남아있는 반응에 의해 생성된다. 그러므로 발효는 단지 적은 양의 에너지를 생산한다.

$$\text{Pyruvate} + \text{NADH} + H^+ \rightarrow \text{Lactic acid} + \text{NAD}^+$$

$$\text{Glucose} + 2\text{ADP} + 2ⓟ \rightarrow 2\text{Lactic acid} + 2\text{ATP}$$

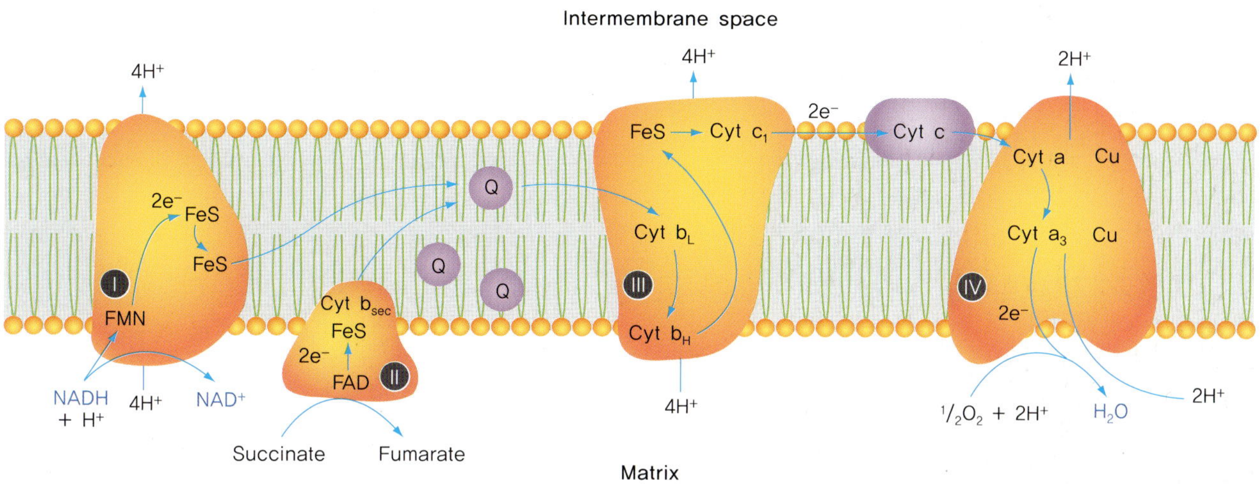

그림 6-8. 미토콘드리아에 적용되는 화학삼투설

(4) 전자전달계(Electron transport chain)

해당과정과 TCA회로에서 방출된 전자는 **미토콘드리아**의 내막이나 세균의 세포막에 있는 **전자전달계**(electron transport chain)로 이동하여 ATP를 합성하는 원동력이 된다. 전자전달계는 전체적으로 큰 에너지 방출을 여러 번의 작은 단계로 나눈다. 이 단계에서 전자전달은 양성자와 전자구배를 형성하고, 이 구배가 결과적으로 ATP를 합성한다.

미토콘드리아 체계는 각각 산소로 가는 일부분에서 전자를 전달할 수 있는 4개의 전달자 복합체로 배열되어 있다(그림 6-8). Coenzyme Q와 cytochrome C는 복합체를 서로 연결한다.

전자전달에서 나오는 에너지를 ATP합성에 사용할 수 있도록 하는 과정을 **산화적인산화**(oxidative phosphorylation)라 한다. 전자전달계의 운반체는 FMN(flavin mononucleotide), Cytochrome(cyt. c_1, a, a_3, b),그리고 ubiquinone(Q) 등이 담당한다. 미토콘드리아의 전자전달계에서 첫 번째 반응은 NADH $+H^+$가 전자전달계의 FMN으로 운반되는 것이다. 이 전달은 두 개의 전자와 수소원자가 FMN을 통과한다. 그 결과 NADH + $2H^+$는 NAD로 산화하고 FMN은 $FMNH_2$로 환원된다. 전자전달계에서 두 번째 단계는 $FMNH_2$가 H_2를 미토콘드리아 막 밖으로 내보내고, 두 개의 전자를 Q로 보내는 것이다. 그 결과 FMNH2는 FMN으로 산화된다. Q역시 두 개의 H^+를 주변 액체배지에서 획득한다.

그 다음 단계는 전자들이 cyt.b, c_1, c, a, a_3를 통과하는 것이다. 마지막 cyt.a_3는 음전하를 띠게 되어서 주변의 액체에서 획득한 $2H^+$를 산소에 전달한다. 중요한 것은 전자와 H^+를 받아들일 수 있는 FMN이나 Q같은 수용체가 있다는 것이다. 그리고 cytochrome같은 운반체는 전자전달만 담당한다.

Q는 첫 번째와 두 번째 복합체 사이에서 전자를 전달하고 proton을 NADH dehydrogenase complex, 운반체 Q, cytochrome b−c_1복합체에 pumping한다. 포도당 한 분자가 호기적 호흡과 전자전달과정을 거치면 총 38분자의 ATP를 생성된다.

$$C_6H_{12}O_6+6O_6+38ADP+38ⓟ \rightarrow 6CO_2+6H_2O+38ATP$$

2) 지질의 이화작용

지방산과 글리세롤로 구성된 지방은 세포외 효소(extracellular enzyme)인 lipase에 의해 분해되며 glyc-

표 6-3. Glucose분자가 호기적산화를 통해 생성되는 ATP

작용	ATP생성
해당작용(Glycolysis)	
1. Glucose → pyruvate	2ATP
2. 2NADH + $2H^+$	6ATP
3. Pyruvate → acetyl CoA	6ATP
TCA회로	
1. Succinyl CoA→ succinate	2ATP
2. $6NADH_2$	18ATP
3. $2FADH_2$	4ATP
총	38ATP

erol은 dihydroxyacetone으로 인산화 되고 산화된 후 glycerol 경로로 분해된다. 지방산은 ***β*-산화과정**(*β*-oxidation pathway)에 의해 산화된다. 이 과정에서 지방산은 acetyl-CoA로 분해된 다음 TCA회로에 들어가거나 생합성 과정에 이용된다(그림 6-9). 지질에 있는 지방산은 미생물 생장을 위한 고에너지원으로 이용된다. 비슷한 방법으로 몇몇 미생물은 호기성 조건에서 탄화수소를 이용해 증식할 수 있다.

3) 단백질의 이화작용

몇몇 종류의 세균과 균류는 특히 병원균, 식품부패균과 토양세균은 단백질을 탄소원이나 에너지원으로 이용할 수 있다. 이들은 단백질과 polypeptide를 아미노산으로 분해하는 단백질분해효소(protease)를 분비하고 아미노산을 세포 안으로 이동시켜 분해한다. 그러나 아미산이 분해되기 전에 TCA회로에 들어갈 수 있는 다양한 물질로 전환되어야 한다.

아미노산 분해의 첫 단계는 아미노산에서 아미노기를 제거하는 **탈아미노반응**(deamination)이다. 이는 대개 **아미노기전이**(transamination)에 의해 이루어진

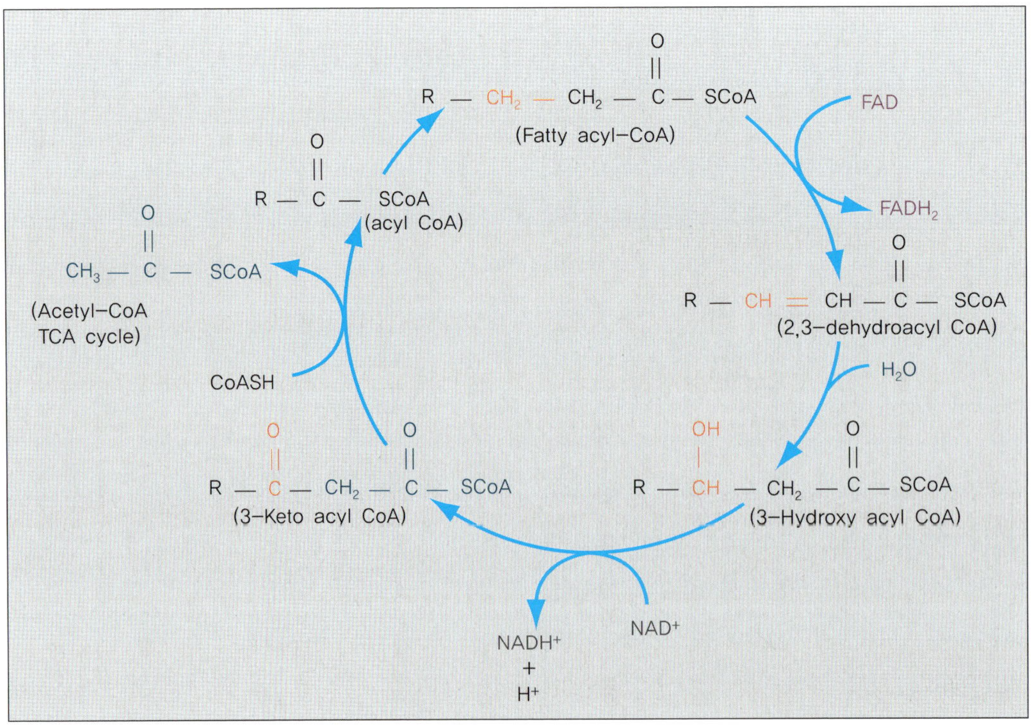

그림 6-9. 지방산의 β-산화

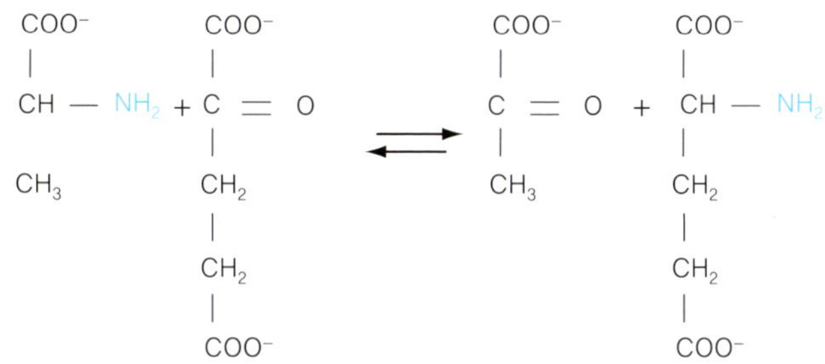

Alanine α-Ketoglutarate Pyruvate Glutamate

그림 6-10. 아미노기전이반응

다. 아미노기는 아미노산에서 α-keto산 수용체에 전달된다(그림 6-10). 탈아미노반응에 의해 생긴 유기산은 pyruvic acid, acetyl-CoA 또는 TCA회로의 중간물질로 전환되고 결국 TCA회로에서 산화되어 에너지를 방출한다. 이들은 또한 세포구성 성분의 생합성과정에 탄소원으로 쓰이기도 한다. 탈아미노반응으로 인한 과량의 질소는 암모늄이온으로 배출되어 배지를 염기성으로 만든다.

3. 동화작용(Anabolism)

1) 다당류의 생합성

많은 미생물은 광합성을 하지 못하기 때문에 이산화탄소가 아닌 환원 유기분자로부터 당을 합성해야 하는 종속영양생물이다. 포도당을 합성하기 위해 요구되는 탄소원자는 해당과정과 TCA회로에서 생성되는 중간물질이나 지질 또는 아미노산으로부터 유도된다. 포도당이나 단순한 당류를 합성한 후 세균은 그것을 더욱 복잡한 다당류로 합성하려는 특성을 갖고 있다.

미생물에 있어 다당류는 다음과 같이 여러 대사 경로로 생합성 된다(표 6-4).

포도당은 인산화 반응에 의하여 glucose-6-phosphate으로 되고 phospho glucomutase의 촉매로 이성화되어 glucose-1-phosphate가 된다.

이 glucose-1-phosphate은 UTP가 관여하여 UDP glucose pyrophosphorylase의 촉매로 UDP-glucose이 생성된다.

$$\text{Glucose-6-phosphate + UTP} \\ \leftrightarrow \text{UDP-glucose + pyrophosphate}$$

UDP-glucose은 여러 종류의 다당류 생합성의 전구물질로서 큰 역할을 한다. 즉 glycogen의 생합성에는 UDP-glucose이 직접 이용되기도 하며, UDP galactose epimerase의 촉매로 UDP-galactose를 생성시킨다.

$$\text{UDP-glucose} \leftrightarrow \text{UDP-galactose}$$

더욱이 NAD를 조효소로 하는 UDP-glucose dehydrogenase의 촉매로 UDP-glucuronic acid를 생성시키기도 한다.

$$\text{UDP-glucose} \xrightarrow{\text{NAD} \to \text{NADH}_2} \text{UDP-glucuronic acid}$$

표 6-4. 다당류의 대사계

Polysaccharide	Repeating unite	Precursor
Glycogen	α-D-glucose(1→4)	ADP-glucose(세균) UDP-glucose(동물)
Cellulose	β-D-glucose(1→4)	GDP-glucose
Xylan	β-D-xylose(1→4)	UDP-xylose

2당류는 UDP-glucose와 glucose-6-phosphate와의 반응에 의하여 형성된다. 다당류인 glycogen은 UDP glucose : glycogen glucosyltransferase의 촉매로 생합성 된다.

2) 지질의 생합성

지질은 triglyceride와 지방산의 ester화합물이므로 지질의 생합성은 지방산 그 자체의 생합성과 합성된 지방산과 glyccerol의 ester결합의 두 단계로 생각할 수 있다. 지방산의 생합성은 지방산의 β-산화의 역반응과 유사한 반응계를 거치지만 근본적으로 다른 두 가지 점이 있다. 즉 탄소수가 2개인 acetyl CoA는 acetyl CoA synthetase의 촉매로 탄소수가 세 개인 malonyl CoA를 거쳐야 되며, 탈수소 효소의 수소공여체로는 $NADPH_2$가 이용된다는 점이다.

지방산의 생합성은 acetyl CoA로부터 형성된 malonyl CoA가 acetyl CoA와의 사이에서 탈탄산반응에 의하여 축합되어 탄소수가 5개인 acetoacetyl CoA가 합성되고 환원반응, 탈수반응을 거쳐 butyryl CoA가 합성된다(그림 6-11).

이 반응에 의하여 Acetyl CoA 2분자로부터 탄소수가 4개인 butyryl CoA가 합성되며 이 반응이 계속되므로 탄소수가 2개씩 증가된 acyl CoA를 합성할 수 있어서 탄소수가 증가된 지방산이 생합성 된다.

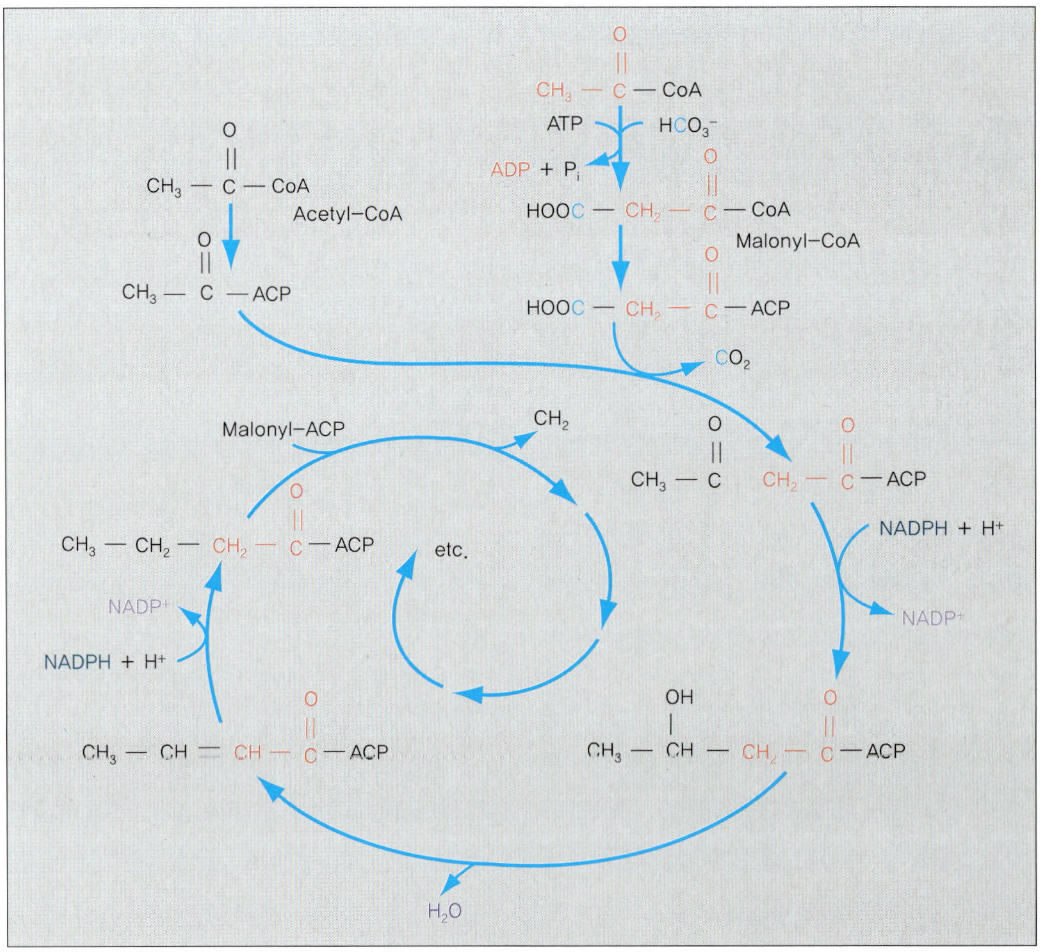

그림 6-11. 지방산의 합성

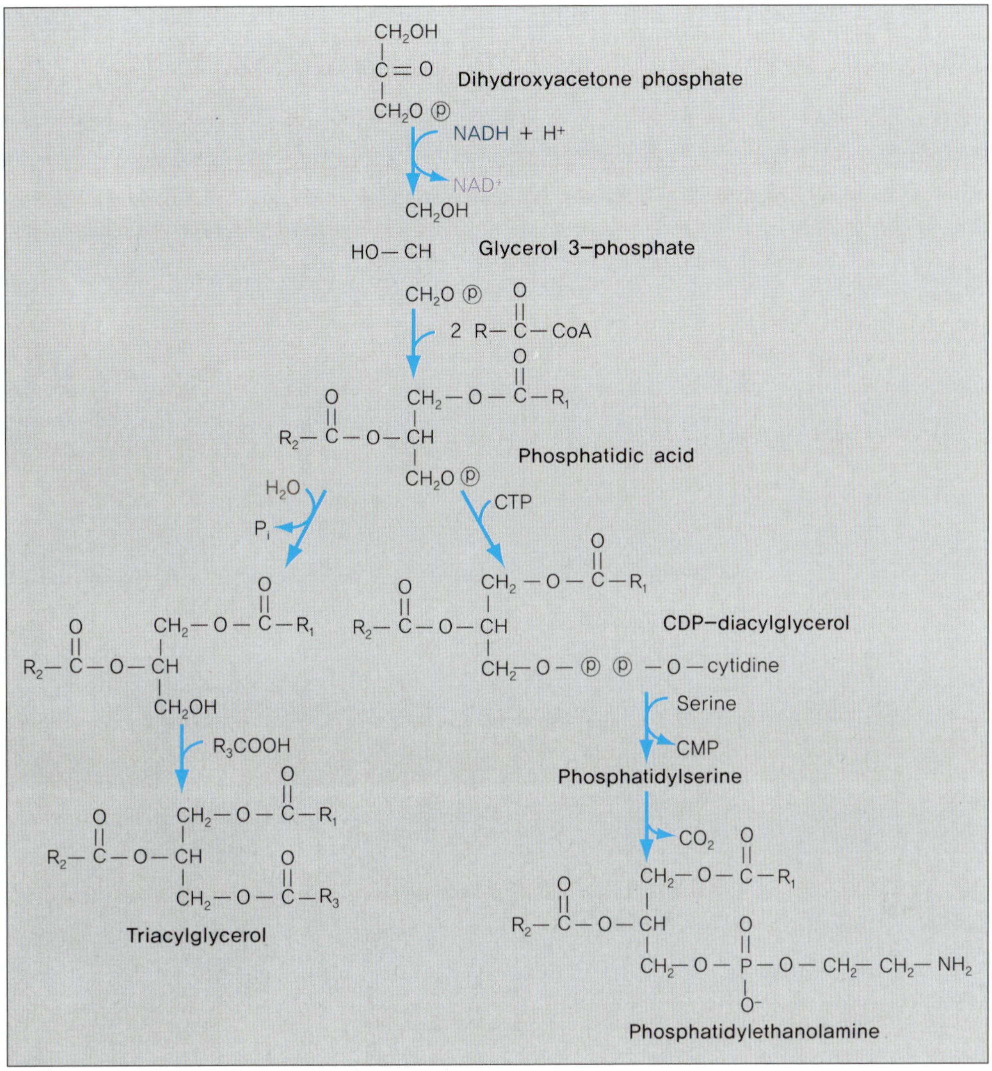

그림 6-12. Triglyceride과 phospholipid합성

세포외에서 투과된 glycerol이나, 포도당으로부터의 glycerol은 지질의 구성성분으로 이용된다. Glycerol로부터 혹은 포도당으로부터 glycerol-3-phosphate가 형성되고 지방산의 생합성과정에서 합성된 acyl CoA는 glycerol phosphate acyltransferase의 촉매로 1, 2 위치의 acyl기를 전이하여 phosphatidic acid가 되고 다시 3위치에 모두 ester결합을 한 triglyceride가 합성되어 생체 내에 축적된다(그림 6-12).

3) 아미노산의 합성

아미노산은 단백질 합성에 필요하다. 아미노산의 생합성은 크게 두 단계를 거친다. 즉 아미노산의 탄소골격의 합성과 탄소골격에 아미노기의 부가 결합이다. 먼저 탄소골격이 합성되고 아미노기 전이반응에 의하여 아미노기가 부가 결합하여 아미노산의 합성이 끝나게 된다. 대부분의 아미노산의 탄소골격은 Acetyl CoA, TCA회로, 해당작용, 5탄당 인산경로의 중간생성물이 직접 이용된다.

아미노산의 생합성계는 대단히 복잡하므로 아미노산의 탄소골격의 출발물질을 중심으로 하여 5개의 생합성계로 나누어진다.

① Aspartic acid계 : threonine, isoleucine, methionine, lysine 등 합성

② Pyruvic acid계 : alanine, lysine, isoleucine, valine, leucine 등 합성

③ α−keto glutaric acid계 : glutamine, proline, arginine 등 합성

④ 3−phospho pyruvic acid계 : serine, cysteine, glycine 등 합성

⑤ Phosphoenolpyruvic acid계 : tryptophane, tyrosine, phenylalanine 등 합성

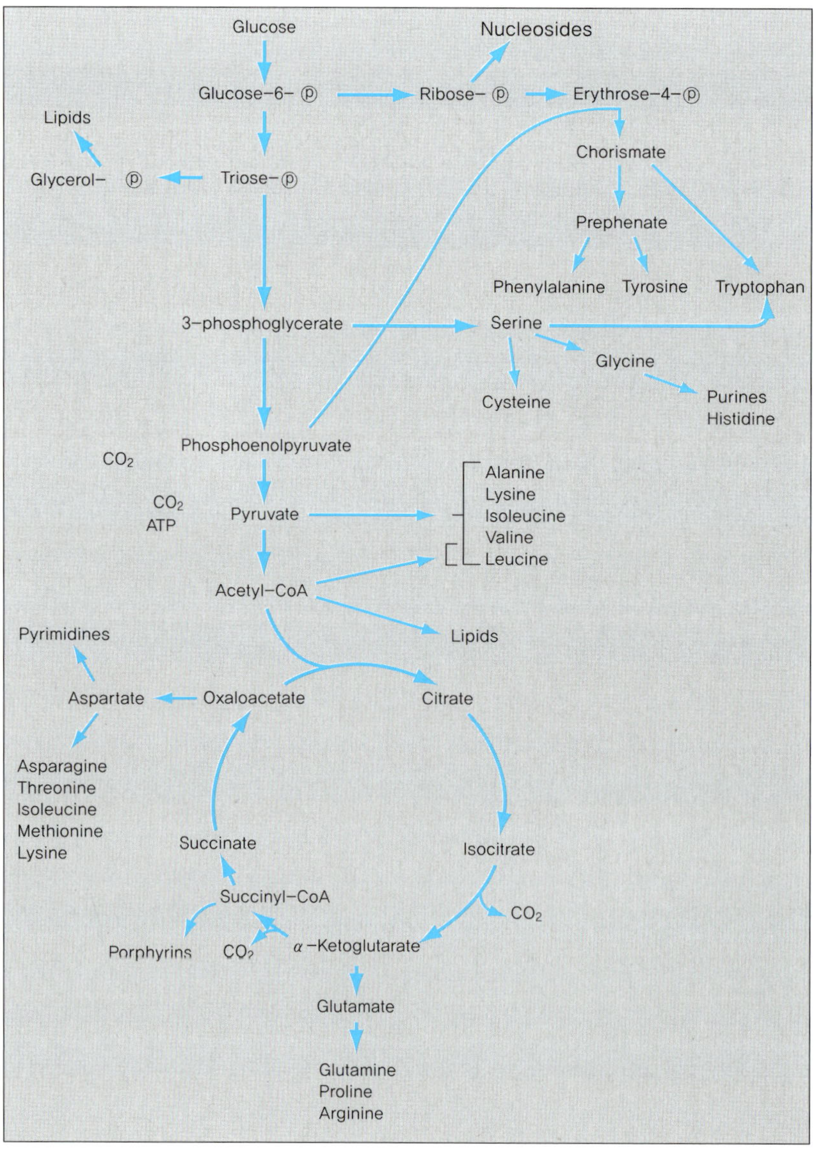

그림 6−13. 아미노산의 생합성경로

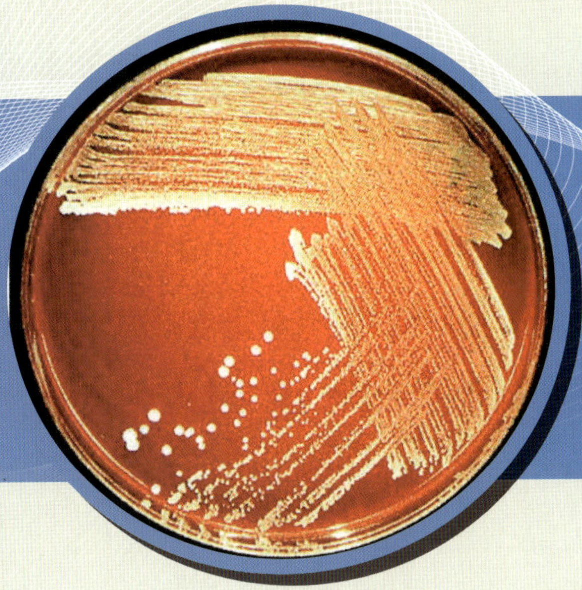

제 7 장 세균의 배양

미생물학의 연구는 실험실에서 미생물을 키우고 유지할 수 있는 능력에 달려 있으며 이것은 적당한 배지가 존재할 때만 가능하다. 배지는 고체 또는 액체로 미생물을 배양하고 옮기거나 저장할 수 있다. 배지로 사용될 수 있으려면 미생물의 성장에 필요한 영양물질이 모두 들어 있어야 한다. 모든 미생물이 에너지, 탄소, 질소, 인, 황, 무기질 공급원을 필요로 하지만 **영양요구성**이 미생물마다 아주 다르기 때문에 배지의 조성은 미생물의 종류마다 다르다.

환경의 특성에 따라 필요로 하는 영양물질이 다르므로 미생물의 정상 서식처를 잘 알고 있으면 적절한 배지를 선정하기 쉽다. 때로는 특정한 미생물을 선별하여 배양하거나 특정한 균종을 동정하기 위해 배지를 선택하는 경우가 있다. 이런 경우 배지를 어떤 용도로 사용할 것인가에 따라 그 조성이 달라져야 한다. 미생물 배양의 목적은 다음과 같다.

① 감염병을 진단하기 위해 집락의 특징, 생화학적 반응을 알기 위해
② 항균제 감수성 검사(sensitivity test)를 위해
③ 배양된 균으로 백신 제조용 항원을 얻기 위해
④ 미생물의 특성을 파악하기 위해 배양을 실시한다.

인공배지에서 발육이 안 되는 Virus, Rickettsia, Chlamydia는 살아 있는 다른 세포가 합성한 것을 이용하는 성질이 있어서, 증식시키기 위해서는 **세포배양**(조직배양) 또는 발육계란 배양법을 이용하며 인공배지에서는 발육되지 않는다.

1. 배지의 재료

배지 중의 필요성분은 세균의 종류에 따라 다르다. 공통적인 것은 탄소(C)원, 질소(N)원, 각종 광물질(mineral), 물(H_2O)이며, 여기에 지적 pH, 산화환원전위(Eh), 각종 발육인자 등이 추가된다. 미생물배양에 이용되는 영양물질은 다음과 같다.

(1) 육즙, 육즙추출액(Meat infusion, Meat extract)

Meat infusion은 쇠고기 살에서 추출한 것으로써 육수 또는 육즙이라고도 하며 이것을 농축시킨 것을 meat extract라고 한다. 소의 심근, 간, 송아지의 뇌 등이 흔히 쓰인다. 가용성 단백, 탄수화물, 각종 발육인자나 vitamin, 염류 등이 풍부하게 포함되며, 배지 중

의 주성분으로 이용된다. 포도당, glycogen 등을 함유하므로 당 분해시험용의 배지로는 쓰이지 않는다.

(2) 펩톤(Peptone)

동물의 근육, 간, 우유단백(casein), gelatin, 콩 단백 등을 trypsin, pepsin, papain 등의 단백분해 효소로 처리하거나 가수분해한 것이 peptone인데 polypeptide, 아미노산, salts 등이 포함되어 있어 주로 질소원이 된다. 황화수소(H_2S) 생성시험, indole 생성시험에서는 tryptophane이 많이 함유된 tryptone broth배지를 사용한다.

(3) 효모추출액(Yeast extract)

효모를 자가 융해시켜 만든 추출물에는 각종 vitamin이 풍부히 있으며, 이 밖에 mineral, 아미노산 등이 풍부하여 배지 제조 시 첨가하여 사용한다. Yeast extract는 식빵 효모나 맥주 효모를 자가 융해시켜 만든 것이다.

(4) 물

배지를 만들 때 증류수나 이온 교환수 등의 순수한 물을 쓴다. 수돗물이나 우물물은 각종 유기물질이 함유되어 있어서 높은 재현성을 필요로 하는 실험용에는 적합하지 않다.

(5) 첨가물

세균의 발육을 촉진시키거나 또는 선택적으로 특정 균만을 발육시키고자 할 때 첨가된다.

■ 체액

혈액(말, 토끼, 면양, 사람 등), 혈청, 혈장, 복수 등이 쓰인다. 배지성분의 유해작용의 제거, 균 발육 촉진, 영양보급, 균의 감별 등을 위해서 배지에 첨가된다.

■ 화학물질

배지의 pH 조절이나 삼투압의 조정, 무기염류, 발육인자의 보급, 세균의 성장감별, 특정 균종만의 선택적으로 증식되도록 배지에 첨가한다.

(6) 한천(Agar)

한천은 홍조류 우뭇가사리의 해초에서 추출한 것으로서 액체배지에 1.5% 되게 넣어 고형배지를 만드는데 이용된다. 배지에는 정제된 한천(agar)분말이 쓰이며 목적에 따라 여러 종류가 시판된다.

한천을 물을 넣고 가온하면 100℃ 부근에서 용해되며 45℃ 전후에서 고형화(gel)된다. 일단 고형화되어 굳은 한천은 다시 100℃로 끓여야만 녹는다. 고형화된 배지를 한천배지(agar medium)라고 한다. 배지에 첨가되는 한천의 농도는 평판배지용으로는 1.5% 들어 있으며 운동성 시험 시 이용되는 **반고형배지**(semi-solid medium)에는 0.3%가 들어 있다.

2. 배지의 종류

1) 물리적 성상으로 구분한 종류

(1) 액체배지(Liquid medium, broth)

한천을 첨가하지 않고 액체로 된 배지이다. 액체배지는 세균을 증식, 증균시키는 배지로 적당하며, 그 외 세균의 성상검사 및 대사산물을 측정하기위해 사용된다. 대표적으로 nutrient broth, brain heart infusion broth, thioglycollate broth 등이 있다.

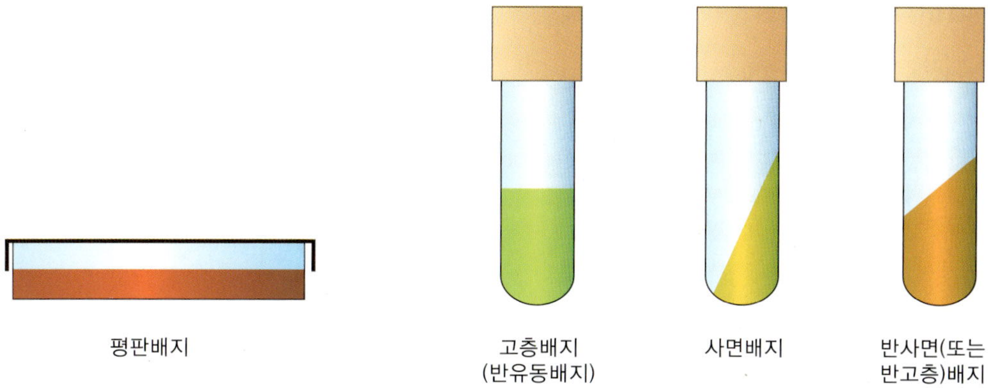

그림 7-1. 고형배지의 종류

(2) 고형배지(Solid medium)

액체배지에 한천을 1.5~2.0% 가하여 고형으로 만든 것으로 nutrient agar, blood agar 등이 있으며 사용 목적에 따라 평판배지, 고층배지, 사면배지, 반사면배지 등이 있다(그림 7-1).

① 평판배지

페트리 접시(petri dish)에 멸균된 한천배지 20 ml 정도 넣어 굳힌 것이 평판배지(plate medium)로서 주로 세균의 분리배양과 집락관찰, 항균제 감수성 검사 등에 이용된다.

② 고층배지

시험관에 한천배지를 넣어 멸균한 후에 세워서 굳힌 것을 말하며 세균의 성상검사(Motility, O-F배지), 균주의 보존 등에 쓰인다.

③ 사면배지

시험관에 한천배지를 넣어 멸균을 한 후 사면이 되도록 시험관을 뉘어 굳힌 것으로 세균의 성상, 증식, 보존에 쓰인다.

④ 반사면배지

고층배지의 상부 1/3 정도를 사면으로 만든 것으로 반사면 고층배지(slant with butt medium)라고도 한다. 세균의 성상 검사에 이용된다.

⑤ 반유동배지

한천농도를 보통의 반 이하(0.03 ~0.75%)를 넣어 멸균한 후 식히면 반유동배지(semi-solid medium)이며 세균의 운동성 관찰, 균주의 보존 등에 쓰인다.

2) 화학적 성상으로 구분한 종류

(1) 자연배지(Natural medium)

육즙(meat extract), 효모추출액(yest extract), peptone 등 화학적 성상이 분명하지 않은 천연물질을 첨가한 배지다. 임상검사실에서 병원균의 분리, 연구용 등에 널리 사용된다.

(2) 합성배지(Synthetic medium)

화학성분이 분명한 물질만을 첨가한 배지이다. 세균의 생화학적 성상검사, 균체성분, 대사연구용으로 많이 사용된다.

3) 사용목적에 따른 종류

(1) 증식 또는 증균배지(Growth medium)

여러 종류의 적당한 양의 영양소를 함유한 배지로서 균종의 선택성은 없다. 일반적인 세균증식, 순수배양, 균주의 보존 등에 쓰인다.

예)

Nutrient broth,	Nutrient agar
Peptone broth,	Peptone agar
Brain Heart infusion broth,	Brain Heart infusion agar
Trypticase soy broth,	Trypticase soy agar
Sabouraud's broth,	Sabouraud's agar

(2) 수송용배지(Transport medium)

가검물을 즉시 배양이 안 되거나 먼 거리에 있는 곳으로 검체를 수송 및 운반하고자 할 때 검체 중의 세균이 사멸하지 않도록 보존을 하기 위한 배지이다. Amies배지, Stuart배지, Cary-Blair 배지가 이용된다. 이 수송배지는 세균이 증식되거나 사멸되지 않게 되어 있다.

(3) 장관 내 세균 증균배지(Enrichment media)

분변 속에 있는 병원균만 증균되도록 고안해서 만든 액체배지가 있다.

① *Salmonella typhi* 균 증균액체배지 - Selenite broth, Bile broth, Tetrathionate broth

② *Vibrio cholerae* 균 증균액체배지 - Alkaline peptone water broth

③ *Vibrio parahemolyticus* 균 증균액체배지 - 3% NaCl peptone broth

(4) 분리배지(Isolation medium)

2 종 이상의 세균이 섞여 있는 검체에서 목적하는 병원균을 분리할 때에 쓰이는 배지이다. 임상재료(가검물)에서 분리 · 배양을 목적으로 하는 병원균을 모두 발육시키려면 균종의 선택성이 적은 배지와 선택성이 강한 배지를 겸용하여 사용한다.

통상적인 일반배양(routine culture)검사에 사용되는 **혈액한천배지**(blood agar plate medium)는 *Staphylococcus, Streptococcus* 균이 잘 증식되고 chocolate agar plate medium에는 *Neisseria* 속, *Haemophilus* 속 균종이 잘 증식된다. MacConkey agar plate medium에는 Gram 음성 간균, 장내세균이 잘 증식된다.

(5) 선택배지(Selective medium)

가검물에서 병원균을 검출하고자 할 때 상재균의 발육 때문에 병원균의 검출을 곤란하게 하는 수가 많아서 분리하고자 하는 목적 이외의 균은 발육을 억제시키는 선택배지가 있다. 예를 들면, 대변에서 장내세균 중 *Salmonella* 균종을 분리 배양하는데 사용되는 Salmonella Shigella agar, Bismuth Sulfite agar, Heckton Enteric agar, Xylose Lysine Desoxycholate agar 등이 있다. 또한 선택성이 낮은 배지로서 유당 분해능 유무를 알아보는 MacConkey agar, EMB agar를 사용한다.

(6) 특수선택배지(Special selective medium)

대변에서 *Vibrio cholerae* 균종을 검출하는데 사용되는 TCBS agar, 객담에서 결핵균만 발육되도록 만든 Ogawa egg 배지, Lowenstein-Jensen egg 배지, 효모 · 곰팡이 배양에 이용되는 Sabourand's dextrose agar 등이 사용된다. 이러한 배지는 특별한 균을 선택적으로 자라도록 고안된 선택배지라고 한다.

(7) 생화학적 성상 확인배지(Differential medium)

① 균종의 성상을 확인 조사하는 배지 : KIA, TSI, LIA, Urea, PAD

② 당분해능 기초배지 : Phenol red broth에 glucose, lactose, maltose, sucrose 등의 당첨가

③ 대사산물 확인배지 : Indole(tryptophane) broth, MR-VP broth, citrate agar

④ 탈탄산효소 배지 : Moeller 배지, Falkow 배지에 lysine, ornithine, arginine 등 첨가

⑤ 비발효균 확인배지 : O-F기본배지에 glucose, lactose, xylose의 당을 각각 1% 되게 넣어 만든 O-F glucose배지, O-F lactose배지, O-F xylose배지

3. 세균의 배양법

1) 분리배양과 순배양

검사재료에서 세균을 분리하여 동정을 할 때 두 종류 이상의 균이 섞여 있을 가능성이 있으므로 우선 평판배지에 집락을 형성시켜, 서로 다른 성상의 집락을 따로 채균하여 성상을 조사한다. 한 개의 집락은 한 개의 세균에서 만들어지며 한 개의 집락을 형성하고 있는 균은 모두 같은 생물학적 성상을 갖는다는 전제하에 검사가 진행된다.

이러한 목적으로 실시되는 배양을 **분리배양**(differential culture)이라 하며, 한 가지 균만을 채취하여 배양하는 일을 **순수배양**(pure culture)이라 한다. 생물학적 성상 검사에서 균종을 결정하는 일을 **동정**(identification)이라 한다. 동정은 필히 순수배양에서 얻은 균으로 시행된 것이어야 한다. 순수배양균을 얻으려면, 선택배지에서 채균하면 두 가지 이상의 균이 섞여 있을 가능성이 있어, 필히 비선택배지에서 채균하는 일이 중요하다.

2) 분리배양을 위한 전 조작

목적하는 세균의 종류, 재료의 종류에 따라서는 전 조작을 하여 분리배양을 하기 쉽게 하는 경우가 있다. 전 조작에는 아래와 같은 것이 있다.

(1) 증균배양

균수가 적을 때 일단 증균배지에 심어 균수를 증가시킨 후 섞여 있는 다른 균주를 억제시키고 목적 균만을 증식 촉진시키는 경우이다.

> 예)
> Selenite broth – 분변에서 *Salmonella typhi*균만 증균배양
> Alkaline peptone broth – 분변에서 *Vibrio cholerae* 균만 증균배양
> 3% NaCl pepton broth – 분변에서 *Vibrio parahemolyticus*균만 증균배양

(2) 가열 분리법

아포 균을 분리하고자 할 때, 아포의 내열성을 이용하여 thioglycollate broth에 가검물을 접종한 후 80℃,10분간 가열한 후 배양한다. 무 아포 균은 사멸되고 아포 균은 열에 견디어 죽지 않고 살아남는다. 이것을 평판배지에 접종하여 배양을 하면 아포를 가진 균의 분리 배양이 쉬워진다.

(3) 화학적 처리

검사재료를 화학적 처리를 한 후 섞여 있는 균이 갖는 약품에 대한 저항성 차이에서 목적균만을 발육시킨

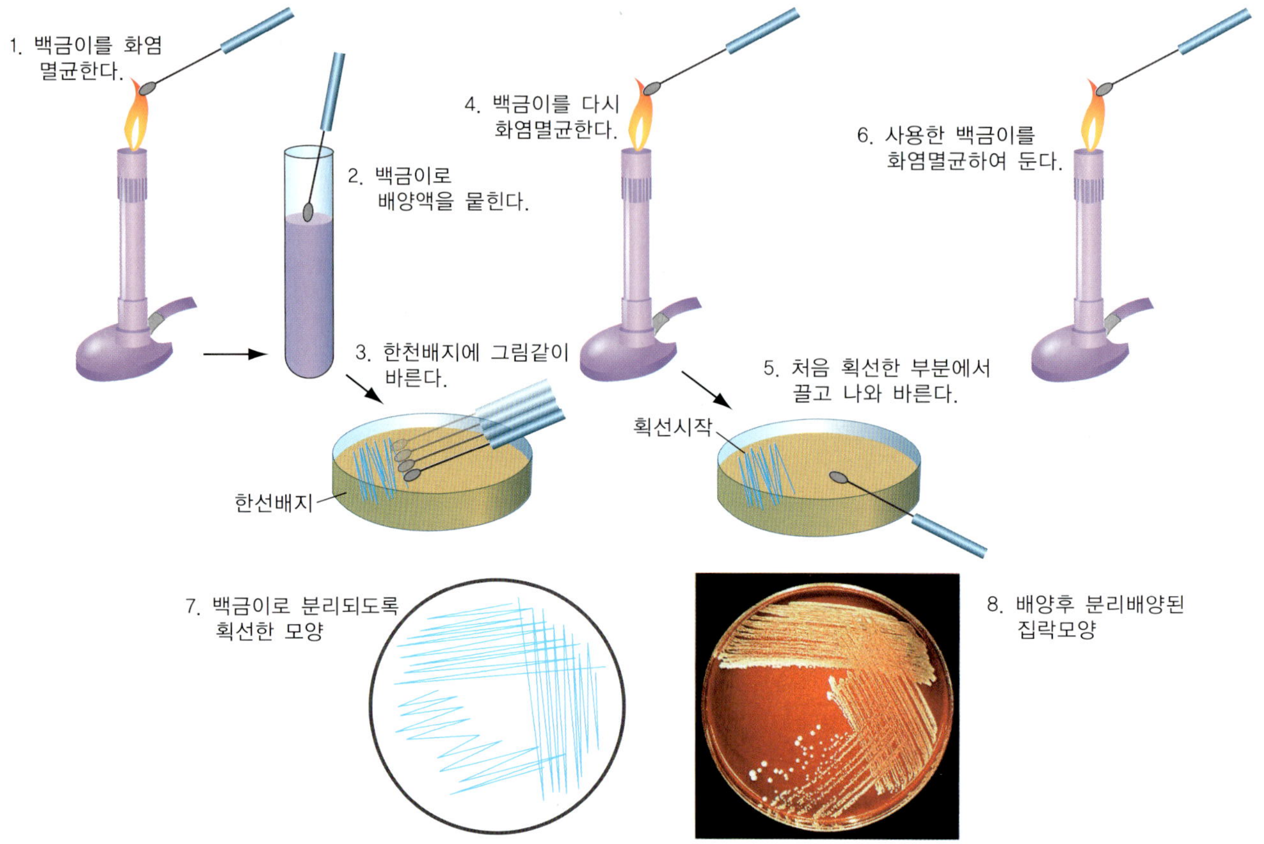

그림 7–2. 평판배지에 획선접종 배양법. (1) 백금선을 멸균하는 장면 (2) 배양된 액체배지에 백금이를 넣어 균액을 묻힌다. (3) 평판배지 한쪽에 1/3정도 지그재그 모양으로 바른다. (4) 백금이를 다시 화염멸균한다. (5) 처음 획선한 부위에서 끌고 나와 바른다. (6) 백금선을 화염멸균한다. (7) 두 번째 획선한 부위에서 끌고 나와 그림 7과 같이 바른다. (8) 그림 8과 같이 마지막에 하나씩 떨어져 발육된 집락을 분리 배양된 것이라고 한다.

다. 결핵균 배양 때 수산화나트륨(4% NaOH)으로 처리하는 경우가 대표적인 예이다.

(4) 동물통과

재료를 동물에 접종하여 병변을 일으키게 한 후 이것에서 배양을 한다. 균수가 적거나 특정 동물에 병원성이 강할 때 이용된다. 폐렴구균을 mouse에 접종하거나, *Leptospira*, *Legionella* 균을 guinea pig 복강 내에 주사하는 경우가 있다.

3) 분리배양법

(1) 획선평판법(streak plate)

임상검사실에서 평판배지상에 재료를 도말하는 일반적인 방법이다. 고립·분리된 집락을 얻기 위하여 평판배지 표면을 충분히 건조시켜 둔다. 멸균 백금이(platinum loop)로 채취한 재료를 평판배지 한쪽 구석에 묻히고, 여기에서 희석한 후 아래쪽으로 중복되게 도말해 간다. 도말(접종)방법에는 여러 가지 방법이 고안되고 있다(그림 7–2).

(2) 평판도말법(spread plate)

평판도말법은 순수배양된 집락을 얻기 쉬운 직접적

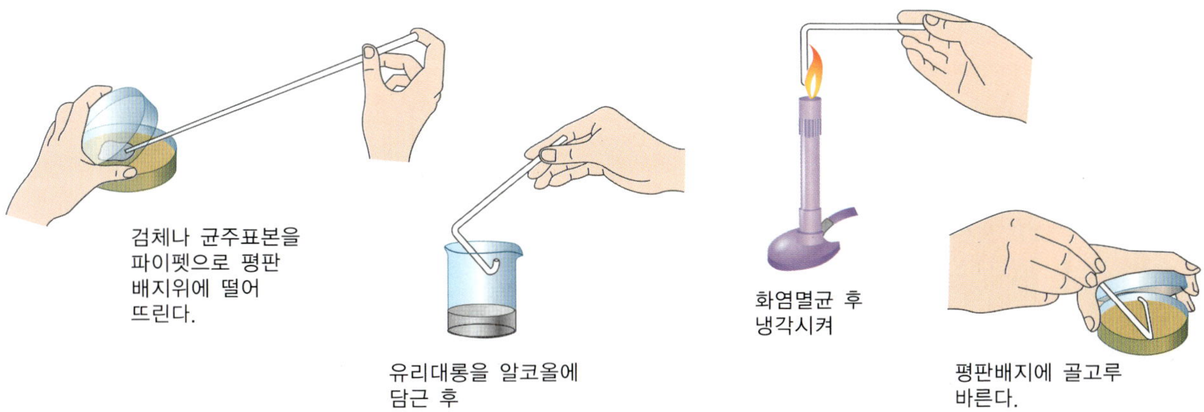

그림 7-3. 평판도말법. L자로 구부린 유리막대로 검체를 배지표면에 골고루 바른다.

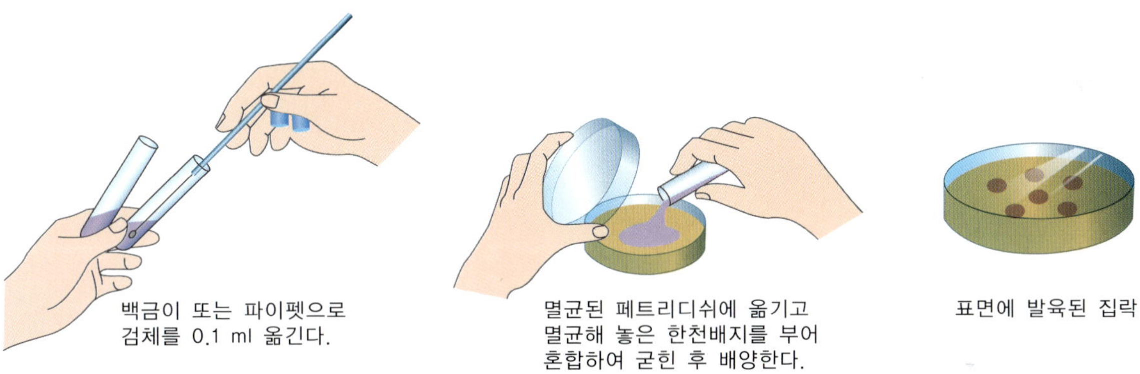

그림 7-4. 혼합분주배양방법. 검체를 petridish에 붓고 멸균된 배지를 넣어 재료와 배지를 혼합하여 배양하는 방법

인 방법이다. 30~300개 정도의 세포를 포함하는 미생물 혼합액을 한천배지의 중심에 조금 덜어 구부러진 유리봉을 멸균하여 전체적으로 펴서 도말한다. 형성된 집락의 수는 시료에 있는 살아 있는 개체 수와 같으므로 이 방법으로 미생물 집단에서의 개체수를 계산할 수 있다(그림 7-3).

(3) 천자배양법

고층한천배지, 반유동한천배지에 식균할 때에 백금선에 균을 취하고 배지 중앙에 천자배양한다. 반고층한천배지(TSI 배지 등)에서 고층부에는 천자식균하고 사면부에는 도말 접종한다.

(4) 혼합분주배양법

혈액, 요, 담즙 등의 체액 재료에서 균수를 알려고 할 때 쓰인다. 재료를 적당한 broth 와 희석하고, 그 일정량을 45~50℃로 유지시킨 한천배지와 섞어 평판에 굳힌 후 배양한다. 정량적으로 균수를 알고자 할 때, 정량 백금이로 심는 방법도 있다(그림 7-4).

4. 세균의 배양환경

세균이 접종된 배지는 목적균의 발육지적온도를 조절한 후, 적절한 배양환경에서 배양한다. 일정한 온도

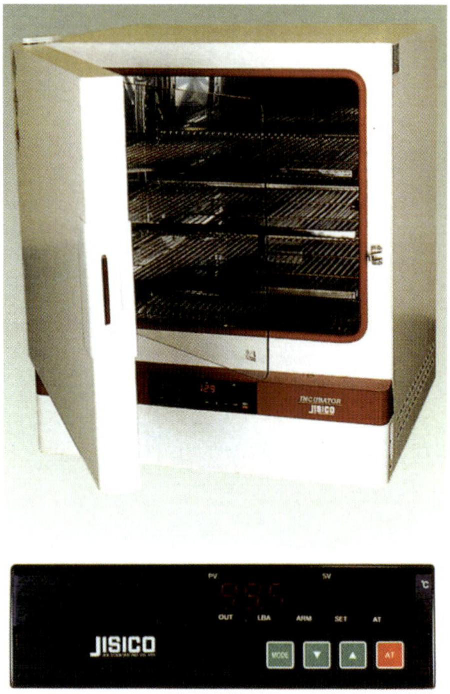

그림 7-5. 배양기(Incubator)

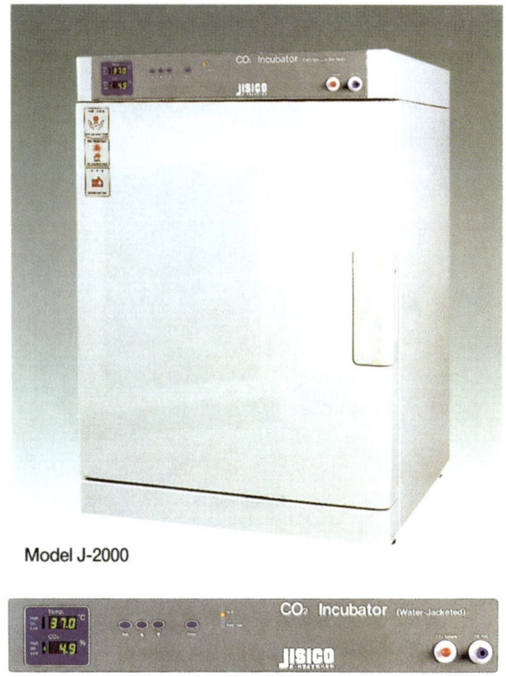

그림 7-6. 탄산가스배양기(CO_2 incubator). 자동으로 탄산가스 (CO_2)가 주입된다.

를 유지 · 보존시킬 수 있도록 조절된 배양기(incubator)가 쓰인다. 액체배지는 항온수조(water bath)도 쓰인다.

(1) 호기성배양법

목적균의 발육지적온도에 따라 37℃, 28℃, 22℃ 등의 온도로 조절하여 유산소환경하에서 배양하는 방법이 **호기적 배양법**(aerobic culture method)이다. 많은 병원균은 37℃에서 잘 발육한다. 진균은 25~28℃, 포도당 비 발효 Gram 음성 간균은 30℃ 전후의 배양이 좋다(그림 7-5).

(2) 탄산가스배양법

탄산가스배양법(carbon dioxide culture method)은 5~10%의 CO_2를 포함하는 환경에서 배양하는 방법인데 호기성 배양법의 한 가지이다. 임균, 수막염균, *Haemophilus*, *Brucella*, 연쇄구균 등의 배양에 쓰인다(그림 7-6).

손쉬운 방법으로서는 초를 이용하는 candle jar 방법이 있다. Desicator를 이용하여 그 안에 배지를 넣고 양초를 세워 불을 켜 놓고 뚜껑을 닫는다. 자연적으로 불이 꺼진 후 그대로 37℃ incubator 내에 넣어 배양한다. 내부의 CO_2 농도는 3~5%가 된다(그림 7-7).

(3) 미호기성 배양법

미호기성배양법(microaerophilic culture method) 으로 임상검사실에서 시행되는 경우는 주로 *Campylobacter* 의 분리를 위해서 시행된다. *Campylobacter* 는 5~10%의 탄산가스와 또한 5% 전후의 산소분압이 있지 않으면 발육되지 않는다.

특수한 혼합가스(N_2 : CO_2 : O_2 = 85 : 10 : 5)를 jar 내에 주입하여 배양한다. 이와 같은 환경이 될 수 있

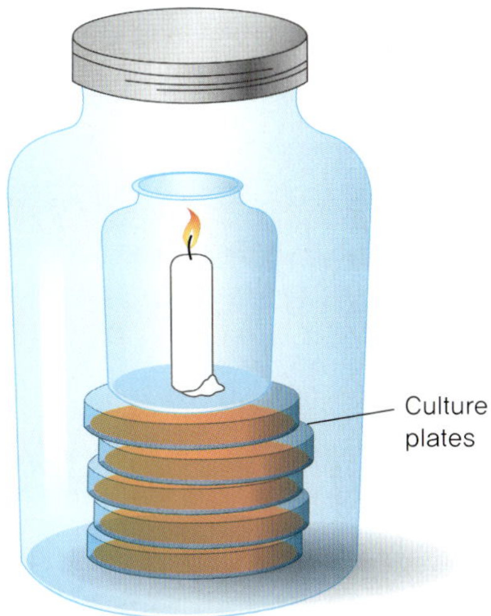

그림 7-7. 촛불병 배양(Candle jar culture). 병, jar에 촛불을 켜서 CO_2 농도를 유지해주는 방법

도록 가스 발생봉지가 판매되고 있다. Petri dish 내에 재료 검체를 심은 배지(*Campylobacter* 선택배지 : Skirrow 배지, Butzler 배지)를 넣고 여기에 가스 발생봉지, 촉매를 넣고, 37℃ 또는 42℃에서 2~3일간 배양한다.

(4) 혐기성 배양법

유리산소가 없는 환경에서 배양하는 방법을 **혐기성 배양법**(anaerobic culture method)이라 한다. 배지의 산화환원전위(Eh)를 낮추든지 산소와의 접촉을 차단하여 배양한다.

■ 공기환경 하에서의 배양법

환원제를 넣은 고층배지, 반유동배지, 액체배지가 쓰인다. 평판배지는 쓰이지 않는다. 가늘고 긴 시험관에 담긴 배지를 사용 전에 자비하여 산소를 완전히 축출한다. 갑자기 냉각시켜 곧 micropipette으로 재료를 심부에 접종한다. 환원제는 Eh를 낮추기 위하여 첨가한다. Thioglycolic acid(thioglycollate 배지), cysteine, ascorbic acid, 간절편, 육절편(liver broth, cooked meat medium) 등이 있다.

한천은 배지에 점조성을 부여하고 산소의 유입을 막기 위해 가한다. 보통 0.075%~0.2% 농도로 사용한다. GAM 반유동배지, TEP 반유동배지, 임상용 thioglycollate 배지 등이 있으며, 37℃, 공기환경 하에서 혐기성균을 배양할 수 있다.

■ 혐기환경 하에서의 배양

배양환경에서 산소를 제거한 후 배양하는 방법이다. 아래와 같은 방법이 있다. 임상검사실에서는 혐기성 단지(anaerobic jar)에 의한 방법(GasPak법, gas kit법), anaerobe globe box법, anaerobic chamber법이 흔히 쓰인다.

(1) Anaerobic jar에 의한 방법

① GasPak법

Jar 안에 수소를 발생시켜 촉매작용으로 산소와 수소를 결합하도록 하여($2H_2 + O_2 \rightarrow 2H_2O$) 산소를 소비시키고 37℃ incubator 내에서 배양하는 방법이다(그림 7-8). Jar 내의 CO_2 농도는 5~10%가 된다.

② 혐기성 배양기(Anaerobic incubator)

외부에서 내부를 볼 수 있도록 만든 상자 모양의 혐기성 배양장치이다(그림 7-9). 내부에서 균의 분리조작도 쉽게 할 수 있다. 내부는 질소(80%), 탄산가스(10%), 수소(10%)의 혼합가스로 충만되고 촉매의 작용으로 항상 혐기상태가 유지된다. 외부에서 재료의 반입, 인출도 쉽게 되어 최근 임상검사실에 널리 보급되고 있다.

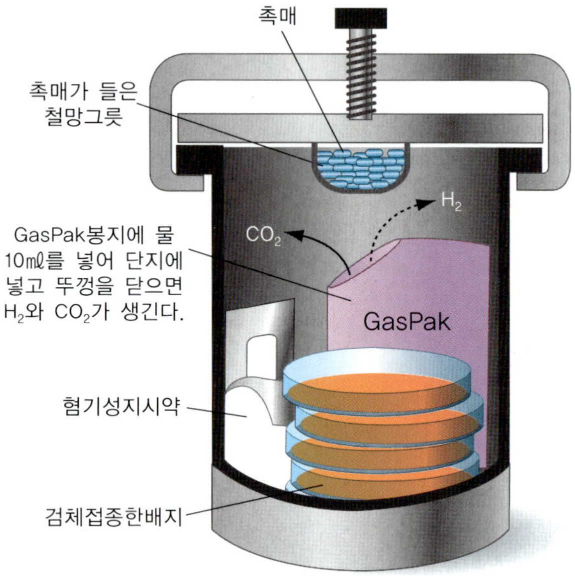

그림 7-8. 가스팩 무산소 시스템. 가스팩봉지(GasPak)를 넣으면 H_2+CO_2가 발생하여 혐기성 조건이 되어 혐기성균이 발육된다.

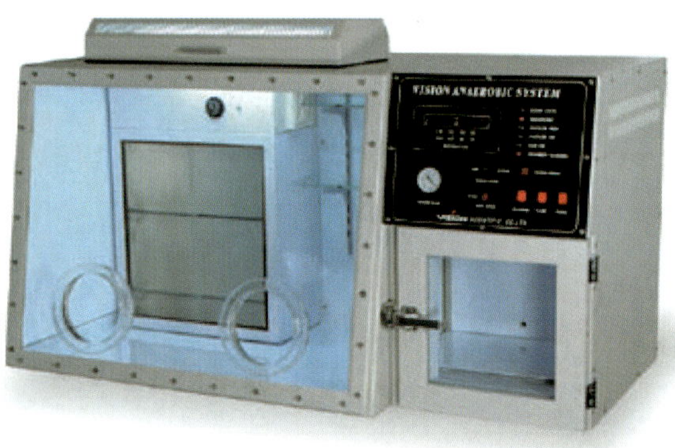

그림 7-9. 혐기성 배양기(Anaerobic incubator). 자동으로 질소(80%), 탄산가스(10%), 수소(10%)의 혼합가스가 주입되고 촉매의 작용으로 항상 혐기성 상태가 유지되어 혐기성균이 배양된다.

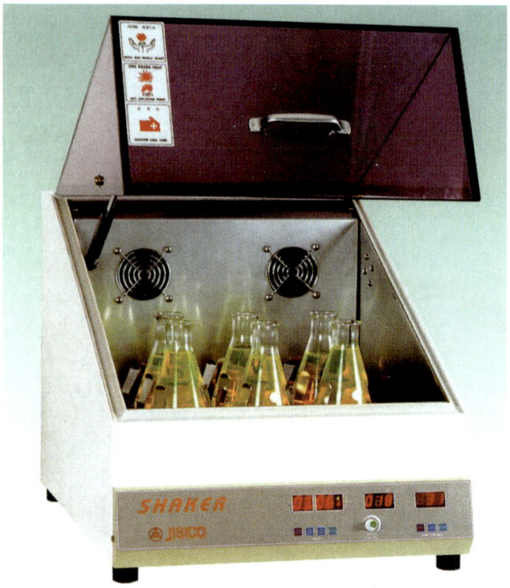

그림 7-10. 항온진탕배양기(Shaking incubator)

(5) 특수배양법

① 진탕배양(Shaking culture), 통기배양(Aeration culture)

액체배지에서 호기적으로 배양할 때 산소와의 접촉을 잘 하게 하고 배지를 교반하면서 배양하는 방법이다. 호기성균의 발육은 극히 촉진된다. 실험적 연구에 사용된다(그림 7-10).

② 동조배양(Synchronous culture)

세균의 분열은 동일균종일지라도 개개의 생리적 상태가 다르므로 모든 것이 동시에 분열하는 것은 아니다. 이것을 동시에 분열시키려 하는 방법을 동조배양이라 한다. 세균의 생리학적 연구에서 시행된다.

③ 연속배양(Continuous culture)

액체배양을 할 때 새로운 배지를 연속적으로 추가함으로써 정상기(定常期)의 묵은 배지를 제거하여 대수기(對數期)를 연장시켜 무한히 분열 증식시키는 방법을 말한다. 발효공학, 화학요법에서의 실험적 연구에 쓰인다.

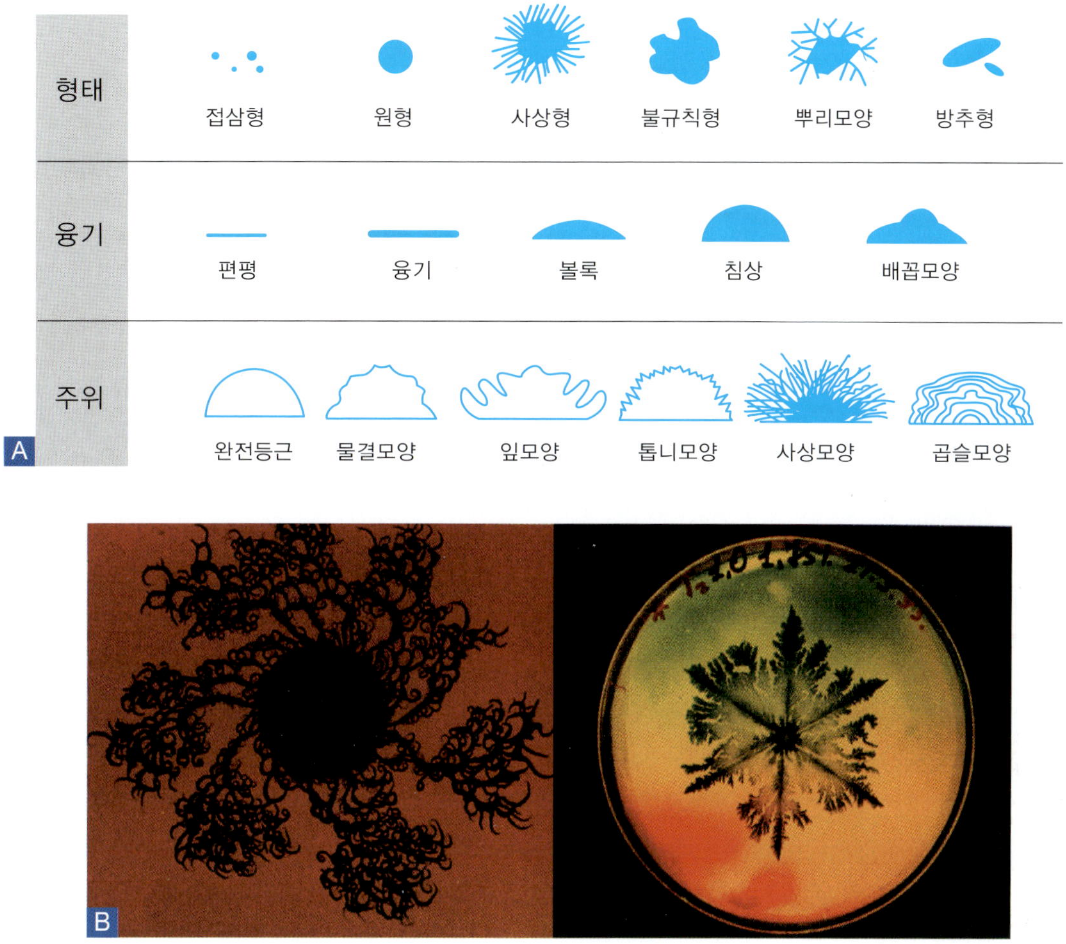

그림 7-11. 배양된 집락 관찰시 형태의 변화. A. 집락의 형태, B. 평판배지에 배양된 집락

5. 집락의 관찰

평판배지상에 발육하여 한 개의 균으로부터 자란 발육집단을 **집락**(colony)이라고 한다. 분리배지상에 발육된 집락을 관찰하여, 같은 성상을 가진 하나의 집락을 백금이로 채균하여 동정검사를 한다. 집락의 관찰은 육안으로 한다. 확대경, 약 확대 현미경을 써서 관찰하는 방법이 권장된다. 사광(斜光) 조명을 병용하면 관찰하기 쉽다. 배지의 종류, 배양온도, 배양시간에 따라 집락의 성상이 변하므로 그 때의 관찰조건을 기록해 둔다.

다음과 같은 성상에 관하여 관찰한다(그림 7-11 A, B).

(1) 크기 : 침두대, 속립대, 직경(mm)
(2) 외형 : 물방울상, 섬상, 원형 등
(3) 주변의 형상 : 불규칙, 파형, 방선상, 톱니상 등
(4) 두께, 단면의 형상 : 두께, 편평, 구상(丘狀), 철상(凸狀), 요상(凹狀) 등
(5) 표면구조 : 과립상, 방사상 등
(6) 투명도 : 투명, 반투명, 불투명 등
(7) 색소 : 무색, 백색, 황색, 등색, 녹색 등
(8) 광택 : 유, 무
(9) 점조도 : 유, 무

⑽ 유주성(swarming) : 유, 무

⑾ 용혈성 : 유, 무. 용혈, 용혈, 용혈 등을 관찰한다.

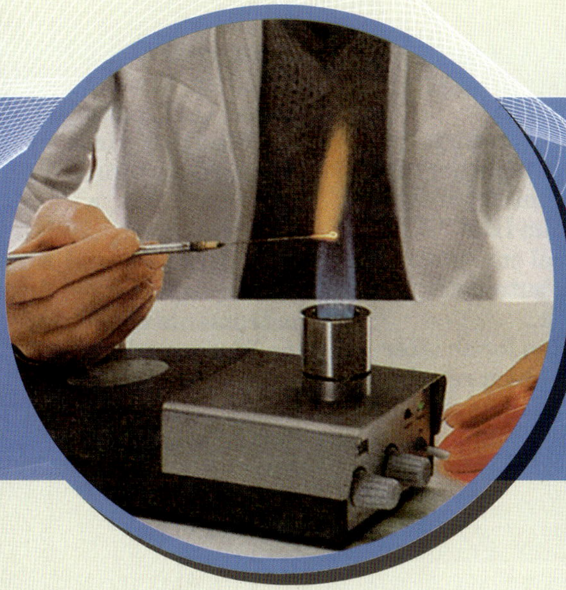

제 8 장 멸균과 소독

우리가 살고 있는 주위에는 눈에 보이지 않는 무수한 미생물이 살고 있다. 이러한 미생물 중에는 사람에 대하여 병원성인 것과 비병원성인 것이 있다. 병원성인 미생물, 비병원성인 미생물을 구별 없이 세균, 세균아포, 진균, 진균포자, 바이러스를 포함하여 모든 미생물을 완전히 살균 또는 사멸시키는 것을 **멸균**(sterilization)이라고 하며 비교적 약한 살균력을 작용시켜 병원균을 파괴하여 감염의 위험성을 제거하는 조작을 **소독**(disinfectant)이라 한다.

1. 멸균(Sterilization)

미생물 조절에 가장 많이 사용되는 방법 중의 하나가 열처리에 의한 물리적인 방법이다. 실험실의 배지나 유리 기구, 그리고 병원에서 쓰이는 기구들이 대개 열처리에 의해 멸균된다. 열처리는 가장 적용하기 쉽고 효과적인 멸균법으로 가장 경제적이고 쉽게 사용되는 방법이다. 열처리는 미생물의 효소를 변질시킴으로써 사멸시킨다. 열처리에 의한 멸균은 세균의 열에 대한 저항성 정도가 고려되어야 한다. 이는 세균마다 열에 대한 저항성이 다르게 나타나기 때문이다. 이러한 차이는 **열사점**의 개념으로 표현될 수 있다.

열사점(Thermal death point, TDP)은 용액 내에 들어 있는 모든 미생물을 10분 이내에 사멸할 수 있는 낮은 온도이다. 멸균에 있어 고려되어야 할 다른 요소는 시간이다. 이는 **열 사멸시간**(Thermal death time, TDT) 개념으로 표현되는데 이것은 액체 배지 내에 있는 모든 세균이 주어진 온도에서 모두 제거되는데 필요한 최소한의 시간이다. TDP나 TDT는 주어진 미생물 군집을 처리하는데 요구되는 처리방법의 강도를 지시하는 지표가 된다.

Decimal reduction time(DRT 또는 D값)은 세균의 열 저항성과 관련된 세 번째 개념으로 이것은 세균 군집의 90%가 주어진 온도에서 사멸되는데 필요한 시간이다. DRT는 특히 캔 상품에 유용하게 사용된다. 멸균에 사용되는 열은 건열 또는 습열 상태로 적용된다. 건열은 산화효과에 의해 사멸하는 것이며 습열은 물이 단백질 3차 구조를 이루는 수소결합을 파괴함으로써 좀 더 빨리 미생물을 사멸할 수 있는 방법이다.

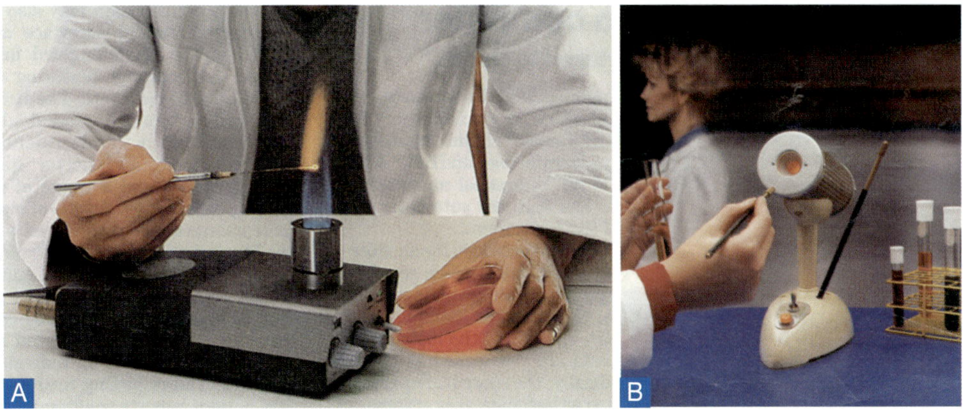

그림 8-1. 화염멸균. A. 분센버너(Bunsen burner), B. 박티시너레이터(Bacticinerator)

1) 멸균의 종류

(1) 화염멸균(Flaming sterilization)

물체를 직접 불꽃(화염)에 접촉시켜서 표면에 붙어 있는 미생물을 태워 죽이는 방법으로 가스버너, 알코올 램프의 불꽃으로 백금선, 백금이, 유리 기구, 도자기 등의 표면이나 금속기구를 멸균할 때 사용된다. 최근에는 백금선이나 백금이를 화염 멸균하는데 **박티시너레이터**(bacticinerator)를 사용함으로서 멸균 중에 세균이 밖으로 튀는 것을 방지할 수 있는 편리한 기구가 사용되고 있다(그림 8-1).

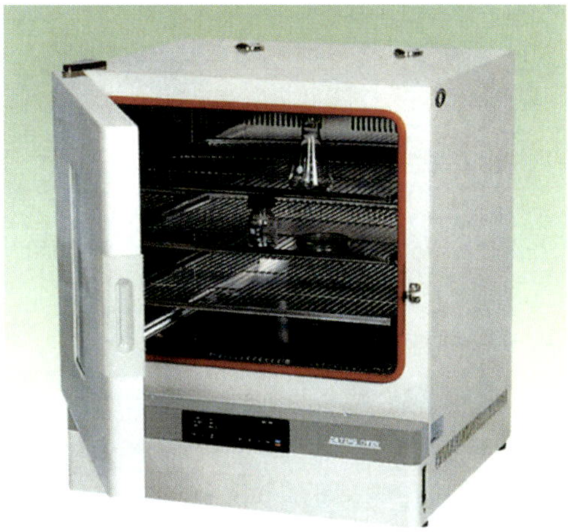

그림 8-2. 건열멸균기(Drying oven)

(2) 건열멸균법(Dry heat sterilization)

건열멸균기(dry oven)를 사용하여 160℃에서 2시간, 180℃에서 1시간 동안 건열하여 미생물을 산화 또는 탄화시켜 미생물 및 아포를 완전히 멸균하는 방법으로 실험실에 사용하는 유리 기구, 시험관, 피펫, 주사기, 금속 및 분말 등의 멸균에 이용된다(그림 8-2).

(3) 자비멸균법(Sterilzation by boiling)

완전한 멸균은 기대하지 못하나 가장 간편한 방법으로 식기, 주사기, 주사침, 수술기구 등의 멸균에 널리 이용된다. 100℃, 15~30분간 끓임으로써 보통 영양형 병원균은 사멸되지만 아포, 간염바이러스는 사멸되지 않는다. 1~2%의 탄산나트륨을 물에 첨가하면 살균력이 높아지고 금속의 부식도 방지할 수 있다.

(4) 저온살균법(Pasteurization)

Pasteur에 의해 고안된 멸균법으로 62~65℃에서 30분간, 또는 75℃에서 15분간 가온함으로써 영양가나 맛을 유지하면서 세균을 살균하는 방법이다. 결핵균, 살모넬라균, 소유산균 등의 감염방지를 목적으로 식품류, 즉 우유와 같은 것을 멸균할 때 사용되며 또한 주류(포도주, 맥주)의 부패방지에 이용된다.

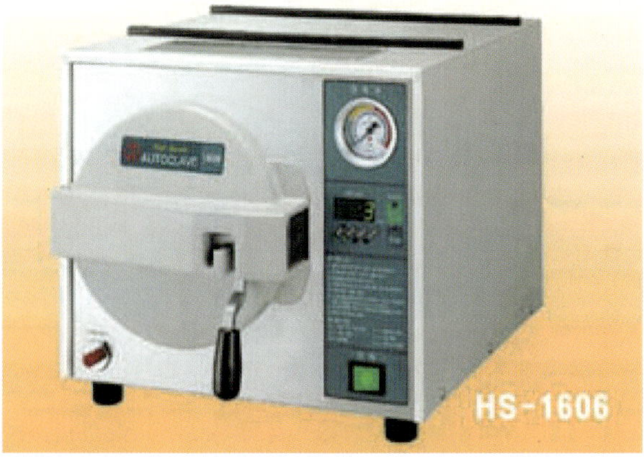

그림 8-3. 소형 고압증기멸균기

(5) 고압증기멸균법(Sterilization by high pressure steam ; Autoclaving)

고압증기솥(autoclave)을 사용하여 121℃, 15Lb, 20분간 멸균하는 방법으로 실험실에서 가장 널리 사용되고 있다. 주로 높은 습열에 손상을 받지 않은 의류, 거즈, 세균배지의 멸균에 이용된다(그림 8-3).

(6) 간헐멸균(Intermittent, Tyndallization)

고온에서 파괴되는 배지 등에는 1일 1회 100℃에서 30분간씩 3일간 3회 가열하는 방법이다. 아포를 형성하지 않는 세균은 보통 100℃에서 30분 가열로 멸균시킬 수 있으나 아포를 형성하는 세균은 이 정도 온도에서 사멸되지 않기 때문에 100℃에서 30분 가열로 먼저 비아포균을 사멸시키고, 실온에서 하룻밤 방치하여 아포의 발아를 기다려 이것을 같은 방법으로 가열한 다음, 다시 3일째 또 한 차례 처리함으로써 완전히 멸균시킬 수 있다.

혈청배지 등에서는 틴달(Tyndall)혈청응고기를 사용하여 100℃ 이하(60~90℃)의 온도에서 같은 방법으로 3일간에 걸쳐 멸균했을 때를 Tyndallization이라 한다.

(7) 여과멸균(Sterilization by filtration)

가열하면 변성을 일으키는 당, 혈청, 및 요소 등의 배지를 무균적으로 멸균할 때 사용하는 방법으로 세균이 통과할 수 없는 미세한 여과지를 이용하여 세균을 걸러내는 세균 여과기를 사용한다. 여과지 종류에는 백토와 석영사를 혼합하여 만든 Chamberland filter(0.2~0.5㎛), 규조토로 된 Berkefed filter, 석면제품인 Seitz filter가 있으며 최근에는 초산 섬유막을 이용한 Millipore 회사에서 제조한 셀루로스질이나 합성수지제의 membrane filter를 보통 사용되고 있는 세균여과기(0.2~0.45㎛ 구멍의 membrane filter)는 세균은 여과되지만 바이러스는 통과한다(그림 8-4).

(8) 방사선 조사 멸균(Sterilization with X-ray irradiation)

X-선, γ-선, β-선 등을 사용하나 비용이 비싸서 실용성이 없다. Cobalt 60의 γ-선으로 의료용 재료 등의 멸균을 한다. 투과력이 극히 강하여 내부의 균도 충분히 살균할 수 있으나 방사선으로 생체에 암을 일으킬 수 있으므로 주의한다.

(9) 가스멸균(Ethylene oxide gas : ETO)

가스멸균은 ethylene oxide, formaldehyde gas 등은 증기소독, 고압멸균에 견딜 수 없는 열에 민감한 도구인 고무제품, 플라스틱 제품, 일회용 제품, 수술재료, 내시경 등의 멸균에 이용된다. 효과는 ETO 농도, 온도, 습도, 가스 노출시간에 의존한다. 세균, 진균, 바이러스 등 모든 미생물에 효력이 있다. ETO는 독성과 발암성, 인화성, 폭발성이 있으므로 CO_2와 혼합하여 사용한다. Formaldehyde gas는 병실 내, 기구표면 소독에 쓰인다.

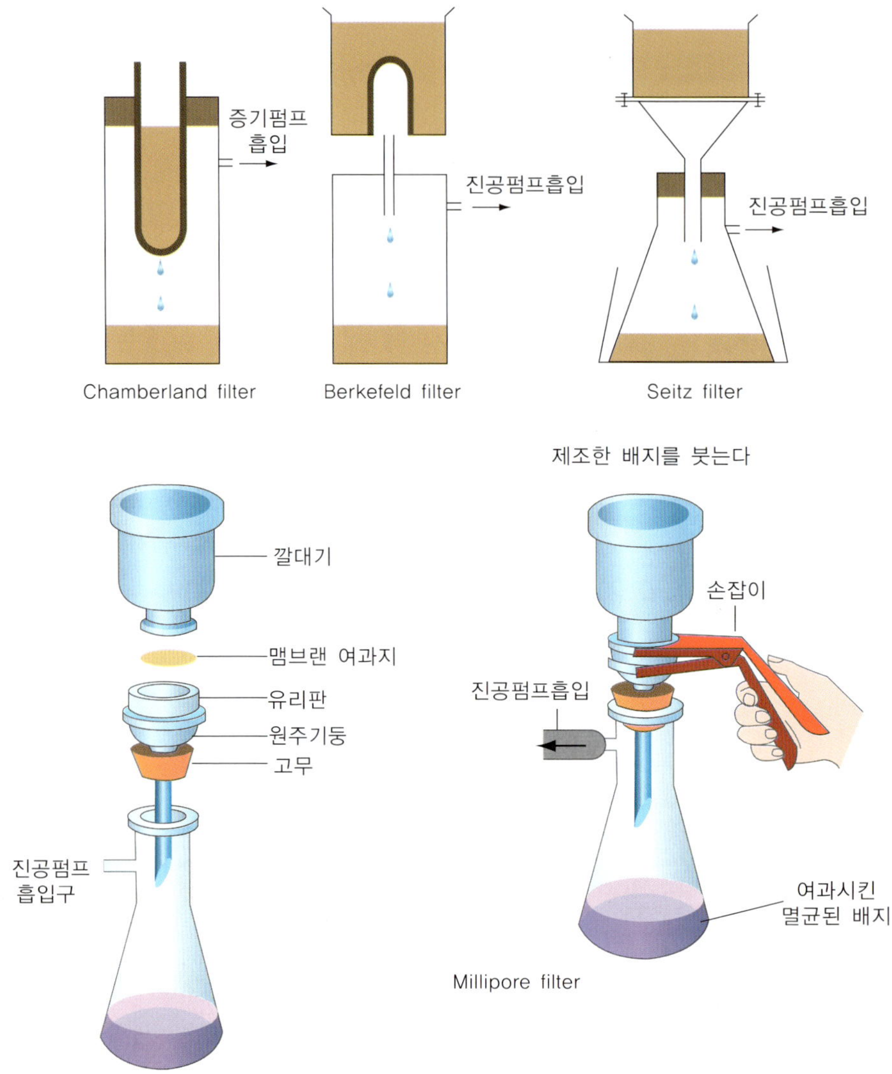

그림 8-4. 여과멸균기의 종류

(10) 초음파 멸균(Ultrasonic sterilization)

초음파를 세균 부유액에 작용시키면 용해되어 있는 산소로부터 **과산화수소**가 생성되어 세균의 균체나 세포막이 파괴되어 사멸한다. 수술 전의 수술기구 수세, 연구기구 세정 시 쓰인다.

(11) 건조(Drying)

미생물은 성장과 증식을 위해서는 수분을 필요로 한다. 수분이 없는 건조한 환경에서 미생물의 생존은 가능하지만 증식은 억제된다. 세포가 건조에 대해 저항성을 갖는 것은 미생물의 종류나 환경에 따라 다양하다. 예를 들어 **임질균**은 건조한 환경에서 1시간 정도를 견딜 수 있지만 결핵균은 한 달 동안 생존할 수 있다. 바이러스가 건조에 대해서 저항성을 나타내지만 아포처럼 내성을 갖고 있지 않다. 시약이나 음식물을 보존하는데 있어서 건조법을 사용한다.

(12) 자외선(Ultraviolet)

인공적으로 260~280 nm의 파장을 만들어 미생물의 세포에 조사하면 DNA에 손상을 주어 사멸한다. 자

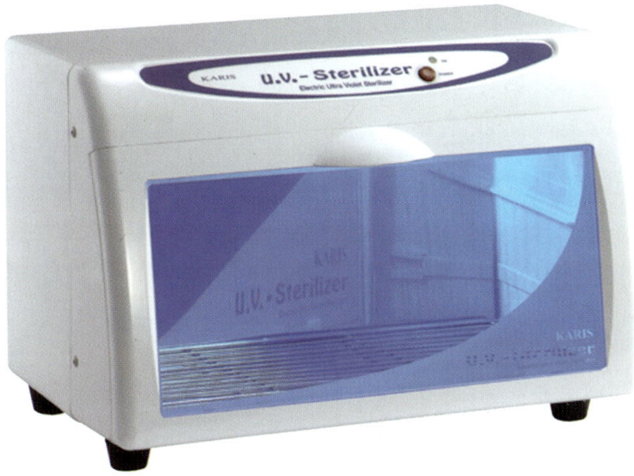

그림 8-5. 소형 자외선살균기

외선살균은 가열과 소독약에 의한 방법이 불가능한 경우에 사용한다. 예를 들면, 수술실, 무균실, 실내 공기의 살균 등에 널리 사용된다. 단점은 투과력이 없어 표면살균만 가능하다.

작용기전은 자외선이 주로 균체의 핵산에 흡수되어 DNA의 불가역적 변화를 일으키며, 자외선 흡수에 의해서 분자의 활성화가 생기며 그 결과 화학결합의 파괴와 이에 수반하는 화학반응이 일어난다. 그리고 자외선은 물속에서 H_2O_2, 공기 중에서는 오존(O_3)을 발생하며 이산화작용에 의해서 균을 죽이는 간접작용도 가지고 있다(그림 8-5).

2. 소독(Disinfection)

화학약품들은 살아있는 조직이나 무생물에 있는 감염미생물을 관리하는데 사용한다. 그러나 어떤 화학약품도 미생물을 완전히 사멸시킬 수 없다. **소독**(disinfection)은 강한 살균작용을 하여 미생물 수를 안전한 수준으로 감소시키거나 인체를 병원성 세균으로부터 보호하는 것을 말한다. 소독에 있어서 가장 통상적인 문제점은 소독제의 선택이며 가장 짧은 시간에 오염된 세균을 사멸하는 것이 중요하다. 소독제는 미생물을 사멸하거나 생장을 막기 위하여 광범위하게 사용한다. 소독제는 광범위한 미생물에 높은 살균작용을 해야 하며, 화학적으로 분해되기 어려운 유기화합물이나 금속에도 효과가 있어야 한다.

1) 소독효력의 평가

소독효과의 평가에는 다양한 방법이 있으나 가장 많이 사용되는 것은 **석탄산계수**(phenol coefficient)이다. 즉, 피검소독약과 석탄산을 각각 단계별로 희석하여 시험균, 보통 장티푸스균(*Salmonella typhi*)을 가하고 5분 내에 사멸시킬 수는 없으나, 10분에는 완전히 사멸시킬 수 있는 최대 희석배수를 구하고, 피검소독제의 희석배수를 석탄산의 희석배수로 나눈 수치를 **석탄산계수**라 한다(표 8-1).

$$\text{석탄산계수} = \frac{\text{소독약의 희석배수}}{\text{석탄산의 희석배수}}$$

표 8-1. 석탄산계수 측정

소독약	희석배수	작용시간(분)				
		2.5	5	10	12.5	15
Phenol	40	+	–	–	–	–
	50	+	+	–	–	–
	60	+	+	+	+	+
A	500	+	+	–	–	–
	550	+	+	+	–	–
	600	+	+	+	+	–
B	150	+	–	–	–	–
	200	+	+	–	–	–
	250	+	+	+	–	–

※ + : 생존 있음, – : 균 생존 없음
A의 phenol계수 : 500/50 = 10,
B의 phenol 계수 = 200/50 = 4
A와 B는 각기 phenol보다 10배, 4배의 살균력이 강하다.

2) 소독약의 작용기전

미생물 세포에 대한 소독약의 작용기전은 소독약의 종류에 따라 다음과 같이 다양하다.

① 세포질 중의 단백질과 결합하여 세포기능을 억제한다. 예) 승홍, 옥시시안화수은 등

② 산화에 의해 세포기능을 억제한다. 예) 과산화수소, 과망간산칼륨, 요오드 등

③ 세포성분을 분해하여 기능을 억제한다. 예) 강산, 강알칼리 등

④ 세포벽, 세포막을 통과하여 세포질을 용해한다. 예) Ethanol, methanol, ether 등

⑤ 단백질 응고, 또는 변성시켜 세포의 기능을 억제한다. 예) Phenol, cresol, formalin 등

⑥ 필수 효소계를 저해한다. 예) 양성비누, 색소계 살균제, 붕산 등

이상의 작용기전은 영양형 세균에 대한 작용이며 아포에 대해서는 단백질의 변성, 응고에 의한 것이 많은데 기타의 요인도 있을 것으로 생각된다. 소독약은 농도의 증가와 함께 정균적에서 살균적으로 작용이 급속히 변화한다. 항생물질은 미생물에 대해 선택독성을 나타내는데 소독약은 비 선택적으로 작용한다. 소독약은 반드시 일정 농도로 희석하고 일정 시간 작용시킨다. 소독약에 대한 저항성도 염두에 둘 필요가 있다. 병원감염 대책으로서 멸균과 소독 문제는 모든 의료종사자로서 그 이 임상업무의 기본이 되는 것이다. 따라서 항상 그 이론과 실제를 생각하여 실천하도록 노력하는 것이 바람직하다.

3) 소독약의 이상적인 조건

① 높은 석탄계수를 가질 것

② 안정성이 있을 것

③ 용해성이 높을 것

④ 고등동물 조직에 대한 독성이 낮을 것

⑤ 부식성과 표백성이 없을 것

⑥ 침투력이 강할 것

⑦ 가격이 싸고 사용이 용이할 것

⑧ 방취력이 있어야 한다.

4) 소독제의 종류

(1) 알코올류(Alcohol)

Ethyl alcohol(ethanol)과 isopropyl alcohol이 쓰인다. 균체의 단백변성, lipid 용해, 효소 활성 저해로 살균작용을 나타낸다.

① Ethyl Alcohol

알코올은 가장 안전하고 효과적인 피부소독제로서 살균력이 100%액(순액)에서는 탈수작용 때문에 저하하며, 70~80%액이 광범위한 활성을 가지며 값도 저렴하고 작용시간이 빠르고 효과가 가장 강하다. 여러 가지 세균, 결핵균, virus를 불 활성화시킨다. 그러나 아포에는 효과가 없다. 손 소독, 주사할 때 피부소독 등에 쓰인다. 또한 청진기, 온도계 같은 표면을 소독하는데 효과적이고 편리하다.

② Isopropyl alcohol

30~70%용액으로 쓰이며 최근에는 ethanol 대신 많이 쓰인다. Ethanol보다 살균력이 강하며 피부 자극도 강한 경향이 있다. Isopropyl 알코올은 지질외피를 갖는 바이러스에만 작용한다.

(2) 석탄산유도체(Phenolic compound)

① 석탄산(Phenol)

1~5% phenol(석탄산, carbolic acid)은 의학상 가장

먼저 쓰인 소독제이며 소독제의 효력 기준으로서 쓰인다. 살균작용은 세포질 손상으로 균체 단백의 변성으로 이루어진다. 세균, 진균 등에는 유효하지만 아포에는 작용이 약하다. 조직에는 잘 흡수되며 신경독으로 작용하므로 현재는 많이 사용되지 않고 혈청, vaccine 등에 0.5% 비율로 첨가하여 방부 목적으로 쓰인다.

② 크레졸(Cresol)

보통 비눗물에 50%로 혼합한 크레졸 비누액으로 사용한다. 그 살균력은 석탄산의 약 3배이며 일반세균과 결핵균에는 강하지만 아포와 바이러스에는 약하다. 크레졸 비누액은 1~2% 수용액을 기구와 오물 및 실내 소독에 사용하며 3~5% 수용액은 객담, 분뇨 등의 소독제에 사용한다.

③ 크로르핵시딘(Chlorhexidine)

Chlorhexidine은 일반 세균, 진균 등에는 효력이 있지만 항산성균, 아포, 바이러스에는 효력이 없다. 또한 Gram 음성간균, 그중에도 포도당 비 발효 Gram 음성간균인 *Pseudomonas cepacia, Achromobacter* 등에는 효과가 적고 이에 의한 원내감염 보고가 있다. 0.02~0.05% 액은 손, 창상면, 방광 세척, 0.5% 액은 기구, 수술 피부면의 소독, 0.1%액은 병실내의 소독, 기구 소독에 쓰인다.

④ 핵사크로로펜(Hexachlorophene)

Gram 양성균에 유효하며 3% 수용액에 계면활성제를 혼합하여 1~3%를 손 소독에 사용한다. 비누와 화장품에 첨가하는 경우도 있으며, 독성이 낮고 피부 자극성도 적다. 단, 신생아에게는 경피적 독성이 있기 때문에 사용해서는 안 된다.

(3) 중금속 화합물(Heavy metal ions)

수은, 은, 동 등은 ion 상태에서 강한 살균작용을 나타낸다. 그러나 아포에는 효력이 없다. 염화 제 2수은(승홍, $HgCl_2$)은 0.1~0.5% 수용액이 피부소독에 쓰이고, mercurocrom은 1~2% 수용액을 점막, 피부의 외상 등의 소독에 이용되며, 질산은($AgNO_3$)은 눈의 결막 및 요로 점막의 소독에 사용되고, 1%의 질산은은 임균에 의한 신생아 안염 예방에 사용된다. 그러나 유기수은제는 공해문제 때문에 제조가 중지되어 있다.

(4) 할로겐(Halogen) 및 그 화합물

① 염소(Chlorine)

액체염소가 상수 및 하수의 소독에 주로 이용된다. 상수도에서는 염소 주입 10분 후의 잔류염소가 0.2~1.0 ppm이 되도록 규정하고 있다. 염소는 산화되는 물질이 있으면 발생기 산소의 산화작용으로 살균작용을 하고 균체 단백질을 변성시키기도 한다. 수영장에는 1 ppm이 되도록 한다. 염소는 값이 싸고 소독력이 강한 장점이 있으나 독특한 냄새가 단점이다.

$$H_2O + Cl_2 \rightarrow HCl + HClO \qquad HClO \rightarrow HCl + [O]$$

② 차아염소산 나트륨 표백제(Sodium hypochlorite, NaOCl)

0.5% 농도에서 강력한 살균작용이 있고 세균, 진균, 아포균, B형 간염 바이러스, 원충에 유효하지만 자극성이 있으며 금속을 부식시키는 성질이 있다. 살균작용은 발생하는 차아염소산에 의해 미생물을 파괴한다. 0.2~0.5% 용액을 손, 피부 소독에 사용되지만 주로 수술실, 병실, 가구, 도구, 배설물, 오염물 등의 소독에 이용된다.

③ 옥도정기(Iodine tincture)

요오드(iodine) 6%, 요오드칼륨(potassium iodide) 4%를 에탄올 100 ml에 용해한 것으로 강한 살균력이 있어 외과수술시 피부소독, 혈관부위소독 등에 사용한다. 살균력은 povidone iodine과 동등하지만 강한 자극성이 있기 때문에 피부염을 일으키므로 사용이 제한된다.

④ Povidone iodine

계면 활성작용이 있는 polyvinyl pyrolidine과 요오드의 복합체로 요오드를 유리하며 살균작용을 나타낸다. 작용은 요오드가 세균성분을 산화에 의해 세포를 파괴시킨다. 주로 10% 용액을 사용하며 열상, 화상, 창상의 살균소독, 수술기구, 수술부위의 살균 소독에 많이 쓰인다. Betadine, prepodyne 소독제품들이 있다.

⑤ 루골액(Lugol's solution)

요오드(Iodine)와 요오드 칼륨(potassium iodide)을 물에 용해시켜 구강 및 인후의 소독에 사용한다.

⑥ 표백분(Calcium hypochlorite, $Ca(OCl)_2$)

물속에서 발생기 산소를 내어 살균작용을 한다. 값이 싸기 때문에 우물물, 저장탱크, 수영장 소독에 사용된다. 음료수 소독은 0.2~0.4 ppm(part per million) 정도로 사용한다. 자극성이 있어 의료용으로는 사용하지 않는다.

⑦ Chloramine T

표백분보다 효력이 늦게 나타나고 살균작용도 약하나, 안정하고, 자극성이 적고, 효력이 지속적이기 때문에 1~2% 수용액으로 손의 상처나 기구의 소독에 쓰인다.

(5) Acetyl 화제(Aldehyde)

① 포르마린(Formailn)

Formailn은 formaldehyde를 함유하는 소독제로서 35~38% formaldehyde의 수용액으로 세균, 아포, virus에 강한 살균력을 갖는다. 병실을 밀봉하여 증기소독에 쓰인다. 눈이나 코에 대한 자극이 심하고 냄새가 강해서 보통 1~1.5% 수용액이 실내, 기구, 의류 등의 소독에 사용된다. 그러나 발암의 위험성이 있으므로 사용되지 않고 있다.

② Glutaraldehyde

Glutaraldehyde는 sodium bicarbonate로 알칼리성으로(pH 7.5~8.5) 만든 2% 수용액을 쓴다. 일반세균, 대부분의 아포, virus에 효력이 있다. 수술기구, catheter, tube 등을 30~60분간 담가서 살균하며, AIDS virus, B형 간염 virus, 오염물의 소독에도 쓰인다.

(6) 산화제(Oxidizing agents)

산화제의 살균작용은 분해에 의해 발생기 산소를 유리하여 세포구성 성분을 산화하는 것이다.

① 과산화수소(Hydrogen peroxide, H_2O_2)

3% H_2O_2 수용액을 사용하며 창상부위, 혈액, 담즙 등의 catalase에 의해 발생기 산소를 방출하여 살균작용을 나타낸다. 작용은 완만하고 지속성이 없으며 피부창상, 궤양부위, 구강, 이비인후의 살균 소독에 사용되고 있다. 세균의 DNA 손상을 준다.

$$H_2O_2 \xrightarrow{\text{catalase}} H_2O + [O]\text{발생기 산소}$$

② 과망간산칼륨(Potassium permanganate, $KMnO_4$)

유기물과 작용하여 발생기 산소를 발생하여 살균작용을 나타낸다. 0.1~0.5% 수용액으로 요도, 질 및 진균 등의 소독에 사용하며 구내염에는 0.02~0.05%의 양치액을 사용한다.

$$KMnO_4 \rightarrow 2KOH + 2MnO_2 + 3[O]$$

③ Acrinol

Acrizine계의 황색 색소로서 일반세균에 유효하다. 피부, 점막에 대해 자극성이 거의 없으므로 국소의 외용살균제로 사용되고 있다.

④ 붕산(Boric acid, H_3BO_3)

1~5% 용액을 구강 및 안 결막의 세척 및 소독에 사용하나 살균력은 약하다.

(7) 계면활성제(Surface active agents, Detergents)

① 음성비누(Anionic soap)

보통비누를 음성 비누(anionic soap)라고 한다. 음성의 하전을 띤 계면활성제이다. 살균작용은 낮고, 세정에 의한 균의 제거를 목적으로 쓰인다.

② 양성비누(역성비누, Cationic soap, Invert soap)

자극성이나 독성이 약하고 강한 살균력을 지니고 있다. 보통 10% 원액으로 실제 사용할 때는 100~500배로 희석하여 손, 피부점막 그리고 식기, 금속기구 등을 소독한다. 보통비누와 병용은 살균력을 현저히 저하시키며 객담, 하수, 분뇨 등의 소독에는 소독력이 떨어지므로 부적당하다.

일반세균, 진균, virus에 유효하지만 아포(spore), 결핵균(*Mycobacterium tuberculosis*)에는 효과가 없다. 또한 녹농균(*Pseudomonas aeruginosa*) 등의 당비 발효 Gram 음성 간균에는 약하다.

(8) 기타 소독제

그 밖에 boric acid, acetic acid, salicylic acid, sodium hydroxide, 생석회 등 산·알칼리성 물질이 있다. 색소제로는 malachite green, fuchsin, crystal violet 등이 있으며, Gram양성 균에 유해하게 작용하므로 배지에 가하여 균의 선택배지용으로 이용된다.

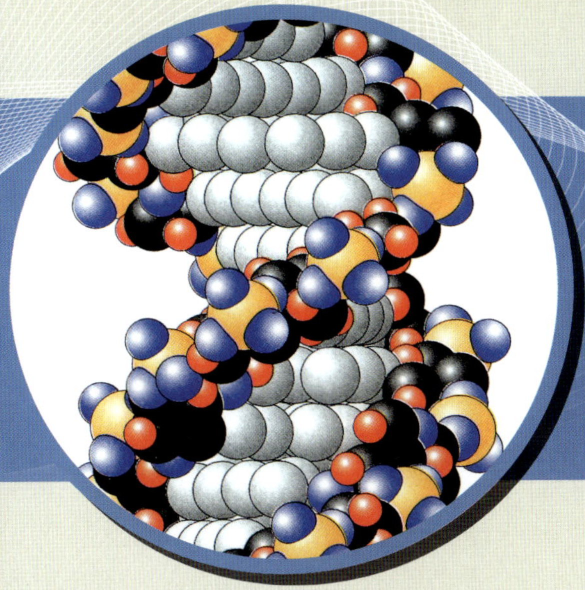

제 9 장

세균의 유전과 변이

1. 세균의 유전(Genetics)

모든 생명체의 유전적 특징은 유전물질의 구조에 의해 결정된다. 각 세포의 유전물질은 DNA로 구성되는데 **유전**(heredity)이란 양친이 갖는 성상이 자손에게 전달되는 현상을 말한다. 다른 생물과 마찬가지로 세균에 있어서도 **유전현상**은 일어난다. 유전을 지배하는 것은 세균의 **염색체**(chromosome)에 존재하는 DNA, 즉 **유전자**(gene)에 의한 것이며 유전자에 지배되어 발현하는 성상을 **형질**이라 한다.

세균의 증식은 한 개의 세포가 두 개로 분열됨으로써 시작된다. 이때 염색체는 분열에 앞서 **복제**(replication)된다. 따라서 분열에 의해서 생긴 낭세포는 모세포와 같은 염색체, 즉 같은 유전자를 가지며 또한 같은 형질이 계승되어 있다.

모세포에서 이어 받은 형질이 자손에서 변화되는 경우를 **변이**(variation, mutation)라고 하며 그 균주를 **변이주**(variant, mutant)라고 한다. 변이는 유전적이 아니며 환경에 적응하여 일어난 생리적 변화로서, 곧 원래의 형질로 되돌아가는 경우(**표현형 변이** : phenotypic variation)와 유전자에 변화를 일으켜서 새로운 형질이 오랫동안 계승되어 가는 경우(**유전적 변이** : genetic variation)가 있다. 일반적으로 후자의 것만을 변이라고 하는 학자가 많다.

2. 세균의 DNA

유전자의 화학적 본태는 DNA이다. 세균의 핵은 DNA만으로 된 **염색체**이며 다수의 유전자로 구성되어 있다. 또한 염색체 이외의 것으로는 세포질성의 유전인자, 즉 **plasmid**가 있다. 염색체는 2가닥의 DNA chain으로 되어 있고 각 chain은 극히 다수의 nucleotide가 연결되어 있으며 nucleotide에는 4종의 염기로 adenine, guanine, cytosine 및 thymine을 가지고 있다.

2개의 DNA chain은 adenine과 thymine(A=T), guanine과 cytosine(G≡C)이 수소결합에 의한 쌍(pair)에 의해 연결된 이중 나선구조를 하고 있으며(그림 9-1) 여기에 유전자가 일정순서로 배열되어 있다. 유전자 배열을 표시한 것이 **염색체지도**(chromosome map)이며, 대장균의 경우 약 5,000~6,000개의 유전자로 구성되어 있다.

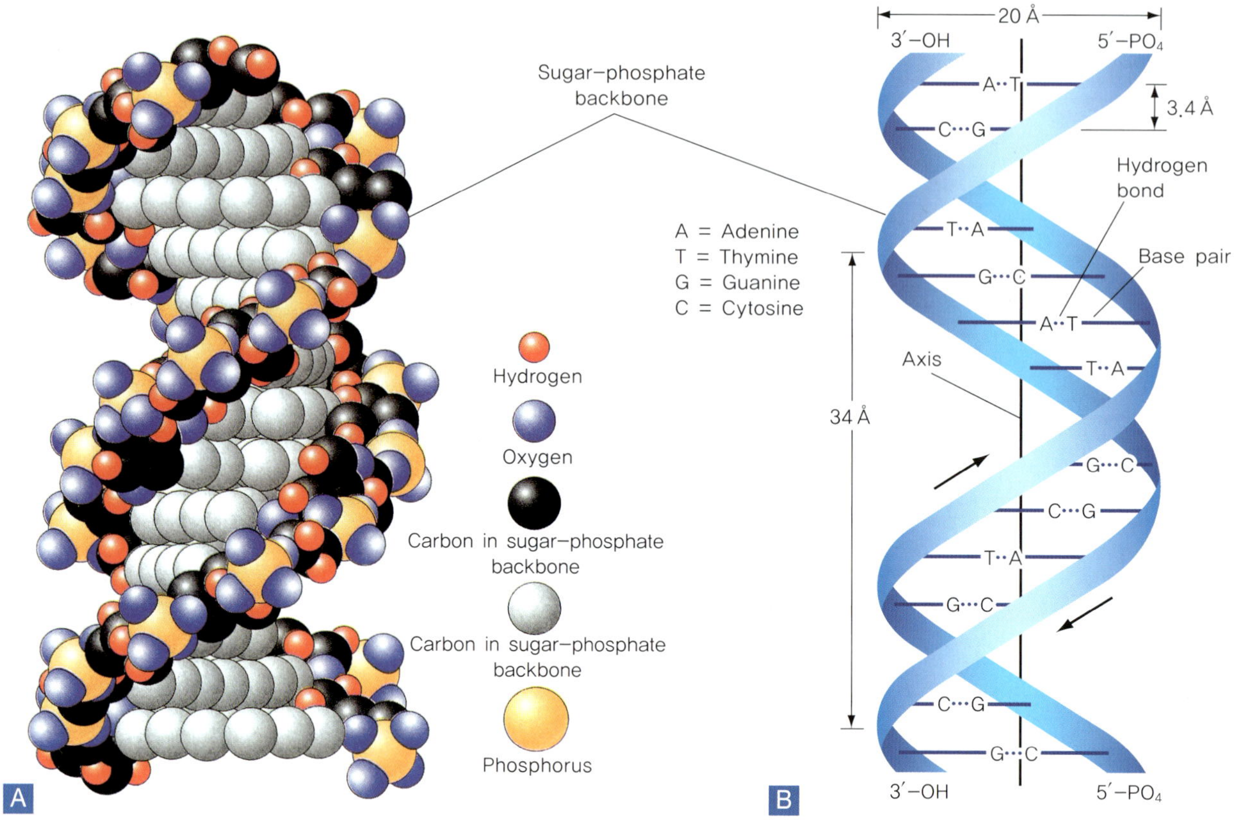

그림 9–1. 유전자 DNA의 모형도. A. DNA 이중나선구조, B. 염기 배열순서

3. DNA의 기능

염색체에는 유전자가 들어 있으며 이들의 기능은 단백질의 합성을 지령하는 유전정보를 제공하는 것이다. 그 유전정보는 아미노산의 배열 즉, 단백질의 구조를 결정한다. 이들 단백질은 효소로서, 막의 구성성분으로서 그리고 기타 세포 구조의 성분으로서 미생물의 모든 특성을 결정한다. 개개의 단백질의 구조를 결정하는데 염색체 DNA의 단편을 **유전자**라고 한다.

유전자의 nucleotide배열이 단백질의 아미노산 배열을 결정하는 기전은 다음과 같다.

① RNA polymerase는 DNA를 주형으로 사용하여 전령 RNA(mRNA)라 부르는 한 가닥사슬의 polynucleotide를 만들며 이 과정을 **전사**(transcription)라고 한다. mRNA는 DNA 이중나선의 한 가닥에 상보적인 nucleotide배열을 가진다.

② 아미노산이 효소작용으로 활성화되어 **운반 RNA**(tRNA)라 부르는 RNA의 특이적 adaptor분자에 운반된다. 각 adaptor분자는 mRNA위의 염기 triplet에 상보적인 염기 triplet을 한 쪽 끝에 또 특이적 아미노산을 다른 한 쪽 끝에 가지고 있다. mRNA에 있는 염기의 triplet를 아미노산에서는 codon이라 부른다.

③ mRNA와 tRNA는 ribosome의 표면에서 함께 집합한다. 각 tRNA가 상보성인 nucleotide triplet를 mRNA위에서 발견하면 tRNA가 운반하는 아미노산은 인접하는 tRNA 분자의 아미노산과 peptide 결합으로 연결된다. Ribosome은 mRNA를 따라

이동하고 mRNA분자 전체가 대응하는 아미노산 배열로 번역될 때까지 연속해서 polypeptide는 성장한다. 이 과정을 **해독**(translation)이라 한다. 이와 같이 DNA유전자의 nucleotide배열은 mRNA를 매개로 하여 특히 단백질을 결정한다.

4. 세균의 변이(Mutation)

DNA의 염기서열에 변화가 생긴 것을 **돌연변이**(mutation)라고 하며 돌연변이는 세포의 형태, 효소 활성, 영양요구성, 항생제 감수성 등의 여러 가지 형질을 변화시킬 수 있다. 돌연변이에는 **자연발생적(spontaneous)돌연변이**와 유도물질(mutagen)에 의한 **유도돌연변이**가 있다.

1) 자연발생적 돌연변이(spontaneous mutation)

아직 밝혀지지 않은 이유로 유전자의 nucleotide 배열의 변이를 일으킨 경우를 자연적 돌연변이(spontaneous mutation)라 한다. 즉 유전자 DNA의 nucleotide의 염기배열의 변화가 있고, 그 기능에 변화를 일으키는 경우이다. 자연발생적 돌연변이의 유형은 다음과 같다.

(1) 점 돌연변이(point mutation)

이것은 유전자 DNA염기 배열 중 1개의 염기배열만이 변화를 일으키는 경우로 여기에는 염기쌍이 다른 염기쌍으로 바뀌는 **염기쌍치환**(replacement)과 염기쌍이 첨가되는 **삽입**(dadition), 염기쌍이 없어지는 **결손**(deletion) 등이 있다. 염기쌍치환의 결과 **유전암호**(genetic code)가 변화하게 되고 이것은 단백질합성을 변화시켜 단백질의 합성이 정지되든가(nonsense변이) 또는 다양한 단계의 활성을 가진 단백질이 합성되는가(missense 변이) 하게 된다. 결과적으로 단백질합성의 변화는 세균이 치사하게 되든가 또는 다양한 표현형 변화를 일으킨다.

■ 염기쌍치환

Purine과 purine이 pyrimidine과 pyrimidine이 서로 치환되는 **전환**(transition)과 purine과 pyrimidine이, pyrimidine과 purine이 바뀌는 **반전**(transversion)이 있다.

염기전환의 예 : A=T가 G=C로, T=A가 C=G로 치환,
염기반전의 예 : A=T가 T=A로, C=G가 G=C로 치환

염기치환에 의해 염기배열이 변화하여 UAG, UAA, UGA의 codon이 발생하면 단백질의 합성은 중단된다. 따라서 polypeptide가 완성되지 못하여 불활성인 peptide가 형성되게 된다.

(2) 큰 부분의 변이

삽입, 결손, 역위, 전좌 등이 있다.

2) 유도 돌연변이(mutagen mutation)

외부의 물질이 DNA를 직접적으로 상해하거나 DNA의 화학성을 변화시키거나 **수선작용**(repair)을 방해하여 돌연변이가 나타나는 경우이다. **돌연변이** 유발물질(mutagen)의 작용기작은 편리상 4종으로 분류한다.

① 유사염기(base analog)

정상적인 질소함유 염기와 구조적으로 유사해서 복제 중 삽입될 수 있다. 유사염기는 정상적 염기와 염기쌍 형성 특징이 달라 일단 삽입되면 돌연변이를 일

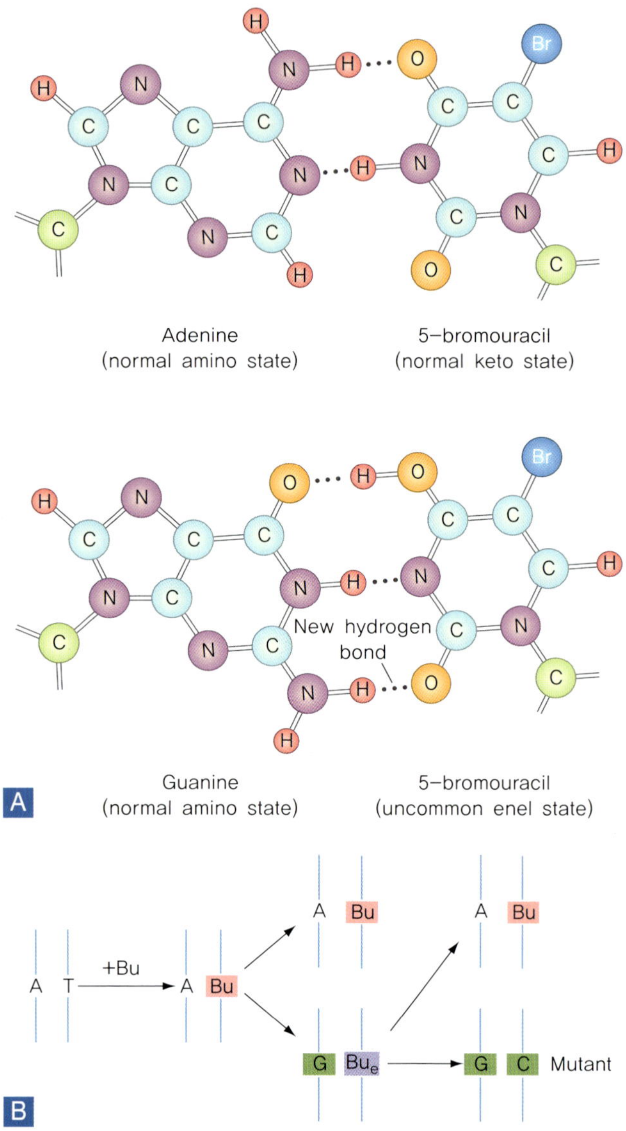

그림 9-2. 유사염기 5'-bromouracil에 의한 돌연변이. A. 케톤기가 있는 5-BU는 정상적으로 A와 염기쌍을 이룬다. 에놀형(아래)은 A대신 G와 염기쌍을 이룬다. A B. 만약 5-BU의 케톤이 티민 대신 삽입되면, 때로 일어나는 토토머현상으로 에놀형이 되고, 이것은 AT쌍을 GC로 바꾼다.

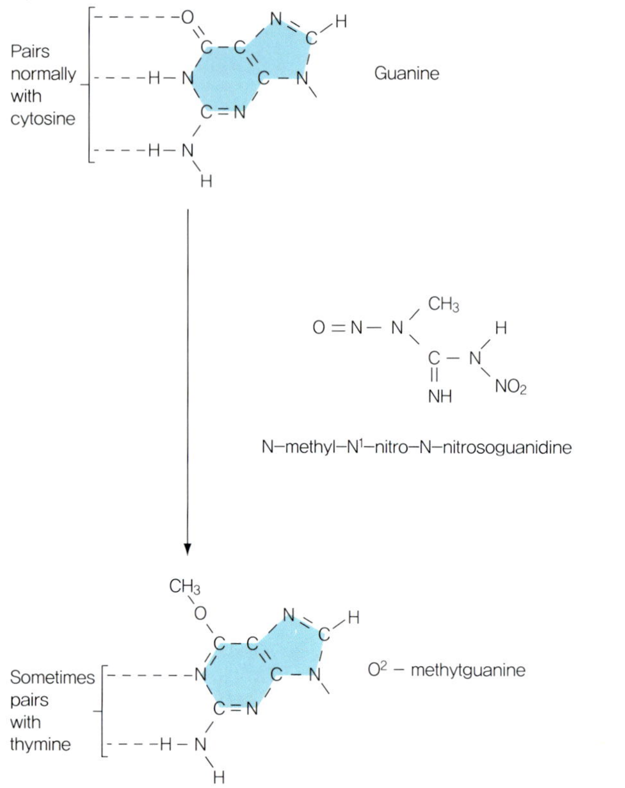

그림 9-3. Methyl-Nitroguanidine 돌연변이. Methyl-Nitroguanidine에 의한 돌연변이는 guanine에 메칠기가 첨가되어 생긴다.

으킬 수 있다. 널리 사용되는 유사염기는 thymine의 유사염기인 5-bromouracil(5-BU)이다. 이것은 정상적인 티민과 달리 keto형이 아닌 enol형 토토머로(tautomer)의 전환이 자주 일어난다. 즉, 5-bromouracil이 keto형으로 존재할 때는 thymine의 analog로 기능하여 adenine과 짝을 이루고 enol형으로 존재할 때에는 guanine과 짝을 이루어 A=T염기쌍은 G=C염기쌍으로 전환시킨다(그림 9-2).

토토머화(tautomerism) : 화학적 평형을 이루고 있는 두 개의 구조적 동질이성체(isomer)가 서로 바뀌는 현상

② 특정 잘못된 염기쌍 형성(specific mispairing)

돌연변이 유발물질이 염기구조를 변형하여 염기쌍 형성특징을 변화시키는 것이다. 여기에는 methyl-nitrosoguanidine이 있다(그림 9-3). 이것은 guanine에 methyl기를 첨부하는 methyl 화제로 thymine과 잘못된 염기쌍을 이루게 한다. 다음번 복제시 G=C가 A=T로 염기전이가 일어난다.

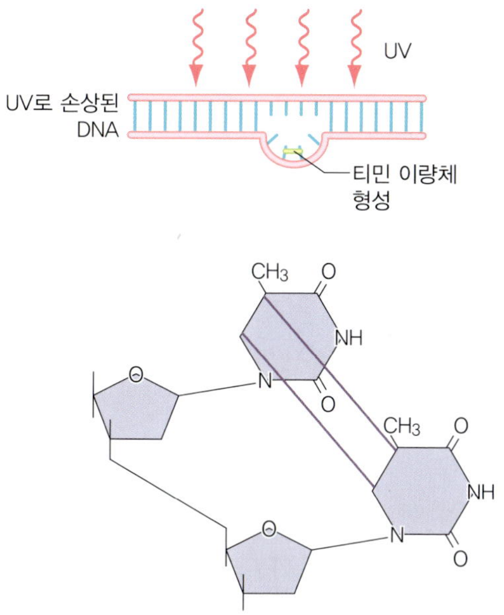

그림 9–4. 티민 이량체. 티민 이량체는 UV조사로 생긴다. 광분해효소(photolyase)는 반응 중 두 파란색 결합을 절단한다.

③ 삽입인자(intercalating agent)

Proflavin과 acridine orange와 같은 삽입인자는 DNA형태를 변화시켜 염기쌍의 삽입이나 결손을 가져온다. 이러한 암 유발물질은 평면형으로 쌓여있는 이중나선의 염기 사이에 삽입한다. 그 결과 DNA에 고리가 형성되면서 돌연변이가 생긴다.

④ 복제의 우회

자외선(U.V)은 DNA의 pyrimidine염기를 중합하여 pyrimidine dimer를 형성한다. 즉 자외선은 동일 사슬에 존재하는 인접한 2개의 티민 사이에 추가로 공유결합이 하나 더 생기는 이량체를 만들어 DNA에 해를 입힌다(그림 9–4). 그 결과 DNA 이중나선이 어긋나 DNA복제시 돌연변이가 생긴다. 세포에서는 광활성화 복구 또는 절단복구에 관여하는 효소들이 비정상적인 DNA 복제를 방지하기 위해 티민 이량체를 잘라내고 DNA를 복구한다.

3) 세균에서 나타나는 변이(표현형 변이)

(1) 형태의 변이

① 편모의 소실 : 편모가 소실되는 변이로 운동성이 없어지고 편모항원이 소실되어 균체항원만 남는다(H → O변이).

② 협막의 소실 : 협막이 소실되며 동시에 독력이 없어진다.

③ 섬모의 소실

④ 아포형성의 소실

(2) 집락의 형태 변화

① S → R변이 : 집락이 부드럽고 둥글며 광택이 있는 것(smooth form)에서 불규칙적이며 거칠은 것(rough form)으로 형성된다.

② H → O변이 : 유주(swarming)를 나타내는 균(편모형성균)이 고립된 집락을 형성하게 되는 변이로 형태에 있어서는 편모가 소실되는 것이 특징이다(그림 9–5).

③ M → N변이 : 점액성의 협막양 물질을 생산하고

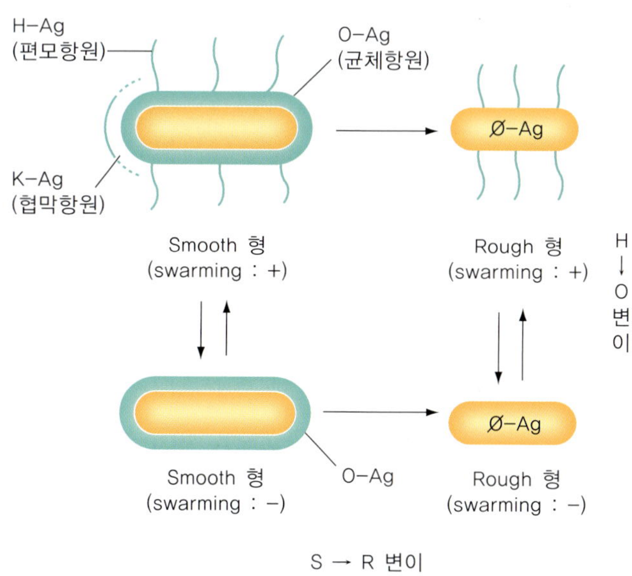

그림 9–5. Colony의 형태와 항원성과의 관계

점도가 높은 집락을 형성하던 균이 그 성상을 소실하는 변이이다.

(3) 생화학적 성상의 변이

당 분해능, 색소형성, indol 및 H_2S 생산능, 영양 요구성 등의 생화학적 성상이 변화하는 변이이다.

(4) 저항성(내성)의 변이

여러 가지 화학요법제, phage, 소독제에 대한 감수성이 변화하는 변이로 약제내성은 염색체의 변이에 의한 것과 plasmid(R-factor)의 전달에 의해 이루어지는 것이 있다.

(5) 독력의 변이

독소생산균주가 독소생산 유전자에 변이를 일으키면 약 독주 또는 무독주로 된다. 협막을 형성하던 균이 협막을 형성하지 못하면 강 독주에서 약독주로 변화한다. 장티푸스균의 V → **W변이**, A형 용혈사슬알균의 M단백 소실 등이 있다.

5. 세균 간 유전물질의 전달과 형질발현

대부분 세균의 형질은 분열에 의해 양친세포에서 자손세포로 전달되기 때문에 돌연변이 이외에는 형질이 바뀌는 경우는 없다. 그러나 간혹 세균과 세균 간에 유전자가 전달되어 형질이 변화는 경우도 인정되고 있다. 유전자 DNA를 부여하는 세포를 **공여균**(donor)이라 하고 그것을 받아들이는 세포를 **수용균**(recipient)이라 한다.

수용균으로 전달된 유전자는 염색체내에 받아들여져서 핵 염색체와의 사이에 **재조합**(recombination)을 일으켜 핵 외의 세포질 내에 정착한다. 새로운 유전자를 받아들인 수용균은 생물학적 성상, 약제 감수성, 형태 등이 변화한다.

1) 형질전환(Transformation)

1928년 영국의 세균학자 F. Griffith가 폐렴쌍구균(*Streptococcus pneumoniae*)을 연구하던 중 알게 되었고, 그 후 Avery 등은 A 균체에서 추출한 DNA가 직접 다른 B 균체에 들어감으로써 그 균체가 새로운 형질을 획득하게 되는 현상을 알게 되어 이 현상을 **형질전환**(transformation)이라 한다(그림 9-6).

폐렴쌍구균의 비병원성 변이주에 죽인 병원성 세포를 혼합하여 쥐에 주사하면 살아있는 병원성균이 나타남을 보았다. 폐렴쌍구균은 협막의 유무, 형태, 그리고 독성 여부 등에 따라 크게 S형과 R형 집락 두 종류가 있다. 병원성인 S형 집락은 협막이 존재하고 집락의 형태가 매끄러운(smooth)형인 반면, 비병원성인 R형 집락은 협막이 결여되어 있어서 거칠한(rough형) 집락을 형성한다.

최근의 연구결과 형질전환은 공여체 세포로 분리된 DNA가 절편화 된 다음 10~20개 정도의 유전자를 포함하고 있는 DNA 조각이 수용체의 세포벽과 막을 통해 들어감으로써 일어난다. 수용체로 들어간 DNA는 한 가닥만 수용체의 염색체내로 치환되고 나머지는 효소에 의해 소실된다.

또한 plasmid의 흡착에 의해서도 형질전환이 일어나며 이 경우 염색체 DNA와의 plasmid가 포함하고 있는 유전자의 증폭에 의해 형질전환이 일어난다(그림 9-7).

Streptococcus 속, *Neisseria* 속, *Staphylococcus* 속, *Bacillus* 속 등의 세균에서 볼 수 있다.

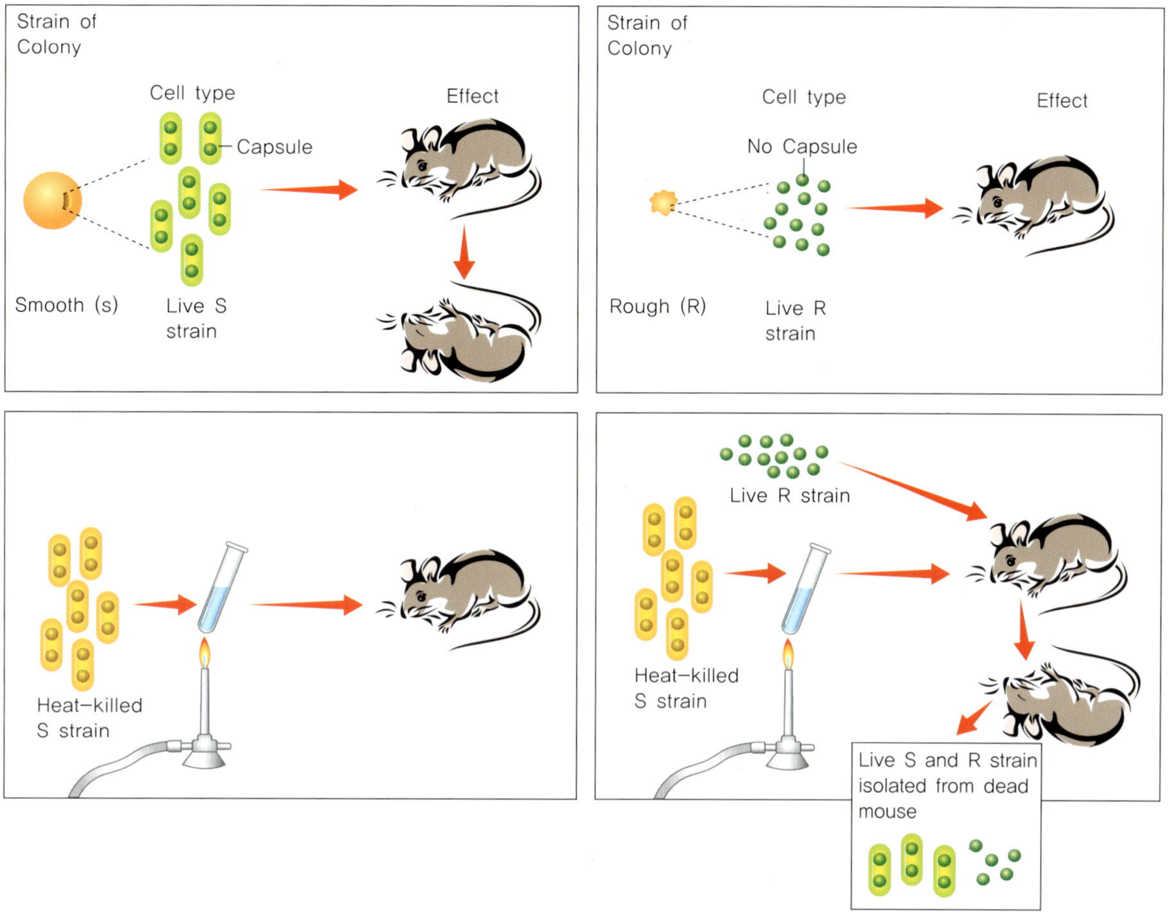

그림 9-6. Griffith의 형질전환 실험

2) 접합(Conjugation)

두 세균이 일시적인 접촉을 통하여 한 쪽의 plasmid가 **성 섬모**(sexpili)를 통해 다른 세균으로 전달되는 현상을 **접합**(conjugation)이라 한다.

대장균과 이질균은 서로 접합(conjugation)에 의해 공여균에서 수용균으로 유전자 DNA가 이행하고 유전자 재조합(recombination)이 일어나는 현상이 관찰되었다(그림 9-8).

공여균은 특수한 plasmid를 가지며 가령 대장균 K-12주에서는 F 인자(fertility factor)를 균체 내에 가지며 (F^+균, donor), 성 섬모(sex pilli)를 통하여 F 인자가 F^-균(recipient)으로 이행하여, 그 결과 F^-균은 F^+균이 된다(그림 9-9).

F^+균과 F^-균을 혼합 배양했을 때 F 인자가 전달되는 빈도는 10^{-6} 정도이지만, 10^{-1}~10^{-3} 과 같은 높은 빈도로 전달되는 변이주가 분리되고 있다. 이 균주는 F 인자가 숙주 염색체에 받아들여지는 **Hfr**(High freguency of recombination)주라고 부르고 유전 실험에 쓰인다.

3) 형질도입(Transduction)

Bacteriophage(phage)에 의해 한 세균의 염색체를 다른 세균으로 전달하는 방법이다. 즉 A 세균에 기생하던 phage가 나오면서 A의 DNA를 갖고 나와 돌아다

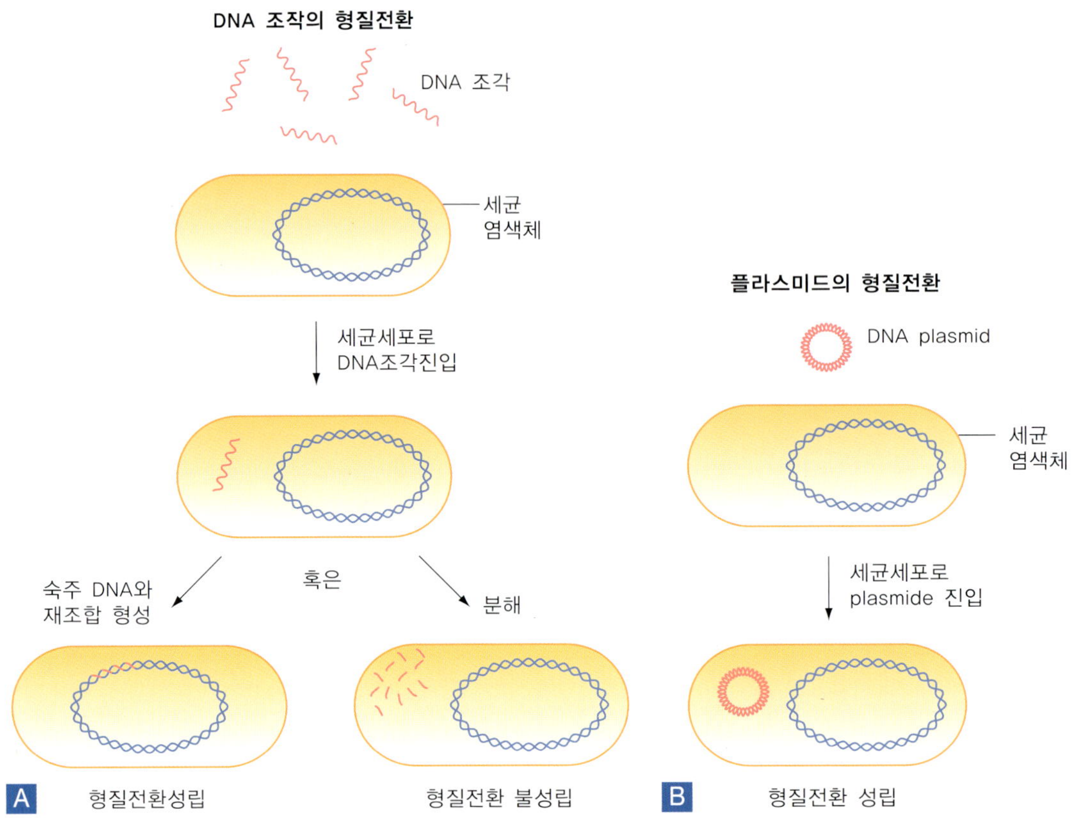

그림 9-7. 세균의 형질전환, A. DNA조각, B. plasmid

니다가 B균으로 들어가서 B에게 A의 DNA를 전달하는 현상을 **형질도입**(transduction)이라 한다.

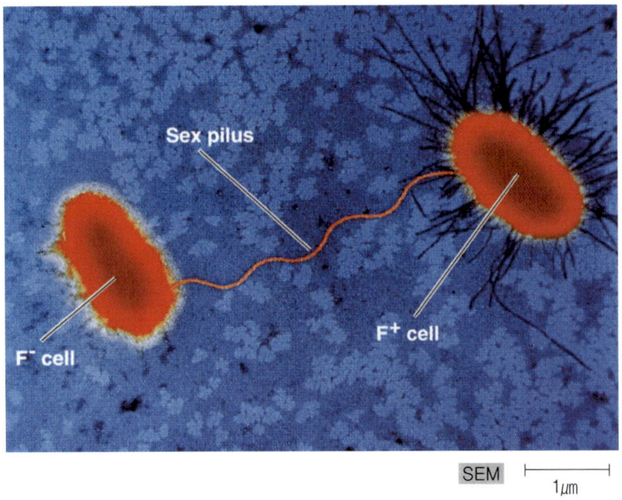

그림 9-8. 대장균(*E. coli*) 의 성선모가 유전물질 전달 과정

Phage는 세균에 감염되면 증식하여 세균 세포를 용해시키는 **독성파지**(viruluent phage)와 일부는 용균하고 일부는 균의 염색체로 흡수되는(용원화) 양식을 취하는 **잠재성파지**(temperate phage)가 있다. 용원화하고 있던 phage 유전자는 어떤 원인이 생기면 발현하여 다시 bacteriophage가 되는데 이때 잘못해서 세균의 유전자를 흡수하여 다른 세균(수용균)에게 전달하는 경우가 있다. **용원화**할 때 항상 특정 부위에 흡수되는 phage와 불 특정적으로 아무 곳이나 파고드는 phage가 있다. 전자의 경우 도입되는 유전자는 용원화한 부위의 양쪽 편의 유전자이기 때문에 특정 유전자를 전달하게 된다. 후자의 경우는 다양한 도입이 가능하다.

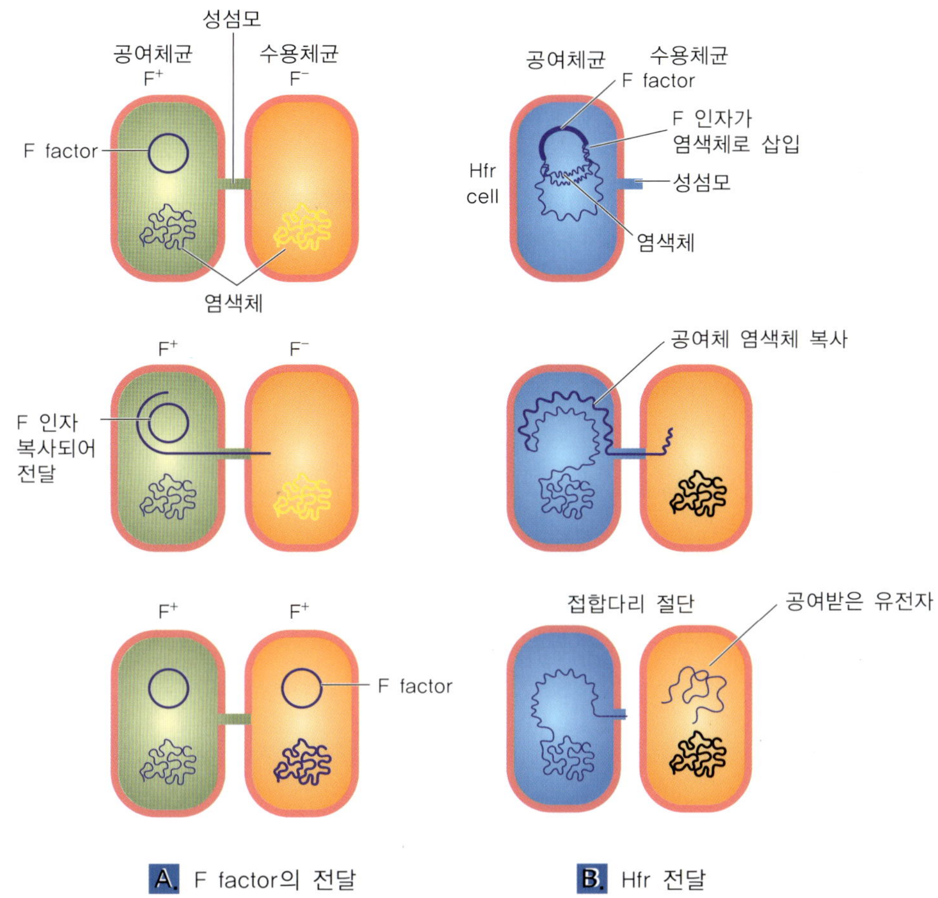

그림 9-9. 접합

6. 세균 플라스미드(Plasmid)

1) 개념

접합은 두 세균이 직접 접촉한 후 DNA가 이동하는 방법으로 plasmid라고 알려진 고리형 DNA가 필요하다. Plasmid는 세균의 생활에 매우 중요한 역할을 한다. 또한 미생물학의 연구에서 있어서 새로운 유전자 재조합을 만들거나 이동하는데 또 유전자를 **클로닝**하는데 매우 유용하다.

Plasmid는 많은 세균에 존재하는 작은 이중가닥 DNA로 일반적으로 고리형이고 숙주 염색체와는 독립적으로 존재한다. 일부의 효모와 곰팡이에서도 발견된다. 이들은 자신들의 복제시점이 있고 독립적으로 복제하고 유전된다. Plasmid는 30만 미만의 비교적 적은 수의 유전자를 가지고 있다. 이들의 유전정보는 숙주에게 필수적인 것은 아니며, plasmid가 없이도 세균은 정상적으로 생활할 수 있다.

Plasmid는 접합에 의하여 **성 섬모**(sex pili)를 통하여 다른 세균으로 옮겨갈 수도 있는데 이것을 접합성(또는 전달성)플라스미드(conjugative plasmid)라고 하고 여기에는 F plasmid, R plasmid, colicin plasmid가 있다. 접합에 의해 전달되지 않는 것을 비접합성(비전달성) 플라스미드(nonconjugative plasmid)라 한다.

비접합성 plasmid는 형질도입이나 형질전환에 의하여 다른 균으로 이행할 수가 있다. 한편 같은 plasmid는 한 개의 세포 내에서는 공존할 수 없는 성질이 있

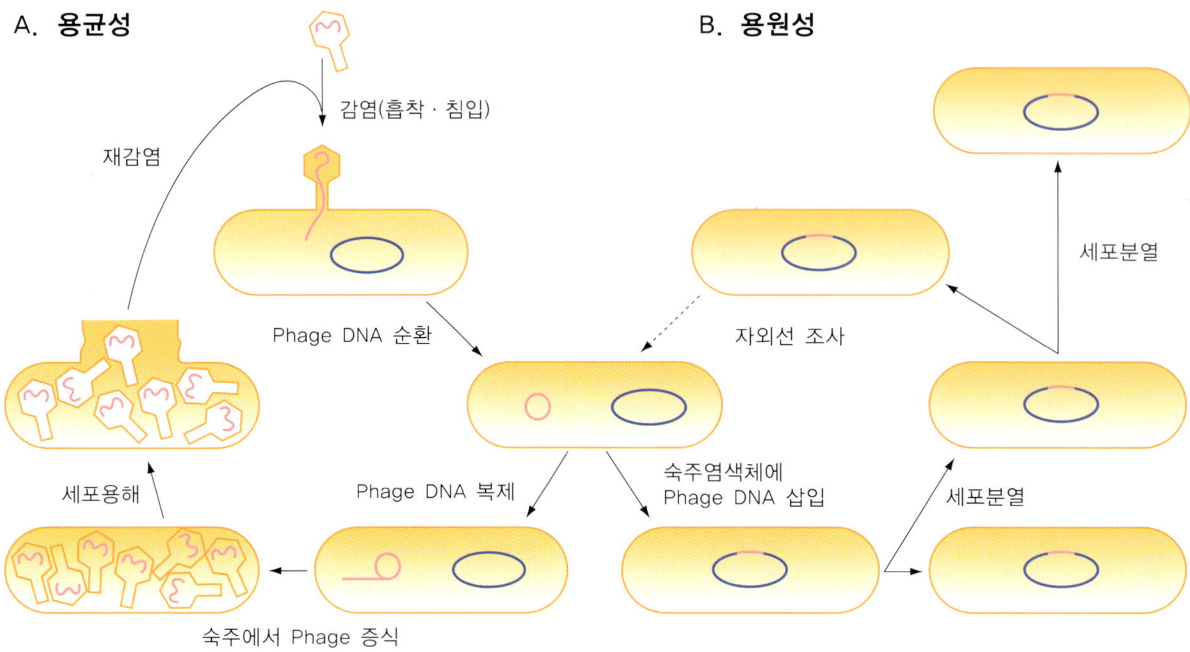

그림 9-10. Phage의 용균성,용원성 감염회로. A. 용균성 phage, B. 용원성 phage

다. 이것을 불화합성(incompatibility)이라 하며, 이 성질에 의해서 plasmid를 분류할 수가 있다. Plasmid는 계대배양 중에 자연히 상실되는 수도 있다.

2) 주요 plasmid

(1) 접합 plasmid(F plasmid)

접합인자(fertility factor, F factor)라고 불리는 F plasmid는 *E. coli* 의 접합에 주된 역할을 하는 것으로 밝혀졌다. **F plasmid**는 F^+세포가 F^-세포에 부착하는데 필요한 성 섬모(sex pili)의 형성에 관여한다. F plasmid를 갖고 있는 세균을 F^+ 세균이라 하며 세균 접합에 의해 F 플라스미드가 전달되면 그 세균도 F^+ 세균이 되어 다른 세균에 접합할 수 있는 능력을 갖게 된다.

(2) 내성 plasmid(R plasmid)

R인자(resistance factor)라 불리는 R plasmid는 항생제를 파괴하거나 변형할 수 있는 효소를 생성하는 유전자이다. Ampicillin, chloramphenicol, kanamycin과 같은 항생제 내성(resistance)유전자가 발견된다. R plasmid는 숙주 염색체에 삽입되지 않는다. 일부 R **plasmid**는 단일 내성유전자를 가지고 있다. 8개까지 가지고 있는 plasmid도 있다. R plasmid는 접합에 의해 전달되어 퍼져가므로 임상적으로는 내성균의 증가 원인으로서 중요한 문제점을 갖고 있다.

(3) 박테리오신생성 plasmid(Bacteriocin factor, Col plasmid)

경쟁력이 있는 plasmid를 가진 세균은 미생물 세계에서 우세하게 존재한다. Bacteriocin은 다른 세균을 파괴하는 세균 단백질이다. Bacteriocin은 유사한 종에만 작용한다. 이것은 세포막에 구멍을 만들어 세포를 죽인다. 또 DNA와 RNA를 분해하거나 peptidoglycan을 분해하거나 세포벽을 약화시킨다. **Bacteriocin은**

colicin, pyocyanin, marcescin, vibriocin 등 여러 종류가 알려져 있다. 이것을 생성하는 유전자는 plasmid이며 접합성 plasmid와 비접합성 plasmid가 있다. 자기가 생성하는 bacteriocin에 의해 자기는 살균되지 않는 성질(면역성)이 있는 점에서 역학적 연구에 bacteriocin 형별이 이용된다.

(4) 병원성 plasmid(virulence plasmid)

병원성 plasmid라 불리는 일부의 plasmid는 숙주의 방어력을 피하거나 독소를 생성하여 세균이 더 병원성을 갖도록 한다. 어떤 plasmid는 장내 병원성 대장균주의 내독소, *Staphylococcus*의 탈피독소, *Bacillus anthracis* 의 독성 및 곤충을 죽이는 *B. thuringiensis* 의 내독소와 같은 독소를 암호화하는 유전자를 운반한다. *Yersinia enterocolitica, Shigella flexneri* 및 *Shigella*와 유사한 특성을 갖는 *E. coli* 등은 설사를 일으키는 독소를 생성하며 이들은 plasmid에서 기인된다.

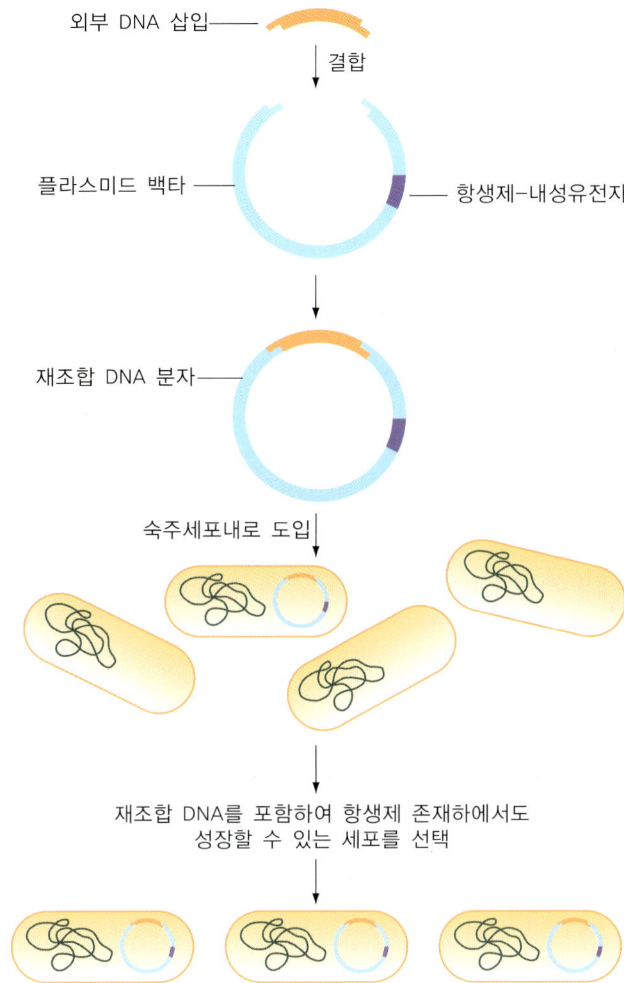

그림 9-11. 플라스미드내의 DNA 클로닝 과정

7. DNA재조합(DNA Recombination)

DNA 재조합은 어떤 세포가 고유하게 가지고 있는 유전형질 이외의 외부의 유전물질을 삽입하여 사람이 목적하는 어떤 기능 혹은 대사산물을 만드는 것이다.

1970년대 후반, 특정 유전자를 세균내로 도입할 수 있게 되고 유용한 단백질을 생산할 수 있는 세포주(cell line)를 확립함으로서 유전자 재조합 연구는 새로운 전기를 맞게 되었으며, 요원하기만 했던 분야의 문제들을 해결할 수 있는 새로운 산업으로 탄생하게 되었다.

유전자 재조합 기술은 특정 생물의 유전자를 분리하여 미생물에 집어넣어줌으로써 산업적으로 유용한 물질을 대량 생산할 수 있게 하는 방법으로, 공여체로부터 유전자를 분리하고 **벡터**(vector)를 이용하여 새로운 숙주 세포로 전달하는 과정을 **클로닝**(cloning)이라 하며 클로닝 벡터로는 phage, plasmid 등이 이용되고 있다(그림 9-11). 현재 세포로의 DNA 전달방법은 세균에서 뿐만 아니라 진균, 식물세포, 동물세포에서도 개발되어 있고 이들은 유전자 구조의 규명, 호르몬, 백신 등의 의약품 합성, 발암기구의 규명, 동 · 식물이나 응용미생물의 육종, 유전병치료 등의 연구 · 개발에 이용하고 있다.

1) 분자생물학적 진단

유전공학(Genetic engineering, Recombinant DNA research), 또는 **생명공학**(Biotechnology)이라 불리는 분자생물학의 기법들을 이용하여 병원체를 핵산에 근거한 실험실적 진단방법들에 대한 연구가 진행되어, 특이하고 신속하게 진단을 내릴 수 있는 방법들이 개발되고 있다. 질병의 진단과 치료에 이용되는 분자생물학적인 진단법을 **분자의학**(Molecular Medicine)으로 분류해서 부르기도 한다.

분자생물학적 진단법들은 생명체가 가지는 핵산이 지령하여 생산된 대사산물을 검출하는 방법이 아니고 직접 생명체가 가지는 핵산의 상동성을 조사하는 것이므로 종래의 진단법들보다 예민하고 특이성이 높은 결과를 빠른 시간 내에 얻을 수가 있다.

진단에 장시간이 소요되거나, 진단이 까다로운 각종 유전병, 내분비질환, 종양질환 및 각종 감염병의 진단에 새로운 진단법으로 광범위하게 이용되고 있으며, 새로운 방법들이 개발되어 보편화된 진단법으로 이용되고 있다.

(1) 재결합(Hybridization)

병원체가 특이하게 가지는 염기배열의 상동성을 조사하는 방법으로, 병원체의 DNA을 분리하여 단선구조로 만든 후 **핵산탐지자**(probe)를 이용하여 재결합 유무를 확인하는 실험이다. 핵산탐지자는 찾고자 하는 DNA와 상보적인 염기배열을 가지고, 표지물질이 부착된 핵산으로 20~30 bp의 DNA 혹은 RNA 절편으로 여러 가지 병원체에 대한 핵산탐지자가 상품화되어 있으며 감염이 의심되는 검체에서 분리한 DNA와의 재결합여부에 따라 원하는 DNA의 존재여부와 판정이 가능한 실험이다(그림 9-12).

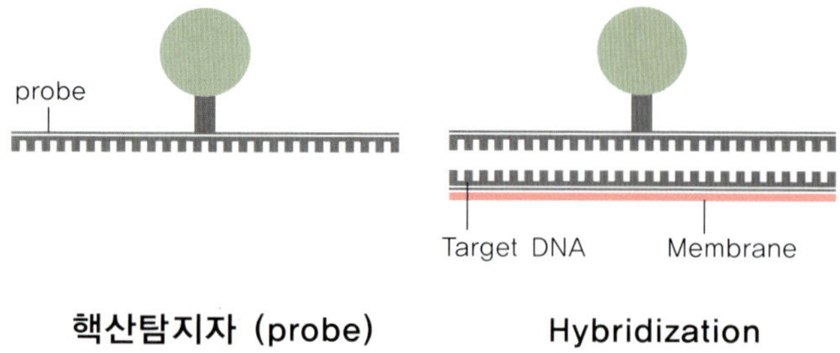

그림 9-12. 핵산탐지자(probe)와 Hybridization

최근에는 수십만 개의 유전자를 한 번에 검색하기 위한 생화학 반도체인 DNA microarray가 이용되고 있다. DNA chip이라고도 부르는 DNA Microarray는 유전자 해석이나 유전자검사(진단)를 간단하고 빠르게 할 수 있는 도구로서 DNA가 정해진 염기배열을 지닌 다른 DNA와 결합하는 성질을 이용하여 유전자 검사나 유전자 해석연구를 위해 개발되었다. 반도체 IC 칩이 기판위에 집적회로를 올려놓은 것과 같이 DNA 칩은 기판위에 여러 종류의 염기배열이 밝혀진 DNA 조각을 다수 코팅(식각)하여 만든 것이다. 즉 DNA 칩 기판 위에는 염기배열이 밝혀진 다양한 종류, 예를 들어 간암, 위암, 감염, 당뇨병 및 다양한 질병 등, 적어도 3,000명의 환자로부터 추출한 정형화된 패턴의 DNA조각을 코팅한다. 그리고 진단하고자 하는 사람으로부터 채취한 DNA 조각을 한 가닥의 사슬로 풀어서 조사하고자 하는 염기배열 조각에 형광색소나 방사선 동위원소 등으로 표시를 한다. 이 표시된 DNA 조각을 DNA칩에 흘려 넣으면 대응하는 염기배열을 지닌 칩 위의 DNA 조각과 결합하게 된다. 예를 들어 밝혀진 위암의 패턴과 결합하여 일치되면 그 형광부분이 반짝이게 되고 이를 스캐너로 카피하여 분석하면 된다(그림 9-13). 최근에는 바로 그 일치되는 정도에 따라 병이나 암이 초기인지 말기인지를 즉각적으로 알아낼 수 있다.

이와 같은 DNA칩을 사용하면 한 번에 대량의 DNA 염기배열을 해석 진단할 수 있다. 또 칩의 대량생산도

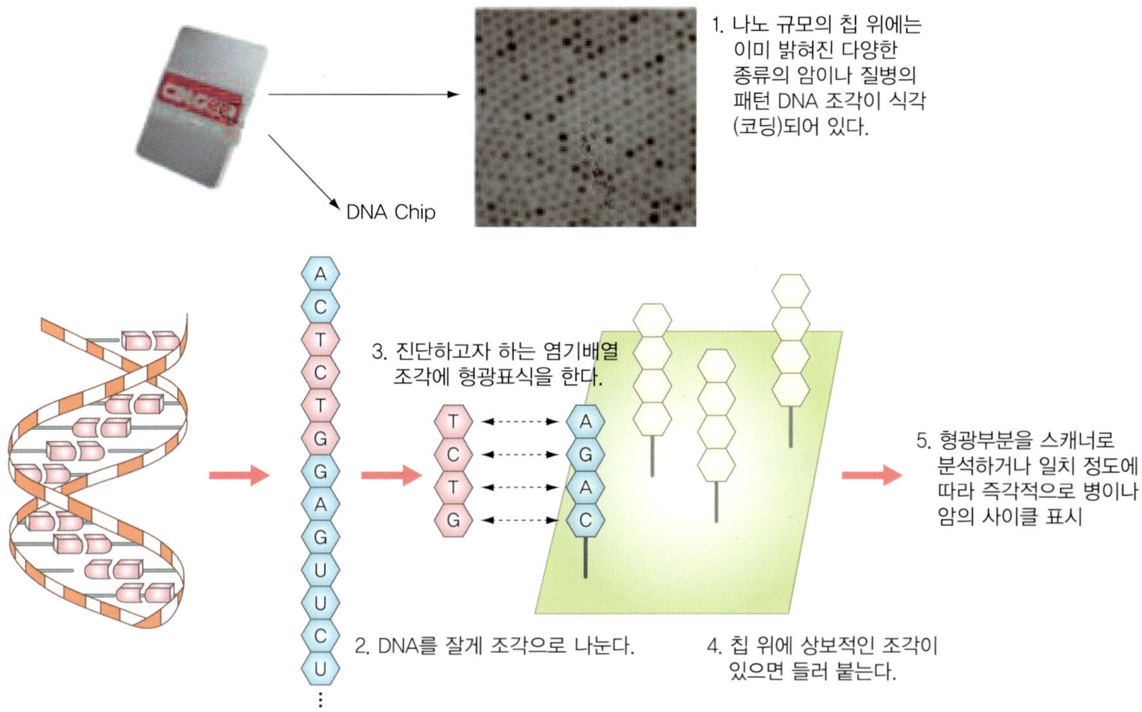

그림 9-13. DNA chip(Microarray) 분자생물학적 기법

가능하므로, 미래에는 유전자의 해석이나 유전자 진단이 신속할 뿐 아니라 저렴한 비용으로 스스로의 진단이 가능해질 전망이다.

(2) 중합효소연쇄반응(Polymerase Chain Reaction, PCR)

분자생물학적 진단에 가장 광범위하게 이용되는 영역은 감염증의 진단이며, 바이러스나 세균의 유전자를 **중합효소연쇄반응**(Polymerase Chain Reaction)으로 증폭하여 분석하므로 극미량의 시료로 진단이 가능하며, 단 시간 내 특이성이 높은 결과를 얻을 수 있는 특징이 있다.

균체를 배양하여 결과를 보기까지 2~4주까지 소요되던 결핵균의 검출은 DNA 진단으로 단 하루 만에 결과를 얻을 수 있으며, 백혈병이나 림프종의 병형 분류에서도 유전자 변이의 발견이나 암 유전자의 발견으로 DNA 진단의 중요성이 높아지고 있다.

중합효소연쇄반응은 감염이 의심되는 검체에서 분리한 핵산을 주형으로, 감염이 의심되는 병원체의 염기서열 중 일부를 핵산합성기(DNA synthesizer)로 합성한 한 쌍의 **시발체**(primer)와 온천에서 생존하는 *Thermus aquaticus* 에서 분리한 내열성 **중합효소**(Taq DNA polymerase)를 이용하여 주형에 대한 상보적인 염기서열을 합성해 나가도록 하는 반응이다(그림 9-14).

이 반응을 이용하면 극소량의 DNA를 수백만 배 이상으로 증폭이 가능하며, 증폭된 DNA를 분석하여 진단에 이용하는 분자 생물학적 기법 중 특이도와 예민도가 높은 DNA 분석법이다.

유전자 치료법은 레트로 바이러스 **벡터**를 이용하여 이상을 나타내는 유전자 대신 외부에서 유전자를 도입하는 방법으로 아직 기술적으로는 미흡하지만 이론적으로는 이상유전자와 정상유전자를 바꾸어 정상기능

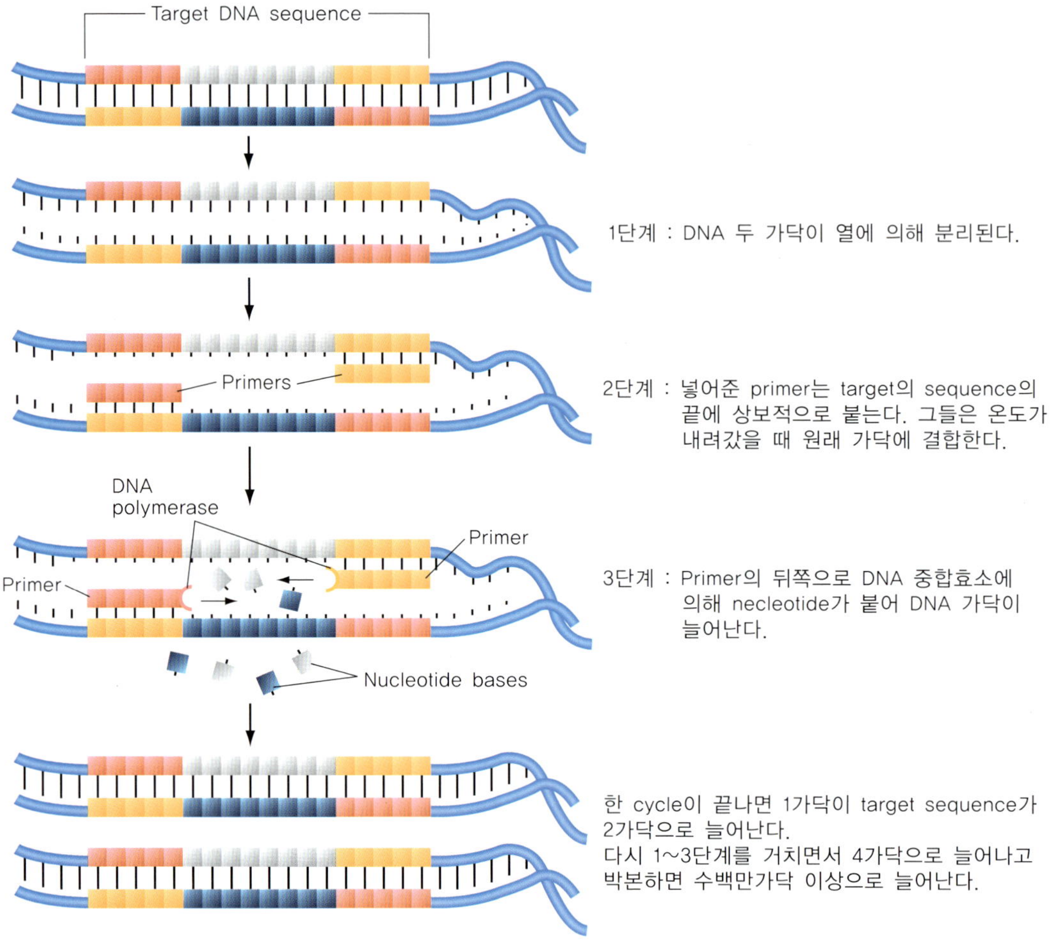

그림 9-14. PCR의 원리 그림. 특이적인 DNA서열을 증폭하기 위한 중합연쇄반응

의 회복이 가능할 것이며, 유전자 진단은 감염증 및 유전질환의 예방과 치료에 첫 단계가 되고 있다.

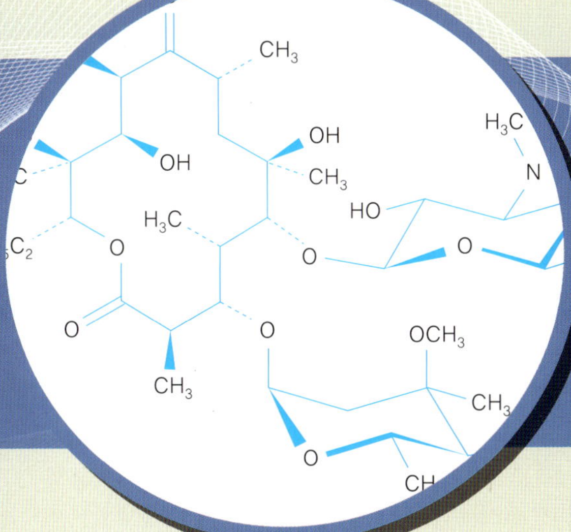

제 10 장

화학요법

I. 화학요법의 정의

감염증 치료에 있어서 미생물을 직접 혹은 간접으로 공격하는 약제를 감염성질환 환자에게 전신적으로 투여하고, 그 환자 체내의 병원체에 장애를 주거나 멸살함으로서 감염증을 치료하는 방법을 **화학요법**(chemotherapy)이라고 한다. 질환의 증상을 약제로 경감시키는 것을 대증요법이라고 하는데, 화학요법은 원인요법으로 대증요법과는 본질적으로 다르다.

화학요법에 사용되는 약제를 **화학요법제**(chemotherapeutics)라고 하고 **항생물질**과 **합성화학물질** 두 가지로 크게 나눈다.

1) 화학요법의 역사

화학요법의 기초는 Ehrlich에 의해 시작되었고, 기생체와 숙주 간에 있어서 화학적 친화성의 상위성 즉, **선택독성**(selective toxicity)의 설을 제시하였다. 그래서 Ehrlich는 생체 세포에는 친화성이 없고 병원체만 선택적으로 장해(선택독성)을 나타내는 화학물질을 개발하는 것을 목표로 삼았다. 감염증을 치료하는데 필요한 최소 치료량에 대하여 생체의 약제에 대한 최대 내량의 비를 **화학요법지수**(chemotherapeutic index)라 하는데, 이 수치가 클수록 독성이 약한 것으로 화학요법제로서 우수하며 안전역이 넓어진다. 1909년 **Ehrlich**는 매독에 유효한 salvarsan을 개발하였는데 이것이 인류 역사상 최초의 화학요법제가 되었다.

그 후 1935년 **Domagk**가 **prontosil**이라는 **sulfa**제를 개발하여 세균감염에 대한 화학요법의 길을 터놓았고, 항생물질은 1929년 영국의 **Fleming**에 의해서 푸른곰팡이로부터 penicillin이 발견되었고, 제2차 세계대전 중 Chain과 Florey에 의해 penicillin을 추출, 정제하여 임상에서 실제로 사용하여 그 유효성을 확인하였다. 그 후 chloramphenicol, tetracycline 등 항생물질 개발되었으며, 또한 반합성 penicillin을 비롯하여 항균력이 우수한 여러 종류의 항생물질이 개발되어 오늘에 이르고 있다.

2) 화학요법제의 특성

(1) 선택독성

화학요법제는 미생물에 대해서만 선택적으로 독성을 나타내며 사람이나 동물의 세포에는 거의 작용하지 않는다. 이것을 **선택독성**이라 하고 화학요법의 기본이념이다.

선택 독성(selective toxicity)은 세균세포와 동물세포 간에 있어서, ① 동물세포는 세포벽이 없다. ② 대사에 차이가 있다. ③ 세포벽 투과성에 차이가 있기 때문에 다르게 나타난다. 선택 독성이 우수한 약제일수록 부작용이 적다.

(2) 정균작용과 살균작용

화학요법제는 세균의 세포내에 들어가 특정 부위와 결합하여 세균의 증식을 저해하거나 또는 사멸시킨다. 세균의 증식을 저해하는 작용을 **정균작**용(bacteriostatic action)이라 하고 세균을 용균시켜 사멸하는 작용을 **살균작용**(bacteriocidal action)이라 한다(그림 10-1).

화학요법제의 작용은 기본적으로는 발육저지에 의한 정균작용이다. 정균작용을 나타내는 약제라도 대량을 작용하면 살균작용을 나타낸다. 살균작용을 나타내는 균의 약제는 휴지기에는 작용하지 않는다.

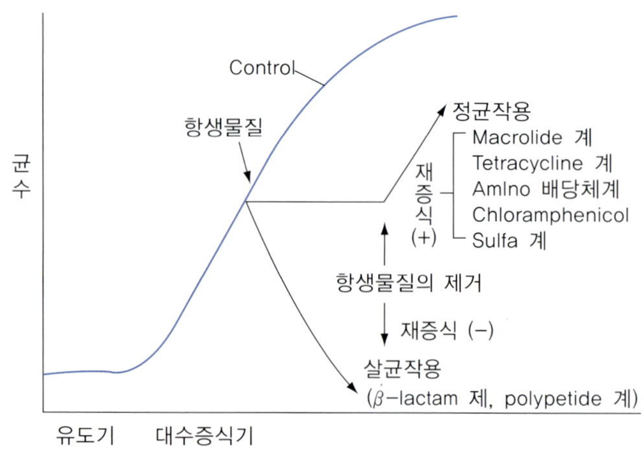

그림 10-1. 정균작용과 살균작용

3) 항균제 범위(Antimicrobial spectrum)

항균제범위(antimicrobial spectrum)란 여러 종류의 미생물에 대한 화학요법제의 항균력의 강약을 총괄적으로 비교한 항균범위를 말한다. 넓은 범위의 미생물에 작용하는 항생물질을 **광역범위 항생물질**이라 하고, 한정된 미생물에 작용하는 것을 **협역범위 항생물질**이라고 한다. 항균범위는 화학요법제의 종류에 따라 다르다.

(1) 광역범위(Broad spectrum)

항균제에 내성인 미생물에 적용하려고 penicillin G의 분자구조를 변경하여 항균력을 확장시켜 넓은 범위의 미생물에 작용하는 항생물질을 광역범위 항생물질이라고 한다. 예) Ampicillin, amoxicllin, aminoglucosides, cefotaxime, moxalactam, cefoperazone 등이 있다.

(2) 협역범위(Narow spectrum)

좁은 범위의 미생물에 작용하는 항생물질을 협역범위의 항생물질이라고 한다. 예) Penicillin-G

II. 화학요법제의 종류

I. 항생물질(Antibiotics)

1) 세포벽합성 저해

(1) β-lactam계 항생물질

Penicillin제와 cephem제는 다 같이 그 화학구조에 β-lactam환을 갖고 있는 점에서 양자를 일괄하여 **β-lactam계 항생물질**(또는 β-lactam제)이라 한다. Allergy성 부작용 말고는 독성이 극히 낮기 때문에 모핵(母核)의 측쇄에 여러 가지 구조식을 결합시킴으로써 반합성 β-lactam계 항생물질이 많이 개발되어 있다. 세균에 대한 작용기전은 항생물질이 transpeptidase의 활성을 저해하여 peptidoglycan이 합성되지 않아 세포벽이 결여되어 용균된다(그림 10-4). β-lactamase에 안정적인 것과 불안정적인 것이 있다.

① Penicillin제

1928년 영국의 Alexander Fleming이 Gram양성균 배양 중 오염되어 발육된 푸른곰팡이 집락 주위에서 포도구균 성장이 억제되는 것을 알고 발견한 최초의 항생물질이다. 그 후 Florey와 Chain(1941)에 의해 실용화되고 현재의 항생물질요법의 기초를 이루었다. 처음에 발견된 천연 penicillin인 penicillin G는 현재에도 감수성이 있는 Gram양성균에 대하여 가장 강한 항균력을 보이는 항생물질이다(그림 10-2).

β-lactam환이 열리게 되면 penicillin의 효과는 소멸되며 penicillin 내성균은 β-lactamase라는 효소를 생산하여 β-lactam 환을 끊어 저항성을 나타낸다. 그림 10-3에 penicillin의 기본구조를 예시하였다. 합성 penicillin인 methicillin과 oxacillin은 β-lactamase에 저항성을 가지며 ampicillin은 Gram 음성균에도 효과가 있다(표 10-1). 그 밖에 광역 penicillin으로 talampicillin, bacampicillin, ampicillin, carbenicillin, sulbencillin, piperacillin 등이 개발되었다. Penicillin에 대한 allergy에 조심하여야 한다.

② Cephem제

Cephalosporium 으로부터 분리된 항생물질로

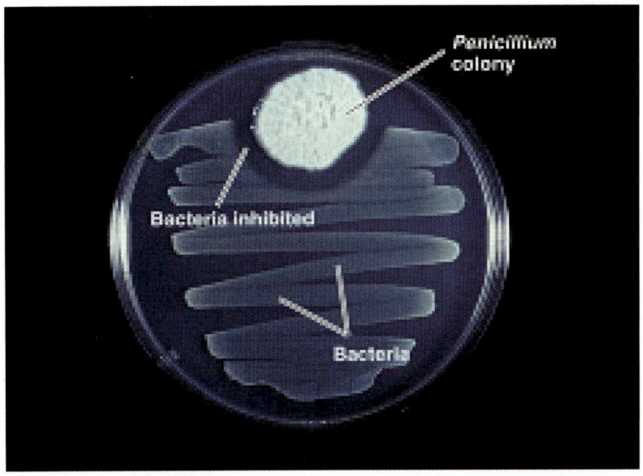

그림 10-2. 배지에서 발육된 Penicillium 곰팡이 집락 주위에 세균발육 억제됨

β-lactam을 기본구조로 여러 가지 유도체가 있다. 가장 먼저 개발된 제1세대 **cephem**계 항생물질은 penicillin제와 같이 β-lactamase에 의해 분해되지만, 유도체인 제2세대 및 제3세대 cephem계는 기본구조의 7번 탄소에 메톡시(β-OCH_3)기가 붙어 **β-lactamase**에 저항성을 가지고 있으며, allergy를 일으키지 않은 장점이 있다. 따라서 cephem계 항생물질은 Gram양성, 음성균의 어느 쪽에도 유효한 광역범위 항생물질이다. 단지 cefsulodin은 녹농균에만 강한 항균력을 보인다. Cephem계 항생물질의 종류와 특징을 일괄하여 표 10-3에 제시하였다.

■ 제1세대 Cephem계

가장 먼저 개발된 cephalosporin계로서, Gram양성균, Gram음성균에 항균력을 가지고 있으나 특히 Gram양성균에 높은 항균력이 있으며 β-lactamase를 분해시켜 내성이 빨리 나타난다. Cephalothin, cephaloridine, cefazolin, cephalexin, cefradine 등이 있다. 이러한 항생제들은 황색포도구균(*S. aureus*) 연쇄구균(*Streptococcus*), coagulase음성 포도구균에 탁월한 효

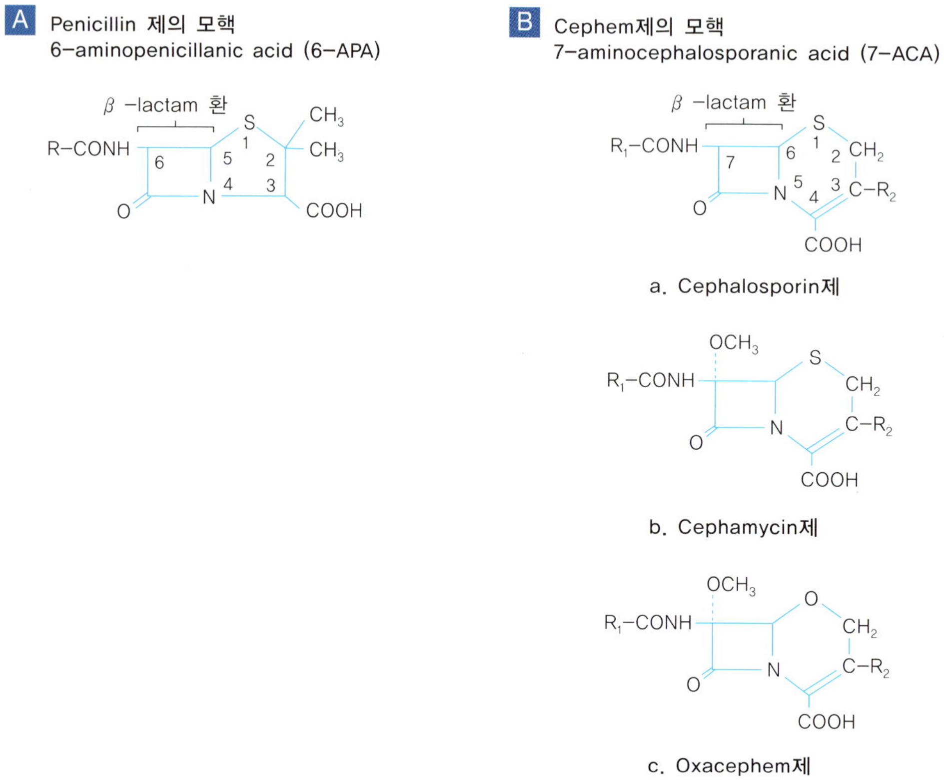

그림 10-3. β-lactam제의 화학구조

표 10-1. Penicillin제의 종류와 특징

Penicillin제	β-Lactamase에 의한 분해	항균 spectrum	
		Gram 양성균	Gram 음성균
1) 천연 penicillin	+	+	−
2) 내성 포도구균용 penicillin	−	+	−
3) 광역 스펙트럼 penicillin	+	+	+
4) Ester형 penicillin	+	+ 일부(−)	+
	+: 분해 된다. −: 분해 안 된다.	+: 항균작용이 있다. −: 항균작용이 없다.	

표 10-2. 세포벽 합성에 작용하는 항생제

항생제	생산균	항균작용	임상적 응용
Penicillin	*Penicillium Chrysogenum*	Gram(+), 임균, 나선균 방선균	Gram(+)구균감염, 임균 매독, 수막염
Bacitracin	*Bacillus licheniformis*	Gram(−), 임균	수술전 장소독, 국소소독
Vancomycin	*Streptomyces, Orientalis*	Gram(+), 나선균	약제내성 포도상구균
Cycloserine	*Streptomyes orchidaceus*	Gram(+), 및(−), 결핵균	약제내성 결핵균

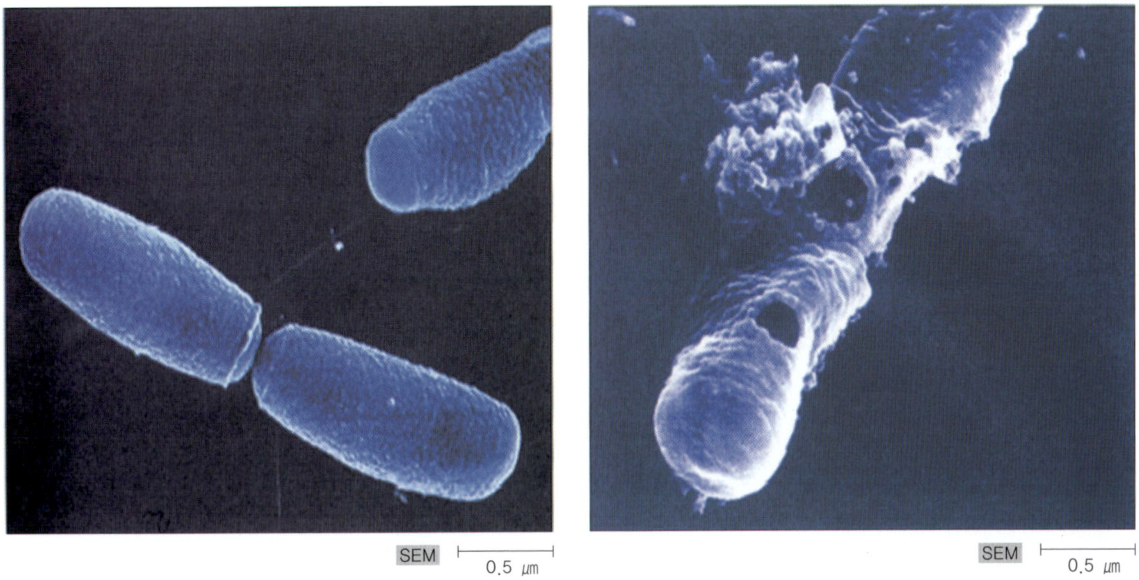

그림 10-4. Penicillin 항균제 영향에 의해 세포벽 합성에 억제되는 세균. A. Penicillin 투여전의 간균, B. Penicillin 투여후의 세포벽 붕괴

능이 있다.

■ 제2세대 cephem계

1970년대 후반 β-lactamase에 안정성이 높으며 항균범위는 제1세대와 거의 같고 Gram음성균에 대해 제1세대 보다 강한 활성을 지닌 cephalosporin계 항균제를 개발하였는데, cefamandole, cefuroxine, cefoxitin, cefotean, cefaclor, cefonicid, ceforanide 등이 있다.

■ 제3세대 cephem계

β-lactamase에 안정성이 높으며 Gram양성균 특히 포도구균에 항균력이 약하고 Gram음성균에 광범위한 작용을 가지고 있다. 혐기성, 호기성, Gram음성간균인 *Pseudomonas aeruginosa, Serratia, Enterobacter*에 항균력이 강하다. Cefotaxime, ceftizoxime, ceftriaxone, cefoperazone, ceftazidime, ceftibuten, cefixime 등이 있다.

■ 제4세대 cephem계

최근 3세대 cephem계보다 세포외막 투과성이 향상되고 β-lactamase에 더욱 안정한 항생제가 개발되어 제4세대 cephem이라고 부른다. 이 항생물질은 제3세

표 10-3. Cephem계 항생물질의 종류와 특징

Cephem계	β-lactamase에 의한 분해	항균범위	
		Gram 양성균	Gram 음성균
Cephalosporin계	+	+	+
Cephamycin계	−	−	+
Moxalactam계	−	−	+
	+: 분해 됨 −: 분해 안됨	+: 항균작용이 있다. −: 항균작용이 없다.	

표 10-4. Gram음성균에 대한 aminoglycoside계 항생물질의 감수성

	Amikacin	Gentamycin	Kanamycin	Streotomycin	Tobramycin
Acinetobacter	++	+++	+	−	+++
Enterobacter	+	+	−	−	+
Escherichia	+++	+	−	+	+
Klebsiella	+	+++	−	−	+++
Proteus	+	+	+	−	+++
Paseudomonas	+	+	−	−	+++
Serratia	+	+++	−	−	−

대 항생물질에 비해 장내세균과 녹농균에 대한 항균력이 한층 강화된 반면 혐기성 세균에 대한 활성이 약하다. Cesulodin, cefeprme 등이 있다.

(2) Vancomycin

주작용 부위는 세포벽과 세포막이다. 세포벽에 대한 작용 부위는 β−lactam계 항생제와 작용부위와는 차이가 있으며, 세포막의 투과성을 변화시키는 것으로 알려져 있다. 이 항생제는 장구균을 포함하여 많은 Gram양성호기성균에 대하여 살균작용을 나타내며 penicillin 및 cephalosporine계 항생제로 치료되지 않는 중증 감염증에 정맥 주사하며, 부작용으로 저혈압, 가려움증, 호흡곤란 등이 있다.

2) 단백질합성 저해

단백질합성 저해작용을 하는 항생물질의 작용원리는 mRNA의 기능을 억제하여 단백질의 합성을 방해하는 경우와 tRNA가 mRNA와 결합을 방해하여 단백질의 합성을 억제하는 경우, 그리고 mRNA의 정보를 잘못 해석하도록 유도하여 불필요한 단백질이 합성되어 세균세포가 기능을 못하도록 하는 경우가 대부분이다. 단백질을 합성하는 ribosome이 세균과 동물세포에서 다르기 때문에 단백질 합성을 억제하는 항생물질도 세균에만 선택적으로 작용한다.

① Aminoglycosides계

항균범위가 비교적 넓은 항생제로 정맥 또는 근육 주사로 투여한다. Gram음성 장내세균에 의한 질병 특히 균혈증, 패혈증, 심내막염 등에 널리 사용되는 살균성 항생물질이다(표 10−4). 작용원리는 세균의 30S ribosome에 결합하여 mRNA의 신호를 방해한다. 즉, 세균의 기능성이 없는 단백질을 합성하도록 유도하여 살균작용을 나타낸다.

② Chloramphenicol

Streptomyces venzuelae 가 생산하는 물질로서 50S ribosome과 결합하여 단백질 합성초기 과정을 저지하며 현재는 합성하여 사용하고 있다. Gram양성 및 음성균에 항균력을 나타내는 외에 rickettsia에도 유효하다. 장티푸스나 Hemophilus 뇌막염 등에도 유효한 광역항생물질이다.

③ Tetracycline계

광범위 항생물질로 *Streptomyces aureofaciens* 균에서 chlortetracycline(aure−omycin)을 분리했고 *Streptomyces rinosis* 균에서 oxytetracycline(teramycin)을 분

표 10-5. 임상에서 사용되는 aminoglycoside계 항생물질

항생제	생산균	임상적 응용
Streptomycin(SM)	*Streptomyces griseus*	피부감염, 세균성, 결막염, 결핵, 수술전 장관내 정상균총 억제
Kanamycin(KM	*Streptomyces kanamyceticus*	수술전 장관내 정상세균 억제, 결핵비뇨기 감염, 병원감염, 균혈증, 기타 감염
Gentamycin(GM)	*Micromonospora purpurea*	Gram 음성 간균
Tobramycin	*Streptomyces tenebrarius*	Gram 음성 간균, 장내세균감염
Amikacin	*Semisynthetic*	전신성 녹농균감염, Gram 음성 간균
Spectinomycin	*Streptomyces spectbilis*	Penicillin(P.C) 알레르기가 있는 임균환자

리하여 아래와 같은 구조를 한 것을 tetracycline계 항생물질이라 총칭한다(그림 10-5).

세균 세포질 내에서 tetracyclin은 가역적으로 30S ribosome과 결합하여 tRNA가 mRNA ribosome복합체로 만드는 것을 차단한다. 이렇게 되면 세균의 단백질 합성이 중단되며, 포유동물의 세포도 단백질 합성이 저해 받게 되어 오심, 구토, 설사, 황색치아 등의 부작용을 일으키게 된다. Tetracycline계의 항생물질은 다음과 같다.

Chlortetracyline(aureomycin), Oxytetracycline (te-ramycin), Tetracycline 그리고 새로운 합성약제인 Doxycycline(vibramycin), Minocycline(minomycin) 등이 있다.

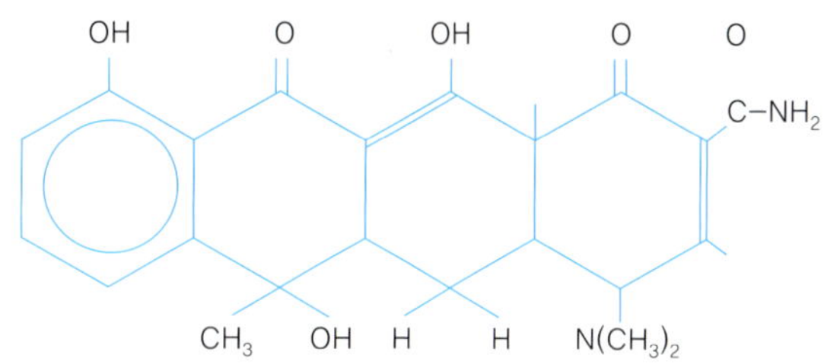

그림 10-5. Tetracycline의 구조

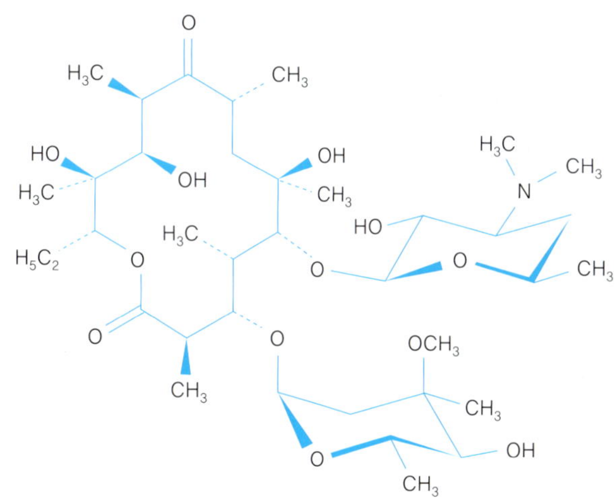

그림 10-6. Erythromycin

④ Macrolide계

*Streptomyces erythreus*가 생산하는 erythromycin과 유사한 구조를 갖는 oleanodomycin, leucomycin 및 spiramycin 등의 항생제이다. 이들 구조는 탄소수 12~22의 커다란 lactone 환에 글리코사이드 결합으로 연결되어 큰 환을 형성하므로 macrolide라는 이름이 붙여졌다.

⑤ Lincomycin

Streptomyces lincolnensis 로부터 생산되는 항생물질로 erythromycin과 항균성은 거의 같고 독성이 적다. 작용기전은 chloramphenicol과 같은 50S ribosome에 작용하여 단백질 합성을 억제하며, 위장장애,

알레르기 반응, 백혈구감소증 등의 부작용이 있다.

3) 세포막 기능저해

세포막은 균체 내외의 물질이 선택적인 투과성을 조절하는 막으로 기능에 장해가 생기면 세포 내의 아미노산이나 핵산과 같은 작은 분자뿐만 아니라 단백질과 같은 큰 분자도 세포 밖으로 누출하게 된다. 그 결과 세포의 대사기능의 장해가 일어나 사멸한다. 세포벽의 합성을 저해하는 항생물질이 포유동물의 세포에는 거의 독성작용이 없는 것과는 달리 세포막 기능 저해 항생물질은 숙수세포에도 독성작용을 나타낸다. 세포막의 변성을 통해 항균작용을 보이는 대표적인 항생제는 polymyxin을 들 수 있다. Polymyxin은 세포막에 있는 인지질에 작용하여 세포막을 파괴하는데 이 때 핵산이나 단백질 등의 세포 내용물이 외부로 새어나가 세균이 죽게 된다.

4) 핵산합성 저해

① Actinomycin, Mitomycin, Bleomycin

대부분 항암제로 핵산의 구조나 기능을 변경시켜 미생물의 증식을 저지한다. 미생물뿐만 아니라 숙주세포에도 독성을 나타내므로 주의를 요한다. Actionmycin은 DNA와 결합하여 DNA의존 RNA합성을 저지하고, mitomycin은 중합된 DNA를 해리시켜 단백질 합성을 저지한다. 또한 bleomycin은 DNA와 선택적으로 결합하여 그 결과 유사분열을 저해한다.

② Rifampicin

Streptomyces 속에서 생성되는 항생물질이며, rifamycin의 유도체이다. Gram양성, 음성균, *Chlamydia*에 항균력을 갖는다. 세균의 RNA polymerase의 단백분자와 결합하여 핵산합성 저해작용을 나타낸다. 내성균 출현빈도가 많아 결핵증에만 사용이 허가되어 있다. 장관에서 흡수되어 간장에서 대사된다. 장-간 순환을 하므로 혈중농도의 지속시간이 길다. 부작용으로서는 발진, 간장애, 혈소판 감소가 있다.

2. 합성화학요법제

1) 대사 길항제

대사과정에 관여하는 효소들은 그 기질과 유사한 구조를 가진 물질에 의하여 효소의 작용이 저지된다. 효소는 그 활성부위에서 기질과 결합하여 화학반응을 촉매하는데, 이 기질과 화학구조가 유사한 화합물이 효소의 활성부위에 결합하여 본래의 기질과 결합을 방해하여 **촉매반응**이 일어나지 못하여 대사과정이 중단됨으로 항균, 항암작용을 나타낸다.

(1) Sulfonamide(Sulfa제)

Sulfonamide는 미생물이 엽산을 합성할 때 필요한 p-aminobenzoic acid(PABA)와 경쟁적으로 대항하여 **엽산**(foiic acid)의 합성을 억제하여 항균작용을 나타낸다.

Sulfa제 간에는 교차내성이 있다. β-lactam제의 개발에 따라 임상적 사용의 빈도는 낮아졌다. Sulfonamide의 유도체인 sulfamethoxazole, sulfisoxazole, sulfamerazine, sulfathiazole 등은 화농구균 특히 대장균 및 이질균 등 장내 및 요로감염에 유효하다.

(2) Diaminodiphenyl sulfone(DDS)

Sulfonamide와 구조가 유사하고, **한센균**의 p-aminobenzoic acid와 대항하여 엽산합성을 억제한다.

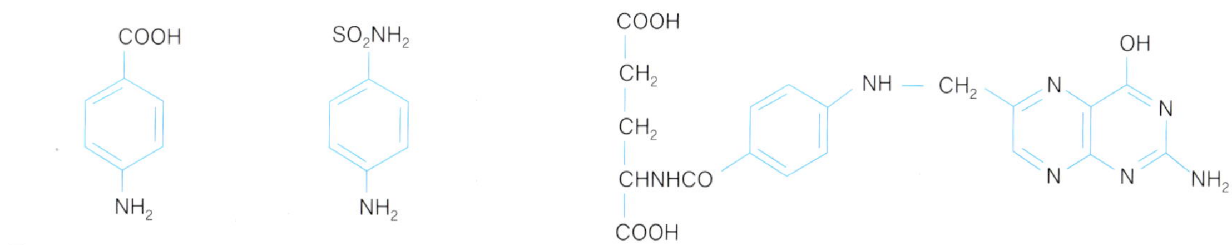

P–Aminobenzoic acid　　Sulfanilamide　　Folic acid

그림 10–7. PABA, sulfonamide, Folic acid구조

(3) p–Aminosalicylic acid(PAS)

작용은 p–aminobenzoic acid에 대항하여 항 결핵제로 사용하고 있다.

(4) Isoniazid(INH)

성분은 isonicotinic acid hydrazide로 항산균 세포벽의 mycolic acid 합성을 저해한다. 우수한 항 결핵제로 활동성 결핵 치료 시 isoniazid 단독 투여 시 내성균이 출현하나, streptomycin 및 rifampicin 등과 병용으로 내성균 방지에 효과가 있다.

(5) Nitrrofuran유도체

전신 감염증에는 효과가 없으며, 주로 화학요법제로서 외용제 및 세균성이질, 대장염 치료제로 쓰인다. 혈중에는 효과가 없으나 요로 배설되어 항균작용을 나타내기 때문에 요로감염에 사용한다.

3. 화학요법의 수반현상

1) 약제내성(Drug resistance)

본래 감수성이던 세균이 내성화된 경우를 약제 내성 획득이라 하고, 이 균을 **내성 획득균**이라 한다. 이에 대하여 본래부터 내성인 것을 **자연내성균**이라 한다. 임상적으로 문제가 되는 것은 획득내성균이다. 약제에 내성이 획득되는 과정은 다음과 같다.

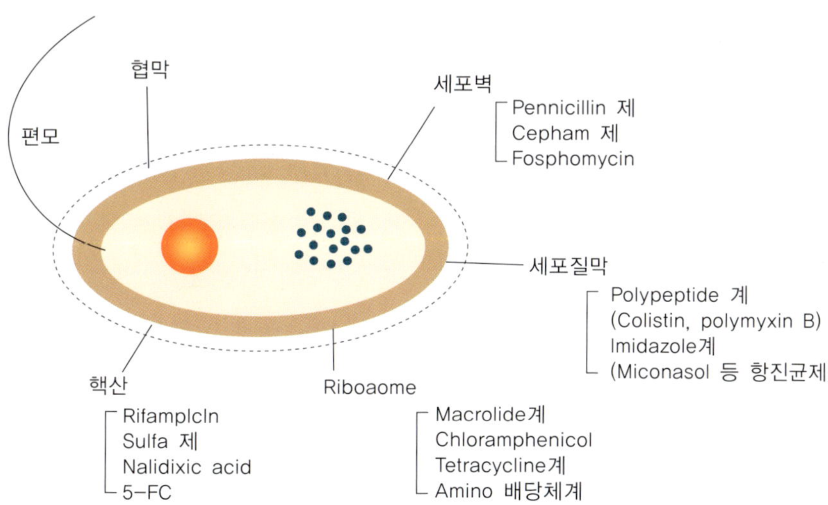

그림 10–8. 화학요법제의 작용점 모식도

(1) 돌연변이와 선택설

세균집단에는 돌연변이에 의한 내성균이 극히 소수 (10^{-6}~10^{-8}) 존재하여 약제 존재 하에서 내성균만 선택적으로 증식한다. 이러한 내성균은 염색체성 유전자 변화에 따르는 경우와 R-plasmid에 의한 경우가 있다.

(2) 세균간의 내성유전자 전달

약제 내성을 지배하는 유전자는 내성균에서 감수성균으로 여러 가지 유전학적 경로로 전달된다. 이러한 내성 유전자를 받아들인 세균은 내성균이 된다. 임상적으로 가장 중요한 내성균의 출현방식이다. 유전자 전달에는 ① 접합성 plasmid(R인자)에 의한 접합전달 ② phage에 의한 형질도입 ③ 내성 유전자 DNA 이입에 의한 형질전환으로 오는 것 등이 있다.

2) 약제내성의 생화학적 기전

(1) 약제를 분해하는 효소생산

Penicillin내성균의 경우 pencillinase(β-lactamase)가 생산되어 내성이 된다(그림 10-9).

(2) 세포막 투과성억제

Tetracycline내성균의 경우 세포막의 변화로 teracycline의 세포내 투과성 이 저하되었기 때문이다.

(3) 약제 작용점의 구조변화

Streptomycin내성균의 경우 streptomycin의 1차 작용점이 ribosome의 단백질 구조 변화에 의해 감수성이 저하한다. Erythromycin ribosome구조변화가 일난다.

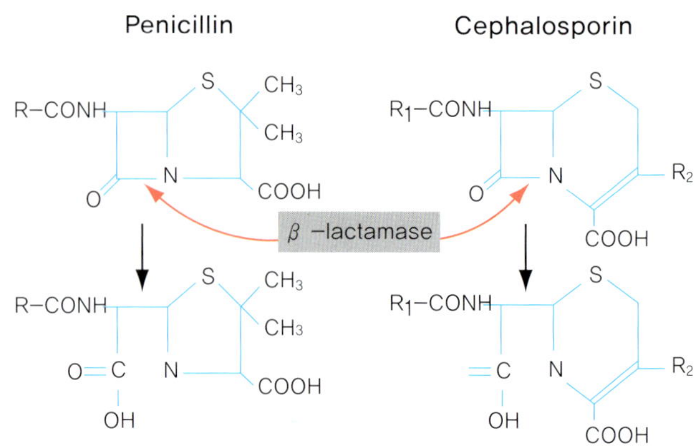

그림 10-9. β-Lactamase에 의한 β-lactam제의 불활성화

(4) 약제와 길항하는 대사산물의 축적

Sulfonamide내성균의 경우 p-aminobenzoic acid (PABA)가 균체 내에 다량 생산되기 때문에 sulfonamide의 작용이 저하되어 내성이 생긴다.

3) 교차내성

교차내성은 어떤 항생제에 대해 저항성을 나타내는 세균이 작용기전이 비슷한 다른 항생제에 대해서도 내성을 나타내는 것을 말한다.

예를 들면, chlorotetracycline과 hydroxytetracycline 그리고 streptomycin과 dihydrostreptomycin간에 교차내성이 있다.

4) 약제 내성을 줄이는 방법

① 고농도의 약제를 오랫동안 체내에 유지하지 않도록 해야 한다.

② 2~3가지 약제를 동시에 투약하지 않도록 해야 한다.

③ 항균제 감수성 검사를 실시하고 검사성적에 준해서 투약한다.

④ 항균제의 오용 · 남용을 막아야 한다.

표 10-6. β-Lactamase의 분류와 내성균

Type	β-Lactamase의 특성	유전자	산생균
I	주로 cephalosporin을 가수분해(cephalosporinase)	염색체	*Serratia*, 녹농균, 기타 Gram 음성 간균
II	주로 penicillin을 가수분해(penicillinase)	염색체	*Proteus mirabills*, *Enterobacter*
III	Penicillin과 cephalosporin을 모두 가수분해한다. Cloxacilin을 가수분해하지 않으며 p CMB 저항성(penicillinase)	R-plasmid	전달성 R(+) Gram 음성 간균
IV	Penicillin과 cephalosporin을 모두 가수분해한다. Cloxacilin을 가수분해하며 p CMB 저항성 (penicillinase)	염색체	폐렴 간균 등
V	Penicillin을 잘 가수분해하며, isoxasoryl계 Penicillin을 특이적으로 가수분해한다(penicillinase)	R-plasmid	R(+) Gram 음성 간균

5) 항생물질 남용의 문제점

(1) 균교대증발생(Superinfection)

항생제를 장기간 투여할 경우에 체내에 있는 약제 감수성균은 사멸되고 내성균의 성장은 상대적으로 촉진되어 평소엔 크게 병원성이 없던 내성 상재균이 이상 증식하여 병원성을 나타내는 것을 **균교대현상**이라 부르고, 그 결과 여러 가지 병적 상태가 발생했을 때 **균교대증**(superinfection)이라고 부른다.

이러한 현상은 chloramphenicol이나 tetracycline같은 광역항생물질을 장기간 투여했을 때 일어나는 경우가 많다.

(2) 슈퍼박테리아(superbacteria) 출현

가장 강력한 항생제에도 죽지 않는 박테리아를 **슈퍼박테리아**라고 불리는데 이런 강력한 항생제로도 죽지 않는 내성 세균들이 무서운 속도로 늘어나고 있는

표 10-7. 항생물질의 유해증상

항생물질	유해증상
Aminoglycosides (SM, KM, GM, amikacin)	난청, 신세뇨관 손상, 조직신경접합부차단, 어지러움, 호흡부전, 흡수불량(설사, 대장염)
Cephalosporins	혈소판 기능억제, 뇌발작, 신독성
Penicillin G	뇌발작
Tetracyclines	간세포 손상, 뼈발육, 치아변색, 설사
Chloramphenicol	골수기능 억제로 인한 재생불량성 빈혈, Gray 증
Isoniazid	간염, 뇌발작, 피부염(말초신경장애)
Sulfonamides	용혈성빈혈, 신사구체독성, 혈소판수감소
Polymyxin	사구체신염, 근신경반응 약화
Rifampin	간손상, 피부염
Amphotericin B	신사구체독성
Flucytosine	백혈구수 감소

것이다. 1943년 penicillin 발견으로 인간에 치료로 이용 시 잘 듣던 황색포도상구균이 1950년경 안 듣기 시작하여 새로운 methicillin 항생제 개발로 잘 듣다가 1961년 영국에서 methicillin 항생제 내성 황색포도상구균을 MRSA라는 이름으로 처음 보고되었다.

1990년경부터 methicillin 항생제에 안 듣는 methicillin **내성황색포도상구균**(methicillin resistant *Staphylococcus aureus*, MRSA)이 많이 나타나 치료에 어려움을 겪으면서 더 강력한 항균제인 vancomycin을 개발하여 치료 시 vancomycin마저 안 듣는 vancomycin 내성 황색포도상구균(Vancomycin resistant *Staphylococcus aureus*)이 출현하여 인간을 위협하게 되었다.

R 플라스미드가 내성유전자를 가진 세균이 다른 세균으로 퍼져 나갈 수 있는 선택적인 여건을 지속적으로 제공하며, 항생제의 남용이 더 심각해져서 다른 **슈퍼박테리아**가 나타날 것으로 우려되고 있다.

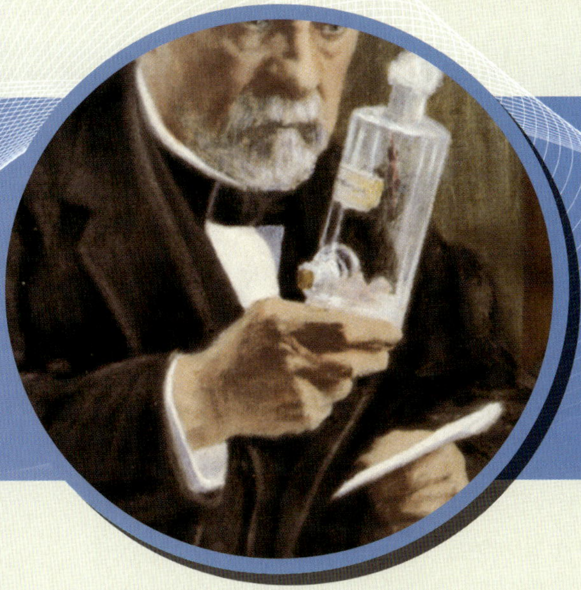

제 11 장

감염과 발병

1. 감염과 발병

병원미생물이 다양한 침입문호를 통해 체내에 침입하여 숙주의 조직, 세포, 체액, 표면 등에 정착한 후 증식하는 것을 **감염**(infection)이라고 한다. 감염의 결과 숙주의 정상적인 조직형태와 생리기능에 이상이 일어나고 그 이상이 임상증상으로 나타나는 경우를 **발병**(disease)이라고 한다. 감염증(infectious disease)은 미생물의 감염결과로 발증된 질병을 말한다. 감염증 중 특히 사람에서 사람으로 전파되어 가는 감염증을 **전염병**(communicable disease)이라고 한다.

병원미생물에 감염되었다고 해도 모두 증상이 발생되는 것은 아니다. 병원미생물에 감염되어 증상이 나타나는 것을 **현성감염**(clinical infection)이라고 하고 감염되었다 하더라도 발병되지 않아 임상증상이 나타나지 않는 경우를 **불현성감염**(subclinical infection)이라 한다. 불현성감염은 비록 임상증상은 나타나지 않지만 체내의 면역반응은 일어나 그 감염에 대한 면역이 생긴다.

감염과 발병은 미생물과 사람간의 저항력과 관계되어서 복잡한 상호작용에 의해 나타난다. 감염증이 성립되는 제1단계는 미생물이 국소의 세포와 접촉해 정착함으로써 증식이 시작된다.

2. 감염증의 증상

미생물에 감염된 숙주는 염증반응이 나타나는데 **통증**(pain), **발열**(fever), **발적**(redness), **종창**(swelling), **기능장애**(loss of function) 등 5대 소견을 나타낸다. 병원체가 숙주 체내에 침입해서 발병에 이르기까지 일정한 기간이 있는데 이를 **잠복기**(incubation period)라 하며 잠복기에는 병원체의 양, 독력과 감염된 인체 숙주의 감수성, 저항력 등에 따라 다르지만 각 염증마다 어느 정도 일정하다. 이러한 잠복기간에는 그 질환에 불 특징적이며 일정치 않은 증상이 나타나는 경우가 있는데 이것을 **전구증상**이라고 한다.

잠복기후 발병이 나타나며 그 질환에 특징적인 증상이 나타나게 되는데 예를 들면, 특징적인 발열, 발진, 순환기, 소화기, 비뇨기계의 증상이 나타난다.

그러나 최근에는 강력한 해열제나 항균제의 투여로 감염증의 특징적인 증상이나 경과에 변화를 일으키므

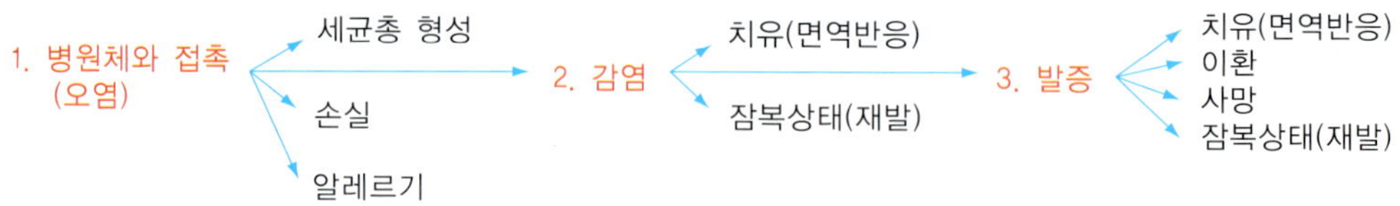
1. 병원체와 접촉
(오염)
세균총 형성
손실
알레르기
2. 감염
치유(면역반응)
잠복상태(재발)
3. 발증
치유(면역반응)
이환
사망
잠복상태(재발)

그림 11-1. 감염증의 일반적 경과

로 증상에 따른 정확한 진단을 내리기가 어렵다.

발병이 나타난 후 감염증의 경과는 미생물 측 인자(병원성, 독력)와 숙주 측 인자(저항력) 그리고 치료에 따라 다르며, 일반적으로 회복기를 거쳐 치유되거나 혹은 숙주가 감염증을 이겨내지 못하고 사망하게 된다. 또한 치유가 되더라도 다시 재발하는 경우가 있다(그림 11-1).

3. 감염증의 변모

의료의 발전에 수반하여 근래의 전염병, 즉 법정전염병은 발생이 적어졌다. 그 이유는 첫째 항생물질의 개발과 보급에 따른 병원균의 변화이고, 둘째로는 심장 catheter 검사, 내시경검사 등의 의료기술의 발달 및 항암제, 면역억제제, 부신피질 hormone제 사용에 따른 숙주측의 조건변화를 들 수 있다. 즉 최근의 감염증 특징은 병원성이 낮은 미생물이 저항력이 낮은 사람에 감염되어 쉽게 발병된다는 점이다. 병원체는 Garm음성 간균이 많아 일상시의 생활환경에 사람과 공존하고 있는 균 군이다.

한편, 교통기관의 발달로 국내에는 없었던 콜레라나 말라리아 등을 외국여행자가 보균하고 들어오는 소위 **수입감염증**이 문제시되고 있다.

(1) 전염병과 비전염병

감염증 중에는 어떤 감염경로를 통해 환자로부터 다른 사람에게 전달되는 전염병과 전달되지 않는 비전염병이 있다. 장티푸스, 콜레라, 매독, 임질 등은 전염병이고 파상풍, 식중독, 중이염 등은 비전염병이다. 전

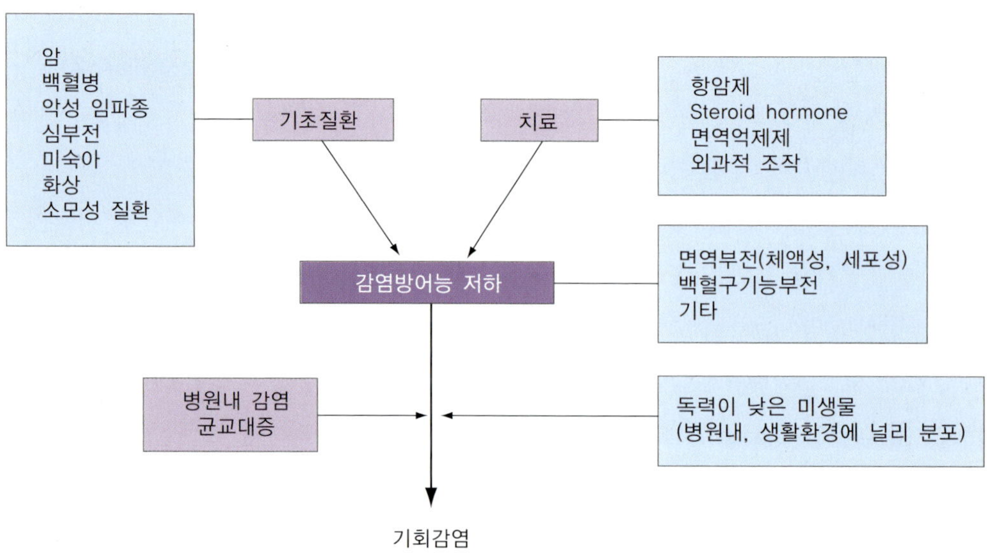

그림11-2. 감염에서 발병에 이르는 숙주-기생체 관계

표 11-1. 주된 기회병원체

Bacteria	*Pseudomonas aeruginosa*를 위시하여 포도당 비 발효 Gram음성간균, *Serratia, Klebsiella, Enterobacter, E coli* 등의 장내세균, *Staphylococcus, Bacteroides, Nocardia*
Fungus	*Candida, Aspergillus, Cryptococcus, Mucor* 등
Protozoa	*Pneumocystis carinii, Toxoplasma gondii* 등
Virus	*Cytomegalovirus, Herpesvirus* 등

염병 중에서도 특히 전염성이 강하고 발병하면 심각한 문제를 일으키는 감염증은 법정전염병으로 지정하여 감시 관리하고 있다.

어떤 전염병이 특정 지역에서 짧은 기간에 일정수준 이상으로 발생하는 상태를 **유행**(epidemic)이라고 하고, 어떤 지역에 국한되어 장기간 일정수준 이상으로 발생하는 경우를 **지역적 유행**(endemic), 세계적으로 확산되는 경우를 **범발성 유행**(pandemic)이라고 한다.

(2) 1, 2차 감염과 혼합감염 및 균교대증

처음에 어떤 병원체에 감염된 후 다음에 다른 병원체에 감염되었을 경우 처음 감염을 **1차 감염**(primary infection), 다음의 감염을 **2차 감염**(secondary infection)이라 한다. 역학적으로 처음 감염 환자를 1차 감염자라 하고, 이어서 감염이 연달아 확산해 나가는 경우를 2, 3차 감염자라고 한다.

혼합감염은 단일 숙주에서 2종 이상의 병원체가 동시에 감염되었을 때 이를 **혼합감염**(mixed infection)이라고 한다. 균교대증은 감염증에 대해 항균제를 사용하였을 때 감염 원인균과 항균제에 감수성이 있는 상재균은 사멸하고 항균제에 저항성이 있는 균만 이상 증식하여 병변을 일으키는 경우를 말한다. 이러한 **균교대증**은 최근 항생제의 남용으로 증가하는 경향이 있다.

(3) 기회감염과 병원감염

최근에는 독력이 강한 균에 의해 건강한 사람이 발병하는 감염증보다 독력이 약한 균에 의해 저항력이 떨어진 사람에게 발병하는 감염증이 점차 심각한 문제로 대두되고 있다. 이것은 의료기술의 발달로 백혈병, 신부전, 미숙아, 화상 등 기초질환을 가진 환자가 생존하는 경우가 많아졌고, 항암제, 면역억제제의 사용, 여러 외과적 조작으로 인한 감염방어 능력이 떨어진 환자가 증가하였기 때문이다. 이로 인해 숙주의 정상 상재 균으로 존재하는 병원성이 없거나 아주 낮은 미생물이 저항력이 떨어진 환자에게 감염증을 일으킬 수 있는데 이를 **기회감염**(opportunistic infection)이라 하며, 최근 임상적으로 그 중요성이 증대되고 있다.

병원감염(hospital infection)이란 입원 이전에 감염되지 않았던 사람이 입원 후 병원 환경에서 병원성 미생물에 폭로되어 발생하거나, 이미 가지고 있던 내인성 미생물에 의해 발생된 감염증을 의미한다.

현대의학의 발달과 항균제의 남용 및 오용, 외과수술, 항암제 또는 면역억제제의 사용 증가 및 그에 따른 인위적인 면역이 저하된 환자의 증가는 병원감염의 문제를 야기시키게 되었다.

병원감염의 감염원은 환자 자신, 주변 환자, 의료인, 방문객 등의 사람과 치료나 검사를 위해 사용되는 기구 및 물품, 가구나 침구 등이 해당된다. 또한 식품, 동물, 곤충 등도 감염원이 될 수 있는데, 환자 자

표 11-2. 병원내 감염원과 감염경로

감염원	감염경로	병원체	감염부위
1. 공기	공기장치, 먼지, 비말핵 aerosol	T.B, Diphtheria, Virus, *Staphylococcus*, *Streptococcus*, 장내세균, *Pseudomonas aeruginosa*, Glucose non ferment bacillus, Fungus, *Legionella*, 기타	호흡기감염 창상감염 전신감염
2. 식품	각종 음식물	*Campylobacter jejuni*, *Yersinia enterocolitica*, *Salmonella*, *Shigella*, *Vibrio parahemolyticus*, *Staphylococcus*, *Pseudomonas aeruginosa*, 기타	호흡기감염 식중독
3. 물	세숫물, 멸균수, 기타	장내세균, *Pseudomonas aeruginosa*, 그 밖의 Gram 음성 간균, Fungi, virus, 기타	소화기계감염 창상감염 전신감염
4. 의료기구류	Catheter, 내시경, 주사침, 기타	*Serratia*, *Pseudomonas aeruginosa*, 그 밖의 Gram 음성 간균, Fungi, virus, 기타	전신감염 요로감염
5. 곤충류	곤충에 물림, 기타	Malaria, Japanese encephalitis	전신감염

신과 의료인의 오염된 손이 가장 중요한 감염원으로 작용한다.

(4) 내인성 감염과 외인성 감염

내인성 감염(endogenous infection)은 체내에 이미 존재하는 상재성 미생물에 의해 감염되는 것으로 상재균이 상재성이 없는 다른 장기나 무균상태의 장기에 침입하여 감염증을 일으키거나 혹은 기회감염증으로 감염증을 일으키는 것을 말한다. 이에 대해 외계에 존재하는 미생물이 어떤 경로로 숙주에게 침입하여 감염증을 일으키는 경우를 **외인성 감염**(exogenous infection)이라고 한다.

(5) 국소감염과 전신감염 및 병소감염

미생물이 체내에 침입, 정착한 부위에 머물러 있으면서 감염을 일으키는 경우를 **국소감염**이라고 하고, 침입 혹은 정착한 부위에 머물러 있지 않고 전신에 퍼져 감염을 일으키는 경우를 **전신감염**이라고 한다.

병소감염은 어떤 부위에서 발생한 감염이 원인이 되어 allergy 반응을 일으켜 원격장기에 영향을 미치는 경우를 말한다. 대표적으로 용혈연쇄구균에 의한 **인두염** 이후에 수반하는 면역복합체에 의한 **사구체신염**을 들 수 있다.

(6) 수입감염증과 여행자설사증

현재 국내에는 상재하지 않거나 매우 드문 감염증이 해외 여행자나 수입 식품에 의해서 국내에서 환자가 발생한 경우를 **수입감염증**이라고 한다. 최근 외국과의 교류가 활발해지고 해외 여행자의 증가로 외국의 감염증이 국내로 유입될 가능성이 점차 많아짐에 따라 이에 대한 검역 등의 사전조치가 강조된다. 또한 해외 여행 시 미리 예방접종 및 교육을 통해 사전에 그에 대한 대책마련이 있어야 하겠다. 요즘 여행자들 중 동남아시아 등에서 여행 중 설사증에 걸리는 경우가 있는데 이것을 **여행자설사증**(traveler's diarrhea)이라 한다. 그 원인으로는 독소원성 대장균(enterotoxigenic *E. coli*), 살모넬라, 장염비브리오 등이 있다.

(7) 지속감염과 잠복감염

지속감염(persisent infection)은 감염이 일단 성립되면 그 상태가 지속되는 경우이다. **잠복감염**(latent infection)은 일단 한번 감염되면 미생물이 숙주의 어느 조직에 잠재하여 장기간에 걸쳐 병원체와 숙주 사이에 평형관계를 유지하고 있는 것으로 지속적으로 불현성 감염 상태를 유지한다. 그러나 숙주의 저항력이 저하되면 증식하여 발증을 일으킨다. 그 예로 단순포진 바이러스는 처음 감염 후 잠복상태로 있다가 숙주가 열성 질환 등으로 저항력이 떨어지면 증식하여 단순포진을 일으킨다.

(8) 인수공통감염증

인수공통감염증(zoonosis)은 사람과 동물 사이에서 전염되어 발병할 수 있는 질환으로 몇몇 인수공통감염증에 감염된 동물과 직접 접촉하거나 감염된 고기를 식용함으로써 또는 매개동물에 의해 인간에게 전염될 수 있다.

(9) 성행위감염증

성행위로 인하여 감염되는 질환을 **성감염증**(sexually transmitted disease)이라고 부른다. 성병예방법에 규정된 매독, 임질, 연성하감, 트라코마티스, 후천성 면역결핍증(AIDS), 간염(A형 간염, B형 간염, C형), 비임균성 요도염 원인균, 질 Candida증, 질 Trichomonas증 등의 미생물로서 이 중에서 AIDS(HIV)는 치명적 질환이고 커다란 사회문제로 되어 있다.

4. 감염증의 성립

감염증이 성립하기 위해서는 감염원, 감염경로 및 감수성 숙주와 같은 조건이 구비되어야 한다. **감염원**은 감염을 성립시키는 원인 미생물로써 파상풍, 녹농균과 같이 흙 속,물 속 등 무생물 유래의 미생물과 광견병, 서교증, 와일병과 같이 개나 쥐 등 하등동물 유래의 미생물, 그 외 급.만성 감염증 환자, 보균자 등 사람유래의 미생물이 있다.

감염경로는 감염증 환자로부터 객담, 분변, 소변 기타의 방법으로 배설되어 접촉을 통한 직접적인 방법이나 매개물을 통한 간접적인 방법으로 전파되어 태반, 호흡기, 입, 피부 등의 침입문호를 통해 전파된다.

마지막으로 감수성 숙주가 있어야 한다. 감염증이 성립되기 위해서는 위와 같은 세 가지 요인이 필요하다. 결국 감염이 성립되는 것은 미생물이 가진 병원성 및 감염력과 숙주가 가진 여러 가지 저항력과의 관계에 의해 결정된다. 즉 미생물의 감염력이 숙주의 저항력보다 우세한 경우에만 감염이 성립된다(그림 11-3).

또한 미생물의 감염력과 저항력이 같은 정도인 경우에는 감염이 성립되더라도 발병하지 않는 불현성감염이 된다.

1) 미생물의 병원성과 독력

미생물이 사람이나 동물에 질병을 일으키게 하는 힘을 갖고 있을 때 그 미생물은 그 동물에 대하여 **병원**

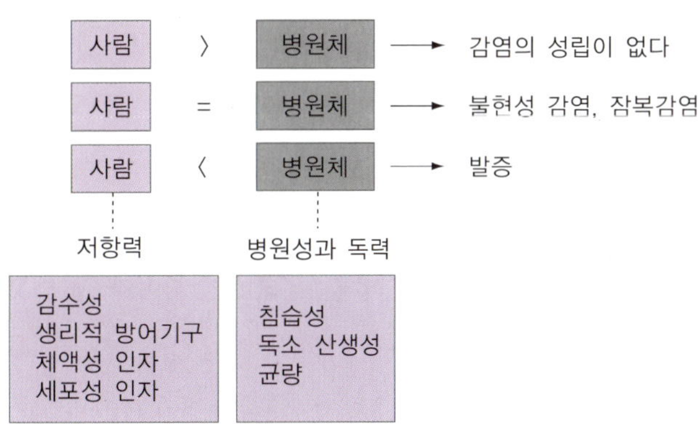

그림 11-3. 감염증의 성립

성(pathogenicity)을 갖는다고 한다. 병원성의 강도를 **독력**(virulence)이라고 한다.

병원성과 독력은 혼동되기 쉬우며 같은 의미로 해석되는 경우도 있으나 독력은 병원성의 양적 표현이고 흔히 LD_{50}(50% 치사량, lethal dosis, 감염동물의 50%를 치사시키는데 필요한 균수 또는 독소량)으로 표현한다. 세균의 독력은 **조직 침습성**과 **독소생산성**의 두 가지로 나눈다.

(1) 정착성

미생물이 병원성을 발휘하기 위해서는 다양한 숙주의 방어벽을 뛰어넘어 점막 등의 숙주 표적세포에 부착, 증식할 수 있어야 한다. 이러한 현상을 정착이라 하고 이를 위해 미생물이 가지는 것을 일반적으로 **정착인자**(adhesin)라 한다.

미생물의 정착인자에 대해 숙주의 **표적세포**(target cell)에는 정착인자와 비특이적으로 반응, 결합하는 수용기(receptor)가 존재하고 있어 부착과 증식이 가능하다. 그 예로 장관감염증을 일으키는 독소원성 대장균의 경우에는 섬모가 정착인자이다. 그러므로 정착인자를 가지고 있는 균은 장관의 연동운동에 대항하여 소장 상피세포의 **융모**에 조밀하게 부착하여 증식한다. 이와 같이 정착한 **독소원성 대장균**은 정착부위에 장기간 정체하여 **장독소**(enterotoxin)를 생산함으로써 설사를 일으킨다. 장독소만을 생산하고 정착인자가 없는 대장균은 병원성을 발휘할 수 없기 때문에 정착은 대장균의 병원성 발현에 필수적인 인자이다. 이 밖에도 요로 감염증을 일으키는 대장균과 콜레라균, 연쇄상구균 등도 정착인자가 병원성 발현에 중요하다는 것이 밝혀지고 있다.

이와 같이 미생물의 정착에 직접 관여하는 인자로서 정착인자가 있지만 간접적으로 정착에 관여하는 다양한 인자들이 있다. 예로 콜레라균의 편모는 균과 표적세포(소장 상피세포)의 부착에 직접 관여하지 않으나 상피세포를 덮는 점막층은 균이 빠져나가 표적세포에 접근, 부착하는 것을 돕는다는 점에서 정착에 간접적으로 관여하고 있다. 또한 균이 생산하는 mucinase, protease와 hyaluronidase 등의 효소는 점액을 분해하여 균이 상피세포에 접근하는 것을 돕고 있다.

(2) 침습성

미생물이 인체 조직 내에 침입하여 증식하고 병소를 확산시키며 넓혀가는 힘을 **침습성**(invasiveness)이라 한다. 침습인자인 **세포외 효소**(extracellular enzyme)는 숙주세포를 손상시킴으로써 조직사이로, 조직의 경계를 파괴하면서, 세균의 확산을 촉진한다.

① **Hyaluronidase** : 기저물질, 결합조직의 구성성분인 hyaluronic acid를 파괴해서 조직의 점성을 낮추고 미생물이 조직 깊숙이 침투하도록 한다

② **Collagenase** : 결합조직성분인 collagen의 구조를 파괴하여 가스괴저와 넓은 부위의 조직괴사를 초래한다.

③ **Hemolysin** : 적혈구를 파괴시킨다.

④ **kinase** : 응고된 혈액을 용해시켜 한 곳에 국한되어 있던 세균이 퍼져나갈 수 있게 한다. 예로 streptokinase는 연쇄상구균의 산물로, 심장마비 환자에서 응고된 혈액을 녹이는데 중요한 치료제이고, 뇌졸중과 사망을 예방하는데 상당히 효과적이다.

⑤ **Coagulase** : 세균 주위에 실로 이루어진 그물을 형성함으로써 탐식작용으로부터 세균을 보호한다.

⑥ **Leukocidin** : 백혈구를 파괴한다.

표 11-3. 외독소와 그 활성에 의한 질병의 예

질병	외독소 활성과 결과
보툴리눔 독소증	신경독소 :신경자극 전도 차단, 이완성 마비 유발
파상풍	신경독소 : 신경자극 전도 차단, 골격근육의 강직성 수축
클로스트리디움에 의한 식중독	장독소 : 설사
콜레라	장독소 : 설사
대장균에 의한 여행자설사	장독소 : 설사
성홍열	세포독소 : 모세혈관 손상으로 인한 붉은색 발진 유발
디프테리아	세포독소 : 인후세포 파괴로 인한 죽은 세포축적 ; 심장손상
백일해	세포독소 : 인후세포 파괴와 섬모방해
대장균 O157:H7	세포독소 : 혈변, 콩팥손상

(3) 독소생산성

미생물의 대사산물이나 구성성분 중에 미량으로 극히 유해한 물질을 **독소**(toxin)라고 하고, 독성물질을 생산할 수 있는 능력을 독소생산성이라고 한다.

미생물은 독소를 생산해 냄으로써 숙주에 장해를 일으키는데, 세균이 증식할 때 균체 외로 분비되는 **외독소**(exotoxin)와 세균 성분에 포함되어 있지만 세균 세포가 파괴되어 유리되는 **내독소**(endotoxin)가 있다(표 11-4).

① 외독소(exotoxin)

외독소는 Gram양성균과 밀접한 관계를 가지고 있다. 외독소는 체액에 쉽게 녹고, 쉽게 몸 전체에 운반되고, 미생물 정착지로부터 먼 곳에서도 작용할 수 있다. 외독소는 독성이 강하고 특이한 활성을 가지고 있다. 외독소는 기본적으로 세 가지의 그룹으로 나눌 수 있다.

㉠ 숙주의 세포를 죽이거나 손상을 입히는 **세포독소**(cytotoxin)

㉡ 신경자극 전달을 방해하는 **신경독소**(neurotoxin)

㉢ 소화기계 세포에 영향을 끼쳐서 설사를 유발하는 **장독소**(enterotoxin)이다.

세균이 생성한 외독소는 매우 독성이 강하여 극히 미량으로도 사람을 사망케 할 수 있다. Toxoid는 세균의 독소를 프로말린 등으로 처리하여 그 독성을 무독화시킨 것으로 독성은 없지만 면역원성은 남아 있으므로 어떤 세균의 독소가 심각한 문제를 일으키는 질병의 vaccine으로 이용된다. 파상풍, 디프테리아, 백일해 vaccine이 이러한 toxoid를 이용한 것이다.

② 내독소(endotoxin)

내독소는 Gram음성균의 세포벽 성분 중 외막을 형성하는 lipopolysaccharide로 O항원 다당 부분과 독성을 나타내는 lipid A의 각 부분으로 구성되어 있다. 내독소는 내열성으로 열에 강하며 항원성이 비교적 약하고 세포가 파괴될 때 유리된다. 내독소는 균의 종류와 상관없이 쇼크 증상유발, 오한, 발열, 쇠약, 작은 혈전의 형성 및 사망과 같은 숙주반응을 유발한다. 내독소는 외독소보다는 독성이 낮은 것으로 여겨질 수 있으

표 11-4. 외독소와 내독소의 비교

	외독소(exotoxin)	내독소(endotoxin)
기원	특정한 균의 균체내에서 합성되어 균체 외로 분비(Gram 양성균)	Gram음성균의 세포벽의 구성성분으로, 균체가 파괴될 때 유리
성분	단백질 또는 peptide	Lipopolysaccharide(활성은 lipid A부분이 담당)
내열성	불안정(60℃에서 파괴)	안정(60℃, 1시간 이상에도 독성유지)
항원성	항체유도 용이함 항독소를 생성하며, 항독소와 독소는 중화반응을 함 혈청요법이 가능 함	항체유도 불가능 항원성을 갖고 있는 부분은 다당체에 있으나 항독소를 만드는 항원성은 거의 없다.
Toxoid화	가능(vaccine으로 사용가능)	불가능
독성	극히 강하다. μg이하로 실험동물을 치사할 수 있다.	약하다

나, Gram음성균에 감염되어 있는 동안 증상을 나타낸다. 반어적으로 Gram음성균에 감염된 사람은 항생제로 치료 동안에 죽은 세균이 내독소를 방출하기 때문에 악화된 증상을 나타낼 수 있다.

세균 독력에 관한 기전이 수년에 걸쳐 연구되었고, 더욱이 최근에 분자생물학 기술을 통하여 규명되었다.

5. 감염증 질환의 단계

(1) 1단계 : 잠복기

잠복기(incubation stage)는 병원체가 침입문호를 통해 들어와서 전구증상을 나타내는 데까지 걸리는 시간이다. 이 시기는 감염된 사람은 병원체에 감염된 사실을 인지하지 못할 수도 있지만, 다른 사람에게 전파될 수 있다. 잠복기는 미생물의 종류, 감염된 세균의 수 및 숙주의 저항성에 따라 다르다. 일반적으로 **보툴리눔독소증** 12~36시간, 포도상구균성 식중독 2~4시간, 간염 45~160일, AIDS 약 6개월~약 12년 정도이다.

(2) 2단계 : 전조기

전조기(prodromal stage)는 비교적 짧고 항상 분명하게 나타나는 것은 아니다. 증상은 애매하고 미미하며 종종 피로, 두통, 근육통, 불쾌감으로 나타난다. 질환에 따라 이 시기 동안 다른 사람에게 전염시킬 수 있다.

(3) 3단계 : 질환기

질환기(illness stage)는 증세가 가장 심각한 단계로 발전하고 발열, 메스꺼움, 구토, 오한, 두통, 근육통, 피로, 림프샘비대, 발진과 같은 전형적인 조짐과 증상을 동반한다. 이 시기는 병원체의 독력인자와 숙주의 면역계가 대항하게 된다. 그 결과 회복되든가 손상을 받아 사망하게 된다.

(4) 4단계 : 감퇴기

감퇴기(decline stage)는 조짐과 증상이 사라지기 시작하고 몸은 원래대로 회복되기 시작한다.

(5) 5단계 : 회복기

회복기(convalescence stage)는 몸은 회복되고 기력을 얻고, 손상된 조직이 치료되며 증세가 사라진다. 간혹 장티푸스나 콜레라에는 회복된 후에도 만성적인 보균자 단계로 발전되기도 한다. 보균상태는 몇 년간 지속될 수도 있다.

6 숙주의 방어력

숙주는 침입한 미생물에 저항하기 위하여 다양한 저항인자를 갖추고 있다. 이러한 감염으로부터 숙주를 방어하기 위한 방법에는 크게 **비특이적방어기구**와 **특이적인방어기구**가 있다.

1) 비특이적방어기구

(1) 선천적 요인

선천적 요인은 어떤 병원균 대해 숙주가 감수성이 없어 감염을 방어하는 것을 말한다. **감수성**(susceptibility)은 숙주가 감염되고 발병될 수 있는가 하는 문제이다. 즉 숙주에게 동일 병원체를 같은 양, 같은 조건으로 감염시키더라도 발병하는 경우가 있고 그렇지 않은 경우도 있어 숙주마다 감수성이 다르다. 감수성은 종, 연령, 영양상태, 면역력 등에 따라 다를 수도 있다.

(2) 생리적 방어인자

정상적인 **피부**는 물리적으로 병원체의 침입을 막을 뿐만 아니라, 피부지방선의 불포화지방산 등은 살균적으로 작용한다. **점막**도 병원체의 침입을 물리적으로 방어함과 동시에 병원체는 점막상피세포의 섬모운동에 의하여 점액과 함께 배설된다.

(3) 상재균에 의한 길항현상

피부, 소화기관, 상기도, 질부 등의 상재균에 의한 **길항현상**도 감염방어에 도움을 주고 있다. 그 기전으로는 상재균에 의한 항균물질(박테리오신 등) 생성이 있다.

(4) 체액성 방어인자

① Lysozyme

백혈구, macrophage, 점막상피나 선세포에 의해서 생성되어 혈액, 점막, 누액, 타액이나 조직액 등의 체액 속에 존재하는 lysozyme은 염기성 단백으로 muramic acid와 N-acetylglucosamine의 결합을 끊고, 주로 Gram양성균의 세포벽을 용해한다.

② β-lysin

토끼, 쥐, 말의 정상혈청에 존재하며, 사람에게는 급성감염증 환자의 혈청 속에 나타난다. 고초균, 탄저균 등의 Gram양성균에 대한 살균작용을 가진 염기성 단백이다.

③ Properdin

정상혈청 중에 존재하는 단백으로 보체와 Mg이온의 협력으로 Gram양성 및 음성균에 대한 살균작용을 나타낸다.

④ Interferon

특정 virus 또는 유발물질이 세포에 작용함으로써

생기는 세포에서 산출되는 단백물질이다. Virus의 증식을 억제한다.

(5) 세포성 방어인자

미생물이 생체에 들어가면 식세포에 의해 탐식된다. 이것을 **식균작용**이라고 한다. 이에 관여하는 식세포는 다핵백혈구(polymorphonucleus), 대식세포(macrophage) 등이 있다.

2) 특이적 방어기구

출생 후 생체가 여러 가지 병원체에 감염된 후 형성된 면역체나 **예방접종**(vaccin)을 통해 획득된 면역체에 의해 항원과 항체가 특이적으로 작용하여 숙주세포를 병원체로부터 방어하는 것이다. 즉, 감염원이 비특이적 방어기구에 의해 제거되지 않았을 때, 이것은 증식하여 특이적 면역반응을 활성화시킴으로써 마지막에는 림프조직에 있는 조직 큰포식세포에 의해 처리된다. 이러한 면역반응은 **체액면역**과 **세포면역**으로 나눌 수 있다. 체액면역은 **B-림프구**에 의해 생성된 항체에 의한 특이적 면역반응이고, 세포면역은 **T-림프구**의 감작림프구에 의한 특이적 면역반응이다. 이것은 어느 것이 감염방어에 주요 역할을 담당하는가는 미생물의 종류에 따라 다르나 일반세균 감염증에서는 체액성면역이 감염방어에 주역을 담당하고 있고, 결핵균, 살모넬라 등의 세균류와 바이러스 등의 세포내 기생성 미생물에는 주로 세포성면역이 감염방어에 주요 역할을 하고 있다. 또한 개인은 살아가면서 자연적 또는 인공적 수단을 통해 면역능력을 획득할 수 있으며, 이러한 면역은 **능동면역**이나 또는 **수동면역**의 형태로 획득될 수 있다.

7. 감염증의 진단

미생물에 대한 감염증을 진단하기 위해서는 우선 임상적으로 감염증의 증상 및 경과에 따라 진단하는 방법과 병소에서 병원체를 검출하는 방법, 면역혈청학적 진단방법 등이 쓰인다. 병소에서 병원체를 검출하기 위해서는 병소부위나 분변, 소변, 혈액, 척수액, 객담 등의 검사재료 혹은 식중독의 원인식품으로 생각되는 음식물에서 미생물을 분리하고 동정한다. 면역혈청학적 진단방법은 미생물을 분리, 동정하는 것과 더불어 미생물 감염에 따라 체내에서 생산된 특이항체와 감작림프구가 있는가를 알아내어 진단하는 것이다.

감염증이 의심되는 경우 임상의사는 ① 우선 감염증인지 아닌지 ② 원인균은 무엇인지 ③ 어느 장기가 침범되어 있는지 ④ 감염증의 정도 ⑤ 어느 항생물질을 투여할 것인지 ⑥ 항생물질의 부작용 등을 고려하며 진단과 치료를 행한다.

(1) 병태에 의한 진단

일반적인 감염증의 경과와 증상, 열형, 감염증을 반영하는 진단적 검사(백혈구 수 측정, 백혈구 분류, 침강속도, 혈청 CRP나 급성염증 반응물질의 상승)에서 진단한다.

(2) 병원체 검출

감염병소에서 병원체를 발견하는 일이 가장 중요하다. 병원체가 가장 많이 함유되어 있을 것으로 생각되는 검체에 대해 도말검사 → 배양검사 → 동정, 약제 감수성 검사의 순서로 진행한다.

(3) 면역혈청학적 진단

병원체를 감염병소에서 분리해 내는 것이 가장 확실

한 방법이지만 항생물질을 투여한 경우라면 여간해서 분리하기가 어렵다. 감염이 있으면 병원체에 대한 생체 내 항체가 생긴다. 병원체의 균체 성분에 대한 특이항체를 혈중에서 증명함으로써 진단이 이루어진다. 공통항원, 항원특이성에 주의한다.

Widal 반응(Typhoid), Weil–Felix 반응(Rickettsia 감염), ASLO(A군 β–용혈성 연쇄구균), TPHA(Syphilis), *Mycoplasma, Legionella, Chlamydia*, 각종 virus 감염에 관한 혈청반응이 있다. 최근에 효소항체법(ELISA)에 의한 항원, 항체의 검출방법이 보급되어 있다.

(4) 분자생물학적 진단

핵산의 염기배열에 근거하여 감염증의 원인균을 동정하는 신속진단법으로 특이도 및 예민도가 높은 진단법이다.

① 핵산탐식자법(DNA-probe)

특정균종에 존재하는 특이적인 염기배열을 가지는 DNA 또는 RNA를 핵산탐식자로 이용하여 재결합(hybridization) 여부를 검사하여 균종을 동정하는 방법이다. *Mycoplasma pneumoniae, Legionella pneumonie*, 결핵균, 비정형 항산성균, 임균, Chlamydia, 독소원성 대장균, 각종 바이러스 감염증의 진단에 이용된다.

② 중합효소연쇄반응법(polymerase chain reaction, PCR)

한 쌍의 primer와 내열성 DNA 중합효소를 이용하여 목적하는 병원균이 가진 특이적인 염기배열 만을 반복적으로 합성하는 반응이다. 미량의 DNA를 검출할 수 있는 방법으로 배양이 까다롭거나, 병원성이 강한 미생물과 바이러스 감염증 진단에 주로 이용되고 있다.

8. 예방접종과 혈청요법

예방접종은 항원(antigen)인 vaccine을 접종하여 면역을 얻게 하는 소위 능동면역(active immunity)법이며 예방접종 후 면역이 형성될 때까지 일정한 시간이 필요하며, 그 대신 면역기간은 상당히 길게 지속된다. 이에 반하여 이미 면역이 성립된 동물에게 항체(antibody)를 가진 혈청(serum)을 채취하여, 이것을 주로 질병예방과 치료목적으로 주사하는 수동면역(pass immunity)법인 혈청요법은 접종 직후부터 면역상태를 얻을 수 있으나 그 지속기간은 짧다.

1) 백신(Vaccine)의 종류

사균(또는 불활화) 백신, 약독화 백신, 독소(toxoid), 유전공학적방법에 의한 방어 항원단백의 백신으로 나누어진다.

(1) 사균백신(불화성화 백신)

항원성을 잃지 않을 정도로 가열처리(56℃, 30~60분), formalin, 자외선 조사 등으로 세균을 사멸시킨 후 일정량을 인체에 접종한다. 사균백신에 의해 생성된 항체는 지속기간도 짧고 국소의 분비형 IgA 항체의 생산도 낮아 생균백신과 비교하면 효과는 확실하지 못하다.

뇌염백신, 공수병백신, 장티푸스백신, 파라티푸스백신, 발진티푸스백신, 콜레라백신 등이 있다.

(2) 생균백신(약독생균 백신)

인공적으로 약독 변이주를 만들어 살아 있는 생균

바이러스를 백신으로 만든 것이다. 약독화(attenuated)가 불충분하거나 저항력이 낮은 사람은 병변을 일으키는 수가 있다. BCG결핵백신, polio백신, 유행성이하선염, 풍진백신 등이 있다.

(3) 유전공학 방법에 의한 백신

방어 항원 단백생산의 유전자를 대장균, 효모 등의 세포내에 이식하여 다시 바꿔서 생산해 낸 백신이다. 대량으로 생산할 수 있는 이점이 있다. B형 간염 백신이 실용화되고 있다. 그 외에 A형 간염 백신, 인플루엔자 백신, 콜레라 백신, 말라리아 백신 등도 연구되고 있다.

(4) Toxoid

세균의 외독소를 정제하여 formalin을 사용하여 독소를 무독화시킨 것을 **톡소이드**(toxoid)라 하며 항원성을 강화하기 위해, 명반(alum)을 가하여 만든 톡소이드가 사용된다. 디프테리아 toxoid, 파상풍 toxoid, 보툴리늄 toxoid 등이 있다.

(5) 다가 백신

1균종 중 서로 다른 균형의 vaccine을 섞은 것으로 influenzae 백신, polio 백신 등이 있다.

(6) 혼합 백신

균종이 서로 다른 vaccine을 두 가지 이상 섞은 것으로 DPT(디프테리아, 파상풍, 백일해)백신이 있다.

2) 예방접종 방법

전염병 예방법에 의하여 정기 예방접종과 임시 예방접종으로 구분하고 있으며, 정기 예방접종을 받아야 할 전염병은 디프테리아, 백일해, 파상풍, 결핵, 폴리오, 홍역 및 기타 보건복지가족부장관이 전염병예방을 위해 필요하다고 인정되는 전염병이며, 임시 예방접종은 장관의 명령이 있거나 전염병예방 상 필요할 때 시행하고 있다.

정기 예방접종은 일정한 연령에 도달한 모든 국민이 의무적으로 일정한 시기에 접종받아야 한다. 임시 예방접종은 평상시 우리나라에 없는 전염병의 침입이나 긴급 시에 접종하는 것으로 콜레라, 페스트 등이 대상이 될 수 있다.

예방접종 방법은 ① 피하접종은 대부분 주사기를 사용하여 접종하며 ② 경피접종은 BCG나 종두와 같이 피부를 천자하여 접종하며, ③ 경구접종은 폴리오와 같이 입으로 먹는다. 백신의 종류에 따라서 한 번만으로 충분한 것도 있지만, 처음 접종인 경우는 대개의 경우 한 번만의 접종은 불충분하여 2~3회 접종을 필요로 한다. 또 접종 후 수년~수십 년 경과하면 면역상태가 없어지는 것이 많으므로 추가접종의 필요성이 생기게 된다.

접종할 때는 백신의 용기를 흔들어 침전물을 균등하게 한 후, 멸균된 일회용 주사기로 접종한다. 백신이 혈관 내에 들어가지 않도록 주사침을 찌른 후 일단 주사기의 내관을 당겨 혈액이 역류하지 않는가를 확인한 후 주사한다.

3) 백신의 부작용

흔히 볼 수 있는 부작용은 접종 부위의 발적, 종창, 동통 등으로 때로는 발열, 두통 등이 일어나나 2~3일 경과하면 사라진다. 그러나 때로는 심한 부작용을 일으킬 수 있으므로 특이체질자, 임신부, 생백신 접종 후 1개월 이내인 사람, 기타 의사가 부적당하다고 인정한 사람은 예방접종을 하지 않아야 한다. 또한 백신의 보관과 사용하다 남은 백신의 관리에 조심해야 한다.

4) 혈청요법

사람 또는 동물에서 생성된 항체(면역혈청)를 환자에게 투여하여 수동면역을 획득하도록 하여 치료하는 방법을 **혈청요법**(serum therapy)이라고 한다. 이러한 목적에 쓰이는 면역혈청을 **치료혈청**(therapeutic serum)이라고 한다. 치료혈청에는 디프테리아, 파상풍, 가스괴저의 항독소 혈청이 있다. 치료혈청은 말에게 toxoid 면역을 한 말 혈청이므로 **혈청병**에 사용한다. 대개 속효성이 있으나 효력 유지 시간은 짧아 유의하여야 한다. 감염 치료 외에 감염기회가 있었던 사람에게 예방목적으로 투여한다. 최근에는 여러 가지 항체를 포함한 human immunoglobulin 제재가 개발되어 **면역부전증**이나 면역부전시의 감염 또는 virus(HB virus 포함) 감염 예방에 쓰이고 있다.

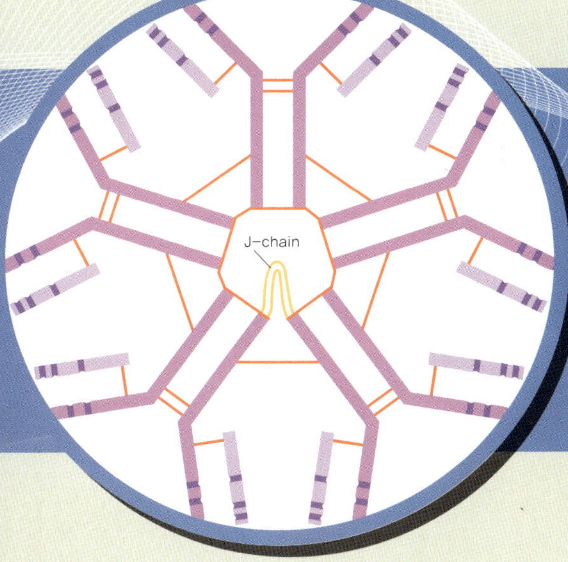

제 12 장
면역

1. 면역의 개념

면역이라고 하는 것은 어떤 전염성 질환에 걸려서 회복을 하게 되면 같은 병에 재차 걸리지 않게 되는 현상으로 옛날부터 알고 있었다. 면역이란 말은 라틴어의 immunis에서 유래된 것이다. 이 말은 '무거운 짐 또는 세금으로부터의 해방'이라는 용어로 "세균 또는 virus의 감염으로부터 피한다는 뜻 또는 감염으로부터 세균침입을 예방한다."라는 뜻으로 사용되어 왔다. 그러므로 어떤 특정 미생물에 감염되어 질병에 걸리고 나서 회복된 사람은 그 병에 두 번 다시 걸리지 않는다는 것이다. 이와 같이 생체는 외계로부터 침입하는 미생물이나 이물(non-self, **비자기**)을 **특이적**(specific)으로 인식하여 두 번째 이후의 침입에 대하여 이것을 배제하려는 능력을 가지고 있다. 이것을 **면역**(immune)이라 한다. 그리고 미생물이나 이물을 **항원**(antigen)이라 하고 생체측이 이것을 식별하여 **비 특이적**인 인자와 **특이적**인 인자로 구별하여 어떤 종의 정보를 주어 기억을 하고 있다가 또 다른 미생물, 이물이 침입하였을 때 신체 측이 이것을 효과적으로 식별하여 저항 또는 대항할 수 있도록 면역을 성립시키는 것을 **면역응답**이라고 부른다.

2. 면역(immunity)의 분류

면역이란 특정한 질병을 앓고 회복된 사람은 동일한 질병을 다시 앓지 않게 되는 상태를 말한다. 다시 말해 병원미생물에 대항하는 모든 저항성, 즉 특이적인 저항성과 비 특이적인 저항성을 모두 말한다. 이러한 저항성은 숙주의 모든 생리작용, 숙주의 종(species), 속 또는 씨족(races) 개체가 선천적으로 갖고 있는 **선천면역**(innate immunity)과 출생 후 생체가 여러 가지 감염에 의해서 한 번 걸렸던 질병에는 재차 걸리지 않는 경우의 후천적으로 획득하여 얻어진 **후천면역**(acquired immunity) 등이 있다(그림 12-1).

1) 선천면역(Natural or innate immunity)

개체가 출생할 때부터 지니고 있는 저항성으로 이물질(비자기, none self)이나 세균 등의 침입에 대해 선천적으로 저항하는 것을 의미한다. 즉 항원 노출 이전부터 지니고 있는 비특이적 방어기구이다. 선천적면역

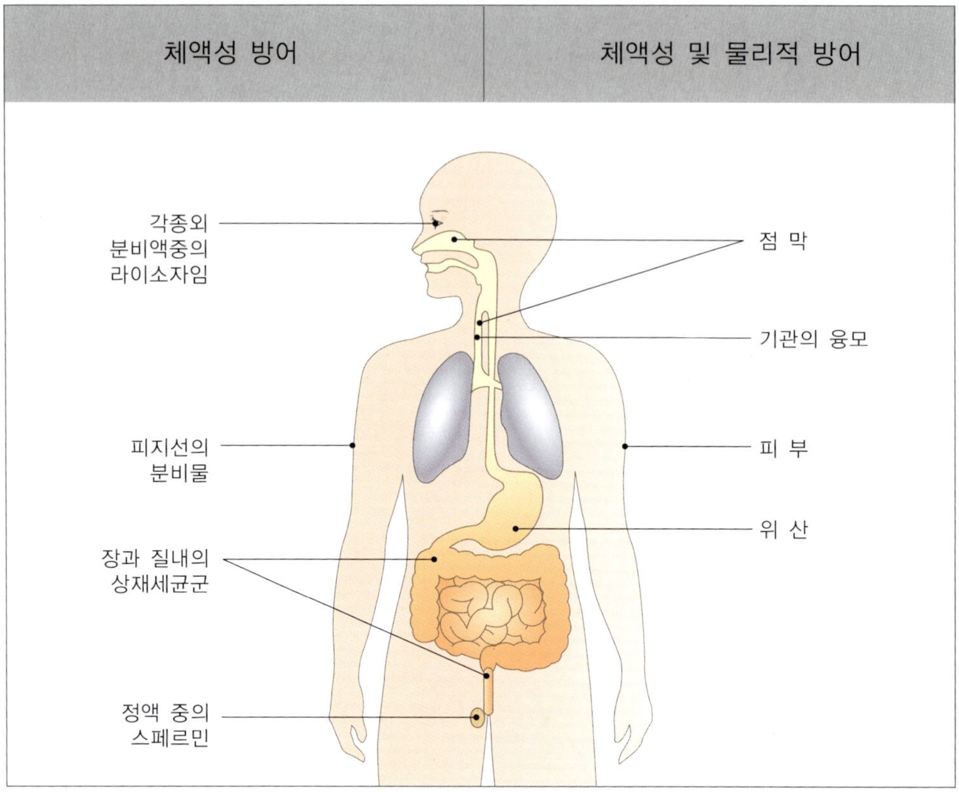

그림 12-1. 외측의 방어

은 상대적 면역(relative immunity)으로 나타내는 경우도 있으며 결정인자로 숙주의 종, 속, 개체 특이성의 영향을 들 수 있다.

(1) 종 특이성

동일 병원체에 대한 감염성이 동물의 종에 따라 서로 다르다.

(2) 속 또는 씨족 특이성

탄저균에 대한 저항성은 알제리아 양이 다른 양에 비해 강하며 일부 흑인종은 백인종이나 황인종에 비해 **콕시디오이데스진균증**(coccidioidomycosis)에 대한 이환율이 10배 정도나 높은 감수성을 갖는다.

(3) 개체 특이성

연령, 영양상태, 호르몬의 균형 등의 비 특이적 조건으로 인한 저항성에 차이가 있다. 자연면역은 해부생리학적 방어, 식작용, 염증반응의 방어력으로 구성되어 있다.

2) 후천면역(획득면역 : Acquired immunity)

각 종 미생물들(세균, 바이러스, 진균 등)의 항원 물질에 숙주의 면역계가 특이하게 반응하여 **체액성면역**(humoral immunity)과 **세포성면역**(cellular immunity) 반응을 일으켜 방어능력을 갖는 것을 획득면역 또는 후천면역이라 한다.

개체의 방어기능을 담당하는 주된 면역세포로서는 T-림프구와 B-림프구가 있다. 개체에서 T 및 B-림프구들이 침입한 항원에 대해 특이적으로 면역반응을

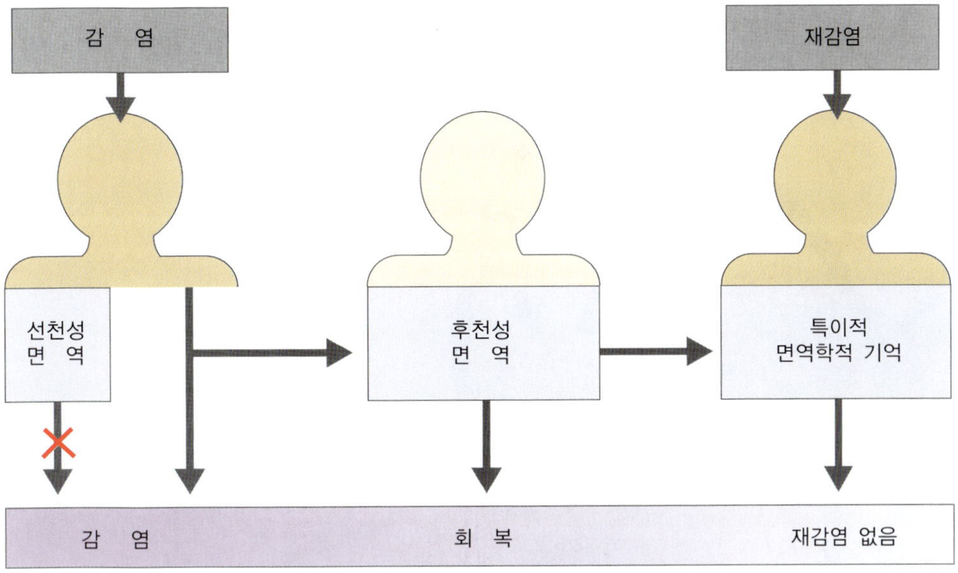

그림 12-2. 선천성 면역과 후천성 면역

일으켜 생성된 특이 항체는 세균이 생성하는 독소중화작용, 보체의 도움에 의한 세균용해작용, 식세포의 옵소닌작용과 세균응집작용 등으로 식세포의 기능을 더욱 용이하게 하여 세균제거를 돕는다. 또한 활성화된 T-림프구는 cytokine을 생성하여 식세포를 침입한 병원균 주위로 불러들이고 **대식세포**(macrophage)를 활성화하여 탐식한 세균을 제거한다. 획득면역은 숙주가 면역을 얻는 방법에 따라 능동면역과 수동면역으로 구별된다(그림 12-3).

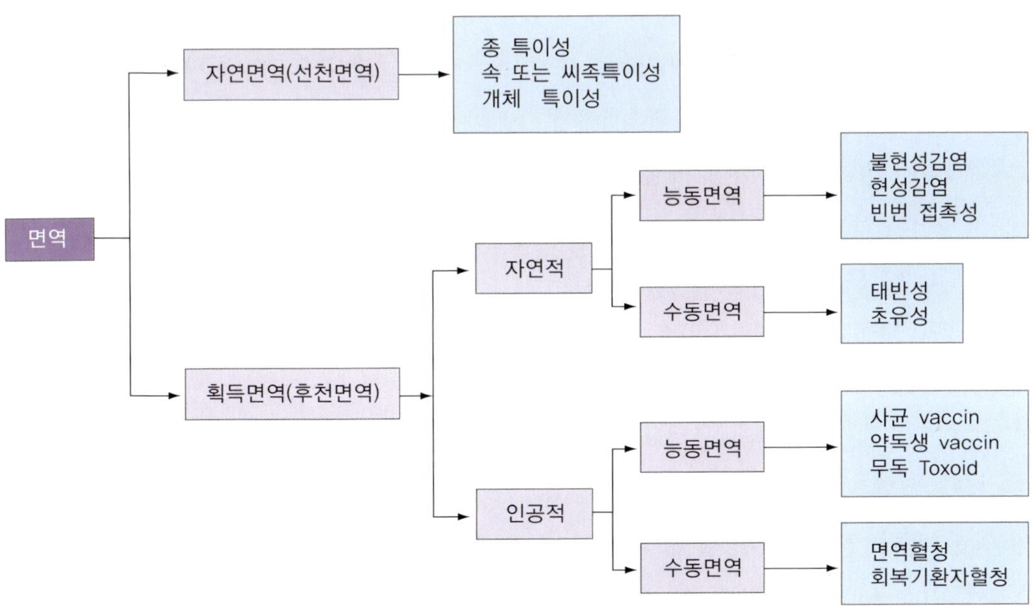

그림 12-3. 면역의 분류

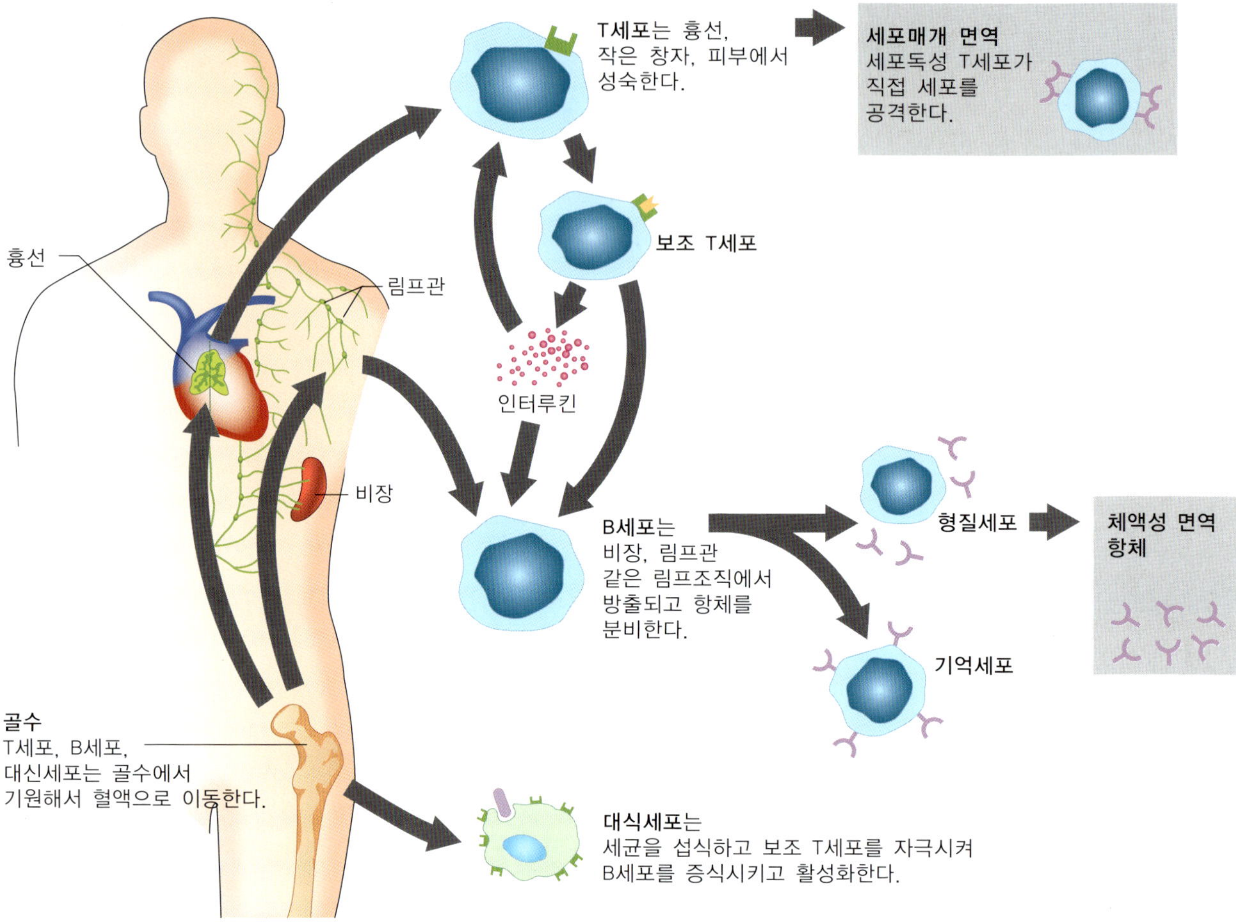

그림12-4. 인체의 면역계

① 체액성면역(Humoral immunity ; B-lymphocyte)

체액성면역은 B-림프구에 의해서 생성된 항체에 의해서 항원을 제거하는 면역으로 **항원제시세포**(macrophage)에 의해 자극된 **helper T-림프구**는 B-림프구를 활성화시키고, 활성화된 B-림프구는 증식. 분화하여 항체를 만들어 혈액 속으로 분비한다.

골수에서 생성된 B-림프구는 림프 조직으로 이동한 후, 그 곳에 머물거나 체내를 순환한다. Helper T-림프구에 의해 자극을 받은 B-림프구는 폭발적으로 증식해서 다량의 항체를 분비하는 **형질세포**(plasma cell)나 **기억 B세포**(memory B cell)로 더 분화된다(그림 12-4).

항체를 생산하는 형질세포는 며칠간 살 수 있는데, 이 기간 동안 초당 약 2,000개의 동일한 항체를 분비한다. 이러한 항체는 외부항원을 둘러싸서 결합한 후 불 활성화시킨다. 다른 B-림프구로부터 유래된 형질세포들은 다른 항체를 분비하고 각 항체는 동일항원의 서로 다른 부위를 인지하게 된다. 기억 B-림프구는 보통 휴지기 상태로 존재하지만 다시 같은 항원이 들어올 경우 이에 대항하여 빠르고 강하게 반응한다. **1차면역반응**(primary immune response)은 비자기 항원을 처음으로 만났을 때 일어나는 면역체계의 반응으로 며칠을 필요로 한다.

기억 B-림프구는 수 년에서 수십 년 생존하면서 동

표 12-1. 체액성면역과 세포성면역의 차이점

구분	체액성면역	세포성면역
면역발현의 effector	항체(Ig)	감작 T-림프구
면역발현에 관여하는 인자	보체	대식세포(macrophage) 림포카인(lymphokine)
생체내에서의 면역현상	감염방어면역의 대부분 즉시형 과민반응 독소의 중화 자가면역질환, 혈청병	일부의 감염방어면역 지연형 과민증 이식면역(거부반응) 항종양면역
반응시간	수분 ~ 수시간	24시간 이상 지연반응
방어대상	세균	바이러스, 결핵균, 나병균, 진균
시험관내 현상	침강반응, 응집반응 보체결합반응	세포상해성반응

일 항원을 다시 만날 경우 **2차 면역반응**(secondary immune response)을 촉발시키고 이는 우리가 인지하지 못할 만큼 빠르게 일어난다. 백신(vaccin)투여는 이러한 기억 B-림프구를 만드는 역할을 하며 장래에 침입할지도 모르는 병원체에 대처하기 위함이다.

② 세포성면역(Cellular immunity : T-lymphocyte)

B-림프구가 형질세포로 전환되어 항체를 생산하는 체액성면역반응을 유발하는데 비해 T-림프구는 세포성면역을 유발한다. '세포성'이란 말은 T-림프구가 직접 면역반응이 필요한 장소로 이동하여 면역작용을 일으킨다는 의미이다. 반면 **'체액성'**이란 B-림프구가 직접적으로 작용하는 것이 아니라 B-림프구의 생성물인 항체가 혈류 속으로 분비되어 작용한다는 점에서 '세포성'면역과 대별된다. 골수에서 생성된 T-림프구는 흉선에서 자기세포의 표면과 분자를 인식하는 능력을 획득한다.

T-림프구에는 몇 가지 종류가 있는데 이들은 각각 독특한 기능을 가지고 있다. Helper T-림프구는 다방면의 면역반응에 관여한다. 이들은 B-림프구를 활성화시켜 항체를 생산하도록 하고, cytokine을 분비하여 **세포독성 T-림프구**(cytotoxic T cell)라 불리는 또 다른 T-림프구를 활성화시킨다. 또한 Helper T-림프구는 비자기 항원을 파괴하도록 도와주는 인터루킨, 인터페론, 종양괴사인자 같은 cytokine을 분비한다.

세포독성 T-림프구(cytotoxic T cell)는 항원에 직접 부착해서 세포독성물질을 분비하여 표적세포를 파괴한다. 즉, 세포독성 T-림프구가 비자기 세포를 만나면 세포독성 T-림프구 표면에 위치한 T-림프구 수용체가 항원과 결합하고, T-림프구는 항원 세포의 막에 구멍을 만드는 **perforin**이라는 생화학물질을 분비한다. 이는 비자기 세포의 물질대사를 방해하여 결국 비자기 세포를 죽게 한다. 세포독성 T-림프구는 또한 바이러스가 퍼지기 전에 감염된 세포를 파괴시킨다. 암세포는 종종 면역체계 입장에서 볼 때 '외부'인자로 인지되어 암 특이적 항원을 생성하는데, 이 역시 세포독성 T-림프구의 공격대상이 된다.

세포독성 T-림프구에서 분비되는 어떤 cytokine들은 B 및 T-림프구의 증식을 억제시키고 감소시켜 기억세포만 남겨두게 한다.

표 12-2. T-림프구와 B-림프구

구분	T-림프구	B-림프구
역할	세포성면역 담당	체액성면역 담당
세표 표면 marker		
T-림프구 표면 marker(CD_2, CD_3, CD_4, CD_8 등)	+	−
표면 면역글로불	−	+
Fc receptor	−	+
보체 receptor	−	+
체내 분포(%)		
말초혈액	85	15
림프절	85	15
비장	65	35
골수	적다	많다
흉선	많다	적다

T 세포, B 세포 그리고 제3의 세포인 대식세포 이외의 중요한 역할을 하는 또 하나의 세포가 있는데 이 세포를 **NK-cell**(natural killer cell)이라 한다. 암 면역의 감시기구에서 대단히 중요한 역할을 하는 세포로 생각되며 이 NK-cell는 **암세포**에만 반응하는 특성을 갖는 것이 아니고 자기 것(self)과 조금이라도 다른 세포를 완벽하게 식별하며 특히 암세포나 변이세포 혹은 바이러스에 의해서 변형된 세포들에 달려들어(tackling) 세포를 죽이는 작용을 한다. NK-cell은 자연 살상자라는 별명이 붙은 세포이다. 인터페론의 투여로 NK-cell의 활성이 상승되는 것으로 보아 **면역감시기구**(immune surveillance mechanism)에서 중요한 기능과 역할을 수행하고 있는 세포로 생각된다.

3. 면역체계의 기능

(1) 방어(defense)

면역능이 정상상태에 있는 경우에는 병원미생물의 감염을 막을 수 있으나, 만약 이상한 항진상태에 있으면 알레르기가 유도되며, 거꾸로 저하상태에 있으면 면역부전증 환자에게서 볼 수 있는 바와 같이 감염증에 걸리기 쉽게 된다.

(2) 생체의 항상성(hemeostasis)

면역능은 생체가 세포 레벨에서도 그 형태적, 생리적 안정성을 지키기 위하여 노화 또는 상해된 세포를 처리한다. 만약 이 능력이 이상하게 항진하면 자기 구성성분을 비자기로서 인식하며 또는 자가항체 생성 세포가 생겨 **자가면역병**이 일어난다.

(3) 감시작용(surveillance)

체내에서 끊임없이 자연발생적으로, 혹은 여러 가지 바이러스나 화학물질 등에 의해서 돌연변이 세포가 생기는데, 이것을 비자기로서 재빨리 식별하여 처리하는 능력이다. 특히 돌연변이 세포로 생긴 종양세포가 세포 표면에 종양 특이항원을 가지고 있으면 면역계에 의해서 식별되고 파괴되어 버린다. 이 능력에

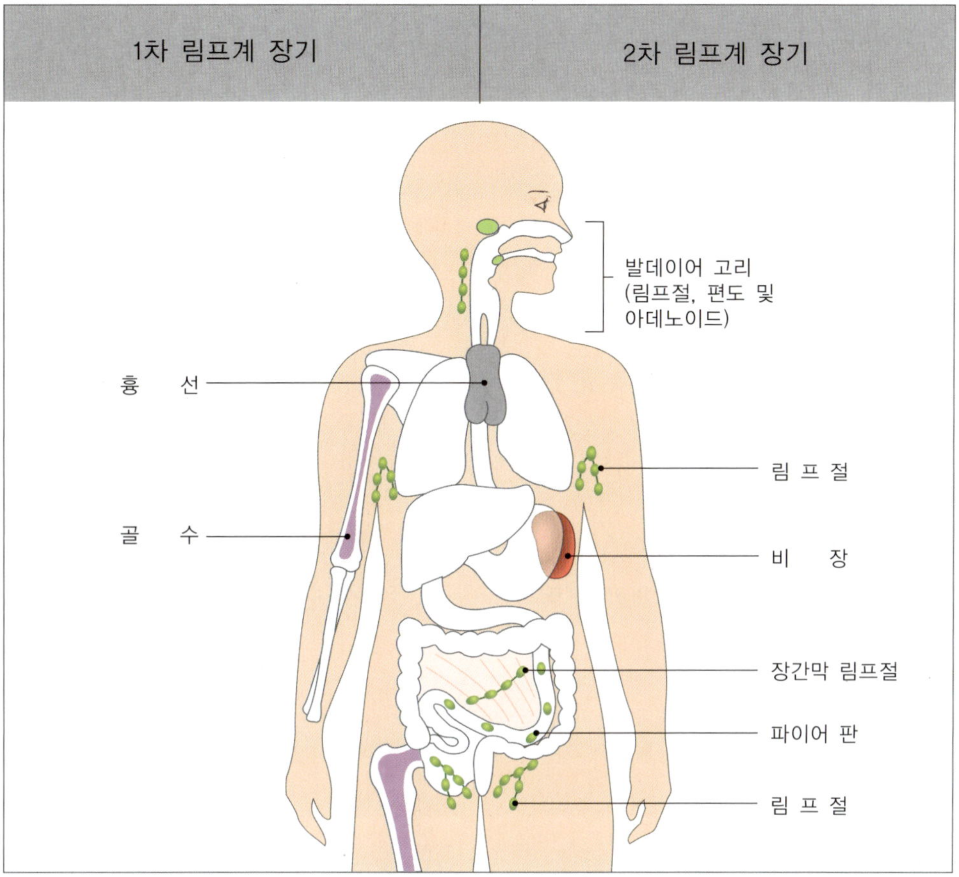

그림 12-5. 주요 림프계 장기와 림프조직. 흉선은 T-세포를 생산하고 골수는 B-세포를 생산한다. 2차 림프계 장기와 림프조직은 성숙한 T-세포와 B-세포 및 보조세포들은 함유하고 있다. 포유류의 태아에서는 B-세포가 처음에는 간에서 생성되나 출생 후에는 골수에서 생산된다. 사람에 있어서 성인의 골수는 2차 림프기관으로도 기능한다. 림프절은 몸전체에 걸쳐서 존재하며(그림에서는 일부분만 그려져 있음), 대개는 림프관의 중간에서 관찰된다. 구개편도와 인두편도를 포함하는 목과 인두 부위에 있는 림프조직들을 합하여 발데이어(Waldeyer's) 편도 고리라 한다. 림프절에 있는 림프구는 보통 림프액에 실려 온 항원에 반응하지만, 비장에 있는 림프구는 혈액에 실려 온 항원에 반응한다.

결함이 발생하면 종양세포는 그대로 증식되어 악성 종양이 형성된다.

4. 면역반응의 특징

생체의 면역 기구는 기본적으로 병원미생물을 포함한 모든 비자기(non-self)인 이물질(foregin body)을 대상으로 하고 있으며, 생체의 **항상성**(homeostasis)을 유지하기 위해 작용하고 있는데 면역 이외의 생리적 기구와 비교하면 다음과 같은 특징이 있다.

(1) 자기관용성(self tolerance)

생체에 면역응답을 일으키는 데는 자기의 성분과 다른 물질이 생체에 침입한 것을 식별하지 않으면 안 된다. 어떤 물질이 생체에 침입해도 생체가 그것을 이물(항원)로서 식별하지 않으면 면역응답은 일어나지 않는다. 면역계가 '자기(self)'와 비자기(none-self)를 감별하여 자기의 생체성분에 관해서는 면역현상을 일으키지 않는 현상을 **자기관용성**(self tolerance)이라고 하며, 이는 생체성분이 자기로 표시된 자기표식(self-marker)을 가지고 있기 때문에 면역관용이 일어나는 것이다.

(2) 면역반응의 특이성 (immune response specificity)

어떤 병원체에 대하여 면역이 형성되었다 하더라도 다른 병원체에 대한 감염을 방어하는 힘은 없다. 즉 최초의 항원과 재차 접촉하는 항원이 동일하면 면역이 성립되나 양자가 다르면 새로운 항원에 대한 면역은 성립하지 않는다. 이것을 **면역의 특이성**이라고 한다.

(3) 면역학적 기억(immunogical memory)

생체에 침입한 항원(미생물)이 배제된 후나 예방접종에 의한 면역 효과를 생체는 장기간 또는 대개 수년 내지 평생 동안 지속되면서 면역을 기억하고 있어서 재차 같은 항원의 침입 시에는 처음에 비해 즉시 강한 면역반응을 나타낸다. 즉 생체의 면역세포의 일부가 기억세포가 되어 과거에 침입한 항원을 기억하고 있다. 이것을 **면역기억**(immunogical memory)이라고 한다.

(4) 면역의 협동성(immune cooperation)

T-림프구와 B림프구는 생체의 면역반응에서 서로 협동적으로 작용한다. 흉선 유래 T-림프구는 B-림프구 항원인식 때 협력해주는 세포가 있다. 이것을 helper T-림프구라 한다.

(5) 반응의 다양성(response diversity)

면역반응에는 다양한 종류가 있으나 동일한 이물질에 대해서도 생체에 침입하는 양이나 경로 등에 따라 다른 면역이 성립될 수 있다. 즉 면역현상은 다양성(diversity)이 풍부한 반응계에 의해 이루어지고 있다.

5. 항원(Antigen)

1) 항원과 항원성

항원(antigen)이란 어떤 물질이 생체 내에서 항체를 만들고 그 항체와 특이적으로 반응하는 생체외 물질을 말하고 그와 같은 성질을 **항원성**(antigenicity)이라고 한다. 항원에 의해 항체 형성을 재촉하며, 면역반응을 일으킬 수 있는 능력을 **면역원성**(immunogenicity)이라 하며, 항체와 특이적으로 반응하는 것을 **반응원성**이라 한다. 미생물을 포함해서 비자기(none-self)인 물질은 거의 모두 항원으로 작용할 수 있다. 일반적으로 분자량 10,000 이상인 단백질과 다당체는 높은 항원성을 나타내나 지질과 핵산의 항원성은 낮다.

항원성은 항원물질 표면의 고유한 입체구조에 의존하는데, 어떤 항원물질에는 이와 같은 항원성의 최소단위가 복수로 존재한다. 이것을 **항원결정기**(antigenic determinant) 또는 **epitope** 라고 하며, 소 혈청 알부민은 단순단백으로 면역연구에 흔히 사용하는 항원인데 6~8 epitope가 있다.

2) 항원의 분류

(1) 완전항원

완전항원은 분자량이 10,000 이상의 고분자 화합물이다. 완전항원으로 작용하는 물질들은 다음과 같다. ① 단백으로 미생물의 균체단백, 혈청단백, 난백, 단백효소, 장기의 추출물, 핵산단백, 당단백, 지질단백, polypeptides 등으로 T-림프구 의존성항원으로 작용한다. ② 다당체로서 폐렴구균과 *Cryptococcus*의 협

표 12-3. 항원의 분류

구분	완전항원	불완전항원(hapten)
면역원성	(+)	(−)
반응원성(시험관내)	(+)	(+)
분자구조	복잡	단순
실례	소 혈청 알부민 양 적혈구	trinitro phenols(TNP) cardiolypine
면역유도에서 T-림프구 요구성	(+)	(−)
B-림프구의 직접활성화 능	(−)	(+)
실례	소 혈청 알부민 양 적혈구	세균 리포다당체(LPS) 중합 프라제린

막, 적혈구의 혈액형(ABO, Rh) 등은 T-림프구 비의존성항원으로 작용한다.

(2) 불완전항원 혹은 합텐

분자량이 1,000이하의 비교적 작은 peptide, 단순한 화학물질, 어떤 종류의 지질과 핵산에서는 반응원으로서 항체와 결합하나 단독으로는 면역을 유도할 수 없는 것이 있다. 이것을 **불완전항원** 혹은 **합텐**(hapten)이라고 한다. 합텐은 분자량이 큰 단백(고분자 단백, carrier protein)과 결합하게 함으로써 면역원이 되는데 이 결합단백을 **carrier**라고 한다.

또한 이 분류와는 달리 특이적 면역의 유도에 있어서 helper T-림프구의 개재를 필요로 하는 항원과 그렇지 않은 것으로 분류된다. 전자를 **T-림프구 의존성 항원**(T cell dependent : TD), 후자를 **T-림프구 비의존성항원**(T cell independent : TI)이라고 하며 대부분이 물질 항원은 T-림프구의존성 항원이다(표 12-3).

합텐은 항체와 반응하여 시험관 내에서 침강반응을 일으키나 작은 크기의 분자로 하면 눈에 보이는 반응을 일으키지 않게 된다. 이것은 침강저지반응에 의해 항체와의 결합성을 유지하고 있는 것을 알 수 있다. 이것을 **단순 합텐**이라고 한다.

(3) 애쥬번트(Adjuvant)

항원의 종류와 사용하는 양, 투여경로에 따라 반드시 충분한 면역반응을 얻을 수 없는 경우와 특정 면역반응을 특별히 강하게 유도할 목적으로 항원과 함께 투여하는 물질을 **애쥬번트**(adjuvant)라고 한다. 침강 aluminium과 광물유와 계면활성제를 혼합한 불완전한 Freund's adjuvant, 또는 여기에다 결핵균을 혼합한 완전 **Freund's adjuvant** 등이 있다. 3종 혼합 vaccin에 사용하는 백일해 vaccin은 항원임과 동시에 강한 adjuvant작용을 나타내는 것으로 알려져 있다.

6. 항체(Antibody)

항체(antibody)는 생체에 침입한 항원에 의해 면역계의 B-림프구에 의해 만들어지는 여러 종류의 단백질로 항원과 특이적으로 반응하며 체액성면역을 담당한다. 혈청 γ-globulin분획에 함유되는 단백질로서 **면역글로불린**(immunoglobulin : Ig)이라고 한다.

면역글로불린(항체)은 단백 분자이며 전기영동 이동농도에 따라 혈청 중의 글로불린 분획, 즉 대부분은 감마글로불린 분획(체액성 항체)에 많이 함유되어 있다

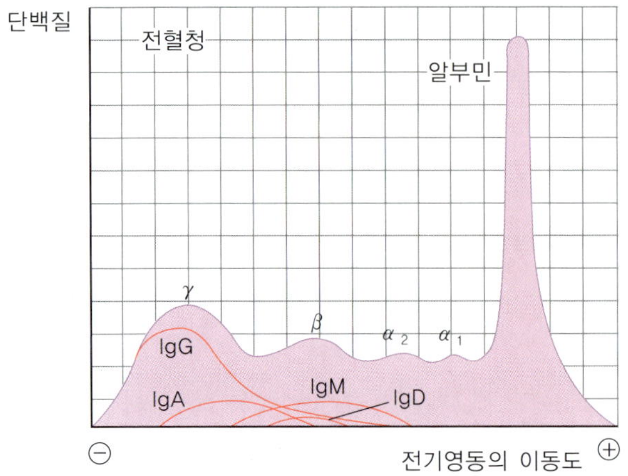

그림 12-6. 인간 혈청의 전기영동

(그림 12-6).

1) 면역글로불린의 성상

항체로서의 성질을 가지는 글로불린은 면역화학 진보에 따라 혈중농도, 체내분포, 전체 면역글로불린에 대한 % 분자량 및 초원심분리에 의한 침강상수, H-사슬의 명칭, 당질함유량(%) 등의 물리화학적 성상에 따라 5강(class) **IgG, IgM, IgA, IgD, IgE**의 면역글로불린으로 분류한다.

면역글로불린 분자는 2개의 L-사슬(light chain)과 H-사슬(heavy chain)로 되어 있는데 L-사슬은 4개의 폴리펩타이드(polypeptide)로 되어 있고, 이것은 S-S(disulpide)결합으로 서로 연결되어 분자량이 160,000~900,000인 것과 미량의 탄수화물을 함유하는 당 단백이다.

L-사슬에는 카파(κ)와 람다(λ)의 2가지 강(class)이 있는데 한 개의 면역글로불린에는 κ와 λ중 한 가지만으로 구성되어 있고, H-사슬에는 알파(α), 감마(γ), 뮤다(μ), 입실론(ε) 및 델타(δ) 등 5가지가 있는데 이 사슬에 따라 5가지 강(class)으로 나누는 면역글로불린(IgG, IgM, IgA, IgD, IgE)으로 구분된다.

L-사슬과 H-사슬은 펩타이드로 되어 있는데 각 사슬의 N-말단 부위 아미노산 배열이 각 분자마다 달라 이 부위를 **가변부위**(variable region, γ영역)라고 하며, C-말단부는 모든 면역글로불린 분자에서 아미노산 배열이 일정하여 이 부위를 불변부위(constant region, C 영역)라 한다.

면역글로불린을 단백분해효소인 파파인(papain)으로 소화시키면 H -사슬을 결합하고 있는 디설피드 결합부에서 N-말단부에 가까운 곳에서 분해되어 두 개의 Fab(fragment antigen binding)와 한 개의 Fc(fragment crystalline) 부분으로 나누어진다(그림 12-7).

2) 면역글로불린의 종류

(1) Ig G

정상인의 혈청 내 총 면역글로불린 중 약 75%를 차지하고 있고 미생물 감염에 대한 방어면역에 중요한 역할을 담당한다. 태반을 통과하는 유일한 항체로 신생아에게 3~6개월간 수동면역을 부여받는 모체유래의 항체가 된다.

대체적으로 면역반응의 후기 및 제 2차 면역반응 후에 나타나는 항체이고 독소에 대한 항체의 대부분이 IgG 항체이다. 그리고 보체 결합능과 대식세포(macrophage), 호중구 등 식세포와 결합하여 식균작용을 돕는 opsonin 활성을 나타나기 때문에 생체의 체액성 면역의 가장 중요한 역할을 담당한다(표 12-4).

(2) Ig M

정상인의 혈청내 면역글로불린 중 IgM이 10%를 차지한다. IgM은 IgG보다 큰 900,000의 대 분자를 가지므로 일명 macroglobulin이라고도 일컫는다. B 세포의 성숙초기 세포질에 존재하고 항원자극에 대해 면

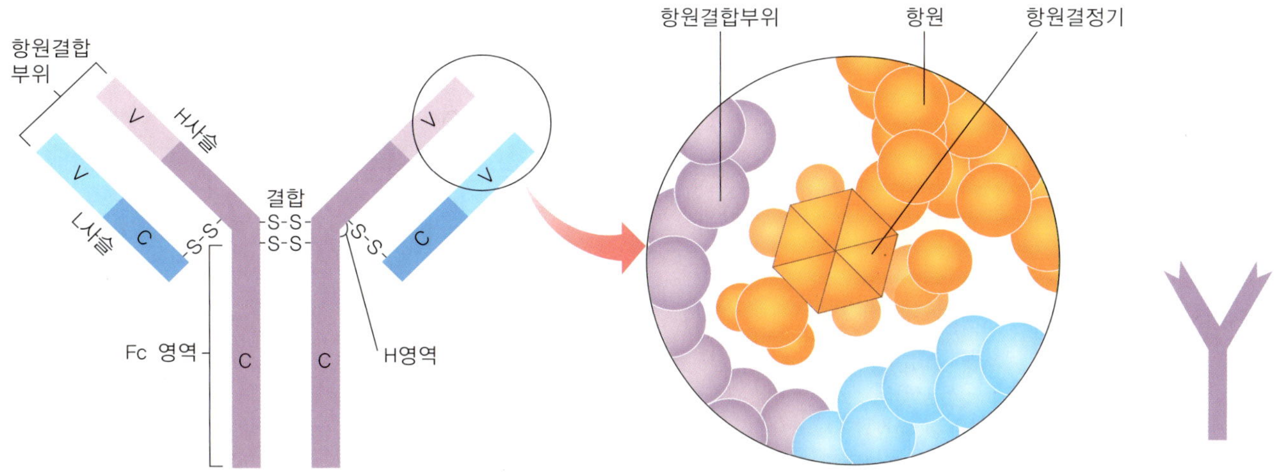

A 항체분자량 B 항원결정부위를 확대한 것 C 항체상징

그림 12-7. IgG 면역글로블린의 기본구조

표 12-4. 면역글로불린의 특징

성상	IgG	IgM	IgA	IgD	IgE
	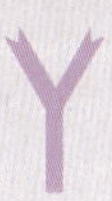	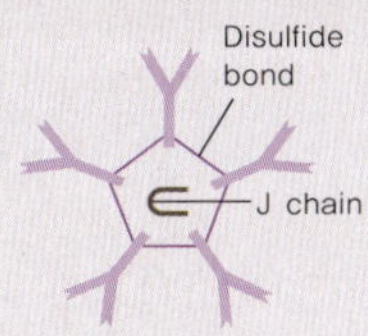	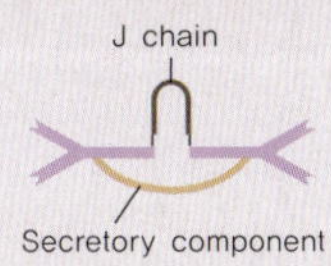	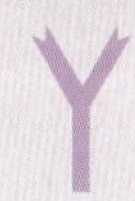	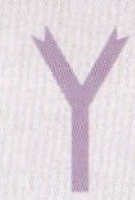
구조	1분자	5분자	2분자	1분자	1분자
혈청내	80%	5~10%	10~15%	0.20%	0.00%
항체농도					
체내분포	혈액, 림프액, 장	혈액, 림프액, β–세포표면	분비(눈물, 타액, 점액, 장, 우유, 혈액, 림프액)	B–세포표면 혈액, 림프액	비만세포 호중구결합
분자량	150,000	970,000	405,000	175,000	190,000
반감기(일)	23일	5일	6일	3일	2일
보체결합	+	+	–	–	–
태반통과	+	–	–	–	–
기능	태반통과, 태아전달, 감염방지, 독소 바이러스 활성 중화, 탐식작용증가	5분자가 J 사슬에 연결, 거대분자, 가장 먼저 생산 응집 반응, 침강반응, 보체결합, 세균감염방어 담당	2분자가 J 사슬에 연결, 분비형 점막 상피세포 분비 성분이 미생물부착과 침입을 차단	기능은 분명하지 않으나 B–세포막에 나타나며, 항원자극을 받은 B–세포의 활성화와 분화에 관여하는 기능	알러지 반응, 기생충 질환시 아나필락시스 반응생김

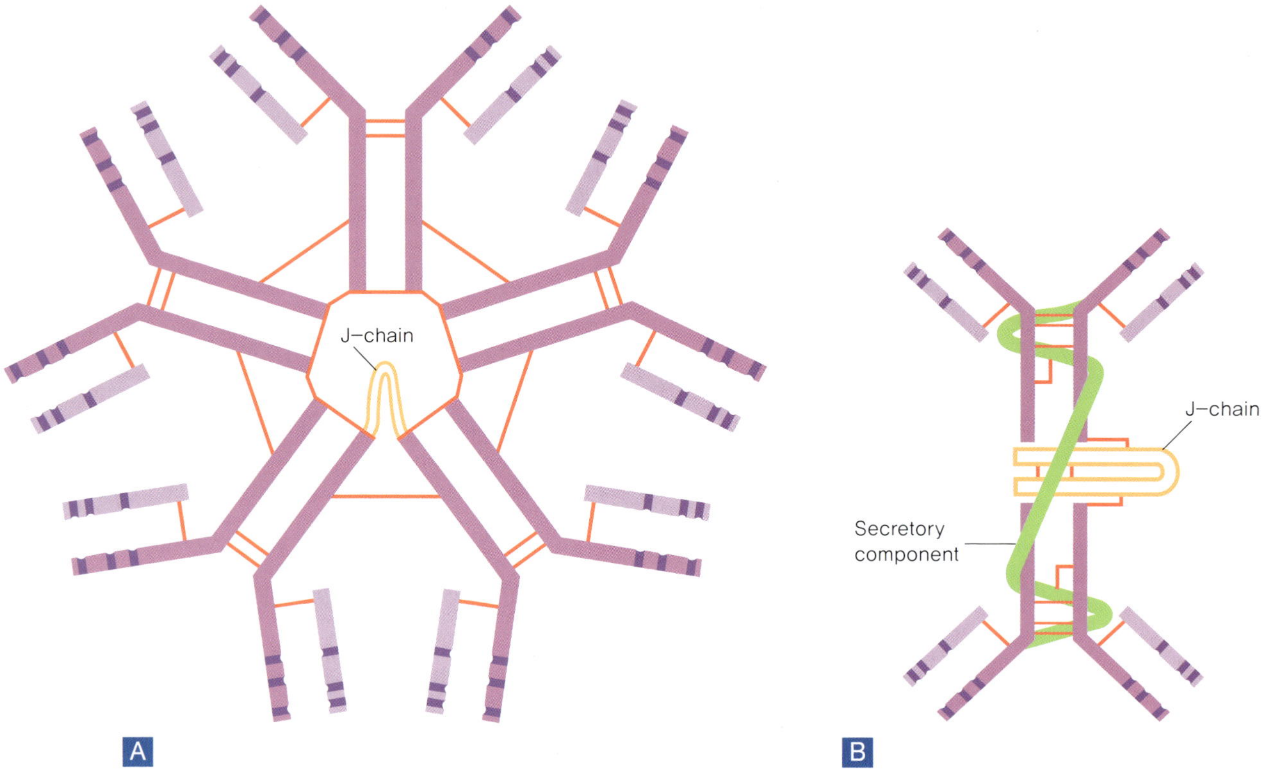

그림 12-8. A. Ig M의 면역글로불린 구조, B. Ig A의 면역글로불린 구조(분비형)

역반응 초기에 혈청 중에 제일 먼저 생성되는 주된 항체이며 B -림프구의 표면에 처음 나타나는 항체로서 적혈구와 세균 등 입자상 항원에 대한 응집능이 높아 보체와 잘 결합한다. 또한 IgM은 태반을 통과할 수 없기 때문에 정상신생아는 IgM을 가질 수 없으며 선천성 매독을 가졌을 때는 IgM이 검출된다(그림 12-8. A).

(3) Ig A

정상인 혈청 내 면역글로불린의 약 15%를 차지하는데 혈청, 비뇨생식기의 점액, 눈물, 콧물, 모유, 타액, 기관지 점액 등 분비물 중에 대량으로 존재하는 분비형으로 국소면역에 관여한다. 그리고 **분비항체계**(secretory antibody system)의 주요한 항체로서 바이러스를 중화하고 세균이 상피세포에 부착하는 것을 저지하는 등 국소면역에 주로 관여한다(그림 12-8. B).

(4) Ig D

Ig D는 골수종 환자의 혈청 단백에서 발견되었으나 그 후에 정상 혈청 중에도 0.2%의 소량이 함유되어 있으나 항체로서의 의의는 적다. B -림프구 표면에 존재한다.

(5) Ig E

정상 혈청 중에 극히 소량 0.002% 존재하나 중요한 생물학적 기능은 기관지 천식과 고초열 등 allergy를 일으키는데 비만세포와 호염기구(eosinophile)의 표면에 Fc부와 결합한 세포친화성 항체로서 존재하며 침입한 항원(allergen)과 반응하여 즉시형 과민반응을 유발시켜 세포를 심하게 파괴시킨다.

표 12-5. 항원-항체반응의 종류와 특징

반응	항원	항체의 호칭	특징	예
침강반응	침강원	침강소	지지체 gel에서의 침강물형성	옥타로니법 전기영동법
응집반응	응집원	응집소	현탁액 중에서의 응집물형성	시험 응집반응 혈액형 판정
중화반응	독소,바이러스	중화항체	항체결합에 의한 항원활성의 소실	독소의 형별 바이러스중화반응
보체결합반응	보체결합항원	보체결합항체	보체의 활성화를 이용	용혈반응 Wasserman반응
표지항체법	Hormone, 약제 또는 합텐	별무	결합체를 표지물로서 검출	효소항체법(ELA) Radioimminoassay

7. 항원-항체반응

항원과 항체는 특이적, 정량적으로 결합하여 항원-항체복합물을 만드는데, 이것은 표 12-5에서와 같이 여러 방법으로 검출할 수 있다. 이들 시험관 내 항원-항체반응에 의해 미량의 항원검출과 항원성에 의한 물질의 동정이 가능하다. 또한 항체의 존재를 알 수 있을 뿐만 아니라 생체가 가진 어떤 항원에 대한 항체의 상대적인 양(항체가)의 절대량 측정도 가능하다.

1) 침강반응(precipitation)

육안으로 볼 수 없는 가용성 항원(단백용액 등)과 항체를 반응시키면 항원-항체복합물이 불용성 침강물로서 육안으로 볼 수 있게 되는 반응인데, 지지체로서 한천 등의 gel을 사용하기 때문에 gel내 **침강반응**이라고도 한다. 한천평판 gel을 사용하는 **옥타로니법**에서는 gel내를 확산한 항원과 항체의 결합은 각각의 장소에서 일어나지만 침강선은 보통 1개 밖에 형성되지 않는다(그림 12-9. A). 이것은 가장 양호한 항원과 항체의 비율(최적비 : optimal ratio)에서만 침강반응이 일어나기 때문이다. 이 최적비에서는 항원과 항체가 전부 결합한 것으로 보며 항원, 항체 중 어느 한 가지가 월등하게 많이 존재할 경우에는 침강반응이 일어나지 않는 것을 **대현상**(zone phenomenon)이라고 한다. 이 반응은 특이성이 높으며 매우 흡사한 구조를 가진 물질의 극소한 항원성의 차이를 식별할 수 있기 때문에 예부터 항원-항체반응의 기초적 연구에 사용되었을 뿐만 아니라 물질의 동정, 식별에 이용되고 있다.

2) 응집반응(agglutimation)

세균과 적혈구 등 일정한 크기를 지닌 입자성 항원과 가용성 항원(kaolin, latex 등 미립자에 흡착시킨 현탁상태)에 항체가 결합하면 응집괴를 만들기 때문에 쉽게 판정할 수 있다. 이와 같은 반응을 **응집반응**(agglutimation)이라고 한다. 침강반응과 같은 대현상이 적고, 특히 지지체도 필요로 하지 않기 때문에 세균의 동정과 혈청형별(시험응집반응), 혈액형 판정 등에 널리 응용되고 있다.

응집반응은 환자에게서 분리한 미지의 세균을 기지의 항체를 사용하여 항원을 검출하는 것이 목적이다. 반대로 기지의 항원을 사용하여 응집반응이 일어나는데 필요한 혈청의 최고 희석배수에서 혈청 중의 항체

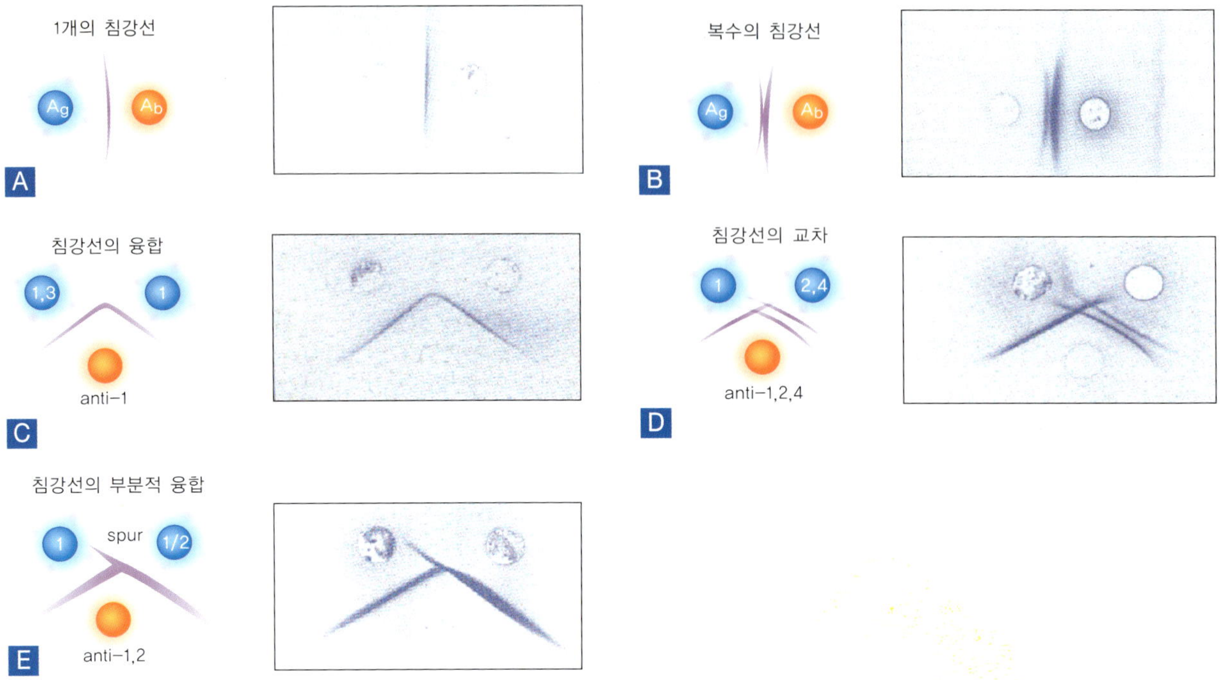

그림 12-9. 겔내 침강반응. A. 항원과 항체가 확산되어 가면서 서로 결합한 침전선을 남긴다. B. 용액내 두 가지 항원이 존재하고 항체가 이들 두 가지 항원들을 인지한다면 두 개의 침전선이 형성된다.C. 항체와 두 항원사이 침전선이 융합되어 나타나는 것은 항체가 동일한 에피토프와 결합하여 침전선형성. D. 항체가 세 가지의 서로 다른 항원을 인식하여 각각의 침전대를 형성. E. 두 항원이 에피토프 1을 공통으로 가지고 있으며, 그 중 하나의 항원은 에피토프 2도 가지고 있다는 것을 나타냄.

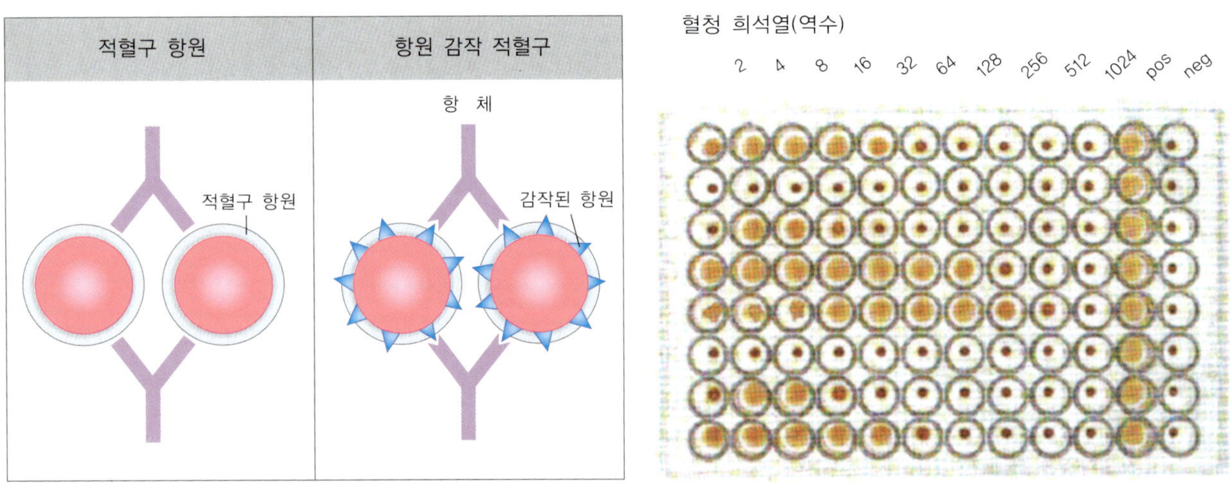

그림 12-10. 적혈구 응집반응

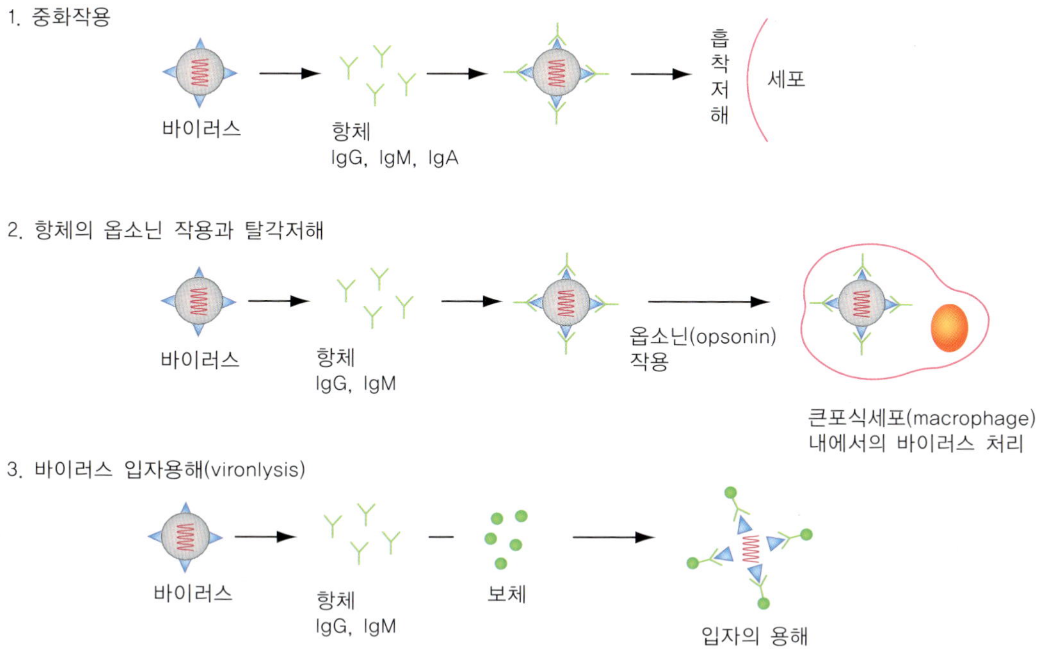

그림 12-11. 중화항체에 의한 바이러스 중화기구

가를 구하는 것을 **정량응집반응**이라고 한다. Typhus증의 혈청진단에 사용하는 **Widal반응**과 Rickettsia증의 환자 혈청에 대해 시행하는 **Weil-Felix반응**이 이에 속한다.

3) 독소중화반응(neutralization reaction)

독소, 감염바이러스, 효소, 호르몬 등 특유한 생물활성을 가진 것이 항원인 경우, 특이적인 항체가 결합하면 각각 활성이 중화되고 소실한다. 이 항원-항체반응을 **중화반응**(neuttalization reaction)이라고 하는데, 시험관 내 반응에서는 항원과 항체(항혈청)를 일정시간 반응시킨 후, 그 항원이 가진 생물활성이 저하 또는 소실하고 있는 것을 별도의 특유반응계에 의해 확인할 필요가 있다. 이 반응에 관여하는 중화항체는 생체 내에서도 마찬가지의 반응에 의해 단독으로 세균독소와 virus에 대한 방어를 담당하고 있는 것으로 생각된다. 또한 파상풍, 보툴리즘, 독사에 물렸을 때 사용하는 항독소혈청요법은 중화항체에 의한 수동면역이다.

4) 보체가 관여하는 항원-항체 결합반응

보체(complement)는 정상 혈청 중에 존재한 단백으로서, C_1~C_9의 주요 9성분 외에도 많은 성분과 함께 보체계를 구성하고 있다. 정상 상태에서 보체계는 작동하지 않으나 초기성분이 활성화되면 각 성분은 순차적으로 활성화되어 다양한 생물활성을 나타낸다. 활성화된 보체성분의 어떤 것은 식세포에 의한 식균작용을 촉진시키는 opsonin효과와 세균세포막의 용해(용균)에 의해 생체방어에 기여한다. 한편에서는 다른 활성화 성분이 anaphylatoxin으로서 생체를 상해하는 경우도 있다. 보체의 활성화가 일어나는 방식에는 두 종류가 있다. 항원-항체복합물에 C_1이 결합하여 시작되는 **고전경로**(classical pathway)와 항체와 관계없이 이물 표면의 특수한 구조가 직접 C_3에서의 활성화를

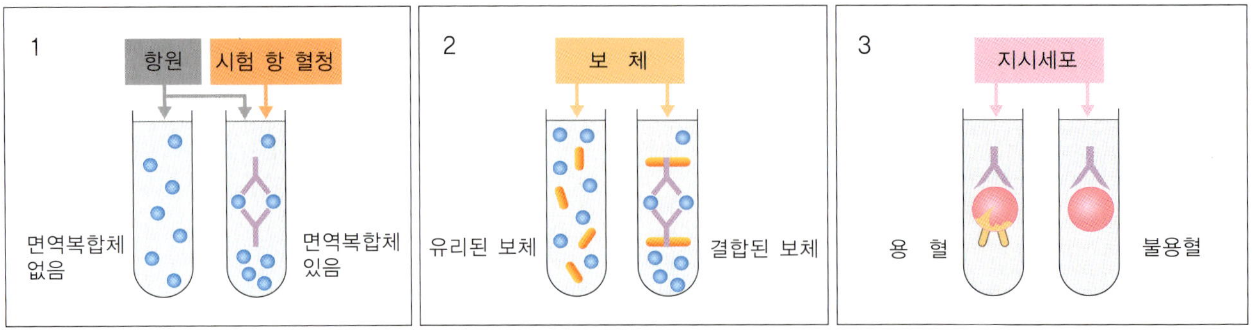

그림 12-12. 보체결합반응

촉진하는 **대체경로**(alternative pathway)가 알려져 있다. 보체의 존재 아래 보체활성화 기능을 가진 항체가 항원과 결합하면, 보체는 활성화되어 특유한 현상을 일으키면서 보체량의 감소가 일어난다. 이러한 특성을 이용해서 항원-항체반응을 높은 감도로 측정할 수 있다.

(1) 세포용해반응(cytolytic reaction)

항원으로서 세균과 적혈구를 사용하면 항체가 결합하여 보체가 활성화되고 세포막을 파괴하여 항원인 세포는 용해한다. 이것은 항원이 세균인 경우에만 **용균반응**이라고 하고, 이 때 항체를 **용균소**라고 한다. 또한 항원이 적혈구인 경우를 **용혈반응**이라고 하며(그림 12-12), 용혈반응에 관여하는 항체를 **용혈소**라고 한다. 원래 보체는 용균반응에 관여하는 항체 이외의 혈청인자로서 발견된 것이다.

(2) 보체결합반응(complement fixation reaction)

항원-항체반응을 전술한 방법으로 검출하기가 곤란한 경우 항원-항체복합물의 양에 따라 보체가 소비되는 것을 이용하여 반응에 최초로 가한 일정량의 보체의 감소 정도에서 항원-항체반응을 검출할 수 있는 것을 **보체결합반응**이라고 한다(그림 12-12). 잔존 보체량은 따로 준비한 용혈반응을 이용해서 측정한다. 매독의 혈청진단에 사용하는 **Wasserman반응**, 염증의 진단, 세균, 바이러스, 리켓치아 감염증의 혈청학적 진단 및 동정이 그 대표적인 예이다.

5) 표지항체법

항체인 면역글로불린에다 어떠한 표지를 붙인 것을 사용해서 항원-항체반응을 시행하여 항원의 존재와 항체량을 정량적으로 측정하는 방법으로 종래의 항원-항체반응에 비해 민감도가 높으며 우수한 방법이다. Fluorescein isothiocyanate 등 형광색소로 표지한 항체를 사용하는 **형광항체법**, I^{125}등 radio isotope에 의한 radio immunoassay(RIA)기질을 발색시키는 페르옥시다아제와 같은 효소를 사용한 **효소항체법**(enzyme immunoassay, EIA) 등이 현대의 항원-항체반응의 주류가 되고 있다.

① 직접법

슬라이드 위에 형광물질을 부착한 항체용액을 가하여 일정시간 반응시킨 후 씻어낸다. 항체가 결합되면 현미경상에서 보일 것이다. 자외선이 슬라이드를 통과할 때 형광항체가 결합한 부위는 형광녹색을 띠고 나머지 부분은 어둡게 나타난다.

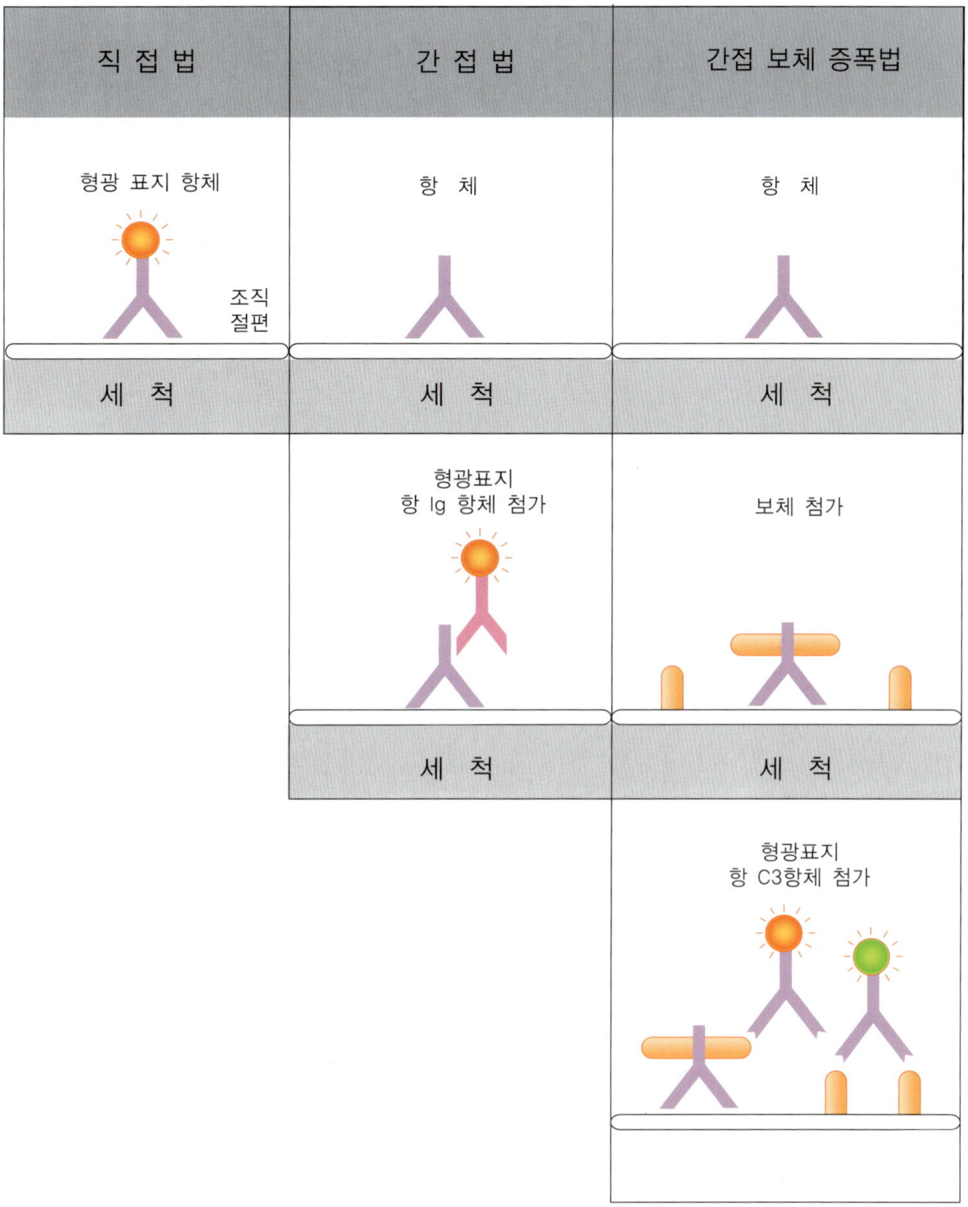

그림 12-13. 형광항체법

② 간접법

슬라이드를 항체용액과 반응시키고 형광물질이 부착된 항면역글로불린 항체를 이용하여 검사한다.

③ 간접 보체 증폭법

간접법을 변형시킨 것으로, 보체결합항체를 검출하기 위해 사용한다. 두 번째 단계에서 신선한 보체를 첨가하면 항체가 결합된 부위 주변에 부착된다. 고전적 보체경로의 증폭단계로 인하여 한 개의 항체분자는 여러 개의 C3b분자를 결합시킬 수 있다.

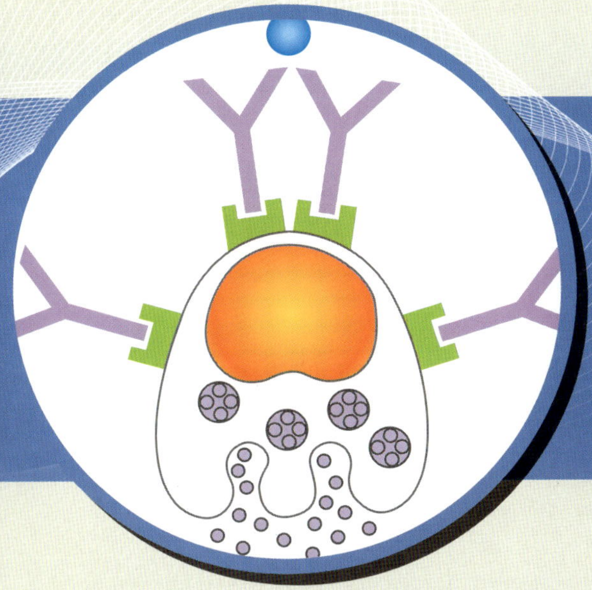

제 13 장 면역계의 이상반응

1. 과민반응(Hypersensitivity reaction)

면역계의 보호 기능은 감염성 병원체의 분자성분들은 인체의 분자성분들로부터 구별하여 인지하는 작용에 의존한다. 이러한 측면에서, 면역계는 병원체 분자를 외부 이물질로 인지한다고 말할 수 있다. 감염병 병원체 이외에도 인간은 이물질인 수많은 분자들과 매일 접촉하지만 이에 의해 건강을 위협받지는 않는다. 이러한 분자들은 대부분 우리와 같은 환경에서 서식하고 있으며, 또한 우리가 음식으로 섭취하는 식물과 동물들에서 유래한다. 대개의 경우 대부분의 사람들에게 있어서 이러한 분자들과의 접촉으로 인해 염증이나 적응면역을 일으키기 않는다. 하지만 일부 조건 하에서는 특정 종류의 무해한 분자들이 소인을 가지고 있는 사람들의 적응면역과 면역기억에 대한 발달을 자극하게 되고, 이후 이러한 항원에 대해 다시 노출되면, **면역기억**(immune memory)은 가벼운 염증에서 최악의 경우 생명을 위협하는 염증반응과 조직의 손상을 매개하게 된다. 이러한 경우 감염되지 않은 사람도 감염에 대해 대응하는 경우와 마찬가지로의 병증을 느끼게 된다. 이러한 무해한 환경 항원들에 대한 면역계의 반응을 **과민반응**(Hypersensitivity reaction) 또는 **알레르기반응**(allergic reaction)이라 한다. 이러한 반응을 일으키는 환경의 항원들을 **알레르겐**(allergen)이라고 하고, 이들은 과민반응 상태 또는 알레르기(allergy)를 유도한다. 과민반응은 그 반응을 일으키는 기전에 따라 4가지 유형으로 분류되는데 I, II, III형은 모두 B-림프구가 생성한 항체가 반응을 맡으며, 이와는 대조적으로 Ⅳ형은 T-림프구의 생성물에 의해 반응이 일어난다.

또한 감작된 개체가 항원자극을 받고 과민증 발현까지의 시간 경과가 수분 내지 수 시간으로 짧은 경우를 **즉시형 과민증**(immediate-type hypersensitivity)이라고 하며, 24~48시간이 소요되는 경우를 **지연형 과민증**(delayed-type hypersensitivity)이라고 한다.

1) 제1형 과민증(즉시형 과민증 : Anaphylaxisc-tic response)

어떤 종의 항원에 대항해서 생성된 특이적인 IgE가 조직의 비만세포(mast cell)와 혈중의 **호염기구**(basophile)의 Fc 수용체에 결합하고 IgE에 특이적 항원이 결합하면 과민반응이 일어난다. Allergen이 재차 침입

표 13-1. 과민반응의 분류

구분	즉시형			지연형
	제1형	제2형	제3형	제4형
면역병리학적반응	아나필락시스	세포용해성	면역복합체	
면역반응체	IgE	IgM, IgG	IgG, IgM	감작 T-림프구
반응에 관여하는 백혈구	비만세포 호염기구	K-세포	호중구	대식세포
보체의 관여	−	+	+	−
과민반응의 예	기관지천식 알레르기성 비염 전신아나필락시스 페니실린 쇼크	자가면역질환 용혈빈혈 부적합수혈 신생아용혈빈혈	혈청병 전신홍반루푸스 사구체신염	접촉성피부염 결핵검사에 대한 과민반응 감염성육아종 진균에 의한 알레르기 이식거부반응

하여 세포표면이 IgE 항체와 결합하면 amine이 포함된 과립물인 histamine, serotonin, bradykinin 등의 활성물질이 매우 신속하게 배출된다. 그 결과 혈관 투과성 증가와 평활근의 수축을 일으키는 **전신성아나필락시** 증상을 나타낸다. 기관지천식과 화분증, 담마진(두드러기)은 유전적 소인이 관여한 **국소성아나필락시스**로서 **아토피성 피부염** 또는 습진이라 부른다. **이종혈청단백** 주사나 페니실린을 주사했을 때 발생하는 anaphylatic shock가 이에 해당된다. 일반적으로 allergy라고 할 경우 I형 과민증을 지칭하는 경우가 많다.

2) 제2형 과민증(세포용해성 또는 세포독성반응, cytotoxic & cytolytic type)

제2형 과민증은 세포표면항원과 특이적인 IgG, IgM의 결합에 의해서 일어나는 조직손상으로 과민증은 수시간 사이에 일어난다. 이들 항체는 세포표면항원에 결합하여 항원-항체 복합체를 형성하고 거기에 보체가 결합하면 세포막 손상이 일어나는데 이러한 현상을 **세포용해반응**(cytolytic reaction) 혹은 **세포독성반응**(cytotoxic reaction)이라 한다.

항원이 세균이나 원충 등 미생물과 종양세포인 경우 이러한 현상은 생체방어의 정상적인 면역반응에 해당되지만 자기(self)에 상해적으로 작용하는 경우를 제2 과민증이라고 한다. 본래 자기(self)에 대해서는 면역반응이 일어나지 않는 것이 정상이나 이런 형의 과민증은 대부분 **자가면역질환**에 속한다. 항원의 자극에 의해 생성된 항체분자인 IgG와 IgM가 자기(self)에 해당되는 세포나 조직을 파괴시키는 데 이 항체를 **세포독성항체**라고 한다. 약물중독 시 약제가 혈구세포 표면에 부착하여 세포독성 항체와 결합하면 혈구세포가 파괴되어 빈혈, 백혈구감소증, 혈소판 감소증이 나타난다. 또 다른 예로 태아적아구증과 약물로 인한 용혈성 빈혈이 있다.

(1) K세포의존형

표적세포 표면항원에 결합한 IgG 항체의 Fc부분에 Fc에 대한 수용체(receptor)를 가진 세포상해활성이 있는 K세포가 결합하면 표적세포가 용해된다. K세포로 작용하는 것에는 호중구, macrophage 등이 있다.

(2) 보체의존성

세포표면항원에 항체가 결합되면 보체의 활성화가 유발되어 C_1~C_9까지의 보체결합 반응 과정을 거쳐 표적세포의 막이 파괴된다. 이 경우 세포막항원에 대하여 보체 C_3b가 부착하였을 때 특히 C_3b 수용체를 갖는 탐식세포가 부착됨으로써 표적세포의 탐식능력이 촉진되어 표적세포의 막을 파괴시킬 수 있다.

3) 제3형 과민증 (면역복합체반응, immune complex type)

이 반응에서 항원은 가용성 항원인데 IgG 또는 IgM 항체와 항원항체복합체를 만드는 것이 제3과민증의 출발점이 된다. 가용성 항원으로 면역을 하여 항체를 만들게 한 개체의 피내에 동일 항원을 접종하면 2~3 시간이 지나면 염증성 발적과 증상이 나타나며 출혈과 괴사에 이르는 경우가 있다. 이것을 **아아더스반응**(arthus reaction)이라고 한다.

제3과민증을 유발시키는 과정은 먼저 면역복합체가 보체를 활성화하여 **anaphylatoxin**이 되는 C_{3a}와 C_{5a}를 생산된다. C_{3a}와 C_{5a}는 혈관 안에서는 염기성백혈구에 작용하여 과립파괴를 그리고 조직에서는 비만세포에 작용하여 histamine을 유리시켜 혈관투과성을 증가시킨다. 특히 C_{3a}, C_{5a} 그리고 C_5b_{67}은 화학주성인자로 작용하여 면역복합체가 침착된 부위로 중성백혈구를 끌어들여 항원-항체복합물을 탐식하게 되고 동시에 단백분해 효소를 분비함으로써 국소조직의 상해와 염증을 더욱 심화시키게 된다.

치료 목적으로 이종동물이 혈청을 주사한 후 일어나는 **혈청병**은 전신적인 제3형과민증으로 자가면역질환에서 볼 수 있다. **사구체신염**은 면역복합체가 신장에 침착한 데서 제3과민증의 기전으로 발증하는 것이며, 이것을 면역복합체질환이라고 한다.

4) 제4형 과민증(지연형과민증 ; cell mediated or delayed type)

제4형과민증에는 T-림프구가 그 주된 역할을 한다. 따라서 **세포매개과민증**(cell mediated hypersensitivity)이라 칭하고 반응시간이 제 1,2,3형 과민증에 비해 더 오래 걸리므로 **지연형 과민증**(delayed-type hypersensitivity)이라고 한다.

지연형과민증의 유발과정은 T-림프구와 단구(monocyte), 대식세포 등이 관여한다. 세포독성 T-림프구는 직접손상을 주지만 helper T-림프구는 세포독성 T-림프구를 활성화시키고 단구, 대식세포를 활성화시키는 등의 cytokine을 분비해서 조직에 손상을 유발시키게 한다.

항원에 한 번 자극되어 이루어진 기억 T-림프구들은 다시 그 특이항원을 만났을 때 그곳에서 분열 증식함과 동시에 다양한 단백성인자인 **lymphokine**을 생산 방출한다. 이러한 lymphokine에 의해 macrophage가 다수 집합하고 그 기능이 항진된 활성화 macrophage가 되어 지연형과민증을 일으킴으로써 조직상해에 이르게 된다.

대표적인 예로 결핵에 대한 과민반응이나, 동종이식편에 대한 거부반응, 접촉성 피부염등을 들 수 있다.

2. 이식면역(Transplantation immunity)

이식편(조직 혹은 세포)이나 장기를 한 개체에서 동일한 개체의 다른 부위로 또는 다른 개체에게 옮겨주는 조작을 이식편 또는 **장기이식**(transplantation)이라 한다. 생체가 이식한 이식편이나 장기에 대해 면역응답을 일으키는 현상을 **이식면역**(transplantation immunity)이라 하고 이때 이식편이나 장기를 제공받은

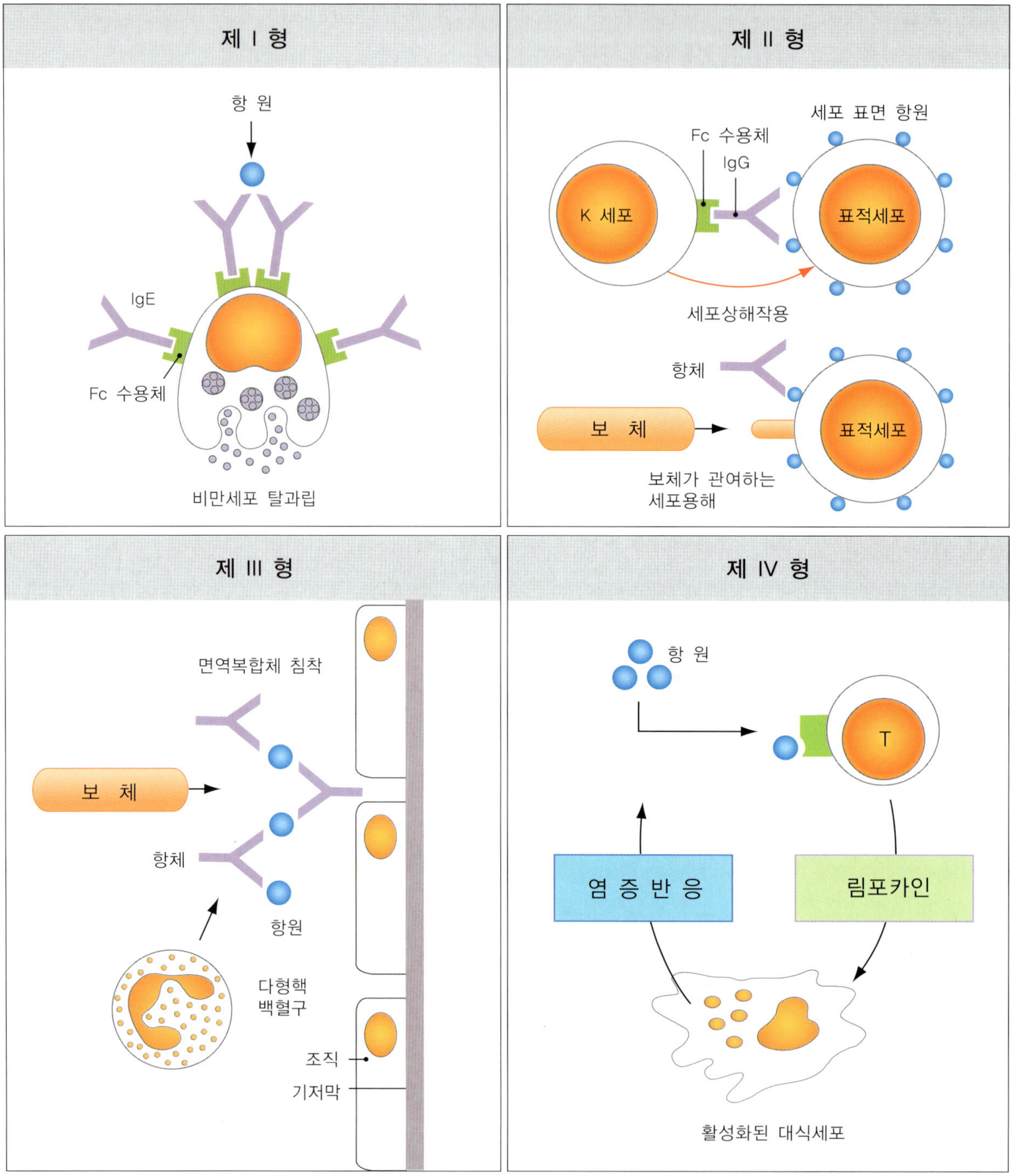

그림 13-1. 4가지 유형의 과민반응

자를 수용자(recipient), 제공하는 자를 공여자(donor)라 한다.

이식편에 대한 면역학적인 거부반응이 일어나는 것은 면역반응을 일으키는 각 개체 특유의 복잡한 세포항원이 있기 때문인데, 이것을 **조직적합항원**(histocompatibility antigen)이라고 한다. 이 중에서 가장 강한 거부반응을 일으키는 항원계를 지배하는 유전자군을 **주조직적합 유전자복합체**(Major histocompatibility complex, MHC)라 하며, 사람에게는 HLA(human leukocyte antigen)가 이에 해당된다. 일란성쌍생아에는 HLA가 완전히 동일하기 때문에 이식면역은 성립하지 않으며 거부반응은 없다. 그러나 보통 사람에서의 조직과 장기이식은 상이한 개체에 있어서의 동종이식인 것인데 HLA를 일치시킨 조합을 얻는 것이 중요하다.

1) HLA(Human leukocyte antigen)

MHC는 사람의 경우 HLA complex(human leukocyte antigen)라고도 부르며 유전자 제6염색체상의 A, B, C, D/DP, DQ, DR의 각 유전자로 이루어졌으며, 당 단백인 HLA 항원을 지배하고 있다. 이 중에서 HLA-A, B, C의 각 항원을 **class I 항원**이라 하는데 이 항원은 모든 유핵세포의 세포막에 발현된다. 한편 HLA-D/DP, DQ, DR을 **class II 항원**이라 하는데, 이 항원은 면역관계 세포인 T 및 B-림프구, macrophage, monocyte 등에서만 발현된다.

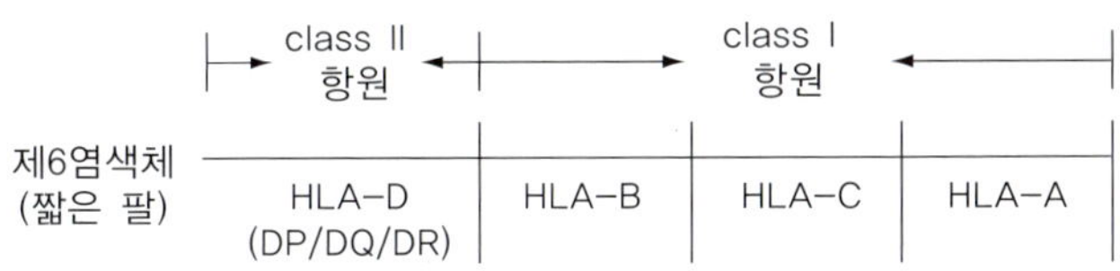

2) Class II 항원과 항원제시

Class II 항원은 면역계 세포에만 존재하는 세포표면의 특수한 당 단백으로 특히 대식세포를 주체로 하는 항원제시세포(APC)에 많이 분포되어 있다. **항원제시세포**상에 표현된 비자기항원은 자기항원인 Class II 항원과 함께 helper T-림프구를 자극할 수 있다. B-림프구의 분열과 분화에 필요한 보조인자의 생산은

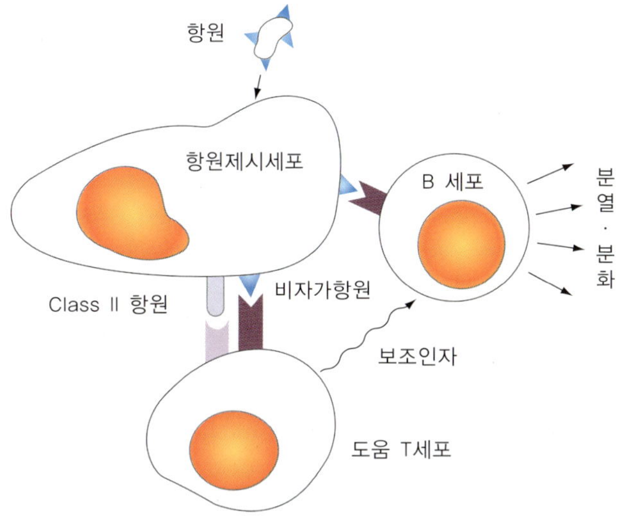

그림 13-2. Class II 항원과 항원제시

Class II 항원이 일치한 항원제시세포와 T-림프구의 조합에서만 볼 수 있으며, Class II 항원이 결여된 대식세포와 상이한 class II 항원의 항원제시세포에서 항원 제시는 진행되지 않는다.

Class II 항원은 주요 조직적합 유전자 복합체에 의한 유전지배를 받고 있기 때문에 항원제시에 있어서의 이와 같은 class II 항원 일치의 필요성을 유전적 제한(penetic restriction) 또는 class II 제한(class restriction)이라고 한다(그림 13-2).

3) 이식면역의 발현기구

상이한 MHC를 가진 조직과 장기를 이식하면 이식편의 class I 항원을 인식하는 T-림프구가 자극을 받아 분열, 분화하여 세포독성 T-림프구를 생산한다. 이 세포는 이식편의 구성세포에 직접 접촉하여 상해를 주며 거부반응을 일으킨다. Helper T-림프구가 사람에서는 CD_4^+의 표지(marker)를 가진 T-림프구 집단에 속하고 있는데 대해 세포독성 T-림프구는 CD_8^+의 표지를 가진 다른 집단에 속해 있다. 또한 표적세포상의 class II 항원에 대해서는 CD_4^+ T-림프구가 자극

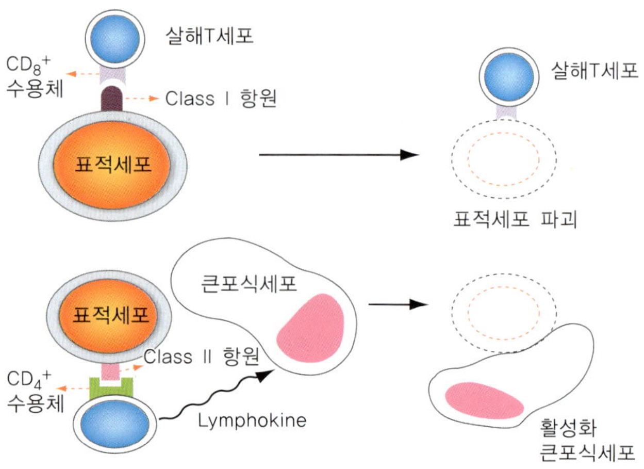

그림 13-3. 이식면역의 발현기구

을 받아 분열, 분화하여 지연형 과민반응을 맡게 되며 lymphokine을 방출하여 대식세포를 활성화하여 이식편의 배제에 관여한다(그림 13-3).

4) 이식편대숙주반응

이식편(정상적인 면역력을 가진 T-림프구가 있는 경우)이 면역력이 저하되어있는 숙주에 이식되면 이식편 중의 면역능력을 가진 세포는 조직 자체를 외부항원으로 하여 숙주세포와 조직에 손상을 입힌다. 이러한 면역반응을 **GVH반응**(graft versus host reaction)이라고 한다.

일반적으로 항원에 대해 숙주가 항체를 생산하는데 비해 GVH반응은 숙주가 항원이 되어 이식편이 면역반응을 일으키는 형태이다. 그러나 GVH반응이 훨씬 강력하기 때문에 이로 인해 이식편은 거부당하고 GVH반응은 영향을 나타내지 않는다. GVH반응이 일어나는 경우는 이식편이 면역담당세포일 때, 이식편과 숙주사이의 MHC가 일치하지 않을 때, 숙주가 면역결핍일 때 나타난다.

3. 종양면역(tumor immunity disease)

1) 종양의 정의

정상적으로 신체는 세포분열과 세포활성이 잘 통제되어 이루어지며 증식된다. 그러나 경우에 따라 세포가 어떤 화학물질에 노출되거나 바이러스에 감염되거나 하여 돌연변이를 일으키면, 세포는 정상적으로 세포분열을 조절하는 통제로부터 벗어나 자율적으로 증식하여 큰 세포덩어리를 이루게 되는 것을 **종양**(tumor) 또는 **신생물질**(neoplasm)이라고 한다. 이 종양세포들이 주위의 정상조직을 침입하지 않고 한 장소에 일정 크기로 국한되어 있으면 **양성 종양**이라 하며, 양성 종양은 보통 수술을 통하여 제거할 수 있다. 그러나 종양세포가 주위 또는 원거리의 정상조직으로 혈류 또는 림프계를 타고 옮겨져서 그 곳에서 계속 증식하는 경우에 이를 **악성 종양**(malignant tumor) 또는 **암**(cancer) 이라고 한다. 또 먼 부위에서 자란 2차 종양을 **전이암**(metastasis)이라고 한다. 악성 종양은 외과적으로 **암종**(carcinoma)이라 하고 근육, 림프조직, 또는 결제조직과 같은 중배엽 세포로부터 유래한 악성 종양을 **육종**(sarcoma)이라고 한다. 조혈세포로부터 유래한 악성 종양은 **백혈**병(leukemia)이라고 한다.

종양세포가 정상세포와 본질적으로 다른 점은 세포분열의 통제상실 또는 apoptosis의 상실이지만, 종양세포는 정상세포에서 볼 수 없는 다른 단백질을 세포표면에 가지고 있다.

2) 종양항원

종양항원은 종양세포에만 발견되는 **종양특이항원**(tumor specific antigen; TSA)과 종양세포뿐만 아니라 정상세포에도 존재하는 **종양관련항원**(tumor associated antigen; TAA)으로 구성된다. 종양세포는 세포

내 또는 표면에 항원변화를 동반하며, 이 항원에 대한 생체의 면역학적 반응이 종양세포의 운명, 즉 성장속도를 좌우하게 된다.

3) 종양에 대한 생체의 방어기전

(1) 체액성 면역반응(Humoral immune response)

보체 매개성 세포독성(complement mediated cytotoxicity)과 옵소닌화된 식균작용(opsonization phagocytosis)으로 세포부착(cell adhesion)을 저하시킨다.

Tumor cell의 중요 특성 중 하나는 주위 조직에 부착성인데, 특이 항체가 종양세포 항원에 결합하여 세포막의 변화를 일으켜 세포의 부착성을 감퇴시킨다.

(2) T-세포 매개성 면역(T-cell mediated immunity)

종양항원에 감작된 세포독성 T-림프구가 표적(target)인 tumor cell을 탐지하여 파괴시키는 것

(3) 대식세포(Macrophage)

T-림프구에서 분비된 lymphokine에 의해 활성화되어 종양세포를 파괴시킴

(4) 자연살해 세포(Natural killer cell)

생물학적 반응에 의해 변형된 세포를 interferon이나 IL-2 등에 의해 작용이 항진되어 종양세포를 파괴한다.

4. 자가면역질환(Autoimmune disease)

본래 자기(self)자신의 신체성분에 대한 면역반응은 보통 면역관용상태에 있고 대응 clone의 소실과 강력한 **억제**(suppressor)기구에 의해 발현하지 않는다.

그러나 어떤 원인으로 자신의 신체성분을 구성하는 항원에 대하여 특이적으로 반응 할 수 있는 항체 또는 T 림프구가 형성되어 이들에 의한 면역반응으로 인하여 신체조직, 기관의 구조 및 기능에 이상을 초래하는 질환을 **자가면역질환**(autoimmune disease)이라고 한다. 자기조직에 대해 면역반응이 일어나는 기전으로는 다음과 같은 것이 있다.

1) 격절항원의 인식

수정체렌즈단백질, 뇌조직, 갑상샘, 정자 등은 장기

표 13-2. 대표적인 자가면역질환

질환명	항원이 되는 자기성분	주요 기전
전신홍반루푸스(SLE)	DNA, RNA, thyroglobulin, 핵단백, 각종 혈구막 세포질, 가용성 항원	면역조절이상
류마티스성 관절염	(변성) IgG, 핵	면역조절이상
만성 갑상샘염	Thyroglobulin, 제2 colloid항원, 세포질	격절항원 인식
약제유도 혈소판감소증	혈소판	항원 수식
류마티스열(심열)	연쇄구균과 교차하는 심근항원	항원 교차
교감성안염	안구포도막	격절항원 인식
중증근무력증	Acetylcholine receptor(신경-접합부)	면역조절 이상
자가면역성 용혈성빈혈	적혈구 세포막	면역조절 이상

특이적항원이 있는데, 해부학적으로 면역계와 접촉이 방해되어 있고 항원으로서 인식되지 않기 때문에 **격절항원**(sequestered antigen)이라고 한다. 외상과 염증으로 이들 격절항원이 면역계를 자극하면 면역반응이 성립된다. 갑상선이나 수정체렌즈단백질이 다른 부위로 이동되면 자기항원(autoantigen)으로 작용하여 **자가면역질환**을 일으킨다.

2) 자가항원의 수식

약제와 바이러스 감염에 의해 정상 자가항원이 변화되어 마치 비자기항원으로서 인식되는 경우가 있다. 약제 사용 시에 나타나는 자가면역성 혈소판감소증과 만성활동성 간염 등은 이 기전에 의한 것으로 생각된다.

3) 면역반응의 조절이상

정상적인 자기성분에 대해 클론(clone)이 존재하더라도 면역반응을 강하게 억제함으로서 반응발현에 이르지 않도록 하는 조절기구가 작용하고 있다. 어떤 원인에 의해 이 조절이 혼란해짐으로써 자가면역질환이 일어나는 경우가 있다. 류마티스성 관절염, 전신홍반루푸스 등에서는 다양한 정상세포 성분에 대한 항체(자가항체)가 발견된다.

4) 비자기항원과 교차반응

자기성분과 공통된 항원을 가진 미생물에 의한 감염에 있어서, 생산된 항체가 항원성이 교차하는 자기성분을 상해하는 경우가 있다. A군 연쇄구균 감염에 이어 발증하는 **류마티스열**이 대표적이다.

제3부

미생물과 질병

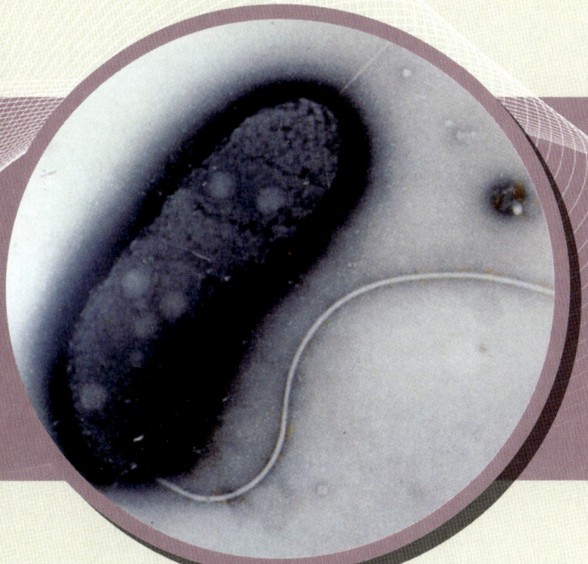

제 14 장 세균성 질병

1. 식품매개 및 수인성세균성 질병

1) 세균성 식중독

식품 중에 특정한 병원성미생물이 증식한 후 이 식품을 경구적으로 섭취함으로써 설사, 구토, 복통, 발열 등의 급성위장염을 주 증상으로 하는 중독을 일으킬 때 이를 세균성식중독(Bacterial food poisoning)이라고 한다. 세균성 식중독은 발병기전에 따라 **감염형**, **독소형**, **생체내 독소형**으로 구분한다.

(1) 보툴리누스식중독

*Clostridium botulinum*에 의해서 발생되는 보툴리누스식중독은 식중독 중 가장 위험한 식중독으로 균이 생성하는 신경독소가 치명적이다. 즉, 이 균이 생성하는 신경독소는 신경전달을 방해하고 늑골근육 및 횡격막을 포함한 근육의 마비가 일어나고 이로 인해 호흡곤란을 일으켜 사망에 이르게 한다. 치료하지 않으면 70% 치사율을 나타내기도 한다. 원인식품으로는 산소가 차단된 병조림이나 통조림 등이고, 예방은 식품을 90℃에서 10분 이상 가열하여 독소를 제거한 후 섭취하는 것이다.

극미량의 보툴리누스독소인 **보톡스**(botox)는 사시, 말더듬기, 통제 안 되는 눈 깜박이는 것을 포함한 근육의 지나친 활동과 관계되는 일반적인 장애를 치료하는데 다양하게 사용되어 왔다. 최근에는 보톡스를 피부에 주입해 주름을 개선함으로써 성형외과적으로도 이용된다.

(2) 황색포도상구균식중독

황색포도상구균(*Staphylococcus aureus*)은 식품에 오염되면 enterotoxin이라는 균체외독소를 생산하여 식중독을 일으키는 독소형 식중독으로 여름철에 흔히 발생한다. 황색포도상구균은 사람이나 동물의 피부, 점막 및 장관 등에 정착하여 있으며, 일반적으로 건강한 사람의 보균율은 30~40%이며 이들 중 20~30%균주가 식중독 유래 균주와 같은 정도의 장독소를 생산한다. 이외에도 토양, 먼지, 하수 등 자연계에 넓게 분포되어 있기 때문에 식품에 오염될 가능성도 매우 높다. 이 균이 생성한 식중독의 원인독소인 enterotoxin은 내열성이며, 단백질분해효소에 의해서도 파괴되지 않는 특성을 가지고 있다.

(3) 살모넬라 식중독

감염형식중독 중 가장 보편적인 것으로 알려져 있으며 1885년 Salmone과 Smith에 의해서 돼지콜레라에 걸린 돼지로부터 최초로 분리되었다. 1888년에 독일의 Gärtner가 식중독 사망자로부터 *Salmonella enteritidis* 를 분리하여 식중독의 원인균으로 가장 먼저 발견되었다.

최근 장티푸스 환자는 하수도의 보급에 따라서 급속히 감소되고 있는 반면 *Salmonella*에 의한 식중독은 매년 증가되어 공중위생상 심각한 문제로 되고 있다. *Salmonella*는 생물학적, 혈청학적으로 성질이 비슷한 균 군의 총칭으로 *Salmonella*균속이라고 불리우며 약 2,000여종의 균형이 보고되었으나 사람에게 병원성을 갖는 것은 그 일부에 지나지 않는다.

■ 원인균

분류학적으로는 장내세균과(Enterobacteriaceae)에 속하는 Gram음성 주모성 간균으로 아포를 형성하지 않는 호기성 또는 통성혐기성균이다. 탄소원으로 구연산을 이용하며 포도당으로부터 가스를 생산하기도 한다. 보통 한천배지에서 잘 발육해서 24~28시간에 육안으로 분명하게 판명할 수 있으며 대장균과 닮은 집락을 형성한다. 발육지적 온도는 37℃이며 10℃이하에서는 거의 증식하지 않는다. 열에는 약해서 60℃에서 20분이면 사멸 한다. 대표적 장내세균인 대장균과의 구별에는 살모넬라가 유당을 분해하지 못하며 indol를 생성하지 못하고 황화수소를 생산하는 성질이 이용된다.

살모넬라균은 Kauffmann-White의 항원분석표에 기초한 혈청형별로 분류되어 있으며, 현재 50종류 이상의 O군과 약 80종류의 H항원의 조합에 의하여 2,000종 이상의 혈청형으로 분류되어 있다. 그 가운데 병원성을 갖고 있는 것은 일부에 한정되며 2가지의 질병을 일으킨다. 그중 하나는 티프스성 질환으로, 티프스균(*Salmonella typhi*), 파라티프스 A 및 B(*Samonella paratyphi* A and B)등이 이에 속한다. 이들은 경구전염병으로 취급되어 식중독균 중에는 들어가지 않는다. 또 하나는 감염형식중독을 일으키는 것으로 현재까지 식중독 원인균이 된 살모넬라는 40~50여종이 알려져 있으며, 대표적인 것은 다음의 세균을 들 수 있다.

S. enteritidis, S. typhimurium, S. cholerae suis, S. derby, S. thompson, S. anutum, S. heidelgerg, S. senftenberg, S. infantis, S. newington, S. montevideo, S. blockley, S. scharzengrund

우리나라와 일본의 식중독 사례로 10여년까지는 *S. enteritidis*에 의한 것이 압도적으로 많았으나, 최근에는 구미에서 옛날부터 많은 *S. typhimurium*에 의한 것이 앞서게 되었다. 이 사실은 육류, 계란, 사료 등의 수입이 활발히 되었기 때문으로 보인다.

■ 임상증상

식품 1 g당 10^7 이상의 균을 섭취하면 12~24시간의 잠복기를 거쳐 발병하며 증상의 특징은 38~40℃의 고열을 동반한 **급성위장염**이다. 경증의 경우 복통, 설사는 1~2회이나, 중증의 경우에는 1일 수회로부터 수십회로 3~4일간 지속하며 대량이며 또한 때로는 혈변도 있다. 체온은 38℃가 24~48시간 지속하는 것이 보통이다. 또 성인의 급성위장염에서는 4% 정도의 비율로 균혈증을 볼 수 있다. 때로는 급성충수염 또는 담석증으로 오진되는 것과 같은 심한 복통도 있다. 대부분 5일 이내에 회복되지만 일주일 이상 증세가 지속되는 경우도 있다. 소아 및 고령자의 위장염 증상은 일반 건강인에 비해 중증이다. 환자의 연령, 건강상태, 섭취 균량 등의 조건에 따라 차이가 있으나 메스꺼움, 구토, 설사, 복통, 발열에 의한 전신권태 등의 증상이 나타난다. 이러한 증상은 급격히 시작되나 4~5일이면 열이 내리며 회복된다. 중증일 경우에는 탈수현상을 나타내고 shock증상, 허탈, 혼수상태를 거쳐 사망하는 경우도 있다. 치명률은 0.3~1% 정도로 낮다.

(4) 장염비브리오 식중독

장염 브리오균은 비브오과에 속하는 병원성 호염균으로 주로 설사를 심하게 하는 Gram 음성 콤마형의 간균으로 1950년 일본에서 처음으로 발견된 식중독 세균이며 학명은 *Vibrio parahaemolyticus* 이다. 이 균에 의해 일어나는 식중독은 오염된 해산물 특히 갑각류와 연체류의 소비와 관계가 깊다.

■ 원인균의 성상

장염 비브리오균은 Gram음성 무포자 간균으로서 단모성 편모(comma형)가 있어 활발한 운동성을 가지고 있으나, 한천배지의 초기 배양에서는 주모(周毛)를 가지는 것도 있다. 비브리오균은 모두 호기성이며, 특히 장염비브리오균은 해수성으로 해수의 염농도와 같은 2~4% 식염농도 전후에서 가장 잘 번식하는 저도 호염성으로 10%식염에서는 발육이 억제된다. 최적 수분활성은 식염이 있을 때 0.99이고 최소 0.94이다. 수분활성과 발육온도는 상관관계가 있으며, 최저수분활성은 용질에 따라 다르다.

분열시간도 대장균이나 포도상구균보다 짧은 10분 전후로 신선한 식품에 적당한 염분만 존재하면 단시간(3~4시간)에 식중독을 일으킬 수 있는 균수(10^6/g)에 도달한다.

발육 지적온도는 35~37℃정도인데 이는 비병원성의 비브리오속을 포함한 해수세균총의 대부분이 25~30℃의 발육지적온도를 갖고, 35℃ 가까이 되면 발육이 현저히 약해지는 성질과는 극히 대조적이다. 최저 발육온도는 5℃이지만 일반적으로 10℃이하에서는 균수가 감소된다. 발육가능 pH는 5.6~9.6이지만 최적 pH는 7.5~8.6으로 특히 산성 조건에서는 번식이 나쁘고 pH 4.0 이하에서는 급속히 사멸한다.

열에는 매우 약하여 60℃, 10분 정도면 사멸하게 되며 담수에서는 수 분내에 사멸된다. 병원성을 갖는 비브리오균은 특정 조건하에서 사람과 토끼의 혈구에 대하여 용혈성을 나타낸다. 장염비브리오균의 항원에는 O(균체항원), H(편모항원), K(협막항원)의 3종류가 있으나, H항원은 모든 장염비브리오균에 공통이기 때문에 이 균의 혈청형은 O 및 K의 조합에 의하여 표시된다. 현재 장염비브리오균의 항원표는 O항원군(1~11), K항원군(1~75)으로 이루어지는 80혈청형으로 되어 있다. 이들 혈청형은 식중독 발생시에 환자와 원인식품 유래주의 혈청학적 조사에 응용되고 있다.

■ 임상증상

잠복기간은 10~18시간(평균 12시간)으로 살모넬라균보다 짧다. 잠복기가 짧을수록 증상은 심하게 나타난다. 그 증상은 심한 복통, 설사, 발열(37~38℃), 구역질, 구토로서 특히 상복부에 견딜 수 없을 만큼의 심한 통증이 있다. 설사는 일반적으로 수양성 변이지만, 때때로 이질 모양의 출혈성 설사변이 나오는 경우도 있다. 설사 횟수는 수회로부터 10회 이상인 경우도 있다. 사망률은 극히 낮으나 노년자에서는 탈수에 의한 심쇠약사(心衰弱死)를 일으키는 경우도 있다.

간질환이 있는 사람과 위절제 수술을 받은 사람들은 특히 여름철에 생선회나 초밥 등의 날 어패류 섭취를 삼가야 한다. 이런 사람들이 식중독균이나 콜레라에 감염되었을 경우 중증으로 되는 일이 많고, 드물게는 사망례도 볼 수 있다. 또 장염비브리오 유사균인 *V. vulnificus*에 의한 원발성 패혈증도 되기 쉽고 예후도 불량하여 사망률이 높다.

(5) 병원성대장균 식중독

대장균(*Escherichia coli*)은 보통 사람과 동물의 장관 내에 서식하면서 정상적인 microflora를 구성하고 있는 균속 중의 하나이며 장(腸)속에서는 병원성을 나타내지 않는 것이 보통이지만 장이외의 부위에 들어가면 방광염, 신우염, 복막염, 패혈증 등을 일으키기도 한다. 1945년 Bray가 영국에서 유영아 설사증의 집단발생 예를 보고한 이래, 유아뿐만 아니라 성인에게도 급성위장염을 일으키는 특정 혈청형의 대장균이 발견되었다. 이와 같은 설사 기인성을 갖는 대장균을 이른바 병원성 대장균으로 불리워 왔다. 병원성 대장균은 혈청학적으로 일반대장균과 구별할 수 있으며 약 30종이 병원성 대장균으로 보고되었다. 1971년 Sack 등은 콜레라성 설사환자로부터 분리된 대장균이 콜레라독소성 enterotoxin을 생산하는 것을 인정하여, 이 군(group)의 대장균을 독소원성 대장균으로 명명했다. 물론 이 균은 대장균과는 달리 이질균과 같이 장관세포 내에 침입함으로써 설사증을 일으키는 대장균으로 알려져 있다. 최근, 이외에 출혈성 대장염을 일으키는 Verotoxin 생산성 대장균이 확인되었다. 현재 병원성 대장균은 그 발병양식에 의해서 4가지 group으로 분류되고 있다.

그러나 요즘, 이들 4종류의 설사 기인성 대장균에 의한 식중독은 종래와 같이 모두 병원성 대장균 식중독(pathogenic Escherichia coli food poisoning)이라고 불리 우고 있다.

① 장관병원성 대장균(Enteropathogenic *E. coli*, EPEC)

유아의 여름 설사증 환자로부터 분리된 것으로 유아는 미량의 균에 의해서 발병하고 2차 감염이 된다. 현재 전 세계적으로 유아설사 원인균으로 알려져 있어 특히 유아에 있어서는 전염병과 같은 예방대책이 필요하다. 그러나 학동기 이상에서는 살모넬라 식중독의 경우처럼 식품을 매개로해서 전염되며 오심, 구토, 복통, 설사, 발열 등의 증상을 나타낸다. 장관병원성 대장균은 대장점막에는 비침입성이며 그 발병기작은 현재는 불분명하나 특정 혈청형의 대장균이 설사원성을 갖고 있어서 이질균의 일종인 *Shigella dysenteriae*가 생산하는 것과 비슷한 Shiga-like toxin을 생산하는데 이것이 설사증에 관여하는 것으로 추정되고 있다. 감염경로는 분변-경구감염이다. 감염은 오염된 식품 또는 유아용 유동식, 토양에서 올 수 있다.

② 장관조직 침입성 대장균(Enteroinvasive *E. coli*, EIEC)

장관조직 침입성 대장균은 상피세포 침입 능력으로 독성을 나타내는 병원성 대장균으로, 대장점막의 상피세포에 침입(invasion)해서 조직내 감염을 일으키므로, 세포의 괴사, 박리에 의하여 궤양이 발생되므로 **점혈변**을 유발한다. 이 균은 사람을 고유숙주로 하여 미량감염을 일으키고 사람으로부터 사람에게로 감염된다. 따라서 전염병과 같은 대책이 필요하다. 또한 이 균은 가축이나 다른 동물에는 없고 자연계에서 분리되는 일도 없다.

③ 독소원성 대장균(Enterotoxigenic *E. coli*, ETEC)

1960년대와 1970년대 독소원성 대장균의 장독소를 발견한 이래 각종 환경에서 장독소원성 대장균이 설사원인균으로 매우 중요하다는 것을 알게 되었다.

식중독 증상은 발열, 복통은 거의 없고 물과 같은 변의 배출이 현저하며, 콜레라성 설사를 나타낸다. 이 균이 장관내에서 생산하는 enterotoxin은 이열성과 내열성의 2종류가 있다. 이열성인 enterotoxin은 60℃에서 30분 가열로 활성을 잃으며 분자량이 28,000의 A와 약 11,500의 B, 2개의 sub-unit로 구성되어 있는 단백질이며 콜레라 enterotoxin과 매우 유사하다. 내열성 enterotoxin은 100℃에서 30분 가열에도 활성을 잃지 않으며, 분자량이 약 4,000의 polypeptide이다. 이열성 enterotoxin은 장점막과 상피세포의 adenylate cyclase를 자극하여 cyclic AMP를 증가시킴으로써 Na^+ 이온의 흡수를 저해하고 Cl-이온의 분비를 항진하여 장관내에 다량의 수분을 분비하게 한다. 한편 내열성 enterotoxin은 점막상피의 guanylate cyclase를 활성화하여 cyclic GMP를 증가시킴으로서 장관 내에 수분이 고이게 하는 것으로 생각된다. 독소원성 대장균에 의해 설사를 일으키기 위해서는 경구적으로 장관내에 도달한 균이 거기에 정착해서 증식할 필요가 있다.

이 균의 정착인자는 사람유래로는 CFA/I 및 CFA/Ⅱ, 돼지 유래주는 K88항원, 소와 양 유래주는 K99항원이 알려져 있다. 이와 같은 정착인자가 없는 균주는 이열성 또는 내열성 enterotoxin을 산생하는 균이라 해도, 장관내에서 정착하지 않고 그냥 지나쳐 버리기 때문에 감염되지는 않는다. 감염은 소아, 성인 할 것 없이 일반 식중독처럼 식품을 매개로 하며 물이 원인이 되는 수도 있다. 또 열대지방이나 아열대지방 여행자에게서 많이 발생되는데 산발적으로 발생하는 경우는 적고 집단발생이 많다.

④ 장관출혈성 대장균(Enterohemorrhagic *E. coli*, EHEC)

장관출혈성 대장균의 대표적인 균종은 1982년 미국에서 발생한 식중독의 원인식품인 햄버거에서 분리된 O-157 : H7으로써 사람이나 가축의 장내에 상존하는 세균으로 많은 대장균 중 하나 이다. 대부분의 대장균은 인체에 무해하나 O-157 : H7과 같이 사람의 장관에 출혈을 야기하는 대장균도 있다. 사람에게 O-157 : H7을 감염시키는 주요원인은 가축이다. 생화학적인 성상은 일반 대장균과 거의 차이가 없으며 단지 혈청형을 중심으로 각각의 성질을 구별하고 있다. 그 중 한 가지 방법으로 균의 표면에서 항원, 항체 반응을 이용하는 것인데 O-157: H7이라는 명칭은 이 균의 균체에 있는 173종류의 O항원 가운데 157번째 발견되었고, H7은 대장균 편모의 단백질 항원인 H타입이 7번째로 발견되었기 때문에 O-157 : H7으로 명명되었다. 이것이 최근 일본에서 폭발적으로 발생한 대장균 O-157 : H7 식중독 사건이었으며, 우리나라에서도 1997년 9월 26일 미국 네브래스카주로부터 수입된 쇠고기에서 병원성 대장균 O-157 : H7이 검출되어 수입 쇠고기에 대한 안전성의 논란이 일고 있다. 임상증상은 혈변과 심한 복통 외에 구토, 메스꺼움 등이 일부 확인되었으며 발열은 드물다. 장관출혈성 대장균 중에서 혈청형 O157 : H7은 **출혈성 대장염**을 일으키기 때문에 장관출혈성 대장균이라고 불리고 있다. 이 균에 의한 감염은 혈변을 보이고 특징적인 출혈성 대장염에 이어서 용혈성 **뇨독증 증후군**을 병발하는 것이 많으며 사망하는 예도 있다. 이 균은 가축에 분포되어 있고 오염식품(주로 식육)을 거쳐 사람에게 감염되며, 이질균이 생산하는 shiga-like toxin을 생산하여 발병에 관여하는 것으로 생각된다. 이들 독소는 독소원성 대장균이 산생하는 독소와 유사한 형태로서 장관 내에서 산생되며 식품 내에서는 생성되지 않는다. 그러므로 이 균은 독소원성 대장균과 같은 형태이고 식품 내에 어느 정도 증식한 생균을 섭식함으로써 발생하는 생체내 독소형(중간형)식중독균이다.

■ 임상증상

병원성 식중독의 공통적인 주 증상은 설사(점액 수

양 변)이며 심한 경우에는 혈(血)이나 농(濃)이 섞여 나오는 때도 있다. 잠복기는 10~30시간(평균 12시간)으로 소아일수록 잠복기는 짧고 심한 증상이 나타난다.

㉠ 장관병원성 대장균 : 잠복기는 10~24시간이며 증상은 설사를 주로 하고 메스꺼움, 구토, 복통 등이 따르며 발열도 있다. 설사는 물 같고 점액이 섞이는 일은 많으나 농이나 혈액이 섞이는 일은 드물다.

㉡ 장관조직 침입성 대장균 : 2~3일의 잠복기를 거쳐 급격하게 발병하여 오한, 전율, 발열, 구토, 설사, 하부복통 등을 일으킨다. 분변 중에는 점액 뿐 아니라 고름이나 혈액이 섞이는 일이 많다.

㉢ 독소원성 대장균 : 물 같은 변이 심하고 때로는 콜레라 모양의 쌀뜨물 같은 설사를 한다. 구토는 있지만 발열은 거의 볼 수 없다.

㉣ 장관출혈성 대장균 : 불분명한 점이 많으며 증상은 혈변과 두통이 전 환자에게 나타나고 혈변은 선혈변이다.

2) 식품매개성 질병

(1) 세균성이질(Shigellosis : Bacillary dysentery)

① 분포

Shigella 감염증은 아직도 세계 도처에서 발생되며 소수의 세균으로도 감염이 일어나므로 쉽게 감소되지 않고 있다.

② 증상

고열과 구토 구역질, 경련성 복통, 후중기(tenesmus)를 동반한 설사가 주요 증상이며 전형적인 경우에는 대변에 혈액이나 고름이 섞여 나온다. 보통 사람에 따라 경하거나 증상 없이 지나기도 한다. 이질은 이질형(dysenteric type), 콜레라형(choleric type), 설사형(diarrhea type)으로 나눌 수 도 있다.

③ 병원체

이질균(Shigella) 속은 Gram 음성 간균이며 편모가 없다(그림 14-1). 이질균(Shigella) 속은 혈청군으로 4아형으로 나눈다.

Shigella dysenteriae A아군, *Shigella flexneri* B아군, *Shigella boydii* C아군, *Shigella sonnei* D아군

④ 병원성

세균성 이질(쉬겔라증 Shigellosis)은 *Shigella* 균속에 의해 일어나는 장관계 감염을 통칭하여 말하며 병원체인 *Shigella* 균속은 1898년 일본인 Shiga에 의해 처음 분리되었고 현재 4개의 균종이 있다.

Shigella 균속은 점액성 혈변을 동반한 이질(dysentery)을 일으키는 대표적인 균종으로 오랫동안 *Shigella* 균속만이 이질을 일으킨다고 생각해 왔으나 일부 대장균(*E. coli*)과 원충(protozoa)인 이질아메바(*Entamoeba histolytica*)도 설사(이질)을 일으킨다.

일반적으로 분변으로 오염된 식수의 섭취나 오염된 물로 조리한 음식을 섭취하는 경우 감염이 이루어지며 파리에 의해서 음식물이 오염될 수 있다.

사람은 *Shigella*균속의 병원소이며 고등 영장류를 제외한 동물에게는 근본적으로 감염을 일으키지 않는다.

Shigella 균속에 의한 이질은 위생시설이 부족하거나 식수 공급이 원할치 못한 개발도상국가에서 풍토병화 되어 있으며 건강한 성인은 스스로 자가치유가 가능하나 영유아, 어린이에게는 치명적이다.

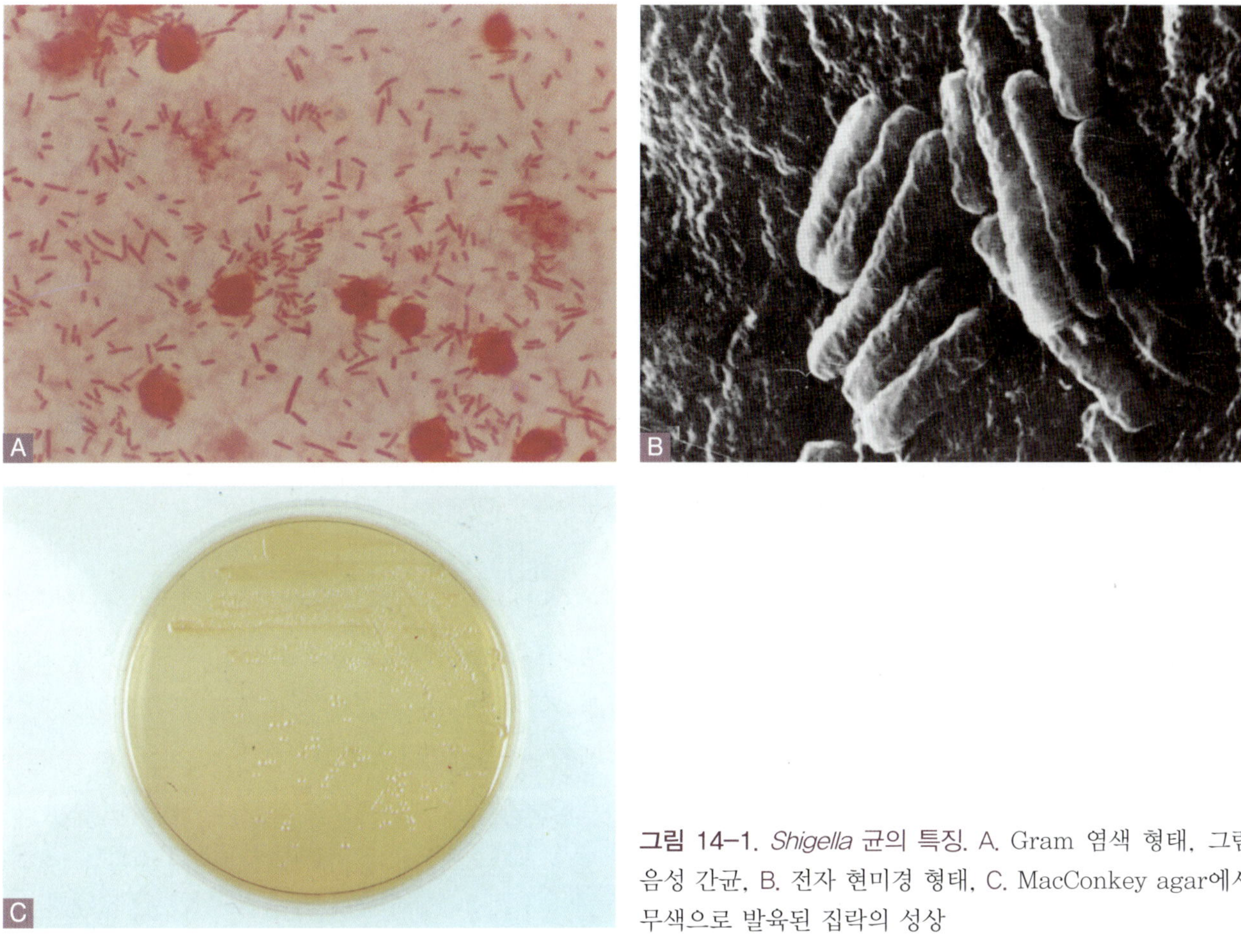

그림 14-1. *Shigella* 균의 특징. A. Gram 염색 형태, 그람 음성 간균, B. 전자 현미경 형태, C. MacConkey agar에서 무색으로 발육된 집락의 성상

(2) 콜레라(Cholera)

현재 분리된 콜레라균의 생물학적형(biotype)에는 1817년 인도 갠지스강 유역 등에서 발생 유래한 진성 콜레라균과 이의 생물학적 변이형인 El Tor 2형(1961년)을 포함한 O1과 1992년 인도와 방글라데시에서 발견된 O139가 있다. 공통으로 편모(H)항원을 가지며, 균체(O)항원에 의하여 여러 가지 혈청군으로 분류되는데 Ogawa형, Inaba형이 중요하다.

O-1 *Vibrio cholerae*는 O항원인자 A, B, C에 따라 Ogawa형, Inaba형 그리고 Hikojima형 세 가지 혈청형으로 분류된다. pH 6.0 이하이거나 56℃에서 15분간 가온하면 균이 죽는다. 끓는 물에서는 순간적으로 죽으며, 실온에서는 약 2주, 물에서는 수 일간, 그리고 하천과 해수에서는 오래 산다.

① 지리적 분포

1817년 이래로 일곱 차례의 세계적인 유행이 있었으며, 현재는 *Vibrio cholereae* biotype El-Tor형이 1960년대 초반과 1970년대에 걸쳐 아프리카, 중동지방, 서유럽, 필리핀, 동남아시아 등지에서 발생했다. 우리나라에서는 30여회 유행된 기록이 남아있다.

② 잠복기

12~48시간

③ 병원체

Vibrio cholerae : 1.0~5.0×0.3~0.6μm의 Gram 음성 콤마모양의 간균으로 균체 한쪽에 한 개의 편모가 있어서 운동성이 활발하며 아포나 협막은 없으며 구부러진 것이 특징이다(그림 14-2).

④ 증상

*V. cholerae*가 식음료를 통해 체내로 들어오면 위산은 첫번째 방어 역할을 하며 따라서 저산증이나 무산증 환자는 콜레라에 걸리기 쉽다. 일단 위를 통과하여 소장으로 들어가면 장점막에 붙어 증식하면서 콜레라젠 장관독소(choleragen enterotoxin)를 만들어 설사를 하게된다. 콜레라 증상의 특징은 다음과 같다.

㉠ 쌀뜨물과 같은 설사가 계속 쏟아져 나온다.

㉡ 피부는 차가워지고 피부 살결이 쭈글쭈글해진다.

㉢ 혈압이 떨어지고 맥박이 빨라진다.

㉣ 탈수 증상이 보인다.

㉤ 설사시 혈액이 섞이므로 세균성 이질로 의심될 수도 있다.

㉥ 잠복기는 8~20시간(평균 12시간)이며, 설사, 구토, 복통은 있으나 열이 없는 것이 보통이다.

㉦ 전형적인 급성위장염으로 권태감, 오한, 발열(37~38℃), 두통 등이 나타난다.

⑤ 병원성

콜레라는 12~48시간의 잠복기를 지나 갑자기 설사가 시작되면서 누런 색깔의 물같은 설사변이 계속 나오며 점액이나 피가 섞이는 수도 있지만 대부분 쌀뜨물(rice water)같은 수양변이고 뿌연색은 인체세포와 **콜레라젠**(choleragen)으로 이루어진다. 설사가 심할 경우에 24시간 내에 15~20 ℓ가 나오며 설사가 계속되면 탈수상태(dehydration)에 빠지며 순환 혈액량이 적어져서 몸은 차가워지고 피부는 끈적끈적하며, 노인처럼 쭈글쭈글하고 손과 다리에 쥐가 나며 정신상태가 불안하여 때로는 의식도 흐려지고 혈압도 떨어지며 **청색증**(cyanosis)이 생기면서 사망에 이른다.

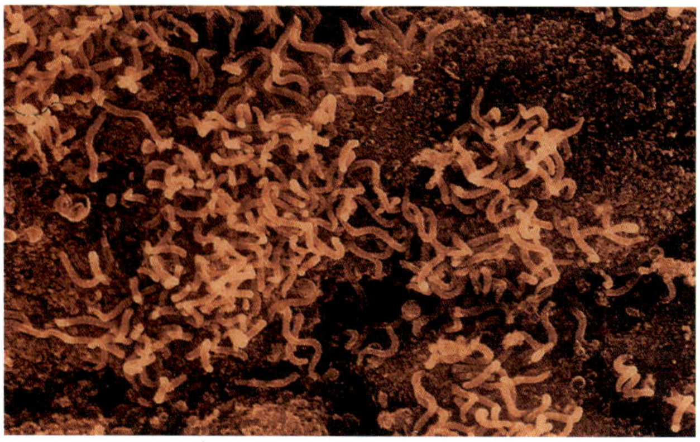

10 μm

그림 14-2. 소장점막상피에 접착된 *Vibrio cholerae* 균. 주사전자현미경으로 관찰한 것

콜레라 초기에는 토하고 복통이 있으나 열은 없는 것이 보통이다. 환자가 처음으로 의사를 찾을 때는 설사가 상당히 계속된 다음이므로 환자는 청색증(cyanosis)이 있고 눈은 움푹 들어가 패이고 피부는 쭈글쭈글하고 탄력성이 없으며 배는 들어가고 맥박은 약하고 때로는 거의 만져지지 않는다. 목소리는 잘 들리지 않으며 혈압이 하강된다. 한편 소실된 수분의 보충과 전해질의 교정이 빨리 이루어지지 않으면 신장으로 가는 혈류가 적어져서 급성세뇨관 괴사(acute tubular necrosis)를 일으키며 어느 정도가 지나면 콜레라 자체의 증세가 회복되더라도 요독증(uremia)으로 사망한다. 콜레라 특징은 다음과 같다.

㉠ 콜레라균은 열에 약하여 끓는 물에서 사멸함(100℃, 30초).

㉡ 보통의 물에서는 수일간(실온의 경우 2주), 바닷물 및 하천에서는 오래 생존함.

㉢ 냉장, 냉동 상태에서도 15일 내지 30일간 생

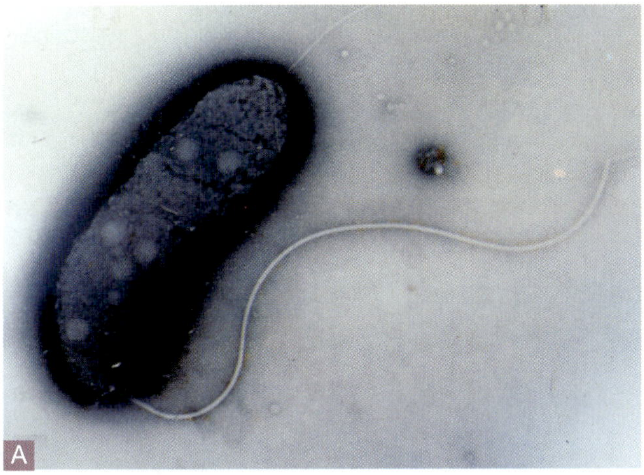

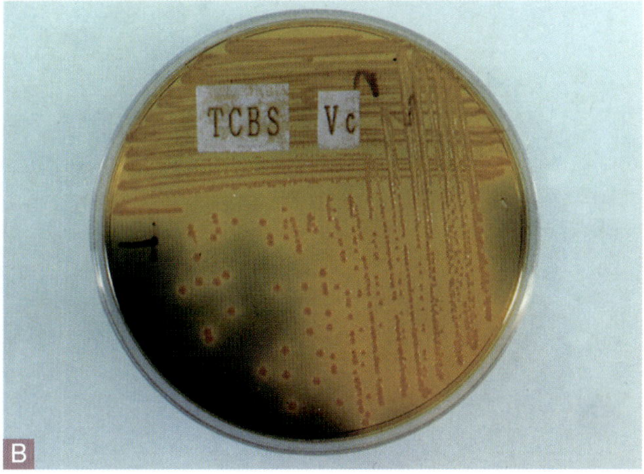

그림 14–3. *Vibrio cholerae* 균의 특징. A. 전자 현미경 관찰한 형태, 단모성 편모가 있다. B. TCBS agar에서 황색으로 발육된 집락의 성상

존 가능

음식물과 함께 섭취된 콜레라균은 소장상부의 장관내에 정착, 증식하여 독소를 생산한다.

이 독소가 소장의 점막 상피세포에 결합하여 전해질(나트륨이온, 칼륨 이온 등)과 같은 물의 수송을 항진한다. 이것이 특징적인 수양성 하리를 발생시키는 기전(mechanism)이다. 콜레라균이 소장조직 내에 침입하는 것은 아니다.

⑥ 역학

콜레라는 겨울철에 월동할 수 없어 우리나라 토착병은 아니며 유행지인 동남아지역 국가로부터 여행자를 통해 들어오는 전염병이다.

(3) 리스테리아증(Listeriosis)

Gram 양성 단간균인 *Listeria monocytogenes* 균은 토양, 식물 등에 분포되어 있으며, 양, 소, 돼지, 가축동물에 자연감염을 일으킨다. 사람은 이러한 가축과의 접촉, 배설물이 식품에 오염된 것을 섭취함으로써 감염이 된다. Listeriosis는 사람과 가축의 공통감염증의 하나로 *Listeria monocytogenes* 균이 사람에게 병원성이 강하다. 사람에게는 수막염이 가장 많고, 다음으로 뇌염, 패혈증이다. 임신한 부인의 자궁내 이 균의 감염은 태아 패혈증, 유산, 신생아 사망의 원인이 된다.

이 병은 절반이상이 신생아 및 5세 미만의 소아에서 발병되는데 회복 후에도 후유증으로 중추신경 이상증상(정신장애, 운동장애)이 나타나는 경우가 많다. 신생아 세균성 수막염의 10~15%를 차지한다.

성인에는 면역기능이 저하된 환자, 감염방어능력이 약해진 환자, 혈액질환환자, 악성림프종 환자에게 기회감염되어 리스테리아증을 유발한다. 이 균을 토끼의 정맥내에 접종하면 수일 후에 말초혈액 중의 단구(monocyte)비율이 증가하기 때문에 단구성 리스테리아(*Listeria monocytogenes*)라고도 하며 사람에는 단구가 증가되지 않는다고 한다. 성인에 있어서 이 균의 감염으로 수막염이 가장 흔한 증세이다.

(4) 캄팔로박터증(Campylobacteriosis)

Campylobacter jejuni 가 소, 염소, 돼지, 개, 닭, 고양이 등의 병원균으로 설사나 **유산**을 일으킨다. 최

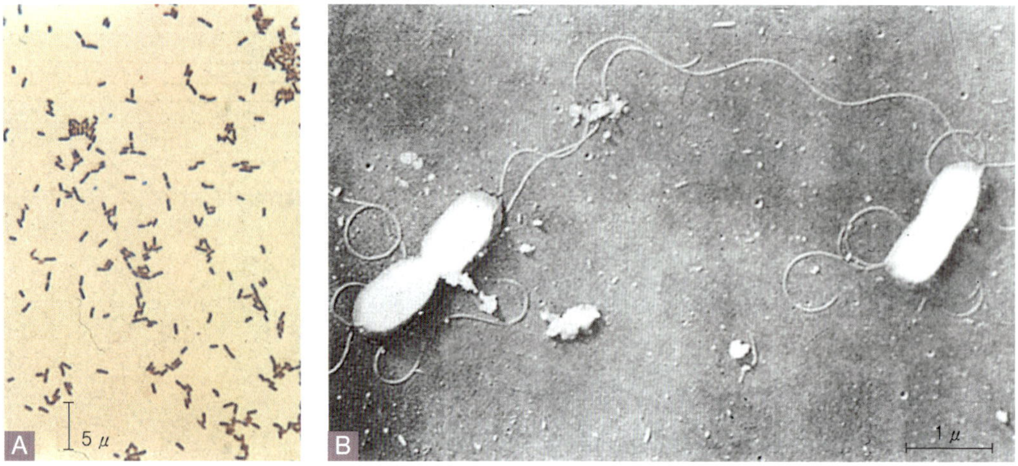

그림 14-4. Listeria 균의 형태. A. Gram 염색 형태, Gram 양성 간균이다. B. 전자 현미경 관찰, 편모가 있다.

근 사람의 위장염의 원인으로 설사와 식중독을 일으킨다.

Campylobacter jejuni 가 오염되어 있는 식품을 섭취하여 발생하는 감염성 식중독이다. 이 균은 소, 염소, 돼지, 개, 닭, 고양이 등이 보균하고 있으며, 대부분 처리하지 않은 우유나 오염된 음·용수가 감염원이고 또한 가금류를 비위생적으로 처리하여 요리한 음식이 원인이 되기도 한다. 이 균은 *Vibrio fetus*로 알려져 있던 균주였으나 1963년에 *Campylobacter*로 명명되어진 다음 10년 후에 현재 분류시스템을 기본으로 하여 체계화되기 시작했다.

가축의 분뇨 처리를 잘하고, 음료수 등의 소독을 철저히 하여 미생물의 파급을 방지한다. Erythromycin, aminoglycoside, tetracycline 항생제에 효과적이다.

2. 공기매개 세균성 질병

공기매개 세균성 질병은 호흡기 감염이며, 이것은 공기 비말 또는 오염된 물체와 접촉에 의해 전파된다. 어떤 경우에는 호흡기에서 체내 다른 부분으로 질병이 퍼지기도 한다. 공기의 습도와 온도가 세균이 생장할 수 있는 시간을 연장시키기도 한다. 공기는 식품을 통한 세균감염에서와 같은 미생물의 증식과정이 없기 때문에 수동적인 전달자라고 한다. 항생제에 대한 저항성 문제가 다시 대두되고 있는데도 호흡기 감염은 일반적으로 항생제요법에 잘 반응한다. 일부의 감염에 대해서 면역이 가능하지만, 효용성, 비용, 공중보건지원시설 등의 문제 때문에 여러 나라에서 실용화되지는 못한다. 상기도(상부호흡기)는 편도, 인두를 포함하며 하기도(하부호흡기)는 기도, 후두(성대), 기관지, 세기관지, 허파를 포함한다.

1) 상기도 감염

(1) 디프테리아(Diphtheria)

원인균인 *Corynebacterium diphtheriae* 가 호흡기에 감염되어 나타나는 질병인 디프테리아는 효과적인 vaccine으로 전 세계적으로 현저히 감소되었다.

11월부터 4월 사이에 밀집생활을 하는 사람들 즉 가난하고 비위생적인 사람들에게 잘생기며 2~5세의 어린이가 잘 걸려 치사율이 높은 2군 법정전염병이다(그림 14-6 A).

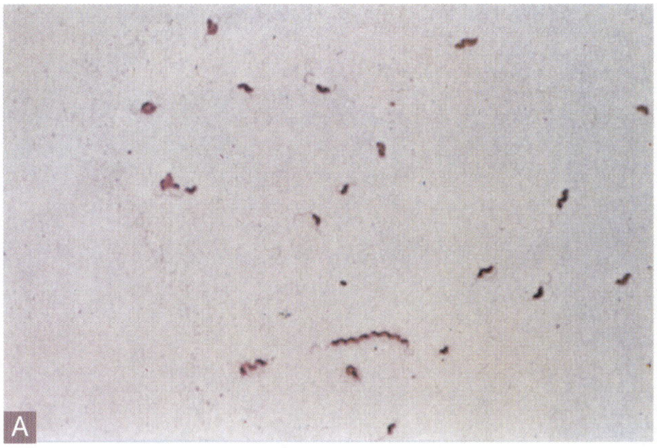

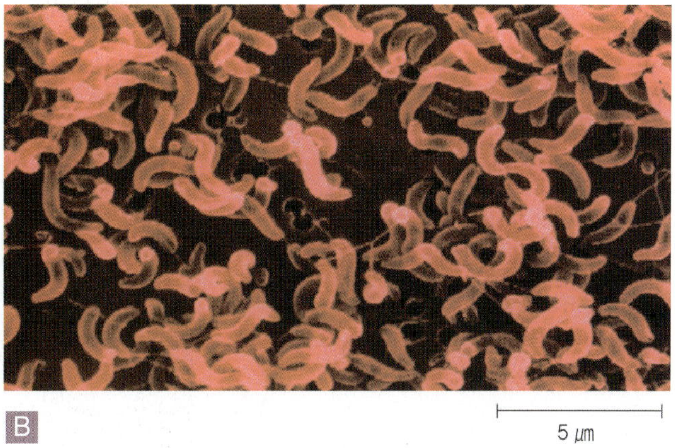

그림 14-5. *Campylobacter jejuni* 균의 특징. A. Leifson의 편모 염색한 균의 형태 B. *Campylobacter jejuni* 전자 현미경 사진, S자 모양의 간균이다.

디프테리아에 걸린 환자나 보균자가 기침, 재채기 할 때 비말 된 입자가 주위에 있는 사람이 호흡 시 목(tonsils), 편도(tonsils), 비강(nasal cavity) 점막에 부착하여 잠복기를 거쳐 회백색의 **위점막**(whitish gray membrane)을 형성하면서 **외독소**(extoxin)를 생성하는데 이 외독소가 체내에 퍼져 독소에 의한 **독혈증**(toxemia) 증세가 심하여 의식이 흐려지며 치료시기를 놓치면 사망까지 할 수도 있다(그림 14-6 B).

디프테리아에 심하게 감염되었을 때 나타나는 증상은 발열, 컹컹거리는 기침, 인후염, 림프선 비대, 인두 후두에 회백색 위점막이 24시간 이내에 형성되면서 외독소를 분비하여 목이 붓고, 기도 흡착으로 호흡곤란이 와서 질식하지 않도록 하기 위해 기관 절개수술을 하거나 기관 삽입을 실시한다.

(2) 백일해(Pertussis, Whooping cough)

백일해(pertussis) 감염된 환자가 기침, 재채기할 때 나오는 소수포(droplet)가 다른 사람의 호흡기에 흡입되면 기관이나 기관지의 섬모상피세포에 부착하여 증식하면서 괴사성 염증과 궤양을 형성한다(그림 14-7).

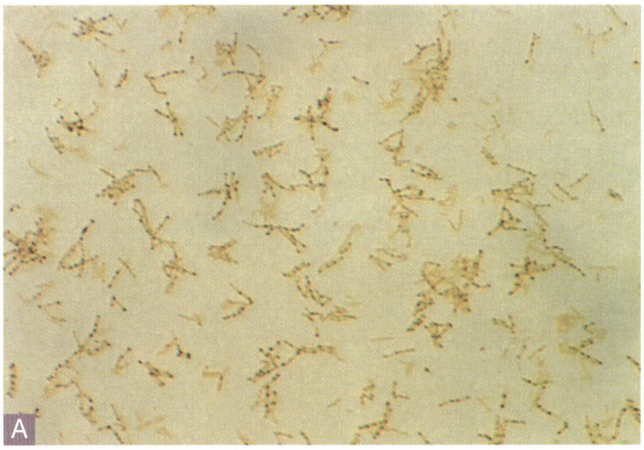

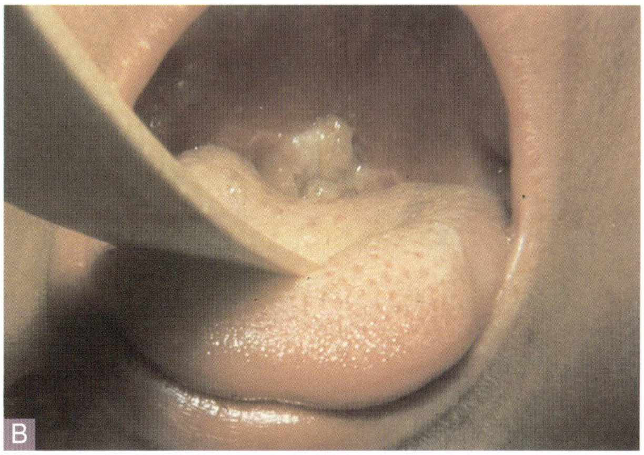

그림 14-6. *Corynebacterium diphtheriae*. A. *Corynebacterium diphtheriae* 균을 Albert's 염색하여 현미경으로 관찰한 뗏목 모양의 형태에 균체에 이염과립이 들어있다. B. *Corynebacterium diphtheriae* 가 인후에 감염되어 형성된 위점막

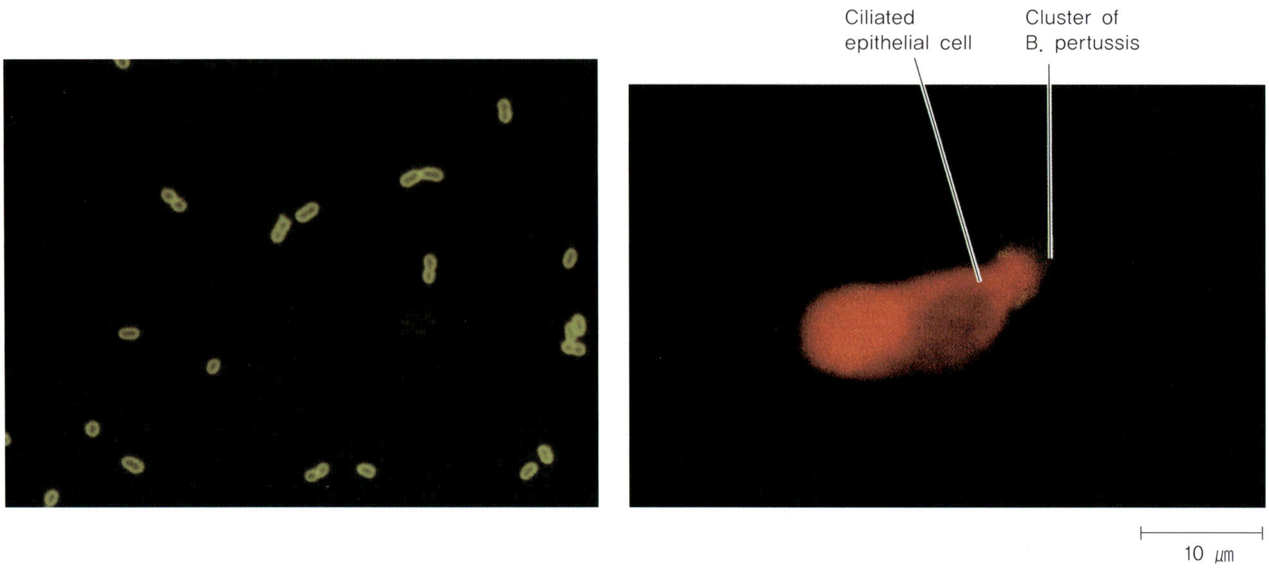

그림 14-7. 백일해 환자 호흡기 분비물을 형광항체 현미경으로 검경한 백일해균

백일해 원인균인 *Bordetella pertussis* 은 생후 1~ 2세 정도의 소아가 가장 감염되기 쉽고 1~5세의 아동에게 소수포 감염(비말감염 : droplet infection)으로 상기도에 감염됨으로써 백일해를 일으키게 되며 잠복기는 5~21일로써 10일 이내에 발병하는 일이 많다.

초기는 기도 점막에서 증식하여 발병하고 콧물, 미열, 가벼운 기침, 야간성 기침 등의 감기 증상으로 이 시기를 카타르기(catarrhal stage)라 한다. 이 시기에 상기도에서 균 분리가 잘 되고 다른 사람에게 감염되기 쉽다. 다음으로 특유한 기침이 발작적으로 심하게 나타나는 것을 발작시기(paroxysmal stage)라고 하는데 기침 때문에 호흡이 곤란하여 산소결핍이 되는 경우도 있다. 그래서 안면 청색(cyanosis), 경련(convulsion), 기관지염(bronchitis) 등이 유발된다. 4~5주일이 가장 심하고 7~8주일에는 치유된다.

말초혈액의 백혈구 증가와 림프구수의 증가가 특징이나 2차 감염으로서는 폐렴구균, 포도상구균, 인플루엔자균 등에 의한 기관지 폐렴을 동반하는 경우가 많다.

(3) 인두염

A군 β-용혈성 연쇄구균인 *Streptococcus pyogenes*가 소아에서 50%를 차지할 정도로 인두, 후두, 편도에 감염되어 나타나는 주 증상은 인후부의 통증, 인두 내층의 발적과 발열이 있다. 그 후 편도선의 염증과 고열, 오한, 구역질, 구토, 특히 목젖이 벌겋게 붓고, 목의 림프절이 커지고 아프며 합병증으로 류마티스성열이나 사구체신염이 생기는 경우가 있어 문제가 되고 있다(그림 14-8).

인두염에 가장 먼저 발견되는 세균은 *Streptococcus pyogenes* 균이다. 이 균이 소아 인두에 가장 빈번히 감염되어 **용혈**독(streptolysin), **발적독**(erythrogenic toxin)으로 피부에 발진이 생기고, **성홍열**(scarlet fever)이라는 병명으로 불리는 질병을 일으킨다.

Streptococcus pyogenes 균이 인후에 감염되어 목이 붓고 발열이 나타나는 것을 일반적으로 인후통(sore throat)이라 부른다. 인후통의 진단과 치료는 매우 중요하다. 그 이유는 *Streptococcus pyogenes*가 증식하면서 생성한 독소가 인체의 다른 부위로 확산되어

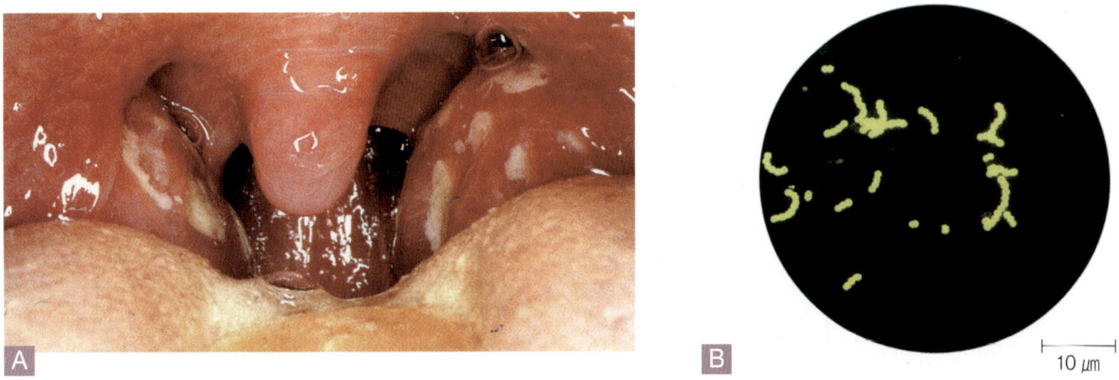

그림 14-8. A. A군 용혈성 연쇄구균성 인두염, B. 화농성 연쇄구균. 화농성 연쇄구균을 배양한 것을 형광항체 염색을 하여 형광 현미경으로 관찰한 연쇄구균의 형태

더 심한 질병인 **성홍열**(scarlet fever), 류마티스성 열(rhumatoid fever), 급성사구체신염(AGN : glomerulonephritis), 독소성 쇽 증후군(toxic shock syndrome)과 급성괴사성 근막염(necrotizing fascilitis)과 같은 새로운 감염증의 출혈과 패혈증(septicemia), 산욕열(puerperal fever), 봉와직염 등의 침습성 질환(invasive disease)이 증가되고 있어 *Streptococcus pyogenes* 감염증에 대한 관심이 고조되고 있다.

(4) 세균성 수막염

수막구균성 수막염의 원인균은 *Neisseria meningitidis* 이며 6~11개월 된 유아에 가장 잘 감염되며 아동이나 성인에게도 자주 감염된다. 이 균에 감염된 환자와 밀접한 접촉이 있는 사람들로부터 감염되어 수막염을 일으킨다(그림 14-9).

수막염에 감염되면 증상이 매우 빨리 퍼져 나가므로 증상이 발생된 지, 몇 시간 내에 신경계에 손상으로 사망하기 때문에 신속한 진단과 치료가 필수적이다.

세균성 수막염 증상은 갑작스런 열, 심한 두통, 목의 심한 경직성, 오심, 구토, 발작과 빈번한 혼수상태 등이 특징이다(그림 14-10).

*Neisseria meningitidis*의 세포벽에 있는 lipopolysaccharides는 이 질병의 발증에 매우 중요하다. 이 세균의 독력(virulence)은 대개 **탐식작용**(phagocytosis)에 대항하여 균체를 보호할 수 있는 협막의 존재여부에 결정된다.

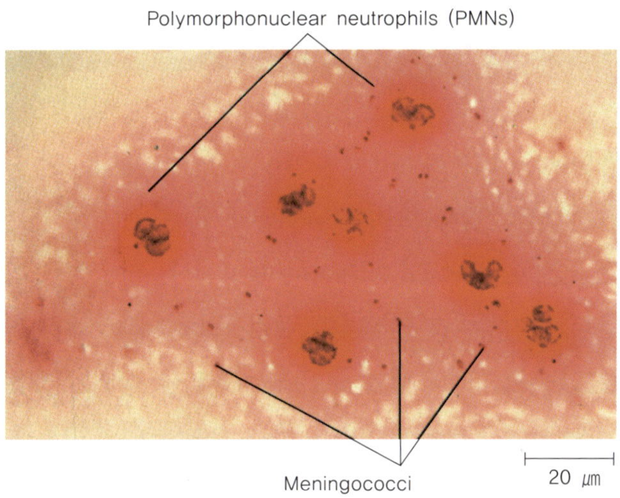

그림 14-9. 수막염 환자의 수막액을 Gram 염색한 것. 다형핵호중구 백혈구가 수막염구균을 탐식한 것

2) 하기도 감염

(1) 레지오넬라증(Legionnaires Disease)

1976년 여름 미국 Philadephia시 한 호텔에서 재향군인 대회가 열렸을 때 투숙자에 집단으로 원인불명

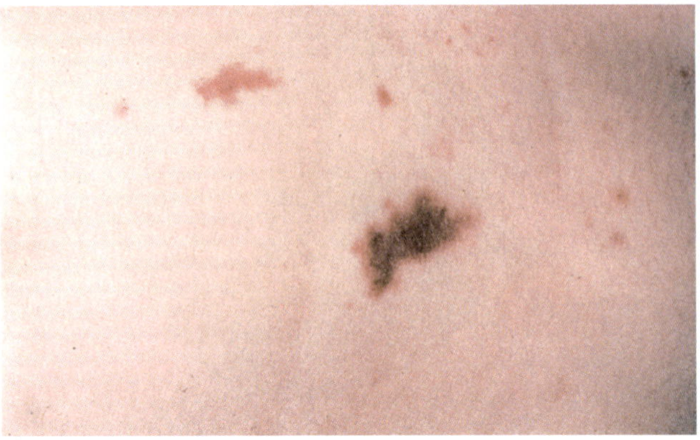

그림 14-10. 수막구균 감염에 의한 피부점상출혈반점

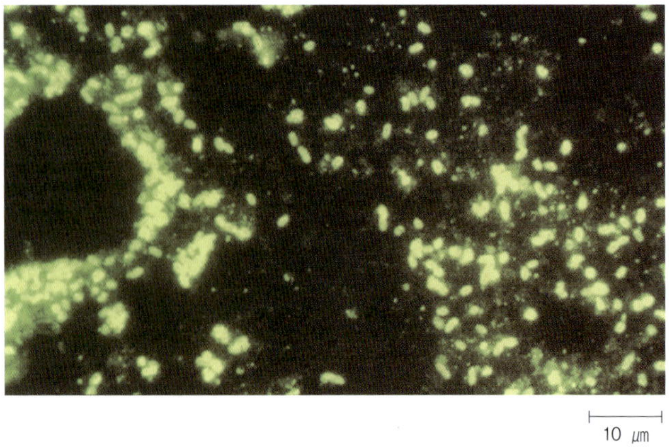

그림 14-11. Legionella pneumophila 형광염색한 균의 형태

의 폐렴이 발생하여 참가자 15%가 사망했다. 그 폐렴의 원인균을 1977년 미국의 CDC(center for disease control)에 의해 처음으로 새로운 병균이 발견되었다.

그 당시 폐렴의 원인균을 재향군인(Legionnaire)의 이름을 따서 **재향군인병**(Legionnaire disease)이라 부르며, 인플루엔자처럼 경과하며 열이 나는 것을 미국의 폰티악 지역에서 발생하여 폰티악열(pontiac fever)의 두 가지의 형태로 나눌 수 있는 질환이다(그림 14-11).

Legionella pneumophila 균은 토양이나 수중에 분포해 있다. 에어컨 냉방용 냉각탑 속의 물에도 분포하여 증식하며 냉각목적의 냉각탑에서 토출 분무하는 공기 비말에 감염되고 그 비말이 송수 파이프의 틈새로부터 새어나와 사람에게 감염된다. 기도를 통하여 공기 감염에 의해 일어난다. 이 병은 폐렴형과 비폐렴형 두 가지로 나눈다. 잠복기는 1~10일이며, 고열, 기침, 호흡곤란, 흉통 등이 있고 설사, 구토 등의 복부증상, 열이 있는 것에 비해 맥박이 낮은 등의 증상이 나타난다. 경과가 급격하여 사망률이 높다. 남성은 담배를 피우는 중년층 또는 노인이 걸리기 쉽다. 또 스테로이드 호르몬제 등을 투여하는 환자, 저항력이 약한 사람에서 기회감염을 일으키는 일이 많다. 발열, 근육통 등의 증상은 가볍고 2~5일에 자연히 치유되는 예도 있다. 한편 pontiac fever로 알려진 증상은 고열, 불쾌감, 근육통, 두통 등을 나타내지만 호흡기계의 폐렴증세가 나타나지 않는 것이 특징이다.

(2) 결핵(Tuberculosis)

결핵은 인류를 오랫동안 괴롭혀왔다. *Mycobacteria* 속의 대표적인 병원균은 인간에 결핵(tuberculosis)을 일으키는 결핵균(*Mycobacterium tuberculosis*)과 한센병(나병 : leprosy)을 일으키는 한센균(나균 : *Mycobacterium leprae*)이 있다.

결핵에는 주로 폐결핵을 일으키는 **인형결핵균**(*Mycobacterium tuberculosis var hominis*)과 장결핵을 일으킬 수 있는 **우형결핵균**(*Mycobacterium bovis*)이 있다. 결핵균 이외에도 기타 마이코박테리아균(Mycobacteria other than tubercle bacilli, MOTT)이 있는데 MOTT가 **후천성면역결핍증**(AIDS)의 환자나 면역기능이 약해지거나 저항력이 감소해지면 기회감염을 일으킨다.

폐결핵 환자가 기침을 하거나 재채기를 하거나 이야기를 할 때 호흡기로부터 나온 소수포(droplet)에 결핵균이 포함되어 비말로 공기 중에 퍼진 결핵균(*Mycobacterium tuberculosis*)이 호흡기계를 통해 감염된다. 이때 tuberculin 반응 양성이다(그림 14-13).

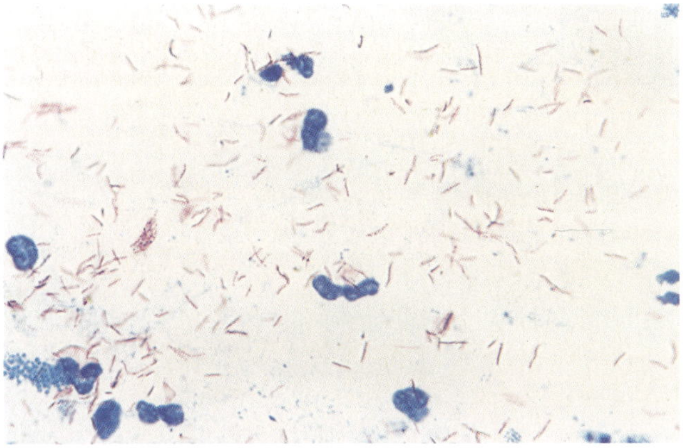

그림 14-12. 객담을 항산균 염색한 Mycobacterium tuberculosis 결핵균은 적색으로 염색된다.

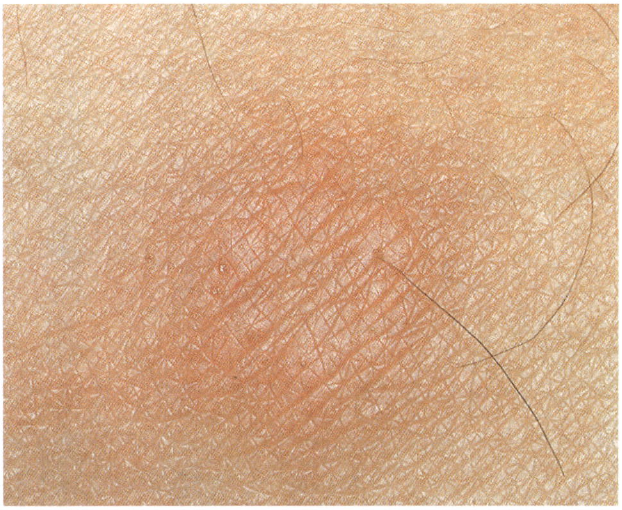

그림 14-13. Tuberculin Test 양성 지연형과민반응이 나타난다.

폐에 초기 감염 병소가 생기면 대부분의 사람은 면역이 되어 치유된다. 이때 tuberculin 반응은 양성이다.

폐결핵의 주 증상은 열이 나며 체중감소, 기침, 두통, 식욕부진, 잠잘 때 식은 땀, 기침, 화농성 객담이 나오며 심한 경우 객혈을 하며 가슴 통증이 있으며 얼굴이 창백해진다. 결핵에 대한 면역성은 결핵균 표면항원에 대한 지연형 과민성이 생긴다. 결핵균에 대한 항체를 생산하지만 지연형 과민성을 나타내지 않는 개체는 보통 이 질병으로 죽는다.

현재 전 세계적으로 년간 약 800만 명 정도의 결핵환자가 발생하고 있으며 수십년 뒤에 1,200만명 정도로 발생이 증가할 것이라는 예측을 하고 있으며 사망률은 전 세계적으로 한해 200만 명으로 추정하고 있다.

우리나라에서 1962년 국가 결핵 관리사업을 처음 시작한 이래 계속해서 대한 결핵협회와 의료기관에서 결핵 치료와 실태 조사를 꾸준히 실시하며 감소 추세에 있지만 결핵감염양성률 0.9%(x-ray상)이며 년간 395,000명으로 추정되고 있으며 아직도 선진국에 비하면 매우 높은 결핵 유병률에 시달리고 있다.

결핵 발생률이 증가하고 있는 원인은 각종 항결핵제에 대한 내성균이 퍼지면서 MDR-TB(multi drug resistant-tuberculosis) 증가가 나타나고 있다.

(3) 야토병(Tularemia : Rabbit fever)

야토병(tularemia)의 원인균을 1900년 미국인 Edward Francis가 캘리포니아 다람쥐, 토끼에서 발견한 Gram 음성 작은 구간균을 *Francisella tularensis* 라고 균명을 정했다.

야토병(tularemia)은 인수공통감염증이며 야생동물을 취급하는 사냥꾼, 가축도살업자, 가축관리자, 농부들이 이 균에 감염된 동물을 다룰 때 손, 피부 상처에 감염되어 상처에 균이 증식하면서 국부적인 궤양을 통해 림프절내로 확산되어 전심감염을 일으킨다.

주된 증상은 열, 피부궤양, 림프절 팽대 등이 있다. 피부를 통해 감염된 경우 치료를 하지 않으면 사망률은 5%이며 호흡기를 통해 감염되면 30%에 달하는 높은 치사율을 나타낸다.

3. 성 매개 질병(Sexually Transmitted Disease : STD)

성매개질병(sexually transmitted diseases)이라는 용어는 과거에는 임상증상과 병변이 생식기에 존재하는 상태를 나타내는 **성병**(Venereal disease, VD)이라는 용어로 사용되어 왔다. 그러나 이러한 VD라는 용어로는 성 접촉에 의하여 전파되는 이들 질병의 특성을 제대로 표현하지 못하기 때문에 이후에 **성 매개 질병**(sexually transmitted diseases, STD)으로서 명명하여 사용하였다. 그러나 질병(disease)이라는 용어는 감염 여부와 상관없이 병적 상태를 나타내는 단어이기 때문에 STD라는 용어의 사용으로는 이들 질병이 성 접촉에 의하여 전파되는 병원체에 의한 감염증을 제대로 표현할 수 없다. 따라서 WHO에서는 이들 질병의 역학적 특성인 성 접촉에 의하여 전파되며, 임상증상이나 병변의 유무에 관계없이 병원체의 전파에 의한 감염증이라는 사실을 표현할 수 있는 용어로서 성 접촉에 의하여 전파되는 감염증 또는 성 매개 감염증(sexually transmitted infection, STI)으로 부를 것을 권장하고 있다.

(1) 매독(Syphilis)

매독균을 보유하고 있는 남녀가 매춘행위와 그 외의 은밀한 접촉의 성행위를 하고 나서 감염되는데 남자는 생식기 귀두와 여성은 음순, 질벽, 자궁경부에 무통증 괴양을 형성한다. 페니실린이 치료에 보급되기 이전 즉 세계 2차대전 당시만 하여도 매독환자가 많았으나 penicillin 항균제로 치료가 되어 현재는 많이 줄어든 셈이다.

매독균 역시 남녀 간 매춘 성행위 시 **매독균**(*Treponema pallidum*)에 감염된 개인과의 밀접한 접촉의 결과로 점막이나 피부상처를 통해 체내로 침투한다. 이러한 방식에 30% 정도가 매독으로 진행된다.

표 14-1. 성매개성 질환과 의심되는 증상(Symptoms that Suggest STD)

1. 여성의 질 또는 남성의 성기로부터 비정상적으로 분비물이 흐른다.
2. 배뇨시 요도의 통증 또는 따끔따끔한 통증을 느낀다.
3. 생식기나 그 부위에 궤양과 수포가 생기고, 서혜부 부종시 통증은 없을 수도 있다.
4. 비정상적 질 출혈 또는 비정상적으로 심각한 월경통이 있을 수 있다.
5. 여성의 질 또는 항문부위의 소양감이 있다.
6. 여성의 아랫복부의 통증이 있으며 ; 성교시 통증이 있다.
7. 피부발진 또는 입술부위 수포성 병변이 나타난다.

■ 매독 1기

매독균이 성기 국소부위에서 증식하여 경성하감(chancre)이라 하는 피부표면의 병변을 형성하며 어떤 경우에는 림프절과 혈류로 확산되기도 한다. 경성하감은 단단한 기저층을 가진 무통증의 궤양으로 대개 남성의 성기, 음순, 질벽이나 자궁경부에 발생된다. 감염의 형태에 따라 다른 부위 손바닥, 구순(입술) 같은 곳에 나타나기도 하고 단지 한 곳에만 병변을 형성하기도 한다. 국소 림프절이 종종 확장되기는 하지만 통증을 동반하지는 않는다.

경성하감은 치료를 하지 않더라도 점차적으로 치유가 되지만, 치료하지 않을 경우 전신적인 감염이 지속된다. 경성하감이 사라진 4~6주 후에(대개 성행위 시기로부터 감염 된지 3개월내) 제2기 병변을 형성한다(그림 14-14).

■ 매독 2기

보통 몸통, 사지, 생식기 손바닥, 발바닥 등의 피부

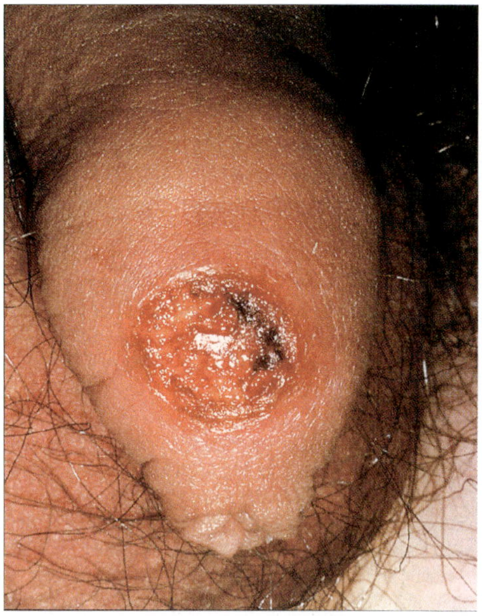

그림 14–14. 매독균에 감염된 경성하감

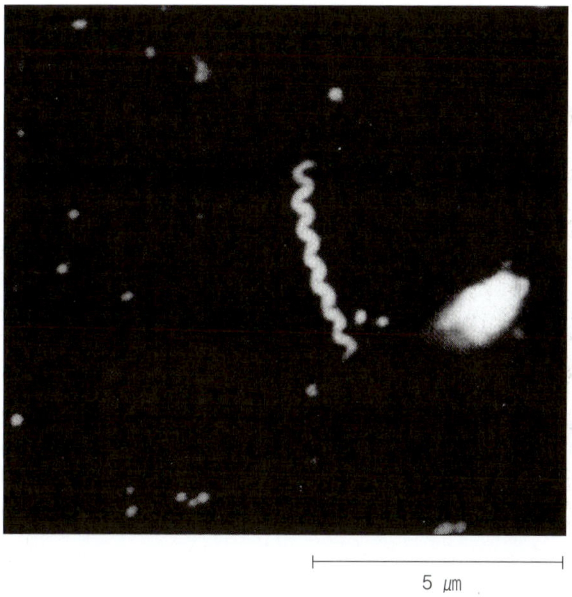

그림 14–15. 암시야 현미경으로 검경한 매독균

병변을 의미한다. 반점이 있는 융기된 농포성의 발진은 생식기, 인두점막, 항문에 나타나기도 한다. 이러한 점막의 반점에는 많은 매독균이 들어 있고, 높은 감염성을 가진다. 일반적인 림프절 질환이 이 시기에 흔하며 관절염이나 간, 비장, 눈, 중추 신경계에 증상을 나타내기도 한다.

매독환자에 대한 치료가 이루어지지 않거나 치료를 하더라도 부적절한 경우에는 또 다른 무증상 시기로 계속되다가 병변이 재발할 경우에는 잠재적 감염성을 유지한다. 2년 후 말기 후반부에는 성 접촉에 의한 전염성은 저하되지만 감염된 모체에 의해 태아에게 전파하게 된다(표 14–2).

■ 말기매독

일생동안 지속되기도 하지만 치료되지 않는 경우의 1/3정도는 3기나 후기 매독으로 발전된다. 이 시기의 시작은 초기 감염으로부터 빠르면 3년, 늦으면 30년 후까지 보고 있으나 대부분의 경우 3기 증상이 발현되기 전까지 적어도 10년이 경과한다.

표 14–2. 매독의 단계(stage of syphilis)

질병의 단계	주 증상	감염여부?
제1기	감염부위의 단단하고 무통증괴양, 림프절의 비대	예
제2기	발진, 통증과 고통, 점막병변	예
제3기	고무종 : 큰혈관, 눈, 신경계의 손상 ; 발작	아니오

■ 후기매독

Gumma라 불리는 연한 육아종성 병변의 형성으로 특징되며, gumma는 피부, 뼈, 혈관, 간, 중추신경계 등 다양한 조직에서 발생된다. 이러한 병변에서 매독균을 증명하기는 어렵지만 세균이나 항균제에 대한 지연형 과민반응으로 나타날 수도 있다. 중추신경계의 증상은 AIDS 환자에게 흔하게 나타난다. 신경 매독의 증상 중 어떤 것들은 마비(불완전 마비), 청력상실, 실명과 정신적 퇴행을 나타낸다.

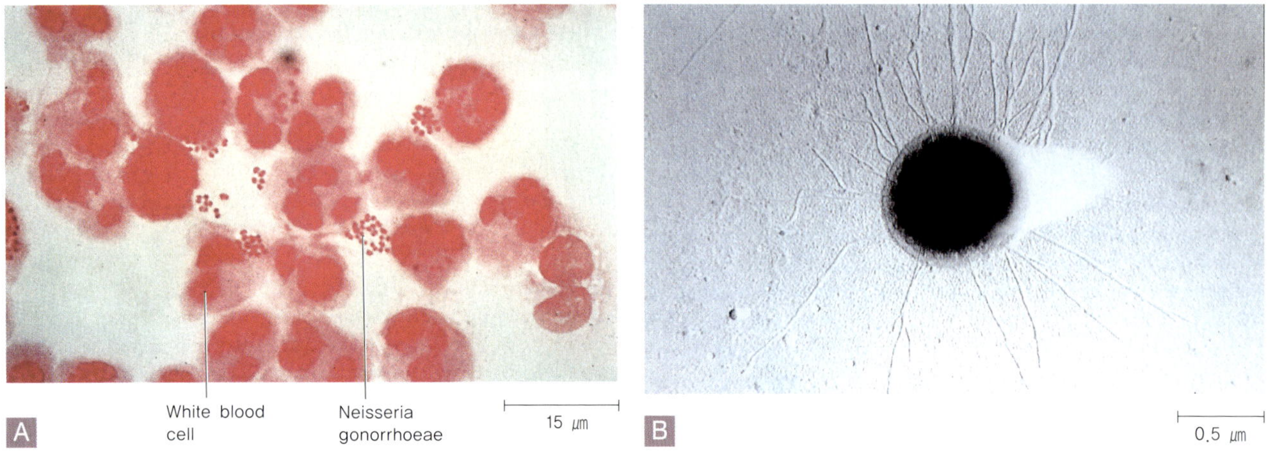

그림 14-16. A. 요도분비물을 Gram 염색한 임균. 다형핵백혈구내 탐식된 쌍구균, B. 전자현미경으로 관찰한 임균의 섬모

■ 선천매독(Congenital syphilis)

임산부가 치료받지 않을 경우 매독이 태반을 통과하여 태아에게 선천성 매독을 일으키기도 하고, 유산이나 사산이 되기도 하지만 중추신경계를 포함한 일반적인 병변을 가지고 임신 말기까지 생존한다. 때때로 출생 시 매독을 나타내는 명백한 증후가 없기도 하지만, 수개월 혹은 수년이 흐른 뒤 선천성 매독은 실명, 청력상실이나 정신적 퇴행으로 발전한다. 매독에 걸린 영아를 껴안고 키스하는 성인들에게 전염되기도 하고, 반대로 정상적인 아기들이 1기나 2기 상태에 있는 사람들에게서 전염되기도 한다. 매독은 특징적인 병변의 형태와 감염된 사람과의 성 접촉 여부로 진단에 도움이 될 수도 있지만 증후학적으로 다양하고 결과가 심각하기 때문에 검사실의 실험결과를 참고해야 한다.

(2) 임질(Gonorrhoea)

임질은 1차 세계대전 당시 흔한 성병이었으나 항생제 개발과 치료로 1970~1980년대부터 감소된 경향을 보이고 있다. 임균(*Neisseria gonorrhoeae*)을 보균하고 있는 사람과 성행위를 하고 나서 2~5일의 잠복기를 지나면 성인 남성 요도에 농이 배출되어 속옷에 묻을 정도로 급성 요도염으로 시작된다. 요도염으로 인한 요도 협착을 일으킬 수도 있고 치료를 하지 않은 경우에 관절염, 전립선염, 부고환염, 패혈증 같은 질병을 일으킨다.

성인 여성인 경우 초기 감염은 자궁경부(cervix), 요관(ureter), 항문(anus)에서 염증이 발생한다. 초기에는 경미하거나 무증상을 보이기도 하고 농이 배출이 되지 않거나 의식하지 못하는 경우도 종종 있다. 치료하지 않을 때 감염은 난관이나 골반 복막으로 확대된다. 난관염과 골반염(pelvic inframmatory disease, PID)은 화농성 진행이 원인이 되어 불임을 초래하기도 한다. 특히 여성에 있어서 증상을 보이지 않거나 의심되지도 않는 경우 새로운 접촉을 통해 질병의 파급에 많은 영향을 미친다. 인두와 항문 직장의 감염이 동성애자뿐만 아니라 이성간에도 감염되며 인두 감염은 증상이 거의 나타나지 않지만, 삼출성 인두염으로 발현되기도 한다. 일반적으로 임균은 염증반응의 한 부분을 담당하는 많은 수의 다형핵 호중구 백혈구(PMN cell)에 탐식된다.

임질 감염이 일어나려면 임균이 민감한 상피부위로 침투되어야 하는 유일한 상피부위 자궁내막, 직장, 인

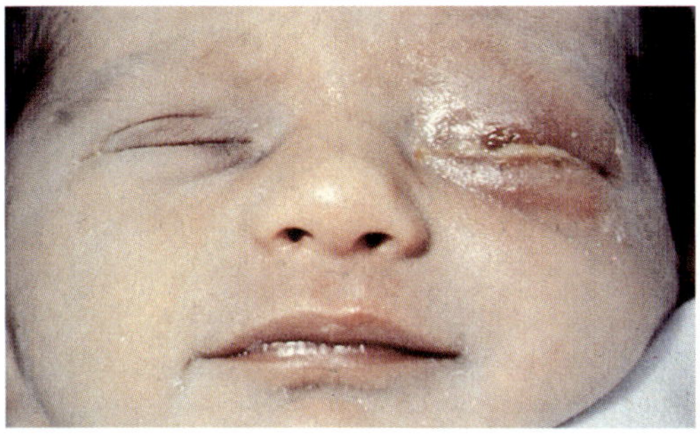

그림 14-17. 임균성 신생아 결막염

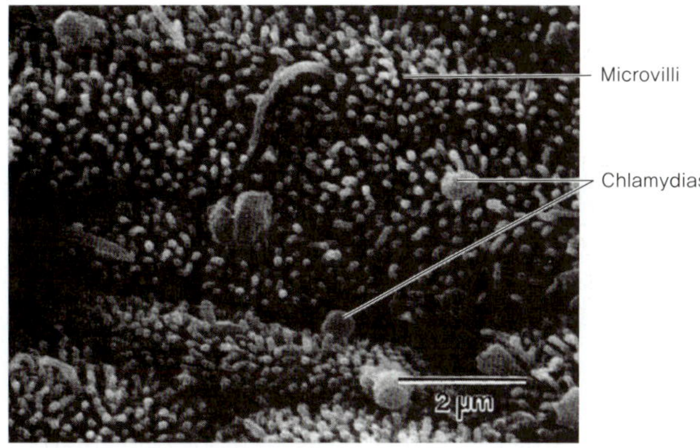

그림 14-18. 나팔관 점막에 흡착된 *Chlamydia trachomatis* 주사전자 현미경으로 관찰한 것

두, 결막인대, 여성의 성기를 입술, 혀로 자극하는 행위, 항문성교로 전파되는 주요 원인이 된다.

① 여아임질(Infantile gonorrhoea)

사춘기 이전 소녀의 자궁 상피 세포는 각질화되지 않아서 자궁 전체가 임균 감염에 감수성이며 음순을 포함하여 심한 감염의 경우 요관이나 방광으로 확산될 수 있다. 이러한 점막의 염증에는 백혈구가 다량 포함된 삼출액을 배출한다. 감염된 성인과의 밀접한 접촉이 대부분의 원인을 제공한다.

② 신생아 결막염(Ophthalmia neonatorum)

신생아 결막염은 임신한 산모가 임균을 보유하고 있을 경우 출산 시 산도를 통해 임균이 신생아 눈에 감염되어 급성 결막염으로 진행되어 빠르게 각막에 작용해서 결막염으로 치료시기를 놓치면 결국에는 실명하게 된다. 신생아가 태어나면 눈에 예방하기 위해 1% tetracycline 안연고, 1% 질산은($AgNO_3$) 안약을 넣어 예방할 수 있다(그림 14-17).

(3) 클라미디아성 성병

남녀 성행위시 남성의 요도염이 임균 감염으로 경험이 있는 80~90% 중에서 임균감염이 진단되지 않을 때 다른 세균에 감염을 받게 되는데 25~45%가 *Chlamydia trachomatis* 가 감염되어 비임균성 요도염으로 클라미디아성 요도염, 고환염(testitis), 부고환염(epididymis)으로 전이되고 여성인 경우 난관손상(fallopian tube damage)을 입게 된다. 이 경우는 성행위시 여성의 질 내에 사정된 정자에 임균, 클라미디아균이 접착하여 자궁으로 돌진하여 들어갈 때 난관염을 일으키게 되며 계속해서 골반으로 이행하여 골반염(PID)을 일으킨다. 난소에 정착한 정자는 수정을 하여 임신이 되는데 이때 자궁 외 임신이 될 수 있다(그림 14-18).

(4) 연성하감(Chancroid)

연성하감은 성행위로 인하여 전파되는 질병으로 연성하감균(*Haemophilus ducreyi*)이 생식기에 감염되어 초기 병변이 시작되면 매끄럽지 못한 가장자리를 보이는 연성하감이다. 매독의 경성하감과는 달리 궤양이 국소 림프절과 같이 부종과 통증이 있다. 연성하감과 림프절은 화농성과 괴사성을 보이고 농이 들어있는 세혜부 화농에서 새로운 부위로 전이되며 생식기의 병변은 점막이나 혀, 구순, 가슴, 배꼽 등 피부 병변에서 볼 수 있다(그림 14-19. B).

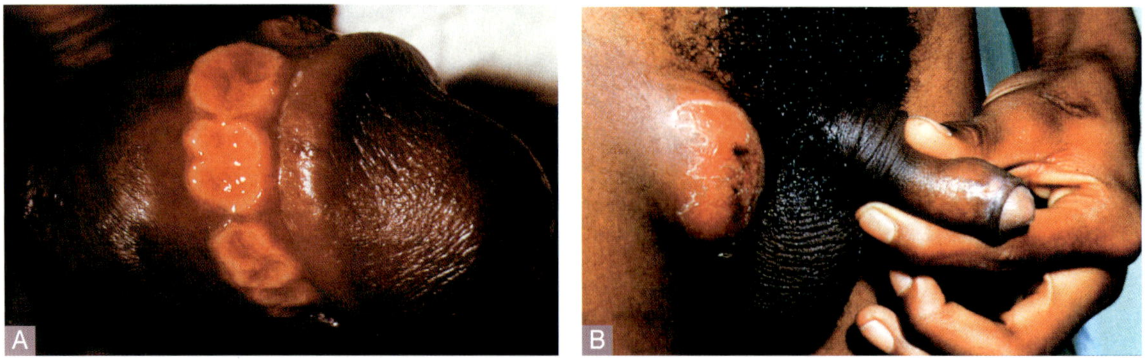

그림 14-19. A. 매독균에 감염된 경성하감. 남성의 성기에 괴사. B. 연성하감. *H. ducreyi* 균이 감염됨. 서혜부 림프절이 팽대

(5) 비임균성 요도염(Non gonococcal urethritis : NGU)

비임균성 요도염의 원인균으로는 *Chlamydia trachomatis*, *Mycoplasma pneumoniae* 가 성행위시 요도 및 질에 감염된다. 남성인 경우 NGU 증상은 임질과 유사하지만 NGU에서 요도의 농은 임질에서 보다 덜 나오고 좀더 점성을 띄고 있으나 두 질병의 임상적 차이를 구분하는 것은 어렵다. 요도 분비물의 Gram 염색상에서 세포내 세포외 Gram 음성 쌍구균이 관찰되지 않으면 클라미디아 감염으로 생각할 수 있으나 종종 두 세균이 혼합 감염을 일으키기도 한다. 또한 *C. trachomatis* 는 성행위가 많은 젊은 남자의 부고환염과 동성연애 남성의 전립선염에도 관여한다. 클라미디아 감염은 임질에서와 마찬가지로 남녀 모두 무증상일 때가 많다.

여성에게 있어서 감염의 주요한 임상증후는 많은 수의 다형핵 호중구 백혈구 증가를 동반한 점액성 자궁경부 분비물이다. 이 질병은 생식기로 확산되어 난관감염(salpingitis)과 자궁내막 감염(endometritis)을 일으킨다. 소변의 현미경적 검사로 많은 수의 다형핵 호중구 백혈구를 관찰할 수 있지만, 세균이 관찰되지 않거나 배양되지 않을 경우 비임균성 클라미디아 요도염으로 간주된다. 클라미디아 감염된 임산부가 출산시 신생아에게는 봉입체성 결막염이나 폐렴이 발생될 수 있다.

(6) 세균성 질염

여성의 질내에는 상재균이 서식하고 있지만 성행위시 외부의 세균이 감염되어 세균성 질염을 일으키는데 *Gardnerella vaginalis*, *Mobiluncus*, *Prevotella*, *Mycoplasma*, 혐기성 *Streptococcus* 등이 질염의 원인이 된다. *Gardnerella*, *Mobiluncus* 등의 균이 감염되면 생선 비린내 냄새가 나며 질 분비물을 Gram 염색하여 관찰하면 clue cell을 관찰할 수 있다. Clue cell은 질 상피 세포에 Gram 음성 구간균이 붙어 있다. 여성의 질이 pH 4.5 이상이고 분비물에 생선 냄새가 나고 상피세포에 Gram 음성 간균이 들어있는 Clue cell 형성을 확인하고 질 분비물과 10% KOH와 혼합 시 비린내 냄새가 특징이다(그림 14-20).

4. 접촉성 질병(성병 제외)

(1) 소화궤양(*Helicobacter pylori* Gastritis)

1983년 B형 만성위염 환자의 위 유문부 상피세포에서 새로운 균을 발견하여 *Helicobacter pylori* 라고 명

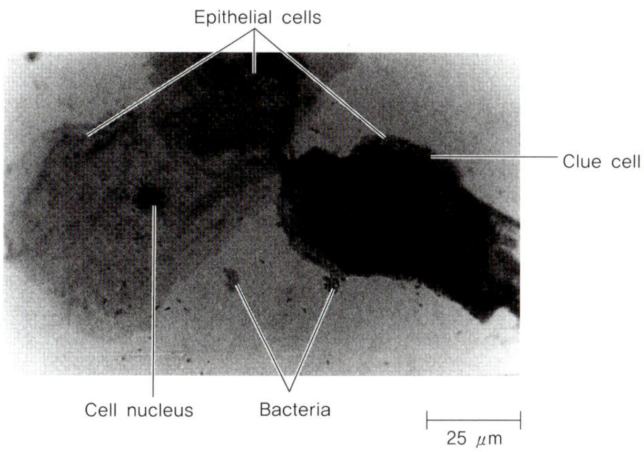

그림 14-20. 세균성 질염에 나타나는 상피세포내의 Clue cell

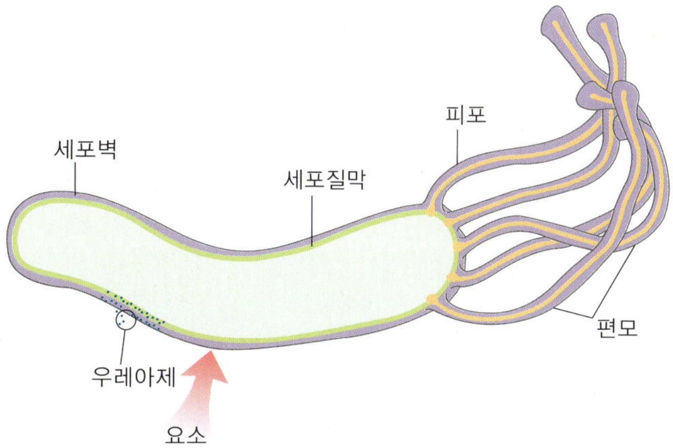

그림 14-21. *Helicobacter pylori* 의 형태. Gram 음성 S자 형의 만곡형균이며 균체 말단에 편모 타래를 가지고 있으며 urea를 매우 강력한 암모니아로 가수분해하는 urease 효소를 생산한다. Urease에 의해서 생산된 암모니아는 위산을 중화해서 세균이 살아 남아 더 잘 증식할 수 있게 된다.

명하였다. 이 균은 급성 위염의 원인균으로 이 균이 위점막 상피세포에 접착하여 위궤양, 위염, 위암 발병의 원인이 된다(그림 14-21).

구토, 복통, 위장출혈 등의 위염과 위궤양을 일으킨다. 보통 십이지장 궤양 환자에서 약 90%, 위궤양 환자에서 70%, 위염 환자에서 50~60% 정도 *Helicobacter pylori* 균이 검출되며 소아보다 성인에 보균자가 많다.

(2) 한센병(Leprosy;Hansen' s disease)

1873년 Hansen에 의해 나병(leprosy)환자의 병소에서 처음 발견하여 Hansen's bacilli이라고도 불렀다. 그 후 나병으로 불리우다가 지금은 Hansen's 병으로 불리고 있다.

나병(한센병)의 원인균은 *Mycobacterium leprae* 이며 현재까지 인공배지나 또는 조직배양에서 배양되지 않는다(그림 14-24).

한센균은 결핵균과 형태가 유사한 절대세포내 기생 항산성 성질을 가진 균으로 주로 체온보다 낮은 온도의 신선한 조직 특히 피부조직에 있는 조직구, 대식세포, 내피세포, 신경조직에서 증식한다(그림 14-25).

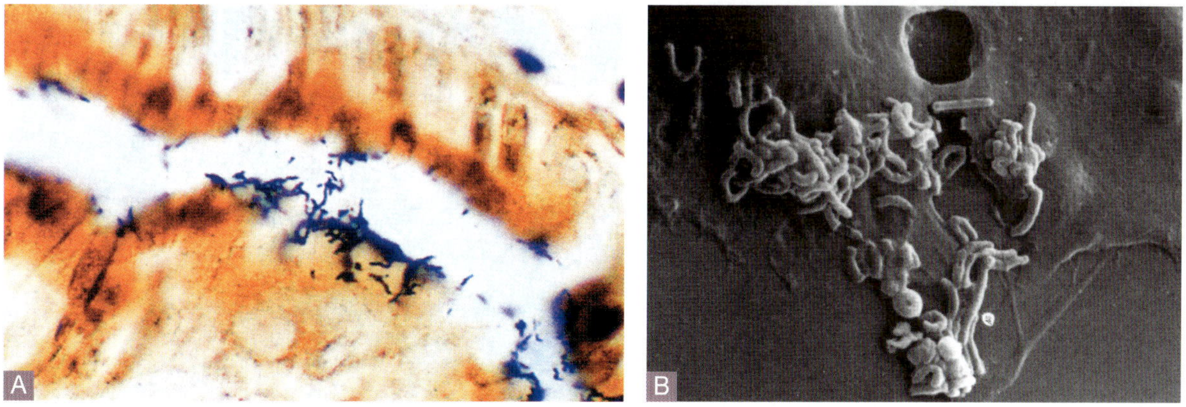

그림 14-22. Helicobacter pyloric 균의 특징. A. 위 생검 조직을 silver 도은염색, 흑색의 나선형 균. B. 위세포에 서식하고있는 Helicobacter pylori. 위상차 현미경 관찰

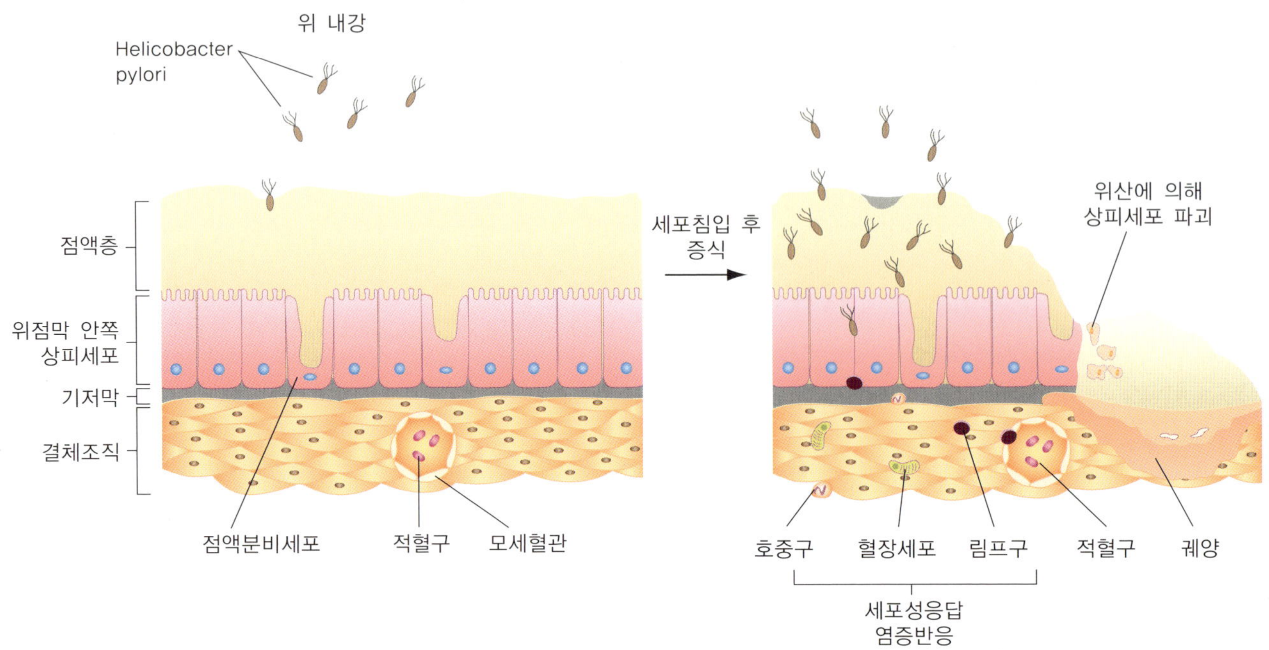

그림 14-23. *Helicobacter pylori* 감염으로 위궤양 형성과정, 세포성응답 염증반응. *Helicobacter pylori* 균이 위점막상피세포에 접착하여 urease를 생성하여 암모니아를 발생하면서 증식하고 이 암모니아는 위점막 세포를 파괴하는 원인이 되며 위궤양을 일으키는 중요한 인자로서 작용한다.

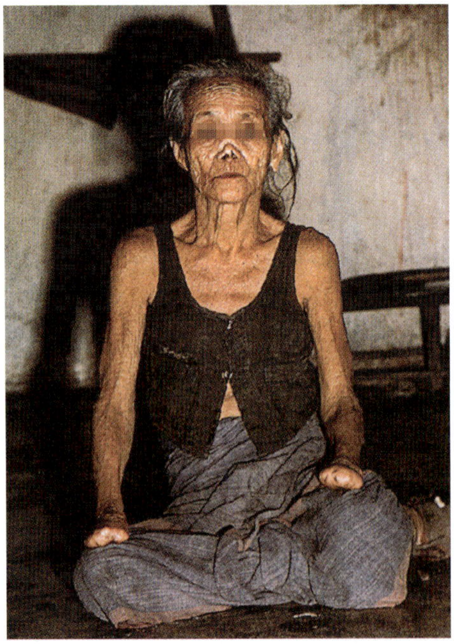

그림 14-24. 나환자 손가락이 없어짐

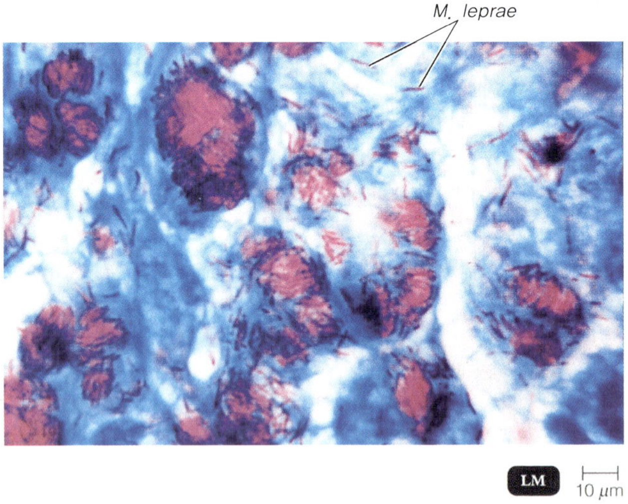

그림 14-25. 나결절형 조직 속의 나균을 Ziehl-Neelsen's 염색한 것

나균의 감염경로는 나환자 비강점막 병소에 증식하고 있던 균이 콧물을 통해 외부로 나와 다른 사람의 피부의 상처부위에 감염될 가능성이 있다. 나병의 잠

표 14-3. 한센병 Hansen's Disease(나병; Leprosy)	
증 상	무감각한 피부병변, 점액성막의 궤양성 병변, 얼굴의 변화, 손가락 또는 발가락의 소실
잠복기	3개월~20년 ; 보통 3년
병원체	*Mycobacterium leprae* 이며 항산성의 균이다. 인공배양이 안 되는 간균이다.
병원성	피부의 작은 신경을 침범 ; 대식세포내에 증식 질병의 과정은 숙주의 면역응답상에 의존, 활성화된 대식세포는 세균의 성장을 제한한다. 감염된 신경세포에 대한 면역세포의 공격을 신경손상과 변형을 야기한다. *Mycobacterium leprae* 의 무한한 성장에 의해 축적된 항원성 세균은 때때로 면역성을 완전히 없애버린다.
역 학	나병환자 비강 점액성막 또는 피부괴사 병변으로부터 나균(*M. leprae*)이 다른 사람의 피부상처나, 상처에 직접 접촉함으로서 감염된다.
예방과 치료	오염된 물품은 소독(살균), 손 씻기, 의사의 지도하에 예방접종한다. dapsone과 rifampin을 수 개월 또는 수 년 동안, clofazimine은 나결절 환자에는 추가로 처방한다.

복기간은 3~6년으로 추정하고 있으며 임상적으로 나종형(lepromatous type)과 유결핵형(tuberculoid type)과 중간형(indeterminate type)으로 구별되고 있다.

나종형 나병은 악성형으로 대칭성 피부병변을 보이며 초기에는 수많은 작은 탈색반점을 나타낸다. 시간이 경과됨에 따라 피부가 비후해지며 결절성 피부병소가 몸통에 나타나고 눈썹이 빠지고 사자와 같은 흉한 얼굴로 변형되는 경우도 있다.

병변 조직에는 많은 수의 나균이 존재하며 신경조직에도 나균이 침윤하여 증식함에 따라 후기에는 신경이 비후해지고 피부감각을 잃게 되어 피부의 국부적 부위에 무감각 증상을 나타낸다.

레프로민(lepromin) 피부반응 검사에 음성이며 나균에 대한 세포성 면역은 저하된 상태이나 나균항원에 대한 항체는 다량 검출되고 있다. 반면에 유결핵형 나병은 양성이며 비대칭성 피부병변으로 하나 또는 수개의 경계선이 뚜렷한 탈색, 홍반성 반점을 보인다. 경우에 따라서는 **신경간**(nerve trunk)에 심한 손상으로 손 또는 발이 마비되어 불구가 되기도 한다.

병변 조직에서는 나균을 거의 찾아볼 수 없으며, 레프로민 반응검사는 강 양성이며, 나균에 대한 세포성 면역은 정상에 가까우나 항체는 거의 검출되고 있지 않다. 나병의 의한 기형 또는 불구(deformity)는 대부분 말초신경의 병변으로 지각신경과 운동신경의 기능을 잃게 되어 손 또는 발에 주로 나타난다.

(3) 황색포도구균(Staphylococcus aureus)성 질병

① 모낭감염(hair follicle infection)

황색포도구균(*Staphylococcus aureus*)은 모낭염의 가장 흔한 원인이 된다. 황색포도구균이 모낭에 침입하여 가장 많이 화농을 형성하는데, 부스럼(furuncles), 종기(carbuncles), 모낭염(folliculiticus) 등의 피부병을 일으킨다(그림 14-26).

모낭염은 2~5 mm의 홍반, 구진이 생기고 중앙부가 화농되는 감염증이다. 종기(carbuncles)는 모낭염에서 생기며 피하로 염증이 더 진행된 국소적인 화농성 병변을 말하며 부스럼과 유사하나 그 병변이 섬유조직까지 침투하고 다발적으로 여러부위에 나타나며 주로 목과 등에 국한되어 발생한다.

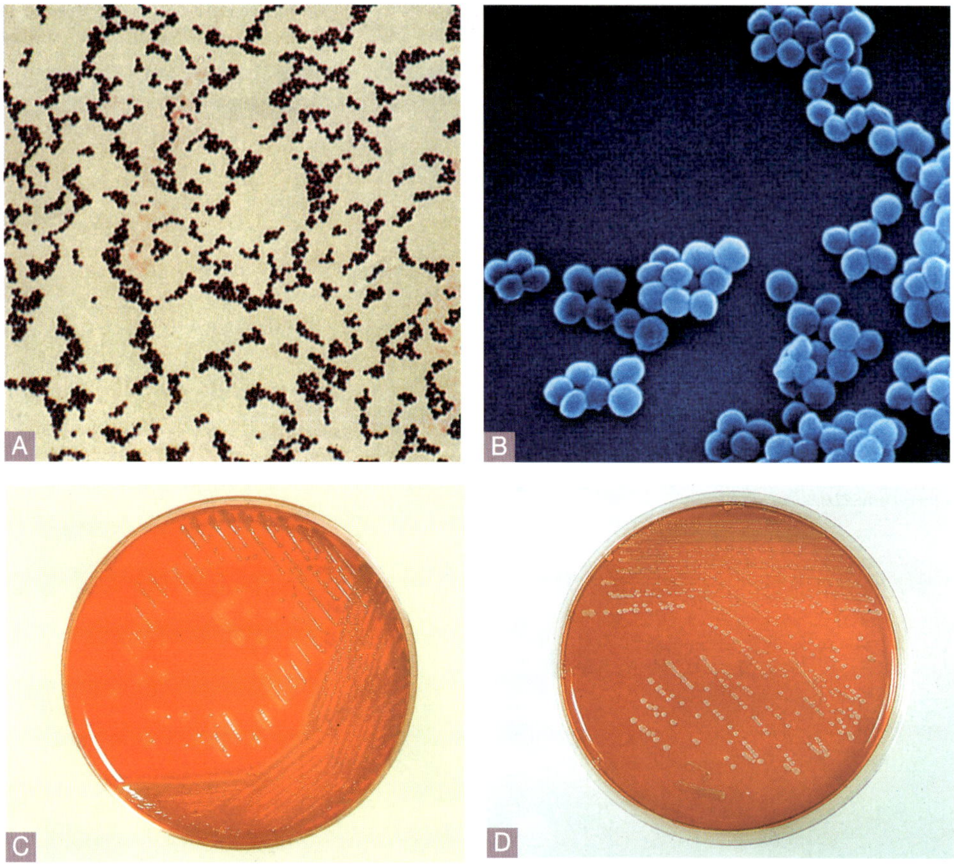

그림 14-26. 포도구균 형태의 특징. A. Gram 염색. Gram 양성 포도구균의 형태, B. 전자 현미경 관찰 포도구균 형태, C. BAP 배지에 발육된 황색포도구균 집락의 모양, D. BAP 배지에 발육된 표피포도구균 집락의 모양

② 표피박탈 증후군(Scalded Skin Syndrome)

황색포도구균에서 분비된 **표피박탈**(exfoliatin) 독소에 의하여 생기며 신생아와 5세 미만 어린이 얼굴, 목, 겨드랑이, 사타구니에 감염되어 표피박탈독소 생성으로 피부가 벗겨지는 현상을 말한다(그림 14-27).

이 증상을 포도구균성 **표피박탈증후군**(Staphylococcal Scalded Skin Syndrome)이라 하며 이 독소를 **표피박탈독소**(epidermolytic toxin 혹은 exfoliatin)라 부른다.

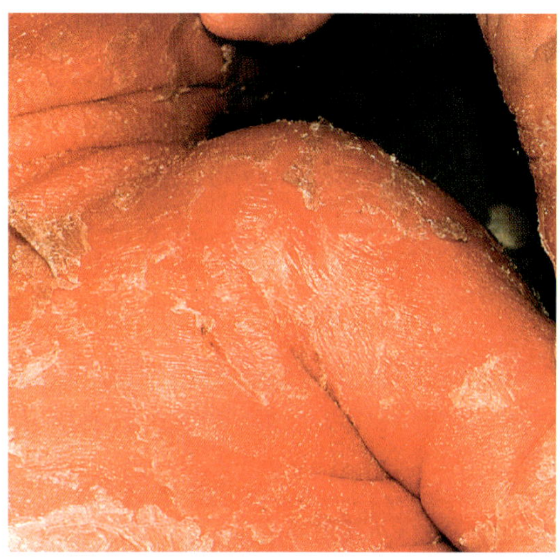

그림 14-27. 표피박탈증후군 황색포도구균이 피부에 감염되어 exfoliatin 독소를 생성하여 표피층이 박리된다.

표 14–4. 농가진(Impetigo)

증 상	수포가 터져 혈장과 농이 흐른다 : 황금색의 표피를 형성. 림프절이 확대된다.
잠복기	2~5일
병원체	화농성 연쇄구균, 황색포도구균
병원성	수포가 터진 상처에 의해 피부내로 들어간 병균에 의해 시작된다. 화농성 연쇄구균의 어떤 균주는 농가진을 일으키는 것으로 증명된다. 큰 수포를 생성하는 몇몇 황색포도구균 균주는 "bullae"이라 불리는 대수포를 형성하며 exfoliatin 독소를 만든다
역 학	농가진을 가진 환자나 보호자에 직접 접촉에 의해 전파된다.
예방과 치 료	피부 청결 : 피부상처를 치료, 만약 원인이 화농성 연쇄구균이라 알려진 경우는 penicillin을 경구투여, 이밖에 황색포도구균 치료를 위해 항생제를 경구적 또는 국소적으로 투여한다.

(4) 연쇄구균성 농피진과 농가진(Streptococcal Pyoderma and Impetigo)

농피증은 대개 *Staphylococcus* 와 *Streptococcus* 에 의하여 발생되는 피부 감염성 질환이다. 더운 날씨에 아이들에게서 발생되는 농가진은 황색포도구균(*Staphylococcus aureus*)과 화농성연쇄구균(*Streptococcus. pyogenes*)에 의해 감염됨으로써 발생되는 일종의 농피증이다.

S. aureus 와 *S. pyogenes* 균이 피부에 작은 상처, 곤충에 물린 자국이나 긁은 상처에서 화농의 염증을 형성 시 하이알우로니다제를 분비하여 조직 깊이 파고들어 결체조직을 형성하여 감염의 확산을 돕는다 이 질병은 피부표면의 황색포도구균에 의해 이차적으로 침투할 수 있는 병소를 형성하여 결국에 국부 병소를 일으킨다(그림 14–29, 그림 14–30). *Staphylococcus* 와 *Streptococcus* 에 의해 발생되는 농피증(pyoderma)은 농포가 위성피막(scaratching)으로 인해 대부분의 다른 부위로 확산한다.

Streptococcus pyogenes 균이 피부에 감염되어 생기는 **농가진**(impetigo)은 아동이나 학령기 이전의 어

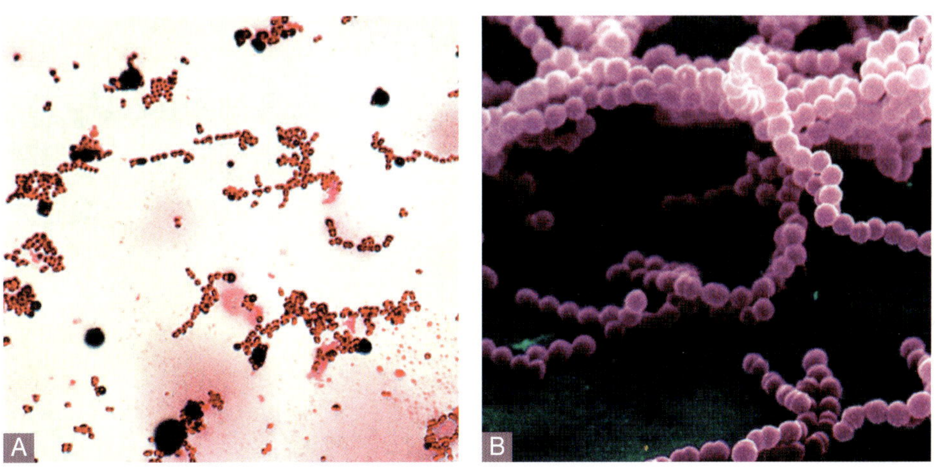

그림 14–28. A군 용혈성 연쇄구균 형태의 특징. A. Gram 염색. 현미경 관찰. Gram 양성 연쇄구균의 형태, B. 전자 현미경 관찰. 연쇄구균의 형태

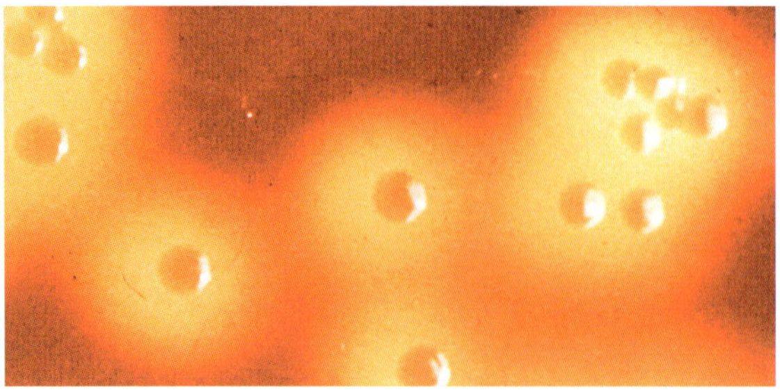

그림 14-29. *Streptococcus pyogenes*. 면양혈액한천배지에서 발육된 A군 β-용혈성 연쇄구균의 집락 주위에 β-용혈대가 보인다.

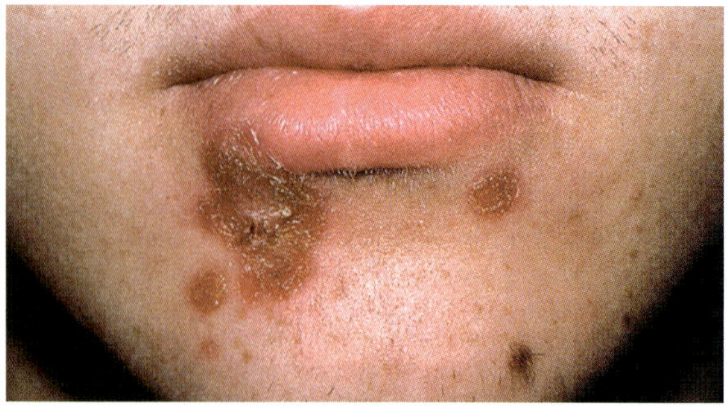

그림 14-30. 피부의 농가진. *Streptococcus pyogenes* 감염으로 피부에 농가진이 생긴다.

린이에서 생기며 덥고 습기 많은 계절에 많고, 위생상태가 나쁘거나 피부질환이 있는 사람에게 부스럼, 종기, 종창이 형성되면서 혈액으로 균이 침입한 다음 급성으로 부종(edema)이 생기며, 급성 사구체 신염 또는 신장염으로 소변이 잘 안 나오며 단백뇨가 나오고 혈뇨가 나온다. 고혈압 증세를 보이고, 심부전증을 일으키고 유아나 아동에 흔히 유발하는데, 원인 기전은 면역복합형(immune complex type) 때문에 나타난다.

5. 토양매개 질병

(1) 탄저병(Anthrax)

탄저균(*Bacillus anthracis*)에 의해 일어나는 잠재적으로 치명적인 질병인 탄저병은 생물학전에서 가장 강력한 무기가 될 수 있다는 점에서 많은 관심을 받아왔다. 탄저균은 저항성이 강한 아포를 생성하기 때문에 미사일과 폭탄에 의해 아포가 쉽게 널리 퍼질 수 있고, 식품으로 쓰이는 다른 모든 생명체와 사람에게 탄저병을 일으킬 수 있다. 탄저균은 토양 속에 아포를 형성하면서 수 년 내지 수십 년 생존한다고 한다.

토양에 있는 탄저 포자(spore)가 풀을 뜯어먹는 소, 말, 양 등 초식동물에게 주로 발생하며 초식동물이 탄저균에 감염 시 탄저병에 걸린 동물의 고기를 날로 먹거나 덜 익혀 먹어 사람에게 감염된다. 사람에 탄저병이 발생할 경우 감염경로에 따라 탄저균 포자가 피부 상처를 통해 감염되면 피부탄저, 탄저병 감염된 동물의 고기를 덜 익혀 먹을 때 소화기 탄저라 하고 탄저균 포자가 공기 중에 먼지와 함께 호흡기인 코로 침입하여 호흡기인 폐에 이상이 오는 폐탄저로 나눈다.

탄저균의 포자 흡입 시 보통 감기와 비슷하며 심한 호흡장애와 쇼크 상태에 빠진다.

탄저균은 Gram양성 호기성 아포형성 간균이다(그림 14-31). 탄저병의 종류는 감염경로에 따라 피부탄저, 소화기탄저, 호흡기탄저로 나눈다.

① 피부탄저

피부의 상처를 통해 탄저균의 아포가 감염되면 잠복기를 지나 피부가 부풀어 오르면서 물집이 생기고 검게 변하는 피부 탄저병이다.

② 소화기탄저

탄저병에 걸린 동물의 육류를 먹어서 생기는 장 탄저병이다. 즉 탄저에 걸린 소를 매장하지 않고 암 도살하여 이웃과 같이 나누어 먹음으로서 1~7 일정도의 잠복기를 거쳐 복통, 구토, 메스꺼움, 고열, 혈변 등의

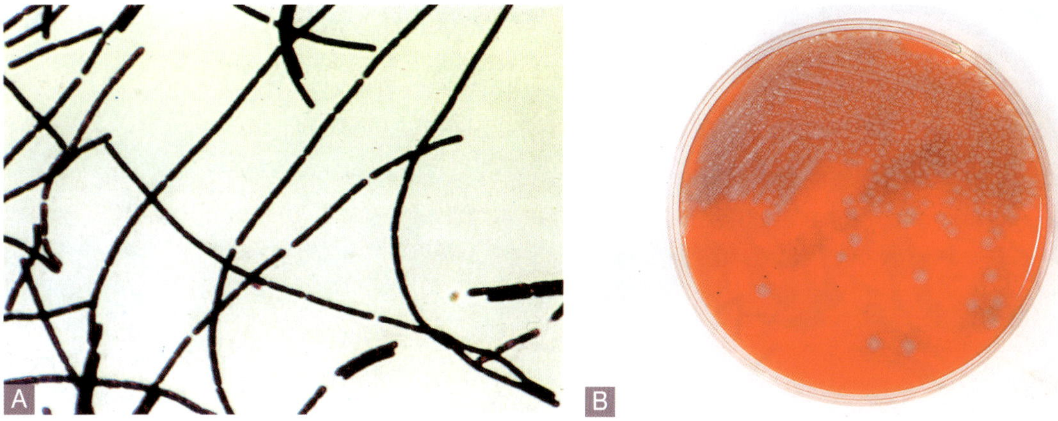

그림 14–31. *B. anthracis* (탄저균)의 형태의 특징. A. Gram 염색과 포자의 형태 그람양성간균 대나무마디모양간균, B. BAP agar에 발육된 집락

증상이 나타난다. 균이 혈액 속에 침투해 **패혈증**(敗血症 : septicemia)이 생기면 치명적이다.

③ 호흡기탄저

탄저균의 포자가 먼지와 함께 호흡기인 코를 통해 침입하면 즉각 감기와 같은 유사한 독감증세가 나타난다. 보통 2~7일 정도의 잠복기를 거쳐 급격한 호흡곤란과 함께 폐에 물이 차고 부풀어 오르는 등 호흡기에 증상이 나타나는데 이런 증상이 나타나면 치료해도 사망하는 경우가 대부분이다.

(2) 파상풍(Tetanus : "Lockjaw")

파상풍의 병원체인 *Clostridium tetani* 균이 토양 속에 아포(spore) 형태로 존재하고 있다가 논과 밭에서 일하다 상처에 아포균이 조직 깊숙한 상처에 감염시 균이 증식하면서 생성된 독소가 혈류나 운동신경을 거쳐 중추신경계에 결합되면 근육의 경련을 일으키는 신경독(neurotoxin)을 생산해 내며 특유의 삼차신경에 근육경직(muscle rigidity)이 시작되어 연하곤란, 개구불능(lockjaw)이 나타난다.

턱과 목의 근육이 경련과 수축을 일으키며 치아를 꼭 물고 있어 입을 벌리기 어려울 정도로 신경독이 강하다.

상처에 감염된 포자가 발아하여 증식하면서 tetanospasmin이라는 외독소를 생성하여 이를 악물고, 얼굴모양이 일그러지고, 안면에서 하행하여 배부와 팔과 다리가 굳어지고, 경련과 흥분, 근육경련(muscle spam) 발작이 일어나며 이어서 전신성 경련이 일어나면 **후궁반장**(opisthotonus)이 나타나면 목이나 등은 뻣뻣하므로 등이 아치형으로 휘고 어깨와 궁둥이만이 자리에 닿고 팔다리를 죽 뻗고 고통스러운 자세로 누워 있다(그림 14–32).

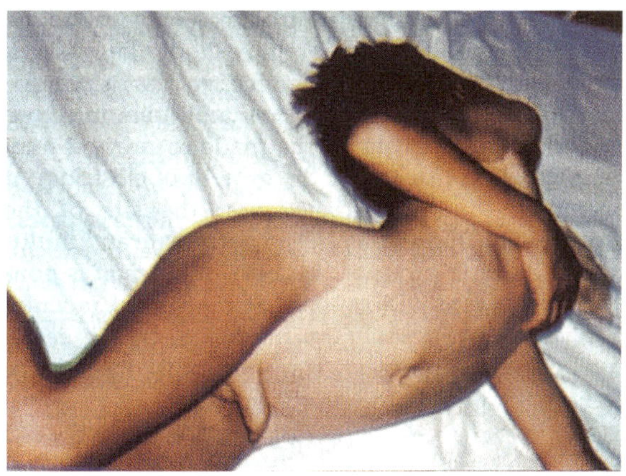

그림 14–32. 파상풍 환자의 후궁반장. 목과 허리가 뻣뻣해진다.

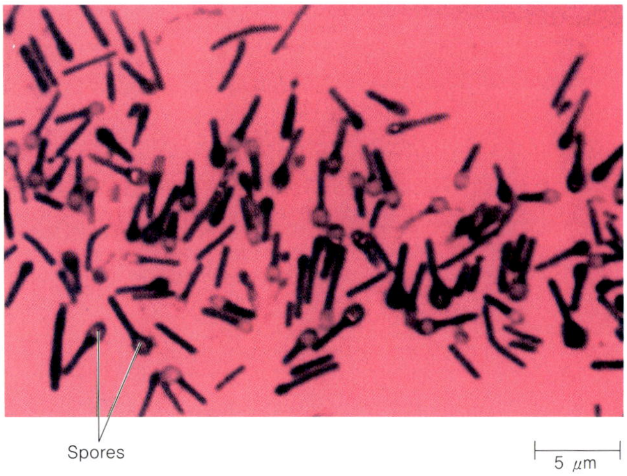

그림 14-33. 파상풍균의 단재성 포자

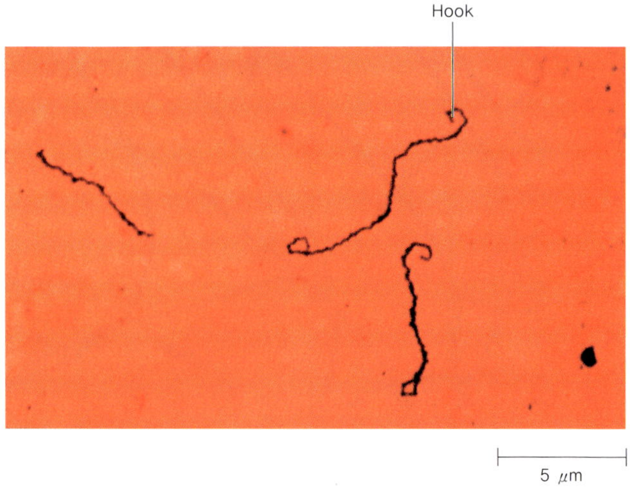

그림 14-34. *Leptospira interrogans*. 나선모양의 균이며 균체 끝이 갈구리 모양으로 굽어있다.

(3) 렙토스피라증(Leptospirosis)

렙토스피라증의 병원체는 *Leptospira interrogans*이며 급성고열을 동반하는 전신성 질환으로 Weil's disease라고 하며, 폐출혈과 황달증세도 나타난다(그림 14-34).

들쥐가 이 균을 보균하고 있으면서 요, 분변을 통해 *Leptospira interrogans* 균을 배설하고 사람은 피부상처, 눈의 점막, 비인강을 통해 들어오며 7~12일의 잠복기를 거쳐 다양한 증세를 보이며 급성고열을 동반하는 전신질환으로 균혈증 시기에는 급성으로 전신감염 증상을 보여 고열, 오한, 두통, 특히 허리부위의 근육통, 오심, 복통을 일으키며 4~7일 정도 지속된다. 열은 대개 39℃ 미만으로 1~3일 지속된다. 발병 1주에 혈액을 뽑아 Fletcher, Korthof 액체배지에 배양을 하며 발병 2주에는 소변을 배양한다.

6. 절지동물매개 질병

(1) 페스트("Black Death", Plague)

페스트(plague)를 **흑사병**(Black Death)이라고 알려졌었다. 1346~1350년 유럽인구 1/4이 흑사병에 걸려 사망하였다.

1894년 홍콩에서 Yersin이 발견하여 이 병원체를 *Yersinia pestis* 라고 명명하였다. 쥐벼룩 위장에서 페스트균이 증식하여 있다가 쥐벼룩이 흡혈시 물린 교상부위에 페스트균이 혈관 에 침투하여 소속림프절 종창과 출혈성 염증을 일으키는 **선페스트**(bubonic plague)와 다시 전신에 전파되어 패혈증을 일으키는 **폐페스트**(pnueumonic plague)가 있는데 폐페스트는 폐염증을 일으킨 환자로부터 페스트균이 함유된 비말이 기침, 재채기 시 객출되어 이것이 공기전염경로를 따라 다른 사람에 감염된다(그림 14-35). 사망률은 100%에 가깝다.

(2) 라임병(Lyme Disease)

1976년 미국의 Connecticut 주의 Lyme 지방에서 발생된 질병으로 들쥐, 사슴에 기생하는 절지동물에 속하는 **'진드기'**(Black-Legged Tick)가 사람을 물어 발생하는 질병을 라임병(Lyme disease)라고 부르며 Lyme disease 병원체를 1982년 Dr. Burgdorfer가 원

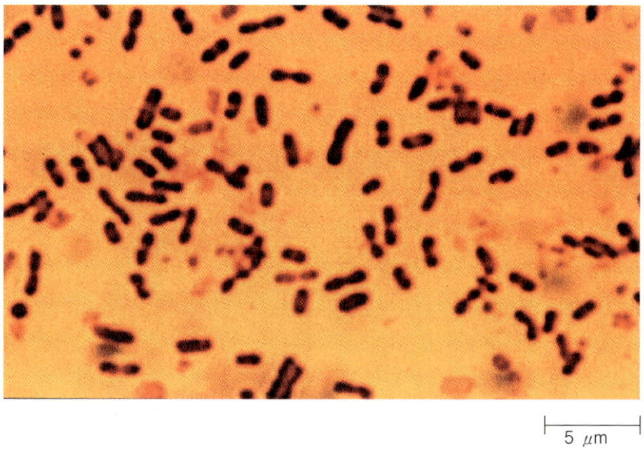

그림 14-35. Yesinia pestis 현미경사진

인균을 발견하여 *Borrelia burgdorferi* 라고 명명하였다(그림 14-37, 그림 14-38).

Lyme 병은 미국에 흔한 질병이며 들쥐, 사슴에 기생하는 진드기에 물린 후 몇 주 지나서 3단계의 증상을 거친다.

1단계로 진드기에 물린 후 잠복기를 지나 피부에 직경 15 cm 정도 되는 **홍반성반점**(erythema migrans)이 나타나며 대부분 독감과 같은 증상에 피로, 오한, 열, 두통, 배통을 호소한다.

2단계는 2~8주지나 홍반성 반점이 있은 후 심장과 신경계에 극심한 증상이 생겨 안면마비와 심한 두통으로 눈의 초점이 흐려지고 정서적으로 불안정해지고 피로하고 팔과 다리에 신경장애를 일으킨다.

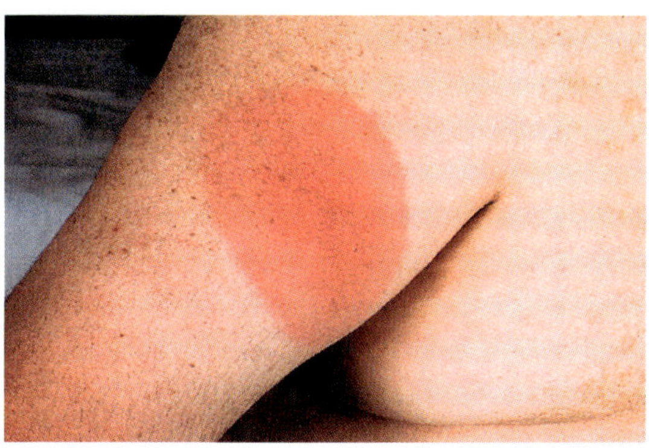

그림 14-37. 라임병의 붉은 반점의 특징을 홍반성 반점이라 한다. 진드기에 물린 후 원통형의 붉은 반점이 생긴다.

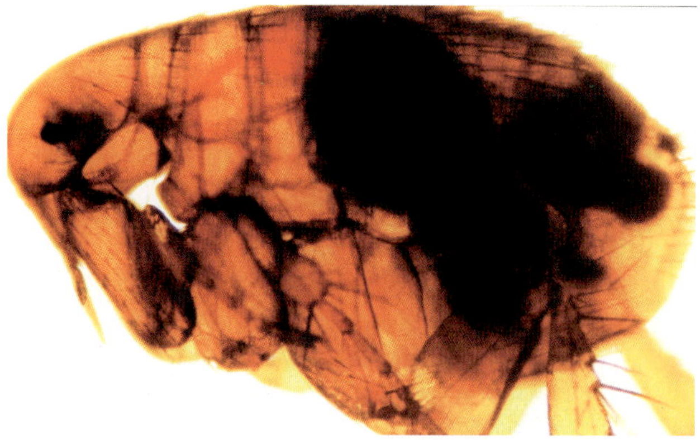

그림 14-36. Yersinia pestis를 매개하는 쥐벼룩

3단계 특징은 관절염, 관절통으로 무릎 관절이 붓고 치료의 시기가 늦으면 만성 신경질환으로 통증과 마비증상을 일으킨다. ampicillin과 ceftriaxone, doxycycline이 효과가 있다.

(3) 재귀열

나선균인 *Borrelia recurentis* 에 의해 일어나는 재귀열의 두 종류는 유해성 재귀열과 풍토성 재귀열이다. 풍토성은 참진드기에 의해 전파되며 전 세계의 대

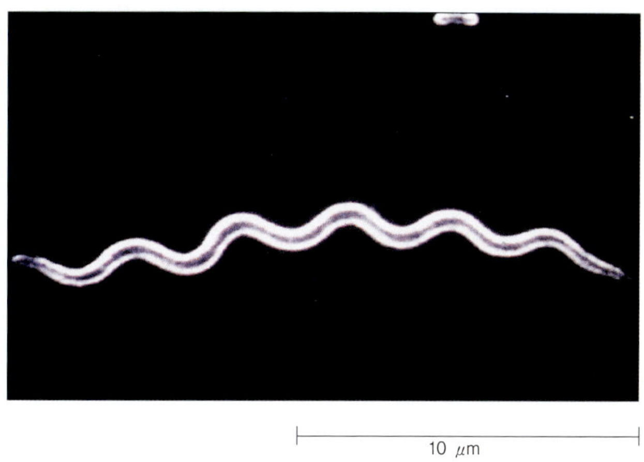

그림 14-38. 라임병의 병원체를 주사전자 현미경으로 관찰한 *B. burgodorferi* 균

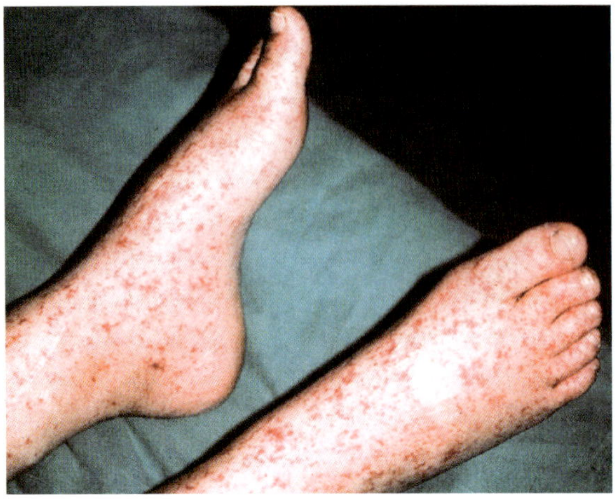

그림 14-39. 록키산 홍반열환자의 피부발진. 참진드기에 물려 R. rickettsii 균이 혈관에 침입하여 독소에 의해 손, 발, 피부에 붉은 반점

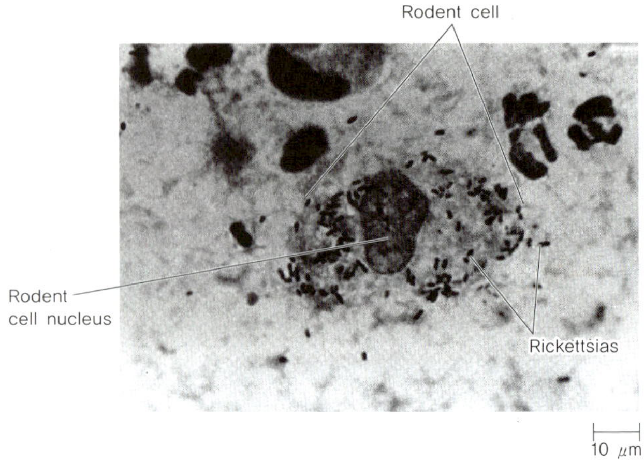

그림 14-40. 설치류 세포 내에 편성기생하는 *R. rickettsii* 균과 Rodent Cell

부분의 지역에서 산발적으로 일어난다. 치사율은 5% 이하이다. 유행성은 몸이를 통하여 사람에게서 사람으로 직접 전파되며 이가 물때 가렵고 가려워서 피부를 긁게 되면 나선균에 감염된 이를 뭉개서 나선균이 피부 안으로 들어가서 감염된다.

보통 재귀열은 사람이 많은 장소(난민 수용소), 전쟁, 가난, 다른 사회적 붕괴를 이끄는 조건들과 관련이 있다. 예방의 최선책은 사람의 옷과 몸에서 이를 없애는 것과 위생 상태를 개선하는 것이다.

(4) 리케치아성 질병

① 록키산 홍반열(Rocky Mountain Spotted Fever)

록키산 홍반열(Rocky Mountain Spotted Fever)은 미국의 록키산맥 및 동부지역 숲속에 쥐, 다람쥐, 나무에 기생하는 참진드기 및 진드기에 사람이 물리면 진드기가 보유하고 있는 *Rickettsia rickettsi* 병원균이 피부에 감염되어 피부상처에 감염된 지 3~12시간의 잠복기를 지나 혈류로 침입 후 혈관의 내피세포에 증식하면서 갑자기 두통과 발열 혈관 장애가 발생하여 손바닥 발바닥에 붉은 발진이 나타나면서 심한 두통을 호소하고 심장이 비대해지고 정신불안을 일으키는 질환으로 치료시기를 놓치면 사망하는 경우도 있다(그림 14-39, 40).

Tetracycline 또는 chloramphenicol 같은 항균제를 사용하면 일반적으로 회복이 급격히 촉진된다.

② 발진티푸스 및 발진열

티푸스열에는 두 종류가 있다. Rickettsia typhi에 의해 야기되고 벼룩에 의해 전파되는 **발진열**(murin typhus)로 알려진 **풍토성 티푸스**(endemic typhus)가 있고, Rickettsia prowazekii)에 의해 야기되고 몸이에 의해 전파되는 **유행성 티푸스**(epidemic typhus)인 발진티푸스이다.

풍토성인 발진열에서 리케치아는 생쥐와 쥐에서 발견되고 쥐벼룩에 물려서 사람에게 전파된다. 쥐가 많은 지역의 거주자나 근무자들은 특히 발진열에 걸릴 위험이 높다.

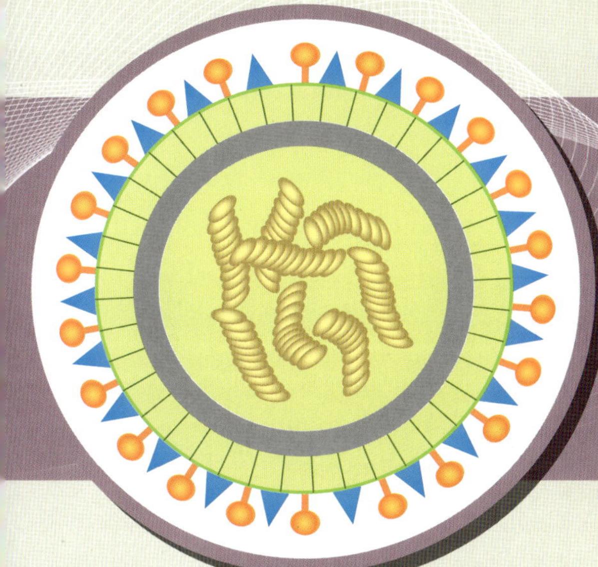

제 15 장 바이러스성 질병

1. 공기매개 바이러스성 질병

(1) 독감(Influenza)

외피보유 RNA influenza virus가 호흡기에 감염되어 일으키는 독감(Influenza)은 겨울부터 봄에 걸쳐 해마다 유행하는 바이러스 감염증이다. Influenza 환자의 호흡기 분비물과 함께 기침이나 재치기 또는 작은 물방울 등의 소수포(비말 : droplet, aerosol) 흡입으로 감염되어 초등학교 교실이나 직장에서 급속히 전파되며 다시 가정으로 옮겨오게 된다(그림 15-1). Virus가 호흡기 상피세포에 흡착되면 1~2일간의 잠복기를 거쳐 세포 내로 들어가서 증식이 시작되며 이어 감염세포는 죽을 때까지 몇 시간 동안 virus로 방출하게 되고 이때 주변에 있는 세포가 다시 감염된다. 이 시기에 높은 열과 두통, 근육통, 관절통, 전신권태 등의 전신증상이 다른 감기에 비해 심한 것이 특징이다. Virus의 방출이 시작된 지 1~2일이 지나면 혈액이나 콧물에는 interferon이 나타나고 이때부터 임상증세가 호전되기 시작하고 virus 방출량도 감소하며 Influenza virus는 interferon에 대하여 예민하며 3~4일 후에 경쾌되어 모두 1주일이면 치유되나 2주에는 바이러스 증식에 의해 기도 점막상 세포의 변성이나 괴사가 일어나서 콧물, 가래, 기관세척액이 나오고, 국소의 방어기능이 저하하여 포도상구균(*Staphylococcus*), 헤모피루스 인플루엔자균(*Haemophilus influenzae*) 등의 세균에 의한 2차 감염이 성립되기 쉬우므로 만성호흡기 질환 환자나 노인, 소아에서는 중증 폐렴이 합병될 때가 있으므로 주의를 요한다. 1차 세계대전시 전 세계에서 1,000만명이 독감으로 죽었다.

독감(Influenza) 유행기에는 사망자수가 기대치를 상회하는데 이것을 초과사망이라 한다. 폐렴 이외에 심근염 등의 심장 합병증이 있으며 또 중추신경 합병증으로서 influenza B형에 의한 증후군이 알려져 있다. 이것은 신경증상이 갑자기 나타나서 뇌부종, 간의 지방변성, 저혈당이 나타나며 사망률이 높은 질환이다.

(2) 조류 인플루엔자(Avine Influenza : AI)

1997년 홍콩에서 처음 발견된 조류 인플루엔자는 2003년 동남아에서 대규모로 발생한데이어 2006년 들어서는 중동아프리카, 유럽 등 세계 각국으로 확산되면서 우리나라 전북 지역 양계 농가에 감염되어 전염

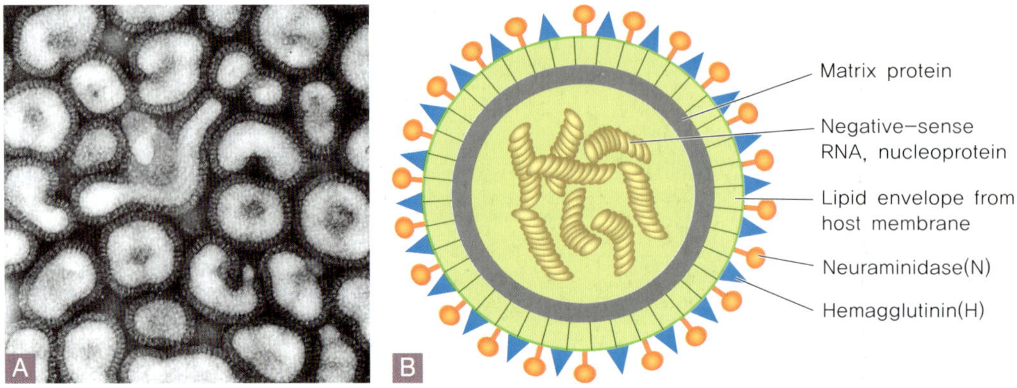

그림 15-1. Influenza virus의 구조. A. Human influenza virus(×282,000) 입자 전자 현미경 사진, B. **표면구조** : 적혈구응집소와 neuraminidase가 있다. **내부구조** : 8개체절 게놈에 (−)sense RNA와 핵단백 외피표면에 H와 NA가 4~5 : 1 비율 존재한다. Influenzae virus는 ABC 3가지형이 있다.

방지를 위해 직경 3 km 이내 양계를 모두 폐사 시켰다.

H5N1형 조류 인플루엔자 바이러스(AI)는 철새 이동으로 순식간에 철새 도래지인 각 국가로 퍼져 조류에서 사람으로 감염 시 신종 독감변종으로 나타나 인간을 공포로 몰아놓고 있다. WHO 통계에 의하면 전 세계에서 2004년 44명 감염 32명 사망, 2005년 98명 감염 44명 사망, 2006년 12월 158명의 사망자를 내는 등 치명적인 전염병으로 WHO는 21세기는 전염병의 시대라고 경고하여 조류 인플루엔자 바이러스가 많은 인류를 희생 시킬 것으로 내다보고 있다.

(3) 호흡기세포융합바이러스 (Respiratory Syncytial Virus : RSV)

매년 가을부터 봄에 걸쳐 유행하는 생후 2년 이내의 소아 감기의 원인 중에서 가장 많은 것이다. 주로 하부 기도염을 일으키며 특히 영아에서는 중증 폐렴, 세기관지염, 기관기관지염으로 사망하는 예가 적지 않다. 이것은 모체로부터 이행 항체가 존재하는 생후 6개월 이내의 영아에서 중증인 경우가 많은 것이라든지 불활화 백신 접종자에서 자연감염보다 중증화하는 일이 많은 것으로 보아 항원항체 결합물에 의한 과민반응이 아닌가 추정되고 있다. 소아에서는 이와 같이 중요한 바이러스나 성인에서는 발열도 없는 경증이기 때문에 경시되고 있다. 그러나 재감염이 많고 만성 기관지염의 급성화 인자로 지적되고 있다.

(4) 한타바이러스성 폐질환 증후군 (Hantavirus Pulmonary Syndrome)

Hantavirus를 한국형 신증후출혈열이라고도 한다. 잡초가 무성한 늪, 강기슭, 논둑, 밭둑, 초원에 서식하는 등줄쥐가 감염되면 배설하는 분변, 요, 타액 등에 바이러스가 포함되어 있는데 이 배설물이 건조되어 먼지로 나올 때 흡입하여 전파될 가능성이 높다.

호흡기계통으로 감염되면 3~7일간 계속 41℃의 고열이 나타나고 발병초기에는 갑작스런 발열, 오한, 두통, 근육통, 안구통, 안면홍조, 결막출혈, 구토, 복통, 저혈압, 출혈성 경향으로 신수질(renal medulla) 출혈, 우심방의 출혈, 뇌하수체 전엽괴사, 위장관 출혈, 피부겨드랑이 출혈, 주사 맞은 부위 출혈을 나타내는 질병이다.

① 신증후 출혈열(Hemorrhagic fever with renal syndrome : HFRS)

신증후 출혈열은 1951년 한국전쟁 당시 중부전선을 중심으로 주둔한 미군병사에 원인모를 유행성 출혈열이 발생하여 그 당시 이 질환의 명칭을 유행성 출혈열, 한국형 출혈열 등으로 불렸다. 세계 의학자들이 유행성 출혈열의 병원인체를 규명하기 위해 몰두하였는데 1976년 우리나라 고려대학 의과대학 미생물학교실 이호왕 교수와 연구팀에 의하여 한탄강 근처에서 포획한 등줄쥐의 폐장 및 신장조직에서 병원체를 분리하여 혈청형에 따라 Hantaan virus, Seoul virus라고 불리고 있다.

■ 감염경로

한탄바이러스를 보유한 등줄쥐, 집쥐, 박쥐, 조류 등의 타액, 분변, 소변이 건조하여 먼지와 함께 호흡기로 들어와 폐에 감염되어 질병이 발생된다.

■ 증상

잠복기 9~42일(평균 14~21일)이며 임상증상 및 생리학적 변화 등을 기준으로 다음과 같은 병기로 구분한다.

㉠ 발열기 : 3~7일간으로 대부분의 환자에서 38~40℃의 고열이 발생하고 오한, 식욕부진, 무기력 등을 호소한다.

㉡ 저혈압기 : 이 기간은 수 시간 내지 2일로 혈압하강, 맥압감소 및 기타 증상이 나타나 쇼크 상태가 되어 환자의 1/3이 사망한다.

㉢ 핍뇨기 : 대개 3~7일 정도 요량이 감소하면서 오심, 구토 및 출혈이 심하면서 기타의 증세를 호소하게 된다. 심한 환자에서는 폐부종 및 중추신경 증상이 나타나기도 한다. 환자의 2/3가 이 시기에 사망하게 되므로 치료에 최선을 다해야 한다.

㉣ 이뇨기 : 약 10~13일간 이뇨기에 접어들면서 1일 3~6리터의 소변이 이뇨되는데 소변의 양과 기간은 질환의 경증과 신장병변의 정도에 비례한다.

㉤ 회복기 : 약 1~2개월의 기간으로 환자는 다소의 활동을 할 수 있으며 발병 6개월 후에 정상으로 회복될 수 있다.

신중후 출혈열의 역학은 도시형, 농촌형, 실험실형으로 구분을 한다. 계절적으로 7월에서 10월에 주로 발생을 한다.

■ 예방

등줄쥐, 들쥐, 집쥐, 박쥐 등이 서식하는 장소의 먼지를 흡입하지 않도록 한다. 살충제와 살서제를 사용하여 쥐를 제거한다. 생백신을 투여한다.

② 한탄바이러스 폐증후군

1993년 미국 애리조나주와 뉴멕시코주에서 엘리뇨

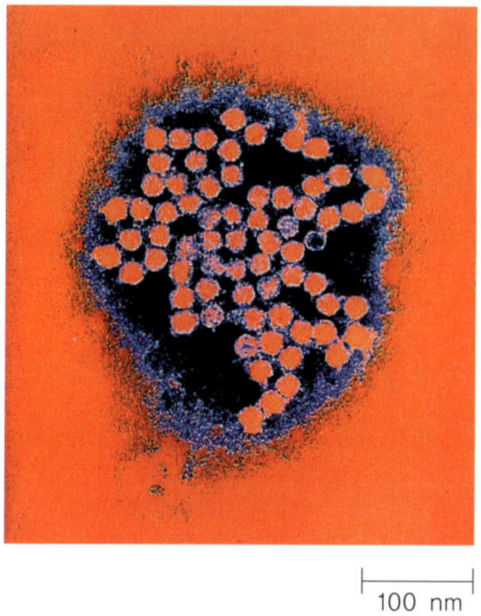

그림 15-2. Rhinovirus 투과전자 현미경으로 관찰한 rhinovrus의 구형입자

와 따뜻한 겨울날씨 영향으로 유난히 더워"쥐"개체수가 폭팔적으로 늘었고"쥐"가 보유한 한탄바이러스도 크게 늘어 인간이 호흡시 흡입되어 한탄바이러스 폐증후군이 남미까지 퍼져 50%의 치사율이 나타났다.

(5) 감기(Common Cold)

감기는 서로 다른 많은 바이러스에 의해 걸리게 되며 같은 종류의 감기바이러스 중에서도 100가지 이상의 균주가 있다. 따라서 백신기술이 발달했는데도 감기에 면역을 유도할 수 없는 이유 중에 하나이다. 감기의 가장 흔한 병원체로는 Rhinovirus와 Coronavirus로 전체의 20~30%를 차지한다. 감기 바이러스가 호흡기에 감염되어 숙주의 면역반응에 따라 감기질환이 나타나고 주 증상은 발열, 콧물, 코막힘, 재채기, 인두통, 권태감, 기침(cough), 두통, 콧물이 흐르고, 근육통, 목 쉰소리가 나며, 상부호흡기 부분에 염증을 일으킨다(그림 15-2). 감기는 대개 일주일 내에 완쾌되지만 심한 경우에는 부비동염, 중이염, 기관지염 등의 합병증이 생긴다. 감기에 걸린 다음에는 면역이 생기지만 다시 재감염이 생기는 이유의 하나로는 잠복기가 너무 짧아서 면역반응이 생길 시간적 여유가 없어 재감염이 된다.

(6) 홍역(Measles : Rubeola)

홍역바이러스가 호흡기 점막상피세포에서 증식하고 근처에 있는 림프양조직(lymphoid tissue)에서 증식한 다음에 T-cell, B-cell, 단핵구(monocyte) 백혈구로 들어가서 2~3일 지난 다음에 일차적인 바이러스혈증(viremia)을 일으켜서 망상내피계(RES)로 가서 증식하여 망상내피계를 파괴하고 다시 백혈구로 들어가서 심한 이차적인 **바이러스혈증**(viremia)을 일으켜 전신조직으로 퍼져 홍역을 일으킨다.

홍역은 소아의 발진성 질환으로 가장 잘 알려져 있는 질환이며, 발병률이 높고 잠복기는 9~12일간이며 발열, 상기도 염, 결막염 등의 증상으로 시작된다. 2~3일 후에는 구강내에 중심부가 흰색인 붉은 반점으로 나타나는 Koplik's spot가 출현하고 피부에는 발진이 생긴다.

그 다음에 일단 열이 내렸다가 1일 이내에 다시 39~40℃의 고열이 나는 동시에 전신에 발진이 출현한다. 이 발진은 3~4일간 지속되고 열과 발진도 천천히 소실되어 회복기로 들어간다. 발진 출현 전후 수일간에 감염성이 강하다. 환자는 적어도 발진 출현 후 1주일 동안은 학교에 보내지 말아야 한다.

홍역의 합병증에는 비염급성후두염, 기관지염, 폐렴을 유발하는데, 중이염이 가장 많고 폐렴은 그 다음이지만 사망의 원인으로서 중요하다. 말을 못하는 유아에서는 치료가 늦으면 유양돌기염(mastoiditis)이 된다. 신경계에 침입하여 뇌염증세, 혈소판감소성 자반증, 각막염, 결막염도 생긴다. 만성감염의 경우는 매우 드물지만 바이러스가 뇌에서 증식하여 아급성 경화성 범뇌염(subacute sclerosing panencephalitis : SSPE)으로 발전할 수 있다. SSPE는 홍역 바이러스가 감염되고 2~10년이 경과한 후에 나타나며, 질병의 형태는 진행성상으로 근본적인 치료방법이 없다.

(7) 풍진(Rubella)

호흡기로 침입한 풍진바이러스(rubella virus)는 상기도점막과 목의 림프절에서 증식하여 바이러스혈증(viremia)을 일으켜 rubella virus가 전신으로 퍼지면서 여러 곳에 있는 림프절에서 다시 증식하고 이때 림프절종대(lymphadenopathy)가 생기고 이로부터 3~10일 지나면서 전신의 발진과 여러 가지 증세가 나타난다.

풍진은 속칭 3일 홍역이라고도 칭하며, 홍역 바이러스와 마찬가지로 발진을 나타내는 일반적인 바이러스로서 잠복기는 2~3주이다. 감염된 후 잠복기를 거쳐 하루 또는 이틀 동안 약간의 열이 발생하고 목과 귀 뒤에서 림프절 종창을 일으키며 특이한 발진과 코 막힘과 같은 감기증상이 나타난다. 이 시기에 바이러스가 혈중에 나타나고 2~3일 후에 분홍색~붉은 발진이 출현하며, 두부에서 아래쪽으로 진행되어 사지로 확대되어 3일 전후에 소실된다.

어린이의 경우 1주일 정도면 회복되지만 성인의 경우는 임산부가 감염되면 태아에 선천적으로 감염되어 선천성 풍진 증후군이 나타나며 기형아로 출산될 가능성이 높다. 또한 태어난 후에 사망률이 20%로 높다.

감염되어 태어난 신생아는 성장에 장애가 나타나며, 심장, 눈, 뇌의 기형이 초래될 수 있다. 또한 폐렴이나 난청이 나타나고 간, 골수 등의 기능에 이상이 나타날 수 있다. 따라서 임신초기의 임산부에게 풍진이 발생하면 인공적 유산이 권유된다.

남성인 경우 고환에 통증이 나타난다. 예방 백신으로 MMR(Mumpus, Measles, Rubella)을 접종한다.

(8) 유행성이하선염(Mumps : epidemic parotitis)

유행성 이하선염(mumps : epidemic parotitis)은 이하선의 종창을 일으키는 질환이며 이하선염(mumps) 환자로부터 타액이나 호흡기 분비물이 직접적인 접촉이나 작은 소수포(droplet) 또는 다른 오염된 물질이 코나 입으로 들어가서 감염된다.

Mumps virus가 타액선으로 가서 증식한 다음에 바이러스혈증(viremia)을 일으켜 타액선이나 다른 장기로 가서 병소를 만들고 이러한 장기로부터 이차적인 바이러스혈증이 생겨서 퍼진다고 생각되고 있다.

이하선이 가장 많이 침범되는 까닭에 유행성 이하선염이라는 병명이 생겼지만 타액선, 고환, 난소, 췌장, 유방, 수막 등에도 침범된다(그림 15-3).

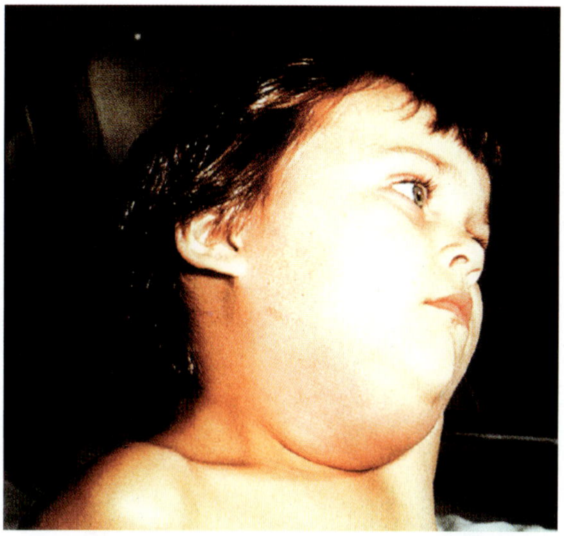

그림 15-3. 소아환자의 유행성 이하선염

■ 병원성

Mumps virus에 감염된 후 일정기간 잠복기를 지나 권태, 식욕부진, 한쪽 또는 양측의 이하선이 급속히 팽대한다. 따라서 이하선이 팽대하여 입을 벌릴 때 심한 고통이 따르고 열을 동반한 타액선염이 1주간 계속된다. 전형적인 이하선염 외에도 열과 구토증, 세기관지염, 또는 폐렴, 인두염, 또는 경부선염, 불현성감염 등을 보이는 경우가 있으며 합병증으로는 고환염, 난소염, 귀머거리, 무균성 뇌막염, 뇌염, 췌장염 등이 나타난다.

(9) 수두와 대상포진(Varicella-zoster : chicken-pox-herpes)

수두(Varicella : chickenpox)는 9세 미만 아동에게 열을 동반하고 피부에 붉은 반점을 나타내는 가장 흔한 바이러스성 질병으로 Varicella라고 흔히 이름을 부른다. 수두 바이러스는 전염성이 높은 질병이며, 환

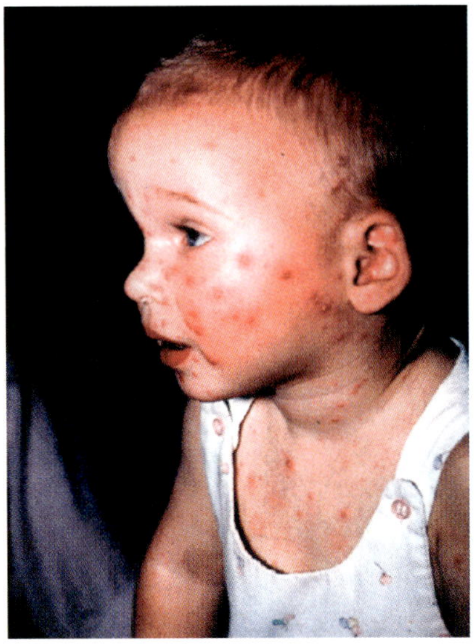

그림 15-4. 어린아이 피부에 감염된 수두. 어린아동의 피부에 붉은 반점과 수포가 계속 발생한다.

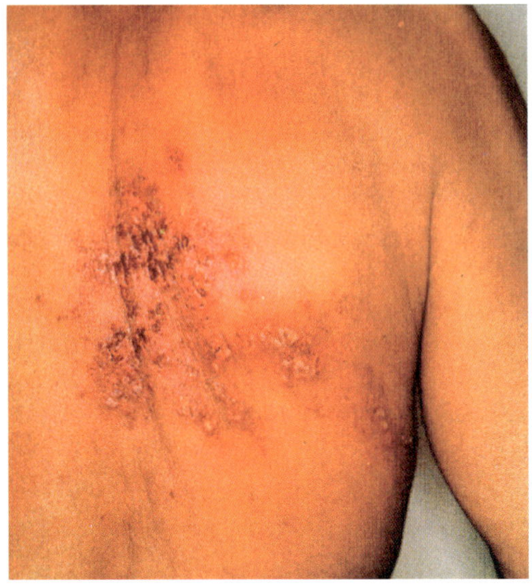

그림 15-5. 대상포진. 발진은 지각신경분포에 따라 구간, 목, 안면, 허리 천골부 등의 순서로 나타난다.

자로부터 기침, 재채기시 소수포 비말(droplet)이 다른 사람의 기도에 감염되어 약 2주일의 잠복기 후에 발열, 두통 등의 전구증상에 이어서 발진이 몸통에서 시작하여 얼굴, 팔, 다리로 확대되고 인두, 점막에서도 나타나며 통증이 심하다(그림 15-4). 이 발진은 1~3일간에 구진과 수포를 거쳐 건조되어 가피를 형성하며 가피는 1주일 이내에 떨어져 반흔이 생긴다(그림 15-5). 소아에서는 합병증이 별로 없으나, 성인에서는 Varicella-zoster virus는 폐렴을 일으키면서 하부의 호흡기관으로 퍼져 들어간다.

대상포진(Herpes Zoster)은 소아기에 초기 감염되어 염증을 일으키면서 척수와 두개골 신경의 감각 신경절에 도달하여 지각신경절의 염증과 괴사, 통증을 일으켜 심한 신경통이 생기고 지각신경 말단에 수포를 만들고 전각신경에 변화가 미치면 근육의 탄력과 마비가 생긴다.

척수 후근 신경절에 잠복하고 있던 바이러스가 성인에게 활성화되어 지각신경을 따라 출현하여 그 지배영역에 홍반 내지 수포를 형성하고 성인에게 발진이 발생하면 심한 신경통 같은 참기 어려울 정도의 동통을 수반하는 질환이다.

호발 부위는 흉부, 요부, 안면이며 2~3주일경 지나 악성종양이나 면역억제제 투여 환자에서는 중증화할 때가 있다(그림 15-6).

2. 절지동물매개 바이러스성 질병

(1) 뎅기열

뎅기열(dengue fever)은 네 종류의 뎅기열바이러스에 의해서 발생한다. 전 세계의 열대지방에서 발생하며 매년 1억 명의 환자가 발생하는 것으로 보고되고 있다.

최근에 5,000명이 사망한 것을 포함하여 환자가 약 200,000명으로 증가한 라틴아메리카는 현재 뎅기열이

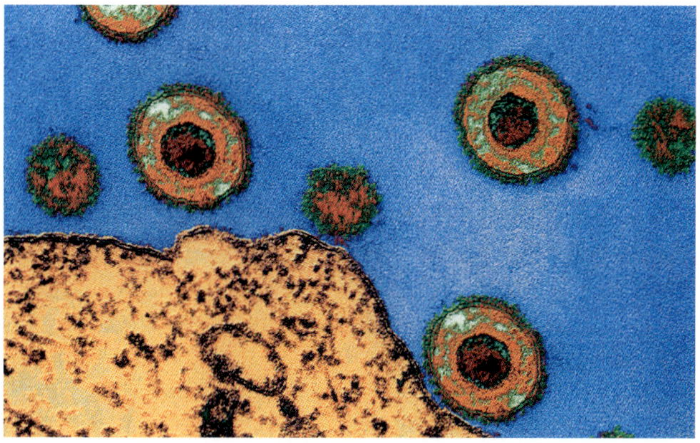

그림 15-6. 수두-대상포진 바이러스. 전자 현미경으로 관찰한 수두-대상포진 바이러스 입자

유행병으로 발생하고 있다. 매개체는 *Aedes aegypti* 와 *Aedes albopictus* 모기이다.

뎅기열은 몸은 쇠약하게 하지만 대체로 자연 치유되고 약 10일 정도에 지나면 회복된다. 초기 감염병을 일으키는 뎅기열바이러스와는 다른 균주에 감염되었을 때 심각한, 때로는 치명적인 질병인 **뎅기출혈열**(dengue hemorrhagic fever)을 일으킬 수 있다. 생명을 잃은 것을 막기 위해서 즉시 치료하여야 하며 쇼크가 올 수도 있으며 이때 집중적인 보조치료를 수행하여도 감염된 환자의 40% 정도가 사망한다.

뎅기열바이러스를 예방하기 위한 예방백신이 네 종류의 바이러스 중 하나도 없다. 이 질병의 초기 특징이 독감유사 증상이므로 확진은 어려우며 확진을 위해서는 바이러스분리 또는 혈액 내의 바이러스 특이항체를 조사하는 실험실검사가 필요하다.

(2) 황열(Yellow fever)

1902년 미국인 의사 Walter Reed가 황열(yellow fever) 병원체를 열대지방 숲속에 서식하는 *Aedes aegypti* 라는 모기가 흡혈시 바이러스를 전파시킨다는 사실을 발견하여 황열 바이러스가 인간이 발견한 최초의 인간 바이러스로서 알려졌다.

중앙아메리카, 남미, 카리브 연안, 아프리카 등 지역이 유행지역이다.

Aedes aegypti 모기에 물리면 3~6일간의 잠복기를 지나 증상은 발열, 두통, 식욕부진, 오심, 구토, 설사, 토혈, 하혈, 황달 및 신장염으로 단백뇨가 나타나며, 혼수상태로 되어 사망하게 된다. 사망률은 5~10%이다.

이 질병은 간의 손상을 입어 온몸이 황달을 일으켜 **황열**(yellow fever)이라고 부른다. 원인 바이러스를 황열 바이러스(Yellow fever virus)라고 명명하였다. 약독화 생백신을 접종함으로써 예방이 가능하다.

(3) 아보바이러스

미국에서 네 종류의 가장 흔한 아보바이러스(arbovirus)는 **동부마형뇌염바이러스**(eastermequine encephalitis virus), **서부마형뇌염바이러스**(westerm equine encephalitis virus), **세인트루이스뇌염바이러스**(St. Louis encephalitis virus)와 콜로라도진드기열바이러스(Colorado tick fever virus)이다. 여름에 알 수 있듯이 콜로라도진드기열은 참진드기(tick)에 의해서 전파되며 미국에서 가장 흔한 진드기매개바이러스성 열병이다. 다른 아보바이러스는 모기에 의해 전파된다. 사람은 저장숙주가 아니며 바이러스가 야생조류 등의 야생동물과 모기 사이에서 증식되며 사람과 말은 종말숙주이다. 바이러스가 척축에 침입하면 뇌척수막에 염증이 생기며 혼수, 경련, 떨림, 마비와 기억력 결핍이 생기며 영구적으로 뇌손상이 될 수도 있다.

이러한 질병이 문제가 되고 있는 지역에서는 우리에 가둔 토끼나 닭을 모기가 많은 곳에 두었다가 주기적으로 혈액을 채취하여 바이러스의 존재를 알 수 있는 항체 존재 여부를 조사한다. 또한 모기도 채취하여 모기가 뇌염바이러스를 가지고 있는지의 여부를 조사한다.

(4) 유행성 바이러스성 뇌염

(Epidemic Viral Encephalitis)

① 일본뇌염(Japanese Encephalitis)

일본뇌염 바이러스를 보유한 culex 모기가 인체를 흡혈 시 체내에서 증식한 virus가 viremia를 일으켜 발열, 두통, 오한, 구토, 전신통 등이 생기며 이때 바이러스가 뇌에 침범되어 의식장애, 신경장애 등이 나타나며 중추신경계와 수막 전반에 걸쳐서 부종, 출혈, 뇌염을 일으킨다.

② 니파뇌염

1999년 말레이시아에서 농지 확충을 위해 삼림을 벌목했고 서식지를 잃은 '박쥐'가 주거지까지 침입했다. 이 박쥐에 서식하든 바이러스가 모기에 의해 돼지에 옮았고 다시 인간에게 전염되어 뇌염이 발생하였다.

③ 웨스트나일 뇌염

1998년 8월 미국 뉴욕에서 처음으로 발생한 웨스트나일 뇌염은 1937년 아프리카 우간다에서 처음 발견되었다. 비행기를 타고 온 모기에 의해 미국에 전파된 것으로 추측하고 있다. 매년 4,000~5,000명이 감염되며 치사율은 5~15%이다.

3. 식품매개 및 수인성 바이러스성 질병

(1) 로타바이러스성 위장염

■ 증상

전 세계적으로 널리 분포되어 있다. Rotavirus는 국민소득이 낮은 국가의 낙후된 지역의 유아나 아동에 겨울철에 발생하는 바이러스성 위장염으로 심한 설사를 일으키는 질병이다.

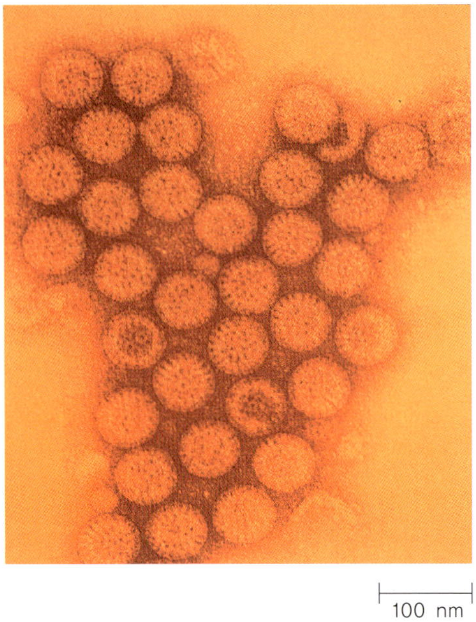

그림 15-7. Rotavirus 전자 현미경 사진

■ 병원체

Rotavirus ; 직경 약 70 nm의 정 20면체 구조를 한 2중나선의 DNA 외피보유 바이러스이며, genome은 11개의 RNA 분절로 되어 있다. Capsid는 2층으로 되어 있으며 전자현미경으로 관찰한 rotavirus의 형태가 수레바퀴 모양인 Latin어 rota에서 유래하여 capsid의 외모가 바퀴처럼 생긴 까닭이다(그림 15-7).

■ 병원성

겨울철 유아, 아동에 갑작스런 구토를 2~3일 하며 백색의 심한 설사를 평균 5일간 계속하며 생후 6~24개월 어린이에 가장 많은 설사병이다. 탈수와 전해질 이상 등으로 치료의 시기를 놓치면 사망할 수도 있다. 혈청내 Na^+는 150~160 mEq/l에 이른다(소아의 혈청

중 Na^+ 정상수치는 138~145 mEq/l이다).

■ 역학

추운 계절에 발생되며, 생후 12개월 미만의 어린이에게 많이 생기며, 개발도상국가의 위생상태가 낙후된 지역의 주민이 많이 발생된다. 감염경로는 주로 대변으로 배설된 바이러스가 입으로 들어가거나 상수도, 식품에 오염된 것을 섭취하므로 감염된다. 성인은 감염되어 대부분 증세가 없다.

■ 예방

환경위생이 나쁘면 rotavirus 감염증이 생길 기회가 많다. 손을 깨끗이 씻기, 소독약으로 손을 깨끗이 씻기, 분변을 위생적으로 처리하고 약독화 백신투여로 예방효과를 가져올 수 있다.

■ 치료

심한 탈수 증상이 있으므로 수분을 공급하고 수액(fluid)을 정맥내에 주사하고 전해질 균형을 위하여 적절한 전해질을 정맥내 주사한다.

(2) 노로바이러스성 위장염(Norwalk (Noro) viral Gastroenteritis)

■ 증상

전 세계적으로 퍼져 있고, 겨울철에 유행한다. 1972년 미국 Ohio주 Norwalk 지방 초등학교 학생들이 구토, 발열, 두통, 설사 등으로 위장염이 발생되어 겨울철 구토병이라고 불릴 정도로 구토를 심하게 하는 질병인데 rotavirus와 같은 증상을 동반하는 위장염 질병이다. 증상이 나타난 후 회복은 보통 1~2일 내에 호전된다.

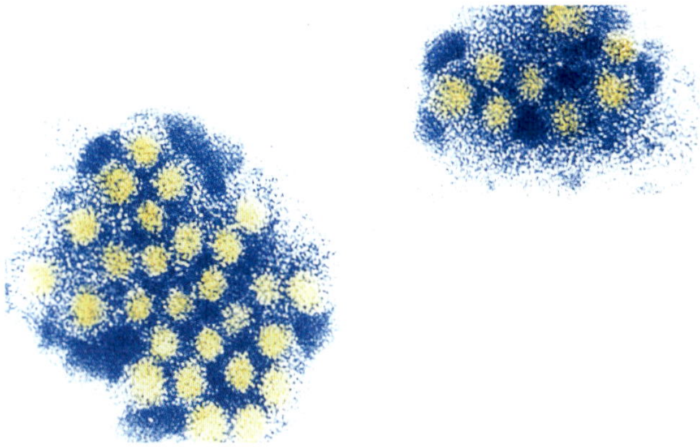

그림 15-8. Norwalk virus 전자 현미경 사진 수레바퀴 모양의 형태

■ 잠복기

18~72시간

■ 병원체

Norwalk virus ; Norwalk virus는 직경 30 nm의 아주 작은 입자크기이며 핵산의 나선구조는 단일가닥 RNA virus이다(그림 15-8).

■ 예방

음식물, 음용수, 배설물의 위생적 처리와 손 씻기로 감염을 예방할 수 있다. 유효한 백신은 없다. 항 바이러스 치료제도 없다.

(3) 간염

① A형 간염(Hepatitis A → Hepatitis A virus : HAV)

■ 증상

전 세계적으로 분포되어 있다. 분변에 있는 바이러스가 경구적으로 침입하여 소장에서 증식한 다음 바이러스 혈증을 일으켜 간세포에 감염된다.

전신권태, 식욕부진, 발열 등 흔히 감기로 진단되는 증상이 1주일 가량 계속된 후 황달이 나타나고 혈청 SGOT, SGPT 수치가 상승한다. 황달은 수일~1개월 계속되나 예후는 비교적 양호하다.

■ 잠복기

2~6주

■ 병원체

Hepatitis A virus(HVA) ; 27 nm 단일가닥 RNA이며 picornavirus 과에 속해있다.

■ 병원성

HBV 보다 증상이 미약하다. 황달과 발열이 주된 증상이다. 경구적으로 감염된 바이러스가 장을 통해 체내로 감염되면 소화관에서 증식하고 간으로 전이되어 감염이 확산되며 간세포에서 증식하게 된다. 감염 후 바이러스 혈증이 일시적으로 나타나며 증상이 나타나기 전 분변에서 바이러스를 검출할 수 있다(표 15-1).

■ 역학

전 세계적으로 광범위하게 분포하고 거의 모든 국가에서 만연하고 있다. 선진국에서는 감소하는 추세이나 후진국과 낙후된 지역의 서민들에 높은 빈도로 발생한다. 전파경로는 분변이 물, 음식에 오염되어 경구로 들어와 전파되는 경우가 많고 하수에 오염된 물에 서식하는 조개류, 갑각류를 생식함으로써 감염될 수 있다.

■ 예방

빈곤 국가를 여행하는 여행자는 음식물 섭취 시 조심을 하고, 급성질환자와 접촉한 가족에게 정상인의 면역글로불린(immunoglobulin ; Ig)을 접종하는 수동면역으로 예방이 가능하다. 약독화 백신 불활화 백신이 있지만 최근에 불활화 백신을 접종하는 능동면역이 효과를 볼 수 있다.

② B형 간염(Hepatitis B → Hepatitis B virus : HBV)

■ 발견

전 세계적으로 분포되어 있다. 1965년 Dr. Blunberg가 호주 원주민 혈액에서 이상항원을 발견하여 Australia antigen(현재 HBS Ag)이라 하였고 그 당시 성병, 당뇨병, 결핵환자, 치료받는 병원환자, 혈우병으로 수혈받는 환자, 수술로 인해 수혈받는 환자, 혈청주사, 또는 백신 주사자 사이에 황달환자가 집단적으로 생기면서 이들의 감염원이 오염된 주사기 또는 주사 바늘이라는 것이 밝혀지고 황달이 생겨 이 황달은 감염성황달(infectious icterus)과는 다르다는 사실이 인식되어 혈청간염(serum hepatitis)등의 여러 가지 병명으로 불리다 현재의 B형 간염(hepatitis B)으로 통일되었다.

■ 증상

Hepatitis B virus(HBV)에 감염된 지 4~28주 잠복기가 지난 다음에 발병한다. 그러나 불현성 감염으로 지나는 경우가 더 많고, 이때는 SGOT 등의 상승으로 감염된 사실을 알 수는 있지만 때로는 간 기능도 정상이고 특이혈청반응으로만 알 수 있는 경우도 있다. 임상적으로 간장질환임이 의심되기 이전에 환자의 약 10~20%는 홍반성인 반문구진 발진과 관절에 관절염이 생기는 혈청병양 증세가 약 2~10일간 지속된다.

급성 B형 간염의 증세는 대체로 A형보다는 심한 중증의 증세를 나타내는데 보통 두통, 피로감, 식욕감퇴, 구역, 중등도의 발열 등이 2~7일간 계속되다가 황달이 생긴다.

이때 식욕이 떨어지고 담배를 피우던 사람은 담배

표 15-1. 바이러스성 간염(Viral Hepatitis)

질병	A형 간염(Hepatitis A)	B형 간염(Hepatitis B)	C형 간염(Hepatitis C)
병원체	HAV : Hepatitis A virus, 단일가닥 나선형 RNA 유전체와 외피보유, Picornavirus과에 속한다.	HBV : Hepatitis B virus, 이중가닥 나선형 DNA 유전체와외피보유, Hepadnaviridae 과에 속한다.	HCV : Hepatitis C virus, 단일가닥 나선형 RNA 유전체와 외피보유, Flavivirus 과에 속한다.
전 파 경로	배설물인 대변→구강으로 침입	혈액, 정액	혈액, 정액일 가능성이 있음
잠복기	3~5주	10~15주	6~7주
예방	감마글로불린, 불활화백신 접종	불활화백신, 초면역글로불린	백신은 개발 중에 있다.
설명	평균적으로 증상은 미약하지만 아동이 잘 감염된다. 잠복기는 짧다. B형 간염보다 경미한 증상이며 발열, 식욕부진, 전신권태가 1주일간 지속되며 황달이 나타난다. 황달은 2~4주에 자연적으로 소실되고 회복된다. 바이러스는 드물게 혈중에 나타나나 보균율은 낮다.	A형 간염보다 심한 중증의 증상이 나타난다. 혈액으로 들어간 HBV는 간세포에 감염되어 괴사와 염증을 유발하여 간을 손상시키고 계속해서 진행되면서 1~6%가 간경화, 간암으로 진행되며, 만성보균 상태를 유지한다. 만성보균자는 태반을 통해 태아에 수직감염이 이루어진다.	경미한 증상 또는 무증상이다. C형 간염환자의 약 50%가 만성간염, 간경변으로 진행되면서 간세포성 암과 관계가 된다. 태반을 통과한다.
질병	D형 간염(Hepatitis D)	E형 간염(Hepatitis E)	G형 간염(Hepatitis G)
병원체	HDV : Hepatitis D virus, 단일가닥 나선형 RNA 유전체와 외피보유, Flavivirus 과에 속한다.	HEV : Hepatitis E virus, 단일가닥 나선형 RNA 유전체와 외피비보유, Calici-virus과에 속한다.	HGV : Hepatitis G virus, 단일가닥 나선형 RNA 유전체와 외피보유
전 파 경로	혈액, 정액	배설물인 대변 → 구강으로 침입	혈액, 정액일 가능성이 있음
잠복기	2~12주	2~6주	1~6주
예방	백신없음	백신없음	백신없음
설명	HBV와 함께 감염됨. HBV에 감염된 일부환자세포에서 delta 항원과 항 delta 항체가 발견됨, 만성간염으로 HBV보다 더 나쁜 경우가 될 수 있다. 태반을 통과한다.	임산부에서 심한증세를 나타내는 것을 제외하고는 A형 간염과 유사하다. 쥐에서는 갈거나 관련있는 virus	주로 경미한 증상이고 6개월내지 1년 내에 바이러스 혈증을 나타낸다.

냄새조차 싫어진다. 우측 상복부에 동통이 생기고 소변은 암적색이 되고 대변은 진흙색이 되고 때로는 소양증이 생긴다(표 15-1).

■ 병원체

B형 간염(hepatitis B)은 hepatitis B virus(HBV)가 원인체이며 Hepadnavirus과에 속해 있는데 hepa- "간이라는 뜻", -dna는 "DNA" 라는 뜻에서 유래되었다.

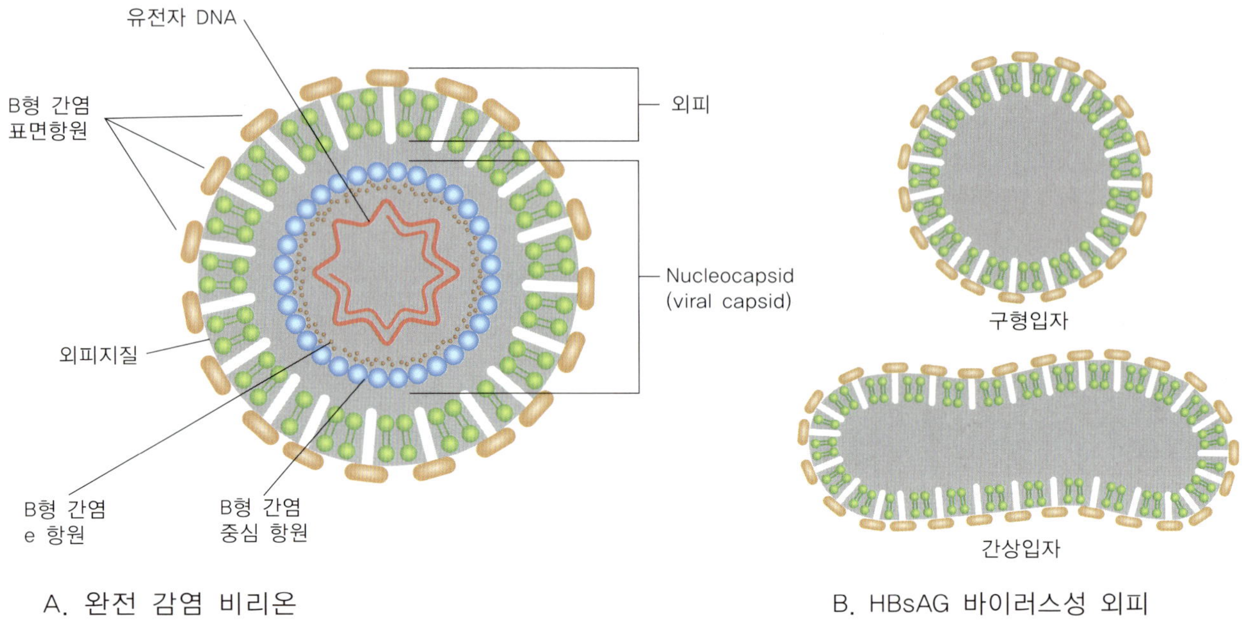

그림 15-9. Hepatitis B virus 구조

Hepatitis B virus(HBV)가 병원인체이며, 42 nm의 외피보유 바이러스로 이중가닥 나선의 DNA genome을 포함한 정 20면체 nucleocapsid 핵심부를 가지며 핵심부에는 역전사 효소가 있다. HBs Ag(hepatitis B surface Antigen) 환자혈청을 전자현미경으로 관찰하려면 딘입자(Dane), 구형(spherical), 간상형(elongated)의 3가지 입자가 관찰되는데 이들 입자는 면역원으로 모두 표면항원으로 구성되어 있다. 이중 22 nm인 구형입자가 모두 HBs Ag으로 되어 있다. HBV의 외피는 표면항원(HBs Ag)으로 불리는 단백질을 함유하고 있는데 감염된 지 3~4주 후에 나타난다(그림 15-9). HBs Ag 외에 Core 항원인 HBc Ag와 HBe Ag가 중요한 항원이다.

■ 병원성

이화학적 소견으로는 우측 상복부에 압통이 있고 간종대가 있으며, 황달이 생기며 비장종대, 림프절종대 등이 나타나고 때로는 성망상 혈관종(spider angioma)도 생기지만 이러한 모든 변화는 소아는 2주일, 성인은 4~6주일이면 없어진다.

■ 급성간염

간기능에 이상이 생기면서 나타나는 급성감염은 혈청 bilirubin 수치가 10~14일간 높아지지만 SGOT 검사수치는 등은 발병전에 이미 상승하고 발병 1주가 되면 최고치에 이르러 보통은 1000 U/ml 이상이 되지만 SGPT가 SGOT보다 높다. 이러한 효소(enzyme)의 SGPT, SGOT의 높은 수치는 간 손상의 정도와 일치되는 경우가 많고 치유되면서 정상치로 돌아가지만 알카리 포스파타제(alkaline phosphatase) 검사 수치는 높아지지 않는다.

■ 만성 간염

급성 간염 다음에는 심한 우울증 신경증세(수막염, 척수염, 뇌염 등) 조혈혈관계이상(재생불량성빈혈, 무과립구증, 혈소판감소증)이 생기기도 한다.

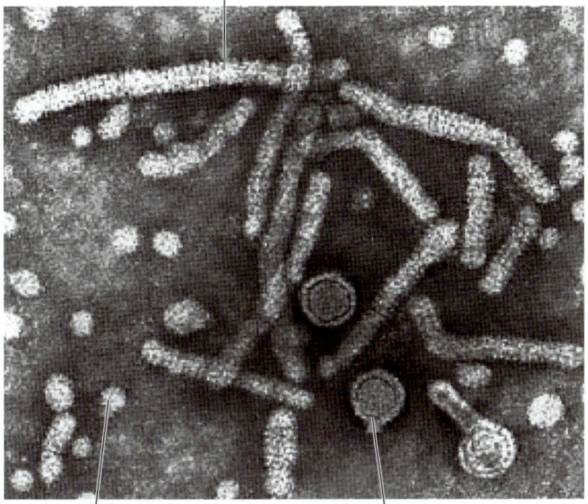

그림 15-10. Hepatitis B virus(HBV)의 항원입자

■ 초급성 간염

초급성 간염은 전형적인 B형 간염과는 달리 간부전으로 뇌증(과흥분성, 정신장애 등)이 생겨 사망하는 경우가 종종 있다.

■ 만성 지속성 간염

급성 B형 간염으로 지속되면서 황달이 나타난 B형 간염환자의 90%는 HBs Ag이 없어지고 완전하게 치유되지만 10%는 지속적으로 HBs Ag이 양성이다. HBs Ag이 계속적으로 양성인 환자의 70%는 만성 지속 감염으로 이행하지만 나머지 30%는 만성 활동성 간염으로 이행한다.

만성 지속 간염 환자는 황달은 생기지 않으면서 SGOT나 SGPT가 지속적으로 또는 단속적으로 상승되며 간이 커져있고 대로는 비장도 커지지만 대체로 건강하고 간염은 진행되지 않지만 때로는 오랜 시일이 지난 다음에 완전히 치유되며 HBs Ag도 소실되는 경우도 있다.

■ 만성 활동성 간염

급성 B형 간염으로 황달을 앓고 난 다음에 HBs Ag이 양성으로 남아있는 환자의 약 30%는 만성 활동성 간염이 된다. 이 경우에 예후는 일정하지는 않지만 간경변증으로 진행되는 환자가 많고 일부는 1년 이내 사망한다.

■ 역학

B형 간염은 우리나라가 높은 감염률을 보이고 있다. 국민 건강에 큰 문제가 되고 있다. 치료의 시기를 놓치면 간경변증 또는 원발성 간암으로 전이되기 때문이다.

감염원은 환자와 보균자의 혈액, 혈액제재, 타액, 소변, 담즙, 눈물, 정액, 질분비물, 모유, 척수액, 제대혈액, 면도기, 치솔, 타올 등이 HBs Ag이 전파되어 감염원이 될 수 있으리라 본다.

■ 예방

B형 간염 바이러스의 전파경로의 차단과 감수성이 있는 사람에게 B형 간염 vaccine이나 면역혈청을 투여하여 저항력을 증가시키는 두 가지 방법이 있다.

■ 개인위생

오염된 손으로 피부 상처를 건드리거나 눈의 점막을 비빌 때에 감염되는 까닭에 늘 손을 씻도록 하고 환자나 보균자가 사용한 칫솔, 식기, 장난감, 면도칼, 수건 등으로 전파되므로 공동사용하지 않도록 하고 성교로도 전파되므로 주의 해야 된다.

■ 소독

100℃ 끓는 물 10분에는 사멸되지 않으므로 고압증기멸균에서 15분간이면 완전 멸균되며, 건열멸균

160℃ 2시간이면 사멸되고, 0.5~1.0의 sodium hypochloride에서 30분, 40%의 formalin에서는 12시간, ethylene oxide 등으로 살균 처리한다.

■ 병원내 조치

검사하고 난 환자의 혈액, 체액, 사용 기물은 고압멸균을 필히 요하고 채혈하거나 오염된 물건을 취급할 때는 고무장갑을 끼고 가운을 입고 마스크를 착용한다. 환자와 접촉하거나 오염된 기물을 만진 다음에는 반드시 손을 씻도록 하며 HBs Ag 양성인 환자에게 사용하는 의료기구(체온계, 혈압계)는 다른 환자에게는 사용하지 않도록 한다.

■ 기타

HBs Ag이 양성이라고 모두 강한 전염력이 있는 것은 아니므로 이들의 활동을 제한하지는 않지만 환자와 접촉하는 HBs Ag 양성인 의료인(의사, 치과의사, 간호사, 병리사 등)은 전파의 가능성을 지니고 있으므로 환자 진료시에 특별히 주의를 하여야 한다.

■ 면역처치

능동면역(active immunization)과 수동면역(passive immunization)이 있다. 능동면역은 감염 이전에 실시되는 간염 백신의 주사이며 수동면역은 감염기회가 있은 다음에 응급처치로서 실시되는 면역글로블린(immune globulin)의 투여이다.

㉠ Vaccine : 국내에서 제조하여 사용하고있는 헤파박스 백신을 주사하면 90%에서 anti- HBS가 생기지만 시간이 지나면 점차 감소되나 최소한 2년 정도는 예방 효과가 있다.

㉡ 면역혈청 : 면역혈청글로불린(immune serum globulin-ISG)과 B형 간염 고면역글로불린(hepatitis B hyperimmune globulin-HBIG)이 사용되고 있다.

③ C형 간염(Hepatitis C → Hepatitis C virus : HCV)

■ 증상

과거에 non A, non B 중 90% 이상이 HCV가 원인이었다. HCV는 수혈에 의한 감염으로 발생되는 C형 간염이다. HBV보다 증상이 미약하다. 임상경과 기간에 따라 급성 간염, 무증상 감염, 재발성 감염의 단계로 구분할 수 있으며 급성감염은 2~3년간 지속된다. 무증상 감염은 10~15년간 지속된다.

■ 병원체

Hepatitis C virus는 외피보유 단일가닥 RNA virus이다.

■ 잠복기

6~8주

■ 병원성

C형 간염환자의 약 50%가 만성간염으로 되고 상당수가 간경변증으로 진행되어 간세포성 암과 관계가 있다(표 15-1).

■ 역학

HCV는 혈액을 통하여 감염되는 HBV와 같이 성접촉과 같은 행위로도 감염되며 다른 감염과정으로도 전파된다.

■ 예방

HCV 백신은 아직 개발되지 않았으며, 초면역글로블린의 이용도 어렵다. 특이적 항 바이러스성 치료제

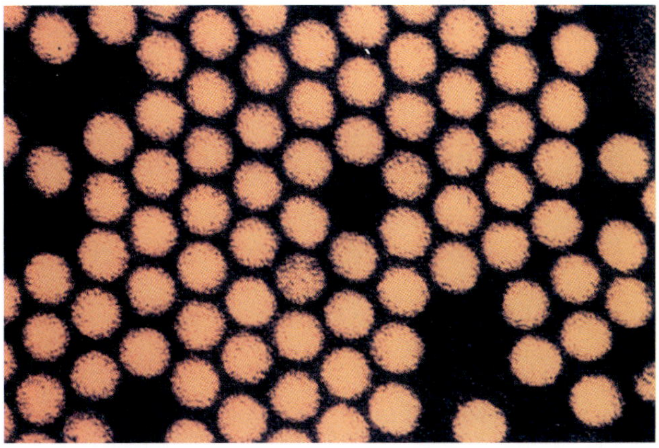

그림 15-11. Poliovirus 입자 전자 현미경사진

는 없으나 α-Interferon이 HCV에 의한 만성활동성 간염환자에 사용되고 있다.

④ D형 간염(Hepatitis D → Hepatitis D virus : HDV ; Delta agent)

B형 간염환자의 일부에서 delta항원과 항 delta항체가 HBsAg 내부에서 발견되어 Delta agent라고 불리기도 하고, Hepatitis D virus라고도 한다.

Delta 간염은 수혈, 성교, 주사바늘 등 비경구적 경로로 감염된다. 만성 감염을 일으킨다. 백신은 아직 개발되지 않았다.

⑤ E형 간염(Hepatitis E → Hepatitis E virus : HEV)

Hepatitis E virus는 저개발 국가의 주민들의 분변이 식수에 오염되어 수인성 질 병의 병원체이다. A형 간염과 증상이 유사하다. 임산부에 높은 감염률을 나타낸다(표 15-1). 백신은 아직 개발되지 않았다.

⑥ G형 간염(Hepatitis G → Hepatitis G virus : HGV)

혈액, 정액으로 감염되며 경미한 증상을 나타낸다. 6개월~1년 후에 바이러스 혈 증을 나타낸다(표 15-1).

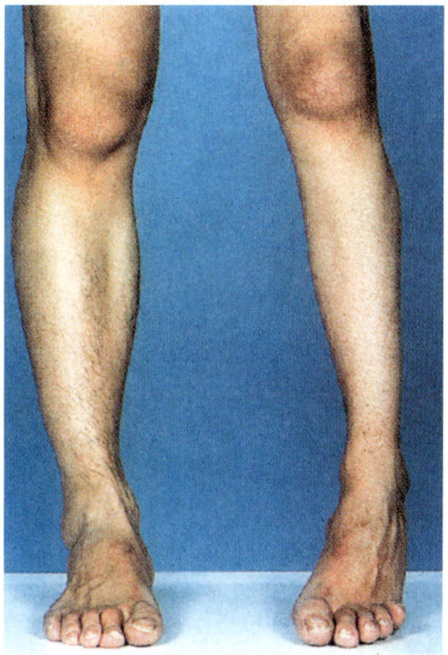

그림 15-12. 소아마비 환자의 다리

(3) 회백수염(소아마비 : Polio)

회백수염(소아마비)의 원인 바이러스는 picorna과에 소속되어 있는 enterovirus속과 poliovirus 혈청형 1, 2, 3이 분변에 있으면서 물이나 음식에 오염된 것을 섭취하여 구강과 인두와 소화관 점막 그리고 그 부분의 림프절에서 부분적으로 증식 후 혈액에 침입하여 바이러스 혈증이 나타나고 뇌의 장벽을 통과하여 뇌나 척수에 증식하면서 운동신경세포를 선택적으로 파괴하여 대칭적으로 팔과 다리 근육을 마비시키는 것이 두드러진 특징이다.

증상은 두통, 열, 구토, 목의 경직, 근육의 경련과 통증, 그리고 영구적인 마비증상을 포함하여 심각한 신경병증으로 진행된다. 회백수염의 발병률은 온대지방에서는 늦여름과 가을에 가장 빈번하게 소아에게 감염되어 불현성 감염인 무증상으로 경과되는 경우가 많으나 1~2%가 마비증상을 일으킨다(그림 15-12).

1960년대 Salk 사균 백신으로 피하에 예방접종과 1970년대 Sabin 약독화 백신으로 구강 투여로 1990년대에 선진국가에서는 poliovirus에 의한 질병이 현저히 감소되었다. WHO에서는 2000년까지 근절하려는 계획아래 예방접종을 계속 실시하고 있다.

4. 바이러스성 성병

바이러스성 성매개질환은 세균성 성매개질환보다 병원성이 심각하다. **음부포진**(genital herpes simplex)에 감염되면 잠복감염(latent infection) 형태로 수년간 재발되며 평생감염(persistent infection)이 일어난다. Papilloma virus가 여성의 생식기에 감염되면 **첨규콘딜로마**(genital warts)가 생겨 나중에 자궁경부암과 깊이 관련이 있으며 HIV가 감염되면 AIDS가 나타난다.

사람에 병원성이 있는 음부포진(genital herpes simplex)에는 human herpes virus(HHV)군에는 현재 8개의 형(type)이 알려져 있다. 그중에서도 HSV-2 형(type)이 병원성이다.

(1) 음부포진(Genital Herpes Simplex)

HSV(Herpes simplex virus)는 감염된 사람과의 성적 접촉에 의해 광범위하게 전파된다. 음부포진은 HSV-2 type이 관여하여 남성에게 **포진성** 소낭을 주로 음경의 귀두, 음경 표피나 음경 골간에서 발생한다. 여성의 경우는 음부포진의 주된 부위가 자궁 경부이지만 병변이 질이나 외음부에도 생길 수 있다. 병변 부위의 분포는 남녀 모두 다양하지만 주로 성행위에 전파된다. 음부포진의 특징적인 병변은 맑은 액으로 가득 찬 소낭과 염증, 부종, 울혈로 둘러싸여 있다. 이러한 소낭성 병변은 궤양화되어 심한 통증을 느끼게 된다. 면역이 저하된 환자나 임산부가 신생아 분만 시 산도감염으로 인해 신생아에 감염된다. 신생아에 뇌막염을 유발할 수 있다(그림 15-13).

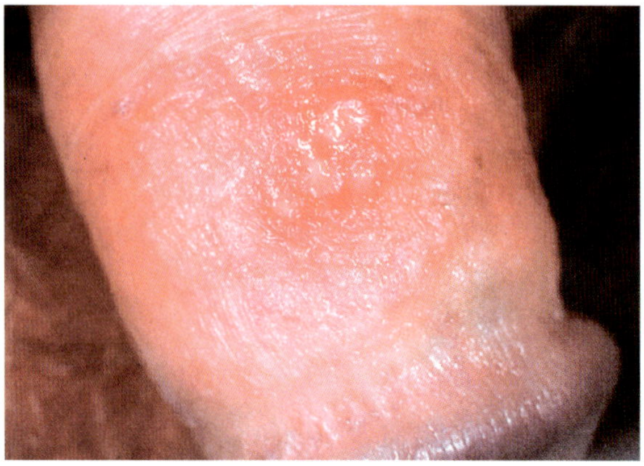

그림 15-13. 음부포진

(2) 첨규콘딜로마(genital warts, 음부 사마귀) 성매개 감염증 : Papillomavirus STI and Cervical Cancer

인간유두종 바이러스(human papillomavirus, HPV) 감염된 사람과 성행위로 접촉되어 전파되는 가장 흔한 바이러스성 성매개질병(STD)이다. 남성에게는 대부분 음경 골간에 위치하고 여성의 경우에는 회음부 질, 자궁경부에 전형적으로 발생한다. 대부분의 환자가 무증상이지만 소양증, 따끔거림, 통증이 수반된다. 최근에는 papillomavirus type 2가 여성의 자궁경부암과 관련이 있다는 것이 밝혀져 첨규콘딜로마(genital warts)의 병력을 가진 여성은 갖지 않은 여성에 비해 자궁경부암의 발생이 4배 정도 높다는 역학적인 조사 결과가 나왔다(그림 15-14).

미국의 HPV의 감염률은 성행위가 왕성한 20~25세의 연령에서 가장 높은 것으로 보고되고 있으며 이들 감염은 2~10년 후 자궁경부암의 유발과 연관된다. 따라서 자궁암 세포검사로 흔히 실시되는 PAP smear를 하여 자궁암발생 가능성에 대한 정보를 미리 습득함으로써 자신의 자궁암 발생여부를 꾸준히 모니터링하여 효과적인 조치를 취할 수 있다. 예방은 현재 HPV에 대한 효과적인 백신이나 치료제가 없기 때문에 HPV

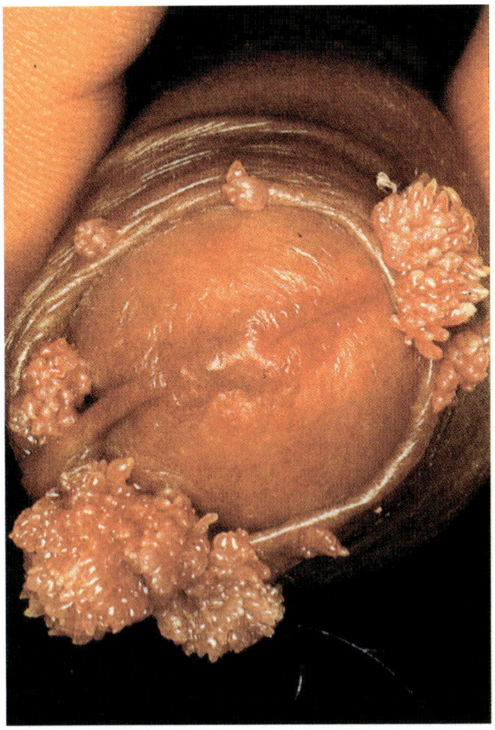

그림 15-14. 첨규콘딜로마, 남성 성기에 Papillomavirus 감염

에 대한 전략은 전적으로 감염의 예방에 의존하여야 만 한다.

(3) AIDS(후천성면역결핍증)

에이즈(후천성면역결핍증, acquired immunodeficiency syndrome, AIDS)는 미국의 대도시 뉴욕과 LA에서 동성연애자로부터 극심한 면역결핍상태 환자로부터 *Pneumocystis carinii* 원충에 의한 폐렴과 피부에 카포시 육종(Kaposi's sarcoma)이 있는 환자에서 AIDS증세가 나타나 1981년 미국의 질병통제 예방센타(CDC)가 AIDS를 발표한 뒤 20년이 지난 오늘날 AIDS로 사망한 사망자는 전 세계적으로 2,100만명에 이르며 현재 전 세계 감염자수는 3,600만명 안팎으로 추정될 만큼 '20세기에 흑사병'이라고 떨칠 만큼 전 세계 과학자들은 예방백신과 치료용 백신 개발에 매달리고 있다(그림 15-15).

AIDS의 원인체는 1983년 프랑스와 1984년 미국의 연구팀에 의해 AIDS 환자로부터 바이러스를 분리하여 AIDS 원인 바이러스는 역전사효소 활성을 나타내는 retrovirus 일종임이 확인되었으며 발견당시 프랑스에서는 LAV(Lymphadenopath Associated Virus)를 미국에서는 HTLV-Ⅲ(Human T-Lympotrophic virus type Ⅲ)으로 불렀으나 1986년 WHO에서 LAV와 HTLV-Ⅲ는 모두 동일한 것으로 AIDS를 나타내어 HIV(인체면역결핍바이러스 : Human Immunodeficiency virus)로 부르기로 명칭을 통일하여 부르기로 정했다.

표 15-2. HIV 질병과 AIDS

증상	무증상, 병의 초기에는 influneza와 유사한 증상 : 전형적으로 무증상적 기간이 계속된다. 폐, 장기, 피부, 뇌와 그 외 부위 감염의 증상과 몇몇 종류의 암이 생긴다.
잠복기	대략 6주간 감기와 같은 증상, 수개월 또는 수년 동안에 걸쳐 나타나는 암과 비정상적인 감염들.
병원체	인간 면역결핍 바이러스, 1형(HIV-1)
병원성	바이러스는 CD_4^+ 림프구와 대식세포에 감염된다. 그러므로 감염과 암에 대한 면역계의 저항력이 서서히 파괴되어 간다.
역학	HIV는 증상이 있거나 무증상인 경우에도 혈액, 정액, 질 분비물에 존재한다. 보통 성관계에 의해 전파되고, 감염된 약물 남용으로 인한 감염된 주사바늘에 의해 이루어지며, 임신중인 산모는 태아에게도 감염을 전파한다. 다른 STD의 후천적 전이가 있다.
예방과 치료	성 접촉과 약물 남용으로부터 절제 ; 일부일처제 ; 콘돔의 사용을 권장 : 많은 파트너 또는 STD의 병력을 가진 사람이나 약물남용에 의해 감염된 사람과의 성접촉을 피한다. 감염이 예상되는 산모와 그들의 태아에게 항-HIV 약물투여. 치료제는 역전사효소 억제제와 protease 효소 억제제를 함께 사용

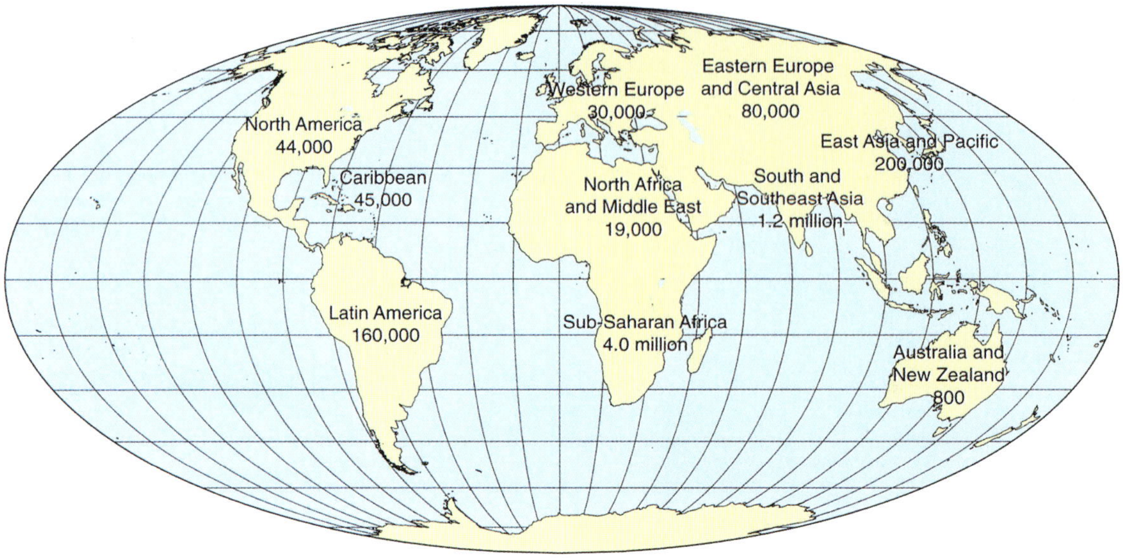

그림 15-15 전 세계에 감염된 AIDS 환자 수

AIDS 원인체인 HIV type I은 단일가닥 RNA 외피보유 바이러스로서 retrovirus 과에 소속되어 있다. AIDS 감염경로는 HIV 감염된 사람의 혈액, 점액, 질 분비물에 HIV가 있는데 동성연애자끼리 성행위 시 HIV를 보균하고 있는 남자나 여자와 성행위 시 감염되며, HIV 감염된 혈액을 수혈 시, 혈액 성분제제 주사 시, 마약 환자들끼리 오염된 주사 바늘을 같이 사용 시 쉽게 감염된다.

잠복기 중 대략 6주간의 감기와 같은 증상이 지속되며 몇 개월에서 수년 동안에 걸쳐 AIDS의 중증 증세가 나타나기 전 피로감, 불쾌감, 체중감소, 발열, 호흡곤란, 오한, 설사, 림프절종창 등의 전구증상이 나타난다.

HIV는 CD_4 림프구에 친화성을 나타내어 면역세포인 CD_4 림프구에 감염되어 공격하면서 CD_4 림프구는 손상되거나 파괴되고 무력화시켜 CD_4 림프구 세포수가 현저히 감소되어 면역기능이 결핍된다. 그 결과 *Pneumocystis carinii* 원충이 폐에 감염되고 피부에 **카포시 육종**(kaposis sarcoma)이 나타나며 2차로 세균, 진균, 바이러스 등의 여러 종류의 미생물들의 감염으로 기회감염질환 등을 같이 발병하며, 임상적으로 지속성 림프절증, AIDS 관련 복합증(AIDS related complex, ARC)을 거쳐 AIDS로 진전된다(표 15-3).

AIDS 원인 바이러스(HIV)에 의해 잠복기를 거쳐 일단 발병하면 $CD_4(T_4)$ 림프구수가 현저히 줄어 **면역**

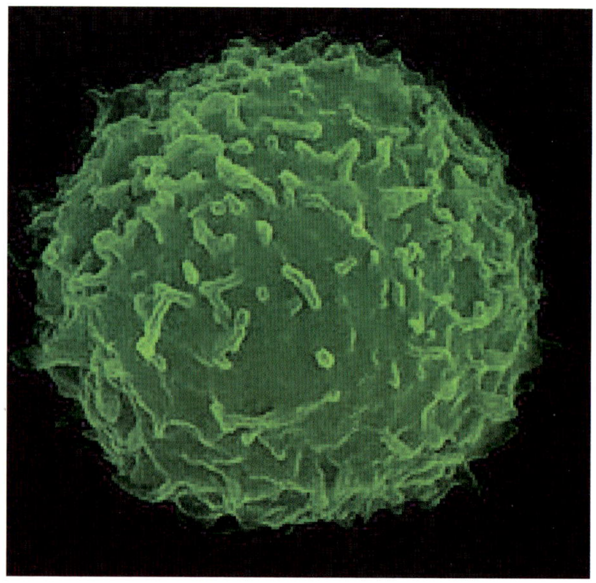

그림 15-16. 정상 CD_4^+ T-cell(전자현미경 사진)

표 15-3. HIV와 혼합감염되는 미생물

바이러스	Cytomegalovirus, Herpes simplex virus, HumanT-lymphotropic virus, Epstein-Barr virus, Human palilloma virus
세균	*Mycobacterium tuberculosis*, MOTT
원충	*Pneumocystis carinii*, *Toxoplasma gondii*

결핍이 나타나 평균 수명은 고작 1.8년이고, HIV는 8~12시간마다 복제를 하면서 그때마다 돌연변이를 일으킨다(그림 15-17, 그림 15-18).

RNA HIV 핵이 T_4 림프구 면역세포에 침입하여 역전사효소의 도움을 받아 HIV의 DNA가 만들어지고 이 DNA가 $CD_4(T_4)$ 면역세포 핵속으로 다시 들어가 수많은 HIV를 복제하고, 복제된 HIV가 면역세포 밖으로 나와 다른 $CD_4(T_4)$ 림프구세포를 감염시킨다.

성매개행위로 AIDS는 다른 질병과 비교할 수 없을 만큼 빠른 속도로 퍼지고 있으며 AIDS가 난치병인 이유는 인체의 면역체계를 마비시키기 때문에 HIV의 공격을 받은 면역세포들은 HIV 항원이 들어와도 항체를 생산하지 못한다. 예방은 파트너를 바꿔 빈번한 성행위 근절이 절대적이다. 치료는 역전사효소 억제제와 protease 효소 억제제가 대표적이다. 역전사효소 억제제는 HIV 복제에 꼭 필요한 효소를 차단하는 약이다.

미식품의약국(FDA)이 1987년 승인한 지도뷰딘(AZT) 등 여러 종류가 있다. 그러나 HIV가 이 약물에 쉽게 내성을 띠는 단점이 있다. 백신 개발은 아직 성공하지 못하고 있다. 조만간 백신 개발에 성공할 것이며 AIDS 퇴치는 성공적으로 이루어질 것이다.

■AIDS(HIV)에 잘 감염되는 사람

① 주사마약사용자 : 주사기와 주사 바늘을 공동으로 사용 시, 생활환경이 나쁜사람

② 수혈 및 혈액제제 사용 시 : AIDS 환자의 혈액수혈 또는 혈액제제 주사자

③ 성적인 성행위 시 : HIV 보균자와 성 접촉으로 인하여 감염

④ 산모 출산 시 : 산모가 HIV 감염으로 출산 시 아기에 감염

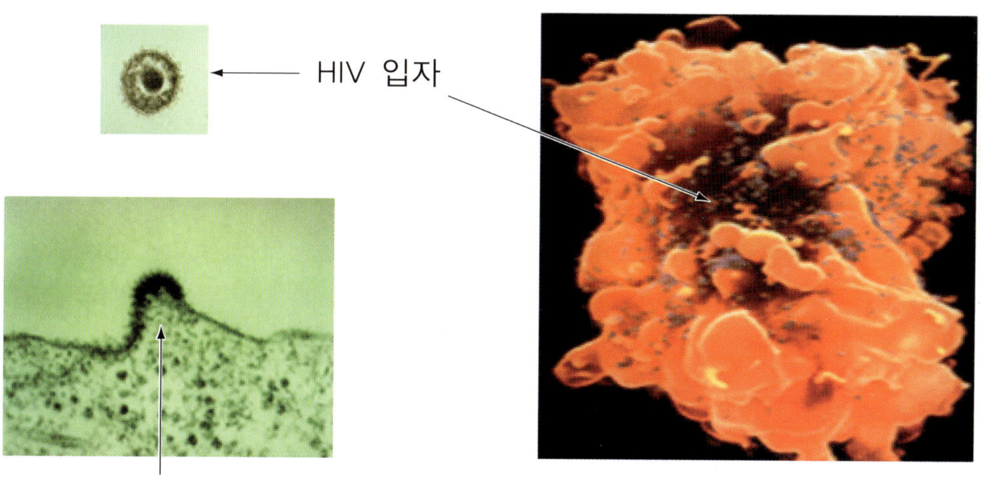

HIV CD_4^+ T-Cell침입
증식 세포에 흡착

CD_4^+ T-Cell 표면에 부착 복제된 HIV 입자

15-17. HIV, Human Immunodeficiency virus CD_4^+T-cell 침입과정

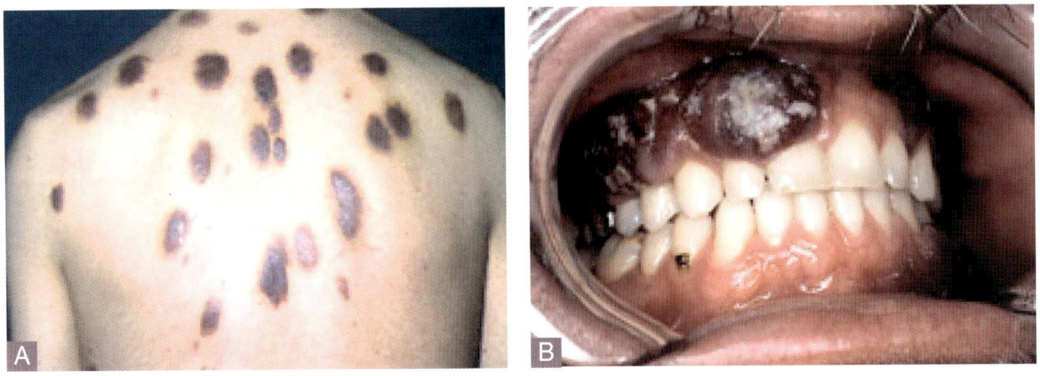

15-18. HIV 감염환자 피부와 구강의 나타난 Kaposi's 육종. A. HIV 양성환자 피부에 나타난 Kaposi's 육종. B. HIV 양성환자 구강에 나타난 Kaposi's 육종

(4) 단순포진(Herpes simplex virus)

1형은 일차적으로 구인두(oropharynx) 상피세포를 침범하며, 2형은 일차적으로 생식기 점막과 근처의 피부에 감염되지만 중증감염에서는 호흡기와 위장관의 상피세포로 침입하고 피부와 간장에도 가지만 이러한 환자들은 면역기구 특히 세포매개 면역계에 결함이 있는 사람들이다. 그러나 이차적으로는 신경조직을 침범하여 잠재하다가 어떠한 자극이 있으면 축색을 따라서 점막이나 피부로 가서 다시 병소를 만들지만 1형은 뇌염을, 2형은 수막염을 일으키기도 한다. 신생아는 분만 도중에 산모의 질에서 HSV-2의 감염을 받기도 한다.

HSV가 피부를 침범할 때는 상피세포에서 증식하며 이때 침범된 부위에는 염증이 생겨서 두께가 엷은 수포가 생기고 풍선양 변성이 있는 거대세포와 핵내 봉입체 형성이 나타난다. 이어 림프계가 침범되어 더 진행되면 바이러스혈증(viremia)이 생겨서 전신에 전파된다.

신경절에 잠재하던 HSV가 재활성화(reactivation)되어 다시 병소를 만드는 기전은 확실하지 않지만 항체, 인터페론, 대식세포, 세포매개성면역, K-cell 세포독성 등이 관여하리라 생각되고 있다(그림 15-19).

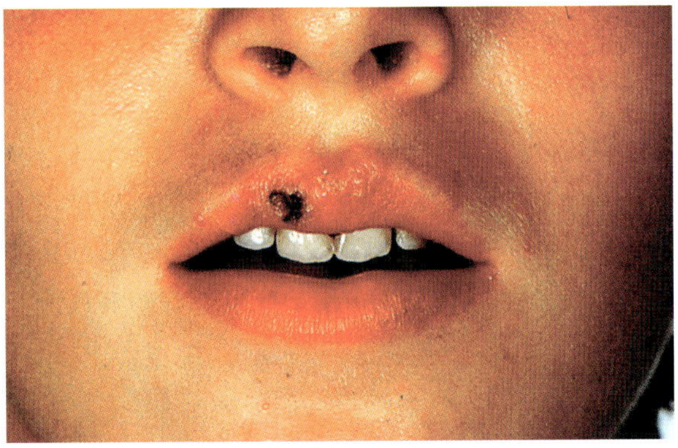

그림 15-19. 단순포진 감염증. 입술주위에 수포성 물집이 형성된다.

5. 접촉성질병(성병제외)과 혈액매개 질병

(1) 전염성단핵구증

일반적으로 입맞춤병(kissing disease)이라는 단핵구증은 미국인 100,000명 중에서 50명에게 전염성단핵구증(infectious mononucleosis)이 있으며 15~30세에 약 80%가 감염된다. DNA 바이러스인 엡스타인-바바이러스(Epstein-Barr virus : EBV)에 의해서 대부분이 전염성단핵구증에 감염된다. 바이러스는 침샘에 감염되어 키스하거나 재채기하면서 침이나 점액으로 전파된다. 바이러스에 노출된 지 약 4~7주 정도가 잠복기이다.

감염된 사람의 침과 접촉하지 않는다면 가족이나 룸

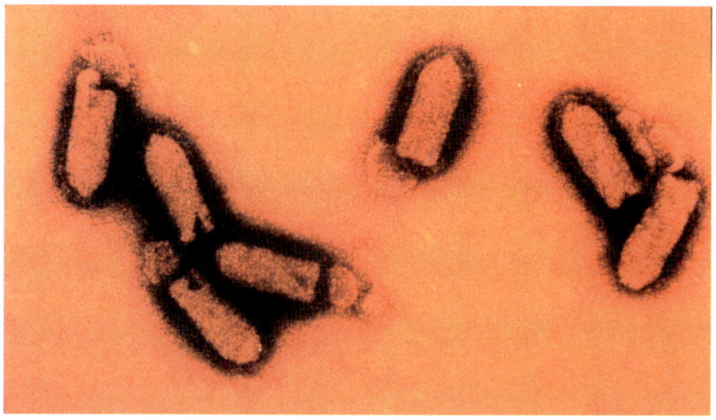

그림 15–20. Rabies virus : RNA virus (×200,000) 전자현미경 사진

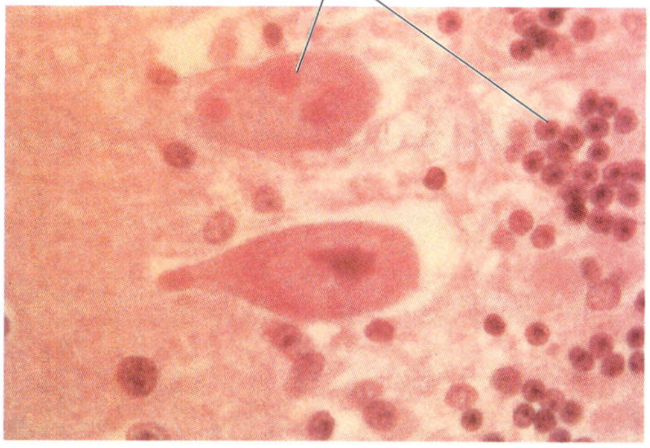

그림 15–21. 광견병 걸린 개 뇌세포의 Negri bodies

메이트에게는 바이러스가 전파되지 않는다.

증상이 확실하지 않아서 진단하기가 어렵다. 많은 경우에 증상이 없거나 증상이 너무 미약하여서 감염되었는지 모르는 경우가 많다. 단지 기분이 나쁜 정도, 두통, 피로와 식욕부진 등의 초기 증상이 있다가 다음에는 열이 나고 인후염이 있으며 특히 목 부위의 샘이 붓는 삼 징후가 나타난다. 좀 더 심각한 합병증은 림프절비대와 비장비대이다.

항체를 검출하거나 비정상적인 백혈구를 검출하는 실험실검사에 의해서만 확실한 진단이 가능하다.

(2) 광견병(Rabies : 공수병)

광견병의 원인은 RNA Rhabdovirus 과에 소속되어 있는 Lyssavirus 속의 rabies virus가 개, 고양이, 여우, 스컹크 등의 동물에 감염되어 사람을 물어 상처에 감염되면 물린 상처의 근육이나 결합조직에서 증식하면서 말초신경에 감염되고 축색을 따라 확산되어 중추신경계에 감염되며 중증의 뇌염이 발생한다.

사람에서의 증상은 물에 대한 공포를 느끼는 공수병의 형태와 마비증상이 나타나는 마비형, 그리고 불안, 초조, 돌진, 사람을 물려고 하는 광폭형의 3가지의 형태로 나타난다.

뇌와 척수신경세포에 네그리 소체(Negri body 또는 inculusion body ; 봉입체)를 형성한다. 효과적인 치료제는 아직 없지만 면역글로블린을 투여할 수 있으며 광견병 약독화 생백신, 불활화 백신을 주사하여 예방을 한다.

(3) 에볼라바이러스

1967년 독일의 미생물학자 마르부르크 박사가 콩고민주공화국의 에볼라강(江)에서 발견한 데서 유래한 명칭이다. 형태학적 특징을 갖고 있다. 길다란 막대모양, 나뭇가지 모양, 끝이 구부러진 모양 등 다양하다. 직경은 80 nm, 길이는 700~1,400 nm 정도이다. 이 바이러스에 감염되면 유행성출혈열 증세를 보이며, 감염 후 일주일 이내에 90%의 치사율을 보인다. 혈관을 통해 모든 장기에 이동, 장애를 일으키며 출혈과 함께 사망에 이르게 한다. 1976년 콩고민주공화국과 수단 등지에서 발병하여 420명의 사망자를 냈다. 또한 1995년에도 콩고민주공화국의 키크위트 지방에서 집단으로 발병하여 164명의 사망자를 낸 바 있다. 한때 바이러스의 자연숙주를 원숭이류로 추정한 적이 있으나 그렇지 않은 것으로 밝혀져 현재 자연계 숙주가 알려져 있지 않은 실정이다. 한편, 에볼라바이러스의 변종으로 HTLV 바이러스가 있다.

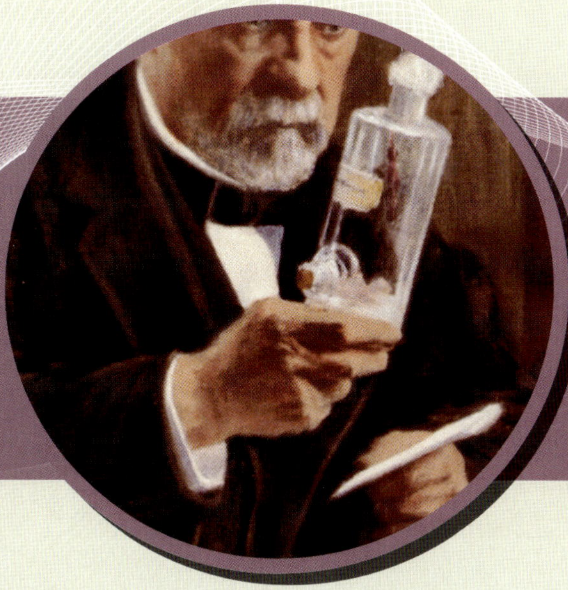

제 16 장

진균성 피부질환

진균에 의해 피부질환이 발생하는 것을 **진균증**(mycosis)이라고 한다. 인간의 피부에 상재하는 진균 중 효모와 비슷한 *Malassezia furfur* 는 전풍(Tinea versicolor)의 원인균이며, 피부색깔이 회백색 또는 갈색반점이 생기는 피부질환이다.

피부에 상재하는 *Candida* 균종이 캔디다증(candidiassis)을 유발하는데, *Candida* 균종이 병원성과 숙주의 방어기전에 좌우되며, 병의 유발인자로서 외상, 화상, 철 결핍성 빈혈, 영양실조 및 부신기능 저하를 수반한 세포면역기전 이상이 있는 환자, 항생제를 오랫동안 사용할 경우 장관에 *Candida albicans* 가 증가하며, 암치료, 부신피질 호르몬 장기사용, 림프종, 후천성 면역 결핍증(AIDS), 전신당뇨 등의 질병이 있을 때 감염의 위험이 높아진다.

피부에 감염되는 표재성진균증은 피부의 가장 외부 표면에 있는 각질 조직(keratinized tisseu)의 손톱, 발톱, 모발 및 피부의 각질층에 소포자균속(*Microsporum*), 백선균속(*Trichophyton*), 표피균속(*Epidermophyton*) 등의 대부분의 피부사상균이 침범하여 두부백선(tinea capitis), 안면백선(tinea faciale), 체부백선(tinea corporis), 서혜부 백선(tinea cruris), 족부백선(tinea pedis), 조갑(손톱, 발톱)백선(tinea unguium), 턱수염 백선(tinea barbae), 겨드랑이 백선(tinea axillaris) 등의 질병을 일으키는데 백선(tinea)을 윤선(ring worm)이라고도 하며 인체의 조갑, 모발 및 피부 각질 조직에 침범하여 질병을 일으킨다.

1) 칸디다증(Candidiasis)

칸디다증(Candidiasis)을 일으키는 원인균군은 *Candida* 속의 *Candida albicans* 균종으로 환경에 따라 효모형(yeast form), 균사형(hypha form), 후막포자형(chlamydospore form)으로 존재한다.

칸디다증(Candidiasis)의 발병은 *Candida* 속 균의 병원성과 숙주의 방어기전에 좌우되며 유발인자로서 외상, 화상, AIDS, 전신당뇨, 암치료, 항생제를 오랫동안 사용할 경우 *Candida albicans* 가 감염되면 phospholipase 나 균주 특이성으로 인해서 피부 및 각질 점막에 침범하여 질병을 일으킨다(그림 16-1).

칸디다 조갑주위염은 주로 손톱으로 침범되며 조갑주위 피부가 붉게 종창되고 이를 압박하면 소량의 고름이 배출되며 동통은 경미하다. 손톱, 발톱의 표면이 굴곡이 있고 광택이 없지만 조갑백선과는 달리 부스러

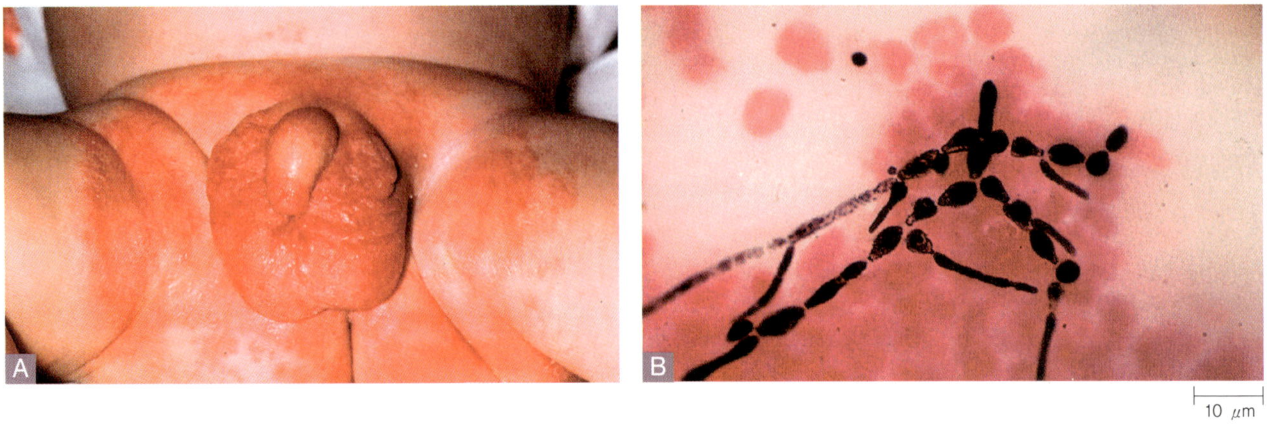

그림 16-1. Candida albicans 서혜부 칸디다증. A. 서혜부 발진, 칸디다증(Candidiasis), B. Gram 염색하여 관찰한 *C. albicans* 효모, 균사, 균사체

지는 경우는 드물다. 물을 많이 사용하는 주부, 요리사, 취사부, 간호사, 세탁부 등이 감염된다.

2) 표재성 피부 진균증(Superficial Cutaneous Mycoses)

(1) 두부백선(tinea capitis)

두부백선은 주로 15세 미만의 소아에서 많이 발생하며 성인에서는 드물게 발생한다. 두부백선은 피부사상균의 종류와 관계없이 모발은 윤택이 없고 쉽게 빠지거나 부러지며 쉽게 뽑히는 것이 특징이며 원형 또는 타원형의 병변을 나타내며 인설이 나타나는 것이 특징이다(그림 16-2).

두부백선의 원인균은 개포자균(*Microsporum canis*), 모창균(*Trichophyton mentagrophytes*)이 대표적으로 감염되는 피부사상진균이다.

(2) 안면백선(tinea faciale)

얼굴에 발생하는 피부사상진균증으로 *Trichophyton rubrum*, *Trichophyton mentagrophytes* 등의 진균이 얼굴에 감염되어 안면백선을 일으키는데 구진과 인설

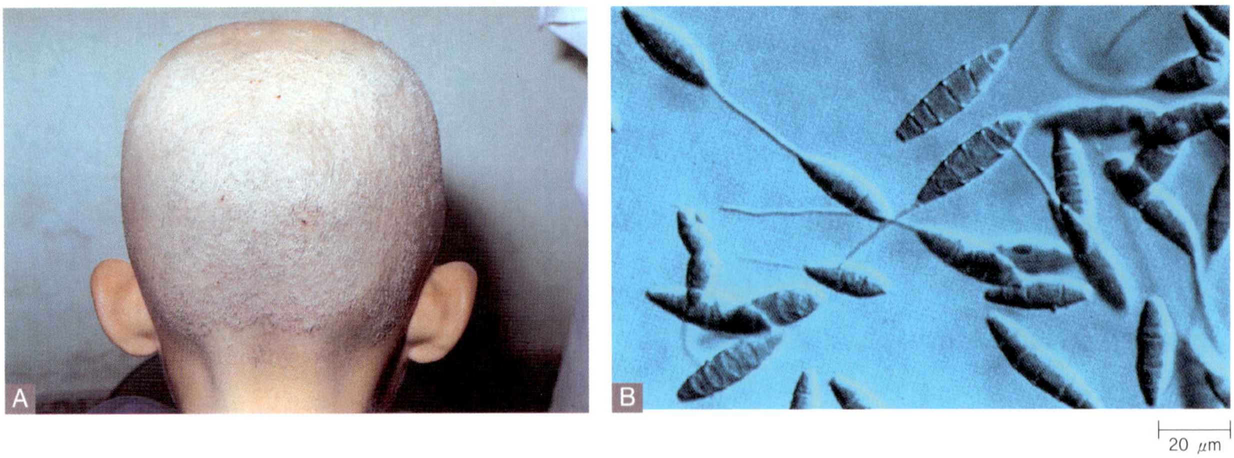

그림 16-2. 두부백선. A. 임상사진, B. 두부백선균 Microsporum gypseum 대분생자병

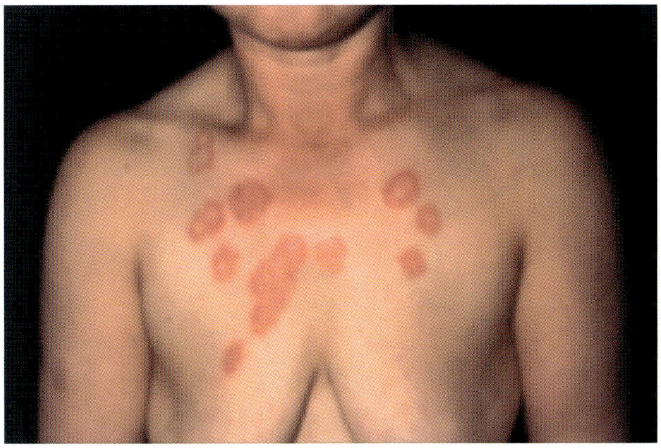

그림 16-3. 체부백선 임상사진

을 형성하는 피부병이다(그림 16-4).

(3) 체부백선(tinea corporis)

체부백선은 머리, 손, 발, 얼굴, 서혜부를 제외한 부위에 발생한 백선을 말하며 특징적인 병변은 환상의 둥그런 병소를 나타내며 균종에 따라서 붉은 구진, 소수포성, 건조하고 각질이 있는 병변을 나타낸다. 원인균으로 *Trichophyton mentagrophytes*, *Microsporum canis* 등이 대표적으로 체부백선을 일으킨다(그림 16-3).

(4) 서혜부백선(tinea cruris)

남자의 서혜부에 붉은 구진 발생하는 백선으로 항문주위까지 퍼지는 경우도 있다. 발생원인은 고온, 다습, 비만, 밀착된 내의에 마찰이 중요한 요인이 되지만 면역결핍환자 및 부신피질 호르몬제의 남용으로 발생하는 경우도 있다.

원인균은 *Trichophyton rubrum* 감염이 가장 많고, *Trichophyton mentagrophytes*, 서혜표피균(*Epidero-mphyton floccosum*)이 감염되어 일으키는 경우도 있다(그림 16-5).

소아에 서혜부 감염증은 Candida성 서혜부 감염증이 많다. 여성은 발생되는 예는 드물다.

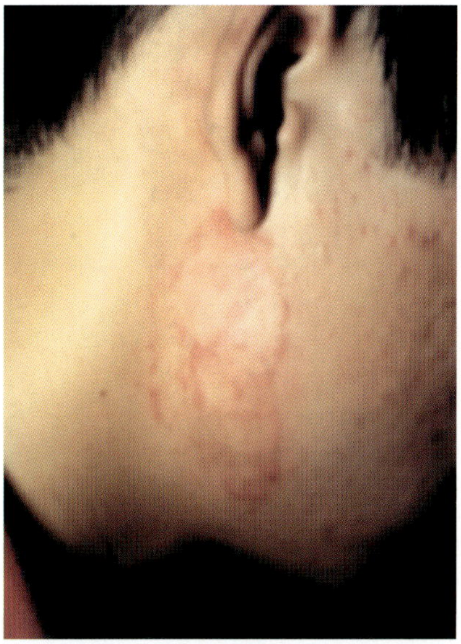

그림 16-4. 안면백선 임상사진

(5) 족부백선(tinea pedis)

족부백선은 지간형(발가락사이) 소수포형(발바닥), 각화형(발꿈치)으로 구분되어 병변을 일으킨다.

① 지간형

발가락 3, 4지간에 많이 발생하며 족부백선에 가장 많은 병형이다. 발가락사이가 짓무르고 미란이 발생하며 여름에 많이 생기며 심한 소양감을 나타낸다(그림 16-6).

② 소수포형

발바닥과 발바닥 옆에 소수포가 퍼져서 나타나며 소수포가 형성될 때 소양이 심하며 여름에 많이 발생한다(그림 16-7).

③ 각화형

발바닥과 발 뒷꿈치에 인설이 일어나고 건조되며 균열이 일어난다. 소양감은 없으나 만성이라 치료가 어렵다. 발병 원인은 감염 환자로부터 떨어져 나온 인설

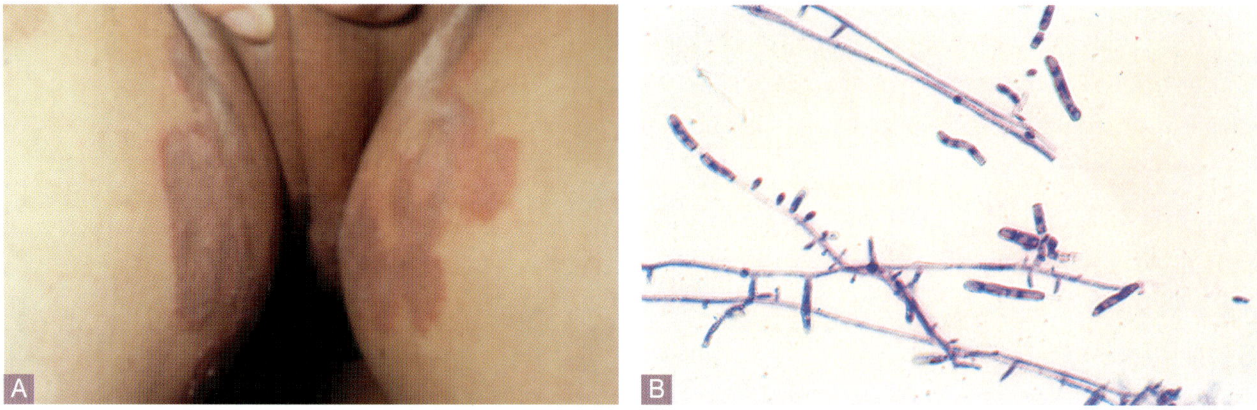

그림 16-5. 서혜부백선. A. 임상사진, B. 서혜부백선 원인균 *Trichophyton rubrum* 대분생자병 현미경사진

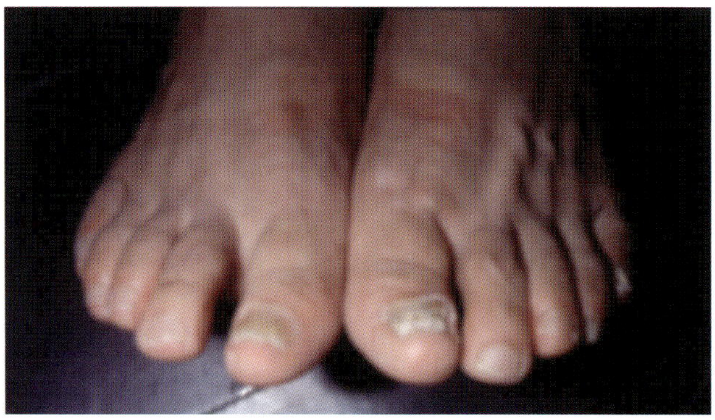

그림 16-6. 족부백선 지간형 *Trichophyton rubrum* 원인균

에 의하여 전파된다. 주 원인균은 *Trichophyton rubrum* 감염이 가장 많고, 소수포형도 동시에 나타나는데 원인균은 *Trichophyton mentagrophytes* 가 많이 나타난다.

⑥ 조갑백선(손톱, 발톱 백선 : tinea unguium)

손 부위에 발생하는 백선을 말하며 주로 족부백선에서 감염되어 발병하는 경우가 많다. 조갑백선은 손톱, 발톱에 감염된 백선을 말하며 손, 발톱에 각질 증식이 일어나고, 손톱, 발톱은 광택을 잃고 두꺼우며 황색 또는 백색의 병변이 나타나며 표면은 울퉁불퉁하며 손톱, 발톱의 말단이 잘 부서진다. 대부분 발톱에 많이 발생하며 난치성이다(그림16-8).

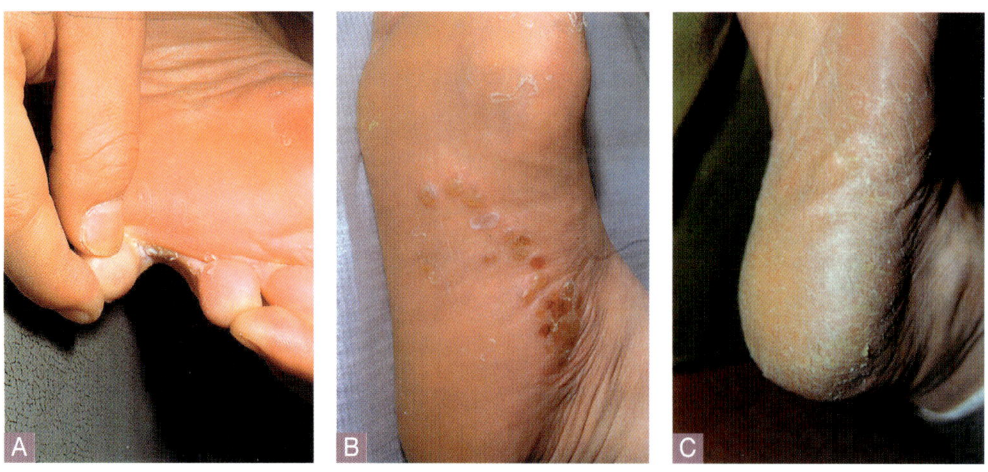

그림 16-7. 족부백선 임상사진. A. 지간형, B. 소수포형, C. 각화형

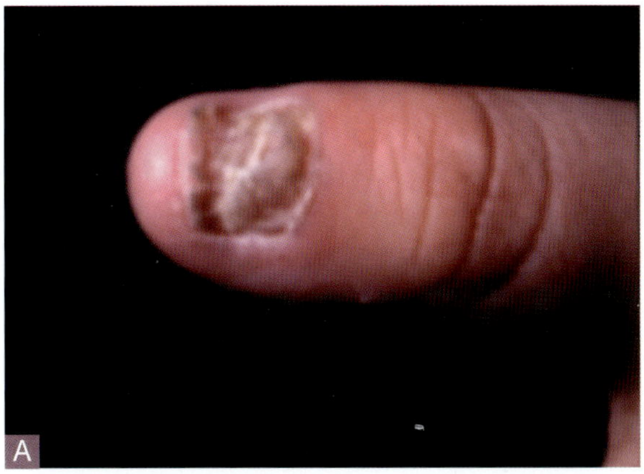
A

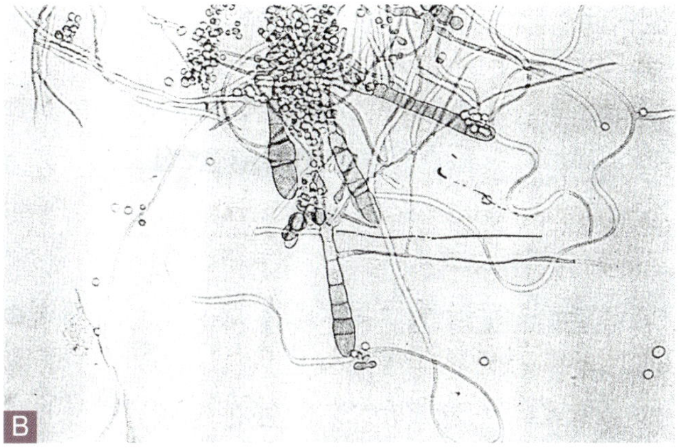
B

그림 16-8. 조갑백선 임상사진. A. 백선균에 감염된 족부백선, B. *Trichophyton mentagrophyte* 대분생자병

원인균은 *Trichophyton rubrum*, *Trichophyton mentagrophytes* 가 가장 많다.

제4부

세균학 각론

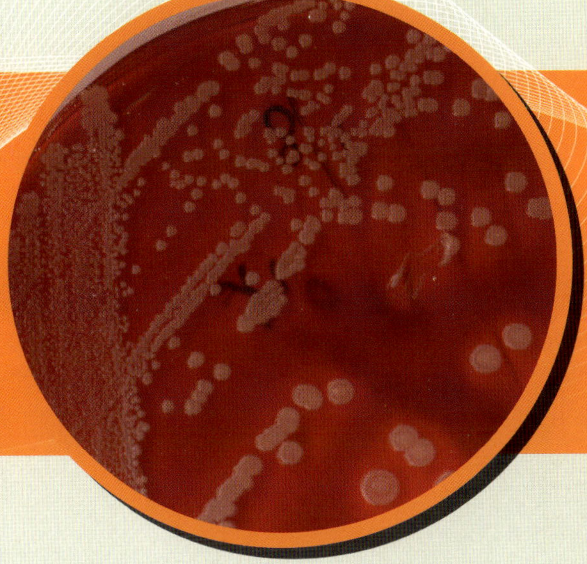

제 17 장

Gram 양성구균 (Gram Positive Cocci)

Gram양성 구균에는 *Micrococcus, Staphylococcus, Streptococcus, Enterococcus, Peptostreptococcus* 등이 있다. 이들 균 속의 일부 균종들은 인간에 감염되어 화농성 염증과 각종 질병을 일으키는 병원균이 있다.

1. Micrococcus속

쌍구균 사련구균 등의 배열을 나타내는데 Gram염색을 했을 때의 상태에서는 *Staphylococcus* 와 구별이 쉽지 않다. 당을 호기적으로 분해하며 lysosataphin이라는 효소로 용균되지 않는다는 점에서 *Staphylococcus* 와 구별된다. 잡균이라 해서 여러 가지 장소에서 분리되고 있으나 병원성은 문제가 되지 않는다.

2. 포도상구균속 (Genus Staphylococcus)

포도구균 속에는 27개 균종이 있다. 그중에서 사람에게 흔히 감염되어 검출되는 균종은 **황색포도상구균**(*Staphylococcus aureus*), **표피포도상구균**(*Staphylococcus epidermidis*), **부생포도상구균**(*Staphylococcus saprophyticus*) 외 25종이 있다.

포도구균은 포도송이 모양의 불규칙한 배열을 형성한 Gram양성 구균이며 인간에게 화농성 염증, 농양, 패혈증, 식중독을 일으키는데 특히 황색포도구균이 병원성이 강하며, 메치실린 내성 황색포도구균이 출현하여 치료에 어려움과 더불어 원내감염의 주요한 원인균이다.

1) 황색포도상구균(Staphylococcus aureus)

(1) 형태 및 배양

Gram양성 구균이며 0.6~1.0㎛ 정도의 크기의 구형이고 포도송이 모양의 불규칙한 배열을 하고 있다(그림 17-1).

면양혈액한천배지(sheep blood agar)에 24~48시간 동안 배양하면 발육된 집락의 크기는 2~3 mm 정도이며, 집락의 모양은 융기형이고, 집락 주위에 β-용혈(완전용혈)을 일으키는 것과, β-용혈을 일으키지 않는 균도 있다(그림 17-2).

황색포도구균은 황색색소를 생성하여 연한 황색집락으로 자란다. 혈장응고효소시험 양성, DNase 시험

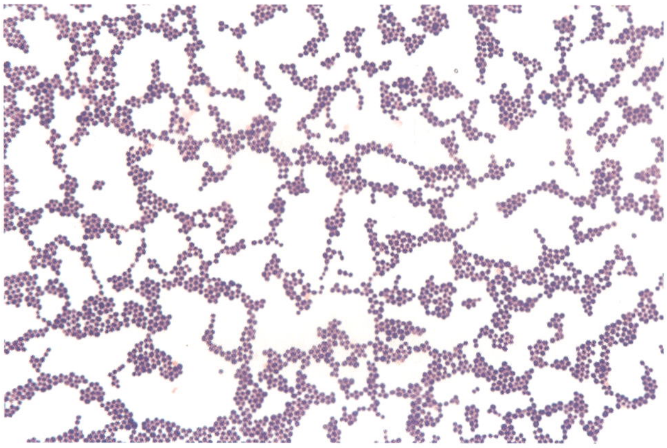

그림 17-1. Gram 염색하여 관찰한 황색포도구균의 형태. Gram 양성 포도송이구균

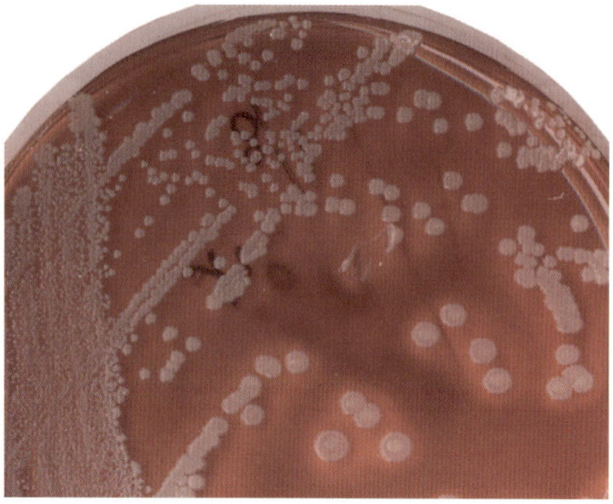

그림 17-2. BAP 배지에서 발육된 *S. aures* 균 집락회백색 집락주위에 β-용혈이 있다.

양성이다.

(2) 병원성(pathogenicity)

혈장응고효소시험 양성 포도구균(Coagulase positive Staphylococcus)인 황색포도구균이 병원성이 강하여 다음과 같은 질병을 일으킨다.

① 혈장응고효소(coagulase) 생성

황색포도구균은 혈장응고효소를 분비하여 백혈구의 공격을 피하려고 혈관내에 혈장을 응고시켜 혈전을 만들어 혈관 주위를 응고시킨다.

② 하이알우로니다제(hyaluronidase) 생성

하이알우로니다제를 분비하여 조직 깊이 파고들어 결체조직을 형성하여 상처를 확산(spreading)시킨다.

③ 백혈구사멸독소(leukocidin) 생성

백혈구를 파괴하는 독소를 생성한다.

④ 표피박탈독소(exfoliative toxin) 생성

표피박탈독소를 분비하여 심한 피부박탈을 일으켜, 피부박탈증후군을 일으키는 독소로 이것을 엑스플리아틴(exfoliatin)이라 불린다.

⑤ 독소성 쇼크 증후군 독소(toxic shock syndrome toxin-1, TSST-1) 생성

1978년 미국인 Todd가 발견하였다. 황색포도구균이 감염되어 발열, 발진, 혈압하강, 각종 장기에 장애를 일으키는 것을 포도구균성 쇼크 증상이라고 보고했다.1980년경 여성의 생리기간 중 월경처리용 탐폰(tampon)을 착용 시 질(vaginal)내의 상재해 있는 황색포도구균(*S. aureus*)이 증식되면서 생성한 독소가 혈액으로 전파되어 고열, 구토, 설사 및 저혈압을 동반한 증상이 주로 젊은 여성에서 나타났다. 이 증후군의 원인 독소는 황색포도구균(*S. aureus*)의 enterotoxin F와 pyogenic exotoxin C에 의한 것으로 밝혀졌다.

⑥ 장독소(enterotoxin)에 의한 식중독(food poisoning) 발생

황색포도구균이 식중독의 원인이 된다. 황색포도구균이 식품에 증식하면서 장독소를 생성하며 이 식품을 섭취 시 발생된다. 불량식품, 재고 유통 불량식품, 실

온이나 그 이상의 부적절한 온도에 방치하거나 보관된 식품. 음식을 요리하는 사람의 손에 상처를 통해 눈, 종기, 얼굴 여드름, 피부에 감염된 포도구균이 손에 묻어 음식을 조리할 때 음식에 들어가 실온에 음식을 방치하면 균이 증식하면서 생성하는 장독소는 열에 파괴가 안 되며, 소화 효소에도 내성을 가지며, 장독소가 생성된 음식을 섭취한 지 2~4시간 내에 장독소로 인하여 열은 없으면서, 오심, 심한 구토, 설사, 심한 복통 등의 증세를 나타내지만 8시간 후면 자연 치유된다.

(3) 질병(Disease)

① 피부질환

모낭염, 부스럼, 종창, 농가진, 상처에 화농성 염증을 형성하며, 섬유소 용해

② 혈액질환

혈액 내에 침투하여 악성종양, 간, 담도 질환, 신장질환 등의 기초 질환에 속발하여 패혈증, 균혈증을 일으키면서 고열이 발생된다. 골수염, 화농성 관절염, 뇌막염, 수막염, 폐렴, 혈관 내 혈장을 응고시켜 혈전증을 일으킨다.

③ 요도감염

요도에 감염 시 요도염, 방광에 감염 시 방광염을 일으킨다.

④ 식중독

식품에 황색포도구균이 오염되어 증식 시 장독소(entertoxin)를 생성하며 이 독소를 생성한 음식을 섭취 시 식중독을 일으킨다.

⑤ 원내감염

병원입원환자에 감염의 주요 원인이 되며 메치실린(methicillin) 내성 황색포도구균 감염 시 치료에 문제가 되고 있다.

(4) 항균제 감수성

Penicillin 발견 이후 치료에 효과적으로 이용되었다. 차츰 penicillin계 항균제에 내성이 생기면서 β–lactamase를 생성하여 penicillin계 항균제에 내성을 갖는 균이 있으며, 최근에는 메치실린 내성 황색포도구균(methicillin resistant Staphylococcus aureus, MRSA)이 나타나 치료에 어려움이 있다(그림 17–3. A, B).

2) 표피포도상구균 (*Staphylococcus epidermidis*)

균의 형태는 황색포도구균과 비슷하다. 혈액한천배지에서 발육 시 백색집락이고 β–용혈이 없다. 표피상재균이며 병원성은 미약이나 허약자, 노인 등의 기회감염을 일으킨다. 혈장응고효소시험 음성, DNase 시험 음성, mannitol을 비분해한다. 항균제에 감수성이 있다.

3) 부생성포도구균 (*Staphylococcus saprophyticus*)

균의 형태는 표피포도구균과 비슷하다. 혈액한천배지에서 발육시 백색집락이고 β–용혈이 없다. 병원성은 미약하나 가끔 부인의 요도에 감염 시 요도염, 방광염의 원인이 된다. 혈장응고효소시험 음성, DNase 시험 음성, 만니톨 비분해, novobiocin 항생제에 내성이다.

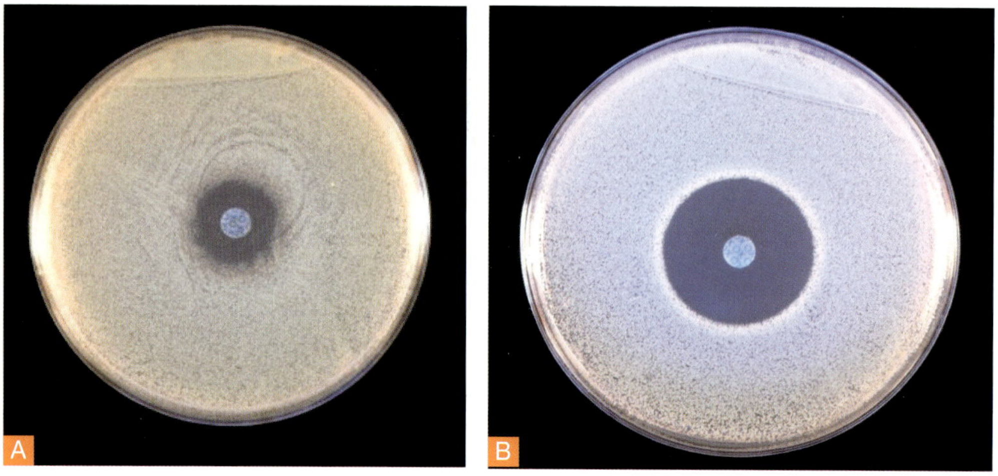

그림 17-3. A. MRSA. Methicilline Resistant Staphylococcus aureus = Oxacillin resistant Staphylococcus aureus, B. MSSA. Methicilline Sensible Staphylococcus aureus = Oxacillin Sensible Staphylococcus aureus

3. 연쇄상구균 속 (Genus Streptococcus)

연쇄상구균 속에는 혈액한천배지에서의 용혈성에 따라 α, β, γ의 3종류로 구별하고 1933년 lancefield는 세포벽의 carbohydrate 항원성에 따라 A~H 그리고 K~V까지 20개 군(group)으로 분류하였다. 최근 분류에 의하면 Streptococcus는 27균종을 포함하는 것으로 알려져 있다.

1) A군 용혈성연쇄구균 (*Streptococcus pyogenes*)

(1) 형태 및 배양

Gram양성 구균이며 0.5~1.0㎛ 크기의 세균이 염주처럼 연쇄 배열을 하고 있어 연쇄구균이라 한다(그림 17-4).

면양혈액한천배지에서 β-용혈을 일으키면서 발육을 하며 집락의 크기는 1~2 mm 정도의 원형의 융기형의 집락이며, 집락주위의 용혈대가 넓다(그림 17-5).

Bacitracin A disc에 감수성이다.

(2) 병원성

Bacitracin A disc에 감수성(억제대가 형성되면)인 A군 용혈성연쇄구균(*Streptococcus pyogenes*)이 병원성이 강하여 다음과 같은 질병을 일으킨다.

① 피부질환 : 발적독, 단독, 농가진, 성홍열을 일으킨다.

② 호흡기질환 : 인두염, 후두염, 편도선염을 일으킨다.

③ 혈액질환 : 혈액 침입 후 산욕열, 아급성세균성 심내막염, 급성 사구체 신염 또는 신장염, 류마티스열 등의 질병을 일으킨다.

④ 용혈독(streptolysin O) ASO 생성 : A군 용혈성연쇄구균이 혈액 내에 증식하면서 Streptolysin "O" **용혈독**을 생성하여 혈액내에 A군균에 대한 항체가 생성되어 ASO 검사(Antistreptolysin O)로 연쇄구균 감염을 진단한다.

⑤ 합병증 : 용혈성 연쇄상구균 감염 후 합병증은 다음과 같다

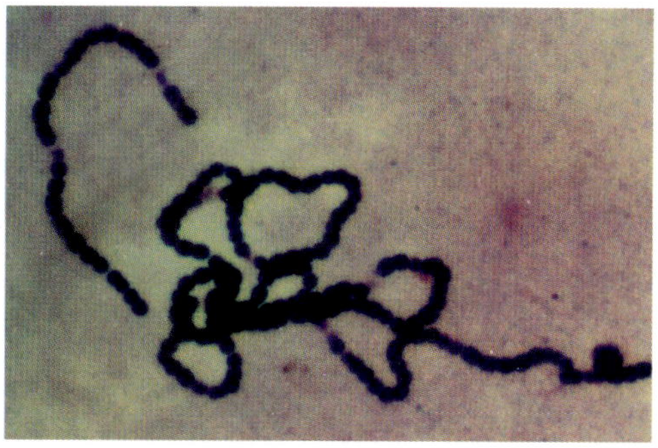

그림 17-4. Gram 염색하여 관찰한 A군 용혈성연쇄구균의 형태, Gram 양성 연쇄배열구균

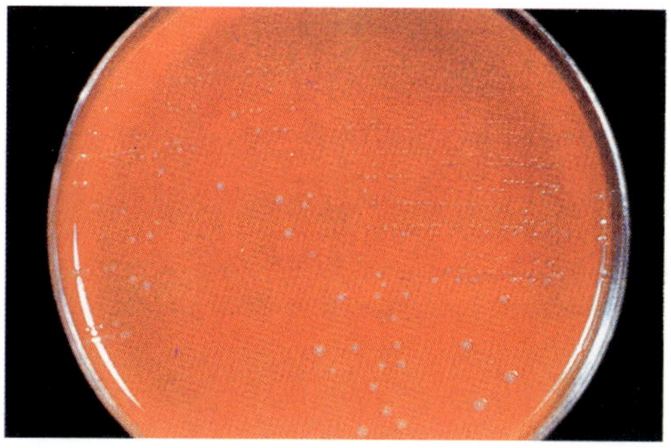

그림 17-5. BAP 배지에서 발육된 A군 β-용혈성연쇄상구균. (*S. pyogenes*) 회백색 집락주위에 β-용혈이 있다.

■ 급성사구체신염, 또는 신장염 (acute glomerulonephritis, AGN)

주로 피부감염 후에 생기며, 급성으로 부종(edema)이 생기며, 핍뇨로 소변이 잘 안 나오며, 단백뇨가 나오고, 혈뇨가 나온다.

고혈압 증세가 보이고, 심부전증을 일으키고, 유아나 아동에 경기를 유발한다. 원인 기전은 면역복합형 때문에 나타난다.

■ 류마티스성열(rheumatic fever, 주로 rheumatic carditis)

A군 용혈성연쇄구균(*Streptococcus pyogenes*)이 호흡기감염(sore throat) 후에 다음과 같은 증상이 나타난다.

A. 주 증상은 다음과 같다.

① 심장병 : 주로 심내막염, 심근염을 일으킨다.
② 다발성관절염 : 이동성이며 여러 곳에 생김
③ 무도병 : 비율동성, 불규칙성, 비예측성 증상
④ 주변부 발적 : 임시적이며 이동성임, 몸통에 생김
⑤ 피하결절 : 급성기에만 나타남

B. 부 증상(minor manifestations)은 다음과 같다.

① 열 : 고열이 난다.
② 관절통: 관절에 통증을 일으킨다.
③ 과거에 류마티스성열나 류마티스성 심장병을 앓은 병력이 있을 때

(3) 항균제 감수성

연쇄상구균은 대체로 항생제에 잘 듣는다. Penicillin G, amoxicillin, erythromycin, lincomycin 등에 감수성이 있다.

2) B군 용혈성연쇄구균 (*Streptococcus agalactiae*)

Gram양성 연쇄상구균으로 0.5~1.0㎛ 크기이고 균의 형태와 집락의 모양, β-용혈성 등은 A군 용혈성연쇄구균(*Streptococcus pyogenes*)과 비슷하다.

여성의 질 내에 상재하고 있으면서 출산 시 신생아에 감염되어 균혈증, 수막염, 폐렴 등을 일으키고 급속히 진행되면 예후가 나쁘고 성인에게는 심내막염, 폐렴, 요로 감염을 일으킨다. 젖소의 유방염의 원인균이 되기도 한다. 마뇨산을 가수분해하고 CAMP 시험 양성으로 균을 동정한다. API kit와 자동화 기기로 균을 동정한다. Penicillin, cephem제에 감수성이다.

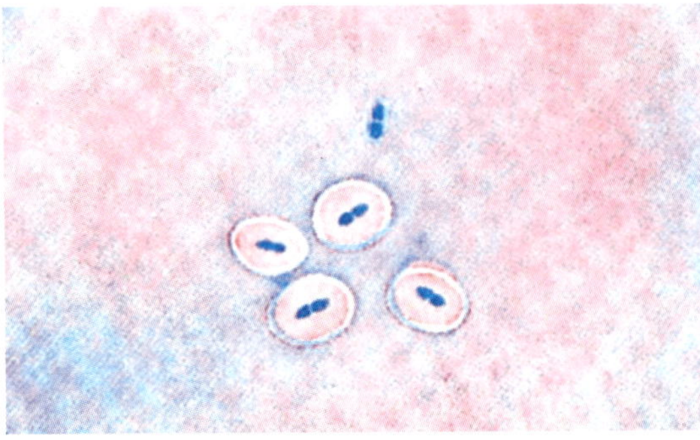

그림 17-6. Gram 염색하여 관찰한 폐렴쌍구균의 형태(균체 주위협막) Gram 양성 란셋형쌍구균

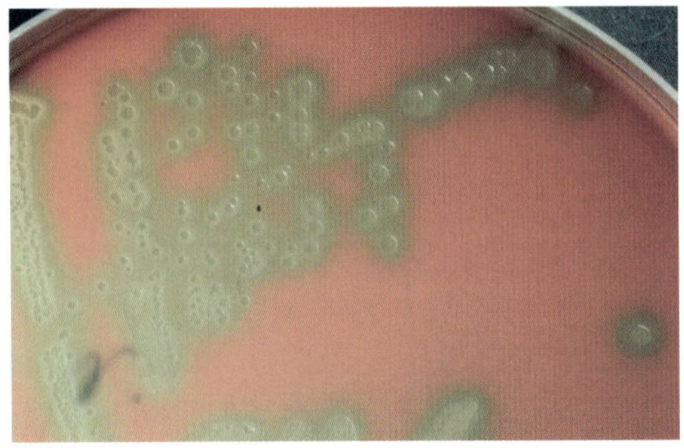

그림 17-7. BAP 배지에서 발육된 *S. pneumoniae* 균 집락

3) 폐렴쌍구균(*Streptococcus pneumoniae*)

(1) 형태 및 배양

Gram양성 란셋형의 쌍구균이며 0.5~1.0㎛ 정도의 크기이다. 환자의 객담 속에 있는 균은 균체 주위에 협막을 형성하고 있어 병원성이 있다(그림 17-6).

면양혈액한천배지에서 발육 시 적혈구를 부분적으로 용혈하여 α-용혈(녹색)을 집락 주위에 형성한다. Optochin disc에 감수성이며, 담즙에 용해된다(그림 17-7).

(2) 병원성

Optochin disc에 감수성이고, 담즙(bile)에 용해되고, 협막을 가진균이 독력이 강하여 병원성이 있다. 폐렴구균이 호흡기계에 감염되면 폐렴, 중이염, 뇌막염 · 수막염, 복막염 등을 일으킨다.

(3) 항균제 감수성

Penicillin, cephalosporin 등에 감수성이 있다.

4) 충치 연쇄구균(*Streptococcus mutant*)

Gram 양성 구균이며 0.6~1.2㎛ 크기이며 원형의 세균이 염주처럼 연쇄를 이룬 배열을 하고 있어 연쇄구균이라 한다.

면양혈액한천배지에서 발육 시 적혈구를 부분적으로 용혈하여 α-용혈(녹색)을 집락 주위에 형성한다. 이 균은 충치의 원인균이다.

비교적 항균제에 감수성이며 Penicillin, cephalosporin 등에 감수성이 있다.

4. 장구균속(Genus Enteroccoccus)

1986년 *Streptococcus* 속에서 분리되어 새로운 속명이 붙게 되었다. 여기에는 12균종이 포함된다. 이 중 사람 장간 내에 기생하고 변에서 분리된 균종은 *Enterococcus faecalis*, *Enterococcus faecium*, *Enterococcus avium* 등 외 9종이 있다.

1) 훼카리스장구균(*Enterococcus faecalis*)

(1) 형태 및 배양

Gram양성 구균이고 0.6~1.2㎛ 크기의 원형의 세균이 짧은 연쇄를 이룬 배열을 하고 있다(그림 17-8).

혈액한천배지에 발육시 집락은 α-용혈, β-용혈, γ-용혈을 나타내는 균종도 있는데 용혈이 없는 회백색의 집락의 균종이 대부분 검출이 된다(그림 17-9).

6.5% NaCl 육즙배지에서 발육되며, 60℃에 30분간

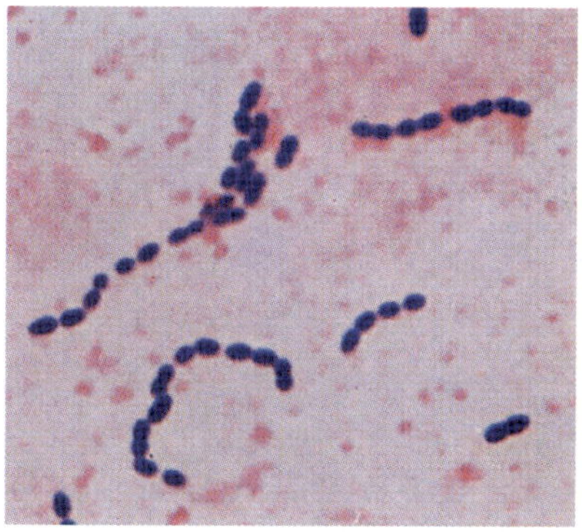

그림 17-8. Gram 염색하여 관찰한 장구균의 형태. Gram 양성 짧은 연쇄모양구균

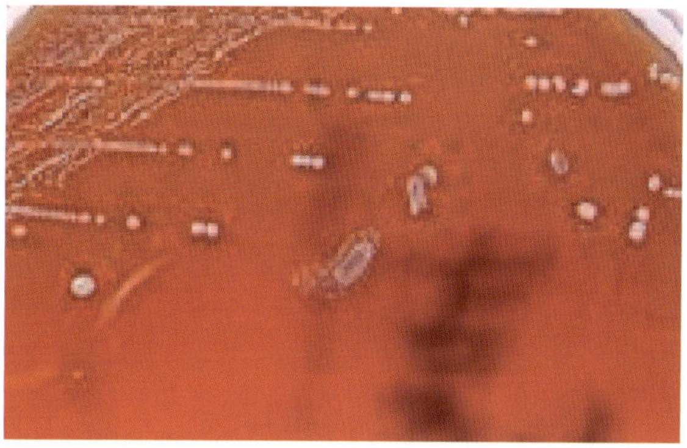

그림 17-9. BAP 배지에서 발육된 *E. feacalis* 균 집락 회백색 집락이며 용혈이 집락 주위에 없다.

가온한 후 배양하면 발육이 되고, Bile esculin을 가수분해한다.

(2) 병원성

장관에 흔히 분포되어 있으나 장내에서는 비병원성이며 장관 이외의 다른 기관에 침입시 여러 질병을 일으킨다. *Enterococcus faecalis* 는 요도계통 감염증, 심내막염증을 일으킨다.

(3) 항균제 감수성

Penicillin, cephalosporin 등에 내성이다. 1980년부터 vancomycin 항균제에 내성을 갖는 균이 나타나 원내감염에 주목을 받고 있어 반코마이신내성장구균(Vancomycin Resistant Enteroccocci, VRE) 감염시 치료에 어려운 문제가 되고 있다.

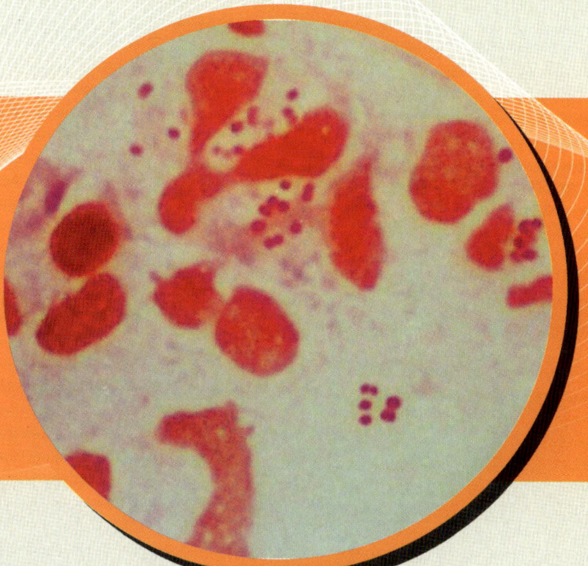

제 18 장

Gram 음성구균 (Gram Negative Cocci)

Gram 음성 구균에는 *Neisseria, Moraxella, Veillonella, Acidaminococcus, Megasphaera* 속 등의 5균 속이 있으며 *Neisseria* 속이 병원성이다.

1. 나이세리아 속(Genus Neisseria)

Neisseria속은 호기성 무아포 Gram음성구균으로 사람과 동물의 점막에 서식한다. 이들은 운동성이 없으며 증식하는데는 습기가 있는 환경이 요구된다. *Neisseria*속의 모든 종은 oxidase test에서 양성을 나타내며 Gram양성세균, Gram음성세균, Mold의 증식을 억제하는 항생제를 함유한 chocolate배지에서 잘 자란다. 임상적으로 가장 중요한 종(species)은 *Neisseria gonorrhoeae* 와 *Neisseria meningitidis* 가 있다.

1) 임균(*Neisseria gonorrhoeae*)

(1) 형태 및 배양

임균은 Gram 음성 쌍구균이고 0.6~10 μm 정도의 크기로 마주보고 있는 신장모양, 커피열매(coffee bean) 모양의 쌍구균의 배열을 하고 있다(그림 18-1).

특히 남성 요도의 화농과 여성의 질 내의 화농을 Gram 염색을 하여 현미경으로 관찰을 하면 수많은 다형핵백혈구 내 탐식된 쌍구균이 보이거나 다형핵백혈구 외 쌍구균이 관찰된다.

초콜릿한천배지와 Thayer Martin 한천배지에 배양시 이산화탄소(CO_2) 5~10% 조건으로 35~37℃의 온도에서 24~48시간 배양을 하면 회백색 1~2 mm 크기의 집락으로 발육된다(그림 18-2). 포도당을 넣은 CTA(cystine trypticase agar) 배지에서 포도당을 분해하는 특징이 있다.

(2) 병원성

임균은 균체 주위에 섬모(pili)를 가지고 있어 이 균을 보유하고 있는 남·여가 성교 시 요도, 질, 상피점막에 부착하여 요도협착, 요도염, 전립선염, 부고환염, 질염, 자궁내막염, 난관염, 골반염, 신생아 결막염 등의 화농성 질환을 일으킨다. 임균에 의해 요도나 질에서 화농이 배출되는 것을 임질(gonorrhoea)이라 하며 성병중의 하나로 취급되고 있다.

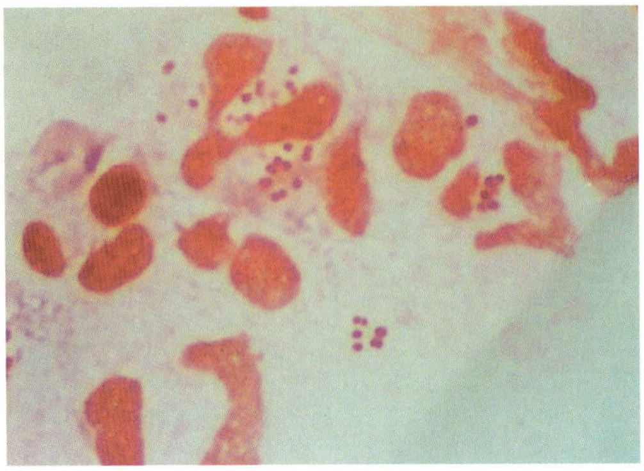

그림 18-1. 요도의 화농을 그람 염색하여 관찰한 임균의 형태, Gram 음성 쌍구균

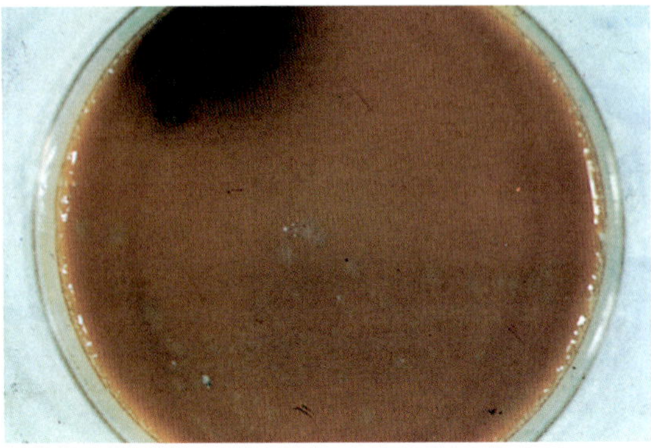

그림 18-2. T-M 배지에서 발육된 *Neisseria gonorrhoeae* 균 집락

(3) 항균제 감수성

경구로 amoxicillin, ampicillin을 투여하면 신장에서 배설을 억제한다. Procaine penicillin G 주사액을 근육 주사한다. Penicillin을 많이 사용하다 보니 penicillin 내성균(penicillinase 생성 : PPNG-penicillinase producing *Neisseria gonorrhoeae* 이 15% 정도 출현하여 치료의 문제가 되고 있다.

2) 수막염균

(Neisseria meningitidis = Meningococcus)

(1) 형태 및 배양

Gram음성 쌍구균으로 0.5~1.0㎛ 정도의 크기이며 척수액을 도말한 Gram 염색 표본에서 다형핵백혈구내 신장형 모양의 쌍구균을 탐식하고 탐식이 안 된 것은 다형핵백혈구 밖에 분포되어 있다. 호중구백혈구에 탐식된 쌍구균의 수는 임균보다 적게 나타난다(그림 18-3).

수막염 환자의 수액을 초콜릿한천배지와 Thayer Martin 한천배지에 배양 시 이산화탄소(CO_2) 5~ 10% 조건으로 35~37℃ 온도에서 24~48시간 배양을 하면 2~3 mm 크기의 집락으로 발육된다(그림 18-4).

CTA(cystine trypticase agar)에 포도당과 맥아당 배지에서 포도당, 맥아당을 분해하는 특징이 있다.

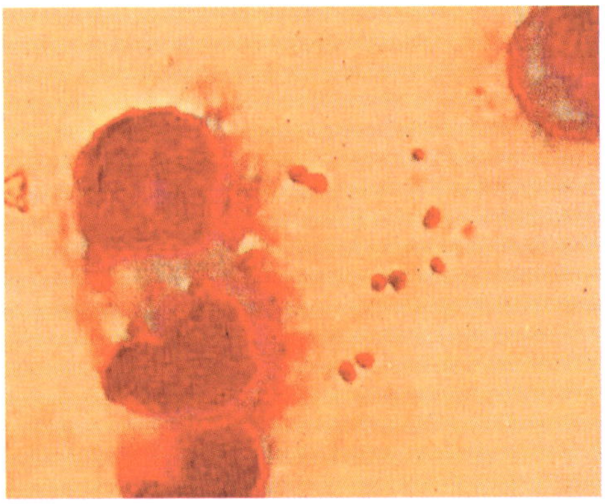

그림 18-3. 수막염 환자의 뇌척수액을 Gram 염색하여 관찰한 수막염균의 형태, Gram 음성쌍구균

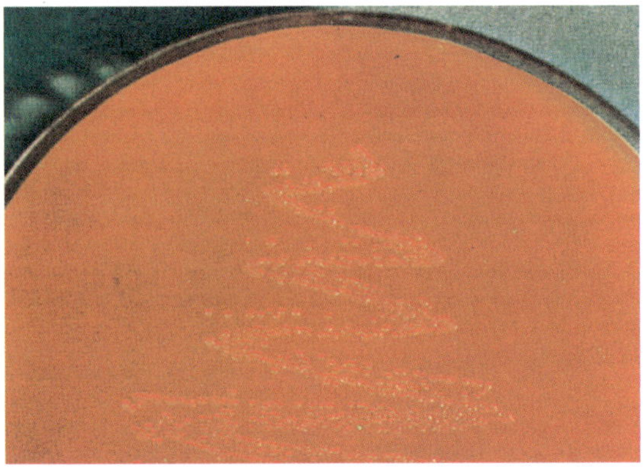

그림 18-4. Chocolate agar 배지에서 발육된 *Neisseria meningitidis* 균 집락

(2) 병원성

10세 이하의 소아 호흡기 상기도에 감염 후 인두염과 함께 갑자기 열이 나면서 심한 두통, 구역질, 구토, 허탈상태, 전신쇠약, 신경쇠약, 저혈압, 수막염 균혈증으로 순환부전으로 전신성 혈관내 응고증과 피부 점상출혈, 반상출혈, 중추신경손상으로 난청이 나타나는 법정 2군에 속하는 질병이다.

수막염 균혈증일 경우 혈액 내에 균이 증식하면서 균혈증, 패혈증을 일으켜 중추신경 가까운 곳인 뇌막의 척수액에서 잘 자란다.

수막염균이 부신피질 혈관을 파괴시켜 출혈이 되면서 호르몬 분비가 안 되어서 열이 나면서 저혈압 순환 허탈상태와 혼수상태로 사망하게 된다.

(3) 항균제 감수성 및 치료

Penicillin제가 선택적으로 쓰이며 가장 효과가 있다. Penicillin에 부작용이 있는 경우에는 chloramphenicol을 사용하며 tetracycline, erythromycin도 치료제로 이용된다. Sulfa제에도 감수성이지만 내성률이 높다.

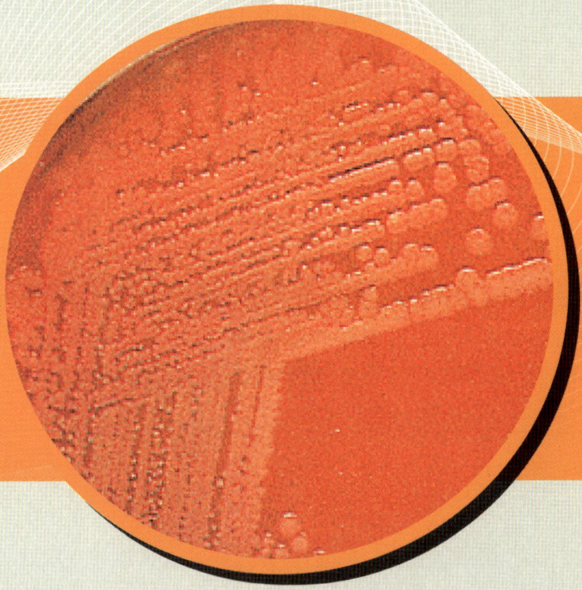

제 19 장

Gram양성간균(호기성)
(Gram Positive Bacilli (Aerobic))

I. Gram양성호기성 유아포 간균

아포를 형성하는 균에는 간균으로 *Bacillus, Clostridium, Sporolacto-bacillus, Pseulfotomaculum, Oscillospira* 속 등이 있고 구균으로 *Sporosarcina* 속이 있다. 이 중 중요한 것은 ***Bacillus* 속**이며 ***Clostridium* 속**은 혐기성균이다.

1) *Bacillus* 속

호기성 또는 통성혐기성인 Gram양성 간균으로 생활환으로 아포를 형성하는 균이다. 연쇄모양을 이루는 경향이 있으며 협막, 편모의 유무는 균종에 따라 다르다. Bergey's manual(1986, 제2권)에는 확인된 것 34종, 분류가 미확정된 것과 추가된 것 32종이 기재되어 있다. 그러나 최근 DNA hybridization이나 16s rRNA sequencing기법으로 분석한 결과 많은 균주들이 새로운 속(Genus)으로 분류되고 있다. 대부분은 비병원성으로서 토양, 물 등 자연계에 널리 분포되어 있는데 의학적으로 중요한 것은 **탄저균**(*Bacillus anthracis*)과 **세레우스**(*Bacillus cereus*)이 있다.

(1) 탄저균(*Bacillus anthracis*)

① 형태 및 배양

탄저균은 Gram양성 간균으로 1.0~1.5×3.0~5.0㎛의 비교적 큰 간균이다. 조기 배양된 균은 연쇄를 이루어 대나무 마디 모양 간균(bamboo-like bacilli)처럼 보이지만 생체 내에서는 연쇄를 이루는 일이 드물다(그림 19-1).

균체가 공기 중에 노출되어 환경조건이 나빠질 때 균체 중앙에 아포(central spore)를 형성한다. 면양혈액한천배지에 호기성 배양 시 집락은 3~5 mm 크기이며 용혈성이 없으며 회백색의 불투명하고 건조하고 편평하고 거칠다(그림 19-2).

② 병원성

원래 소, 말, 염소 등 가축의 탄저병의 질환이다. 면양과 소가 잘 걸리는데 감염은 오염된 사료를 먹은 가축의 장내에서 아포가 영양형으로 되어 혈액중에 들어가 급속히 균이 증식되어 **패혈증**을 일으켜 가축이 사망하게 된다.

사람은 탄저병으로 죽은 가축을 생식하거나 창상부위에서 경피적으로 감염되어 국소에 악성 농포가 생기

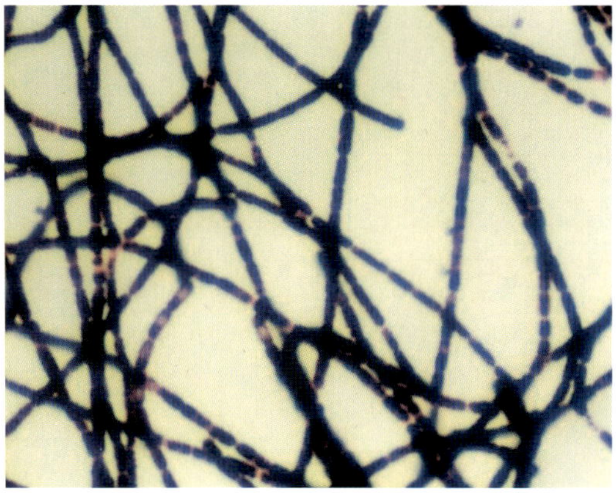

그림 19-1. Gram 염색하여 관찰한 탄저균의 형태. 대나무마디 모양 Gram 양성 간균

고 다시 혈중으로 들어가 패혈증을 일으킨다. 혈액은 암흑색이 되고 비장이 증대된다.

공기 중의 아포가 호흡에 의해 흡입되어 폐탄저가 되거나 음식물과 함께 다량의 아포가 소장으로 들어가서 장탄저가 되거나 피부상처에 감염되어 피부탄저를 일으키는 것을 악성 농포라고 한다.

③ 항균제 감수성 및 치료

Penicillin, tetracyclin, erthromycin, clindamycin, ciproflaxin 등의 항생물질에 감수성이다. 동물 감염 예방에 생균 백신이 이용되나 사람에게는 이용되지 않는다.

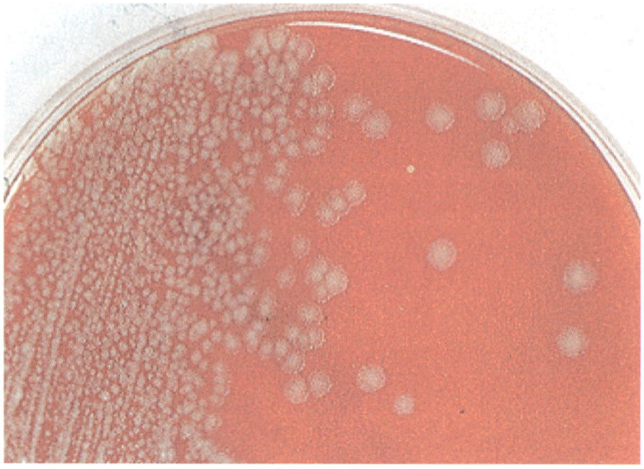

그림 19-2. BAP 배지에서 발육된 *Bacillus anthracis* 균 집락 회백색의 건조한 집락

(2) 세레우스균(*Bacillus cereus*)

① 형태 및 배양

Gram 양성의 대간균이다. 양단은 직각이며 중앙성의 아포를 만든다. 주모성 편모를 가지며 운동성이다(그림 19-3).

면양혈액한천배지에 발육된 집락은 β-용혈성을 나타내며 Phenol red yolk polymixin agar에서 30℃, 4시간 배양하면 lecithinase가 양성이면 집락 주변에 유백색의 띠가 나타난다(그림 19-4).

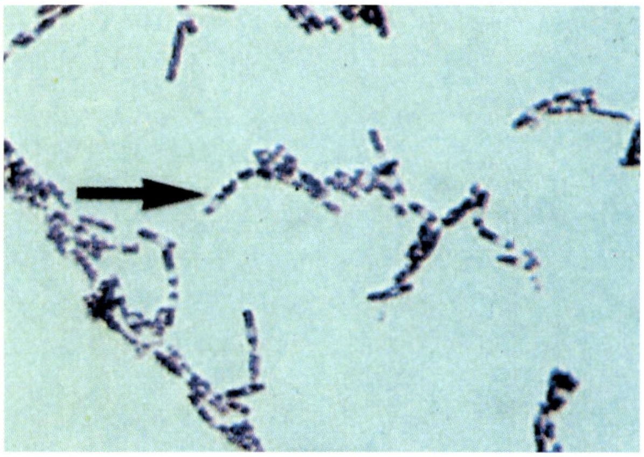

그림 19-3. Gram 염색하여 관찰한 *Bacillus cereus* 균의 형태. Gram 양성간균포자형성

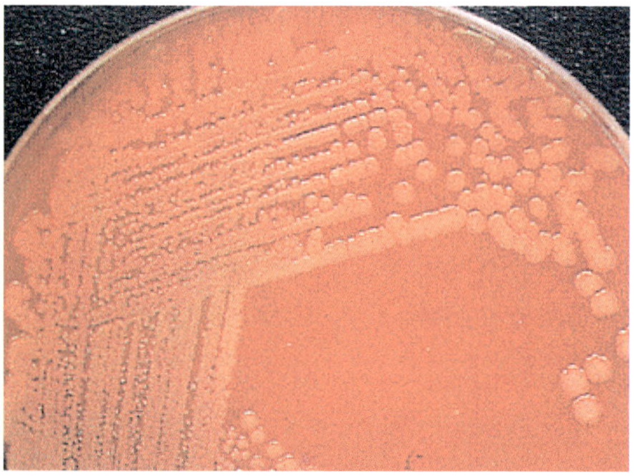

그림 19-4. BAP 배지에서 발육된 *Bacillus cereus* 균 집락

② 병원성

토양이나 수중, 공중 또는 식물 표면 등 자연계에 널리 분포한다. 일반적으로 비병원성균이지만 식중독을 일으키는 균이다. 잠복기는 짧고 예후는 좋다. 때로는 심내막염, 패혈증, 화농성 질환을 일으킨다.

(3) 고초균(*Bacillus subtilis*)

자연계에 널리 분포하고 있는 비병원성 균으로 드물게 눈에 감염증을 일으킨다. Gram양성 간균으로 사슬모양을 하고 중앙성 아포를 형성한다. 주모성 편모가 있고 협막은 없으며 운동성이 있다. 저항성이 강하여 멸균지표로 이용할 수 있으며 형질전환과 형질도입을 일으키기 때문에 유전학, 유전자공학에서 많이 이용한다.

2. Gram양성 호기성 무아포 간균

Gram양성 간균으로 아포를 형성하지 않는 균은 *Corynebacterium*, *Lactobacillus*, *Listeria*, *Erysipelothrix* 속 등이 있다.

1) Corynebacterium 속

호기성 또는 통성혐기성인 Gram양성 곤봉형의 간균이다. 자연계에 널리 분포하며 사람의 피부, 상기도의 상재균으로 10종 이상이 있다. 일반적으로 비병원이나 때로는 기회감염증을 일으킨다. 의학적으로 중요한 것에는 디프테리아균(*Corynebacterium diphtheriae*)이 있다.

(1) 디프테리아균

(Corynebacterium diphtheriae)

① 형태 및 배양

아동의 편도, 인두, 후두, 기관의 회백색 위점막을 채취하여 Gram 염색한 균의 형태는 Gram 양성 간균으로 크기는 0.3~0.8×1.0~8.0㎛이고 균의 배열은 특이하여 V, W, Y자 또는 중국문자(chinese letter like bacilli)모양, 곤봉모양(club shaped) 또는 야구방망이 모양이다.

Albert's염색, Neisser's 염색 등을 하면 곤봉모양의 균체에 구슬과 같은 형태의 이염소(metachromatic granules)가 균체 양단 또는 중앙부분에 있는 것이 특징이다(그림 19-5). Loeffler serum 배지에 회백색 집락으로 발육된다(그림19-6).

② 병원성

디프테리아 걸린 환자나 보균자의 호흡기에서 비말된 균이 유아나 아동의 편도, 인두, 후두, 기관의 점막을 침범하여 회백색의 위막을 만든다. 국소적으로 증식하며 균이 혈중에 들어가는 일은 없다. 국소에 대량의 디프테리아 외독소(exotoxin)를 생성하고, 이 독소가 전신적으로 퍼져 중독증을 일으킨다. 독소는 말초신경과 친화성이 있어 연구개 마비, 안근 마비, 심장의 자극 전도계에 장애를 일으키는 제 1군(종) 법정전염병이며, 치료시기를 놓치면 사망하게 된다.

외독소(exotoxin)는 사람의 세포의 단백합성을 억제하고 세포괴사(necrosis)를 일으켜 심장 근육에 마비를 일으키고, 말초신경장애(neurotoxicity)를 초래한다.

균형에서는 gravis형이 가장 중증이고 mitis형이 경증이라 하지만, 균형에 따른 명확한 증상은 없다. 비말감염을 일으킨다.

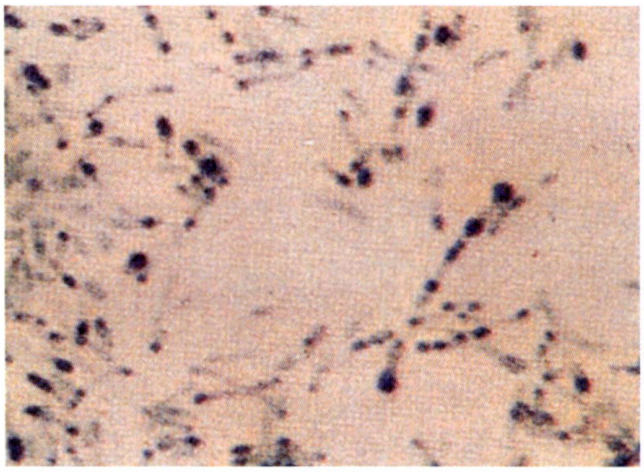

그림 19-5. 위점막을 Albert's 염색하여 관찰한 디프테리아균의 이염소체 형태

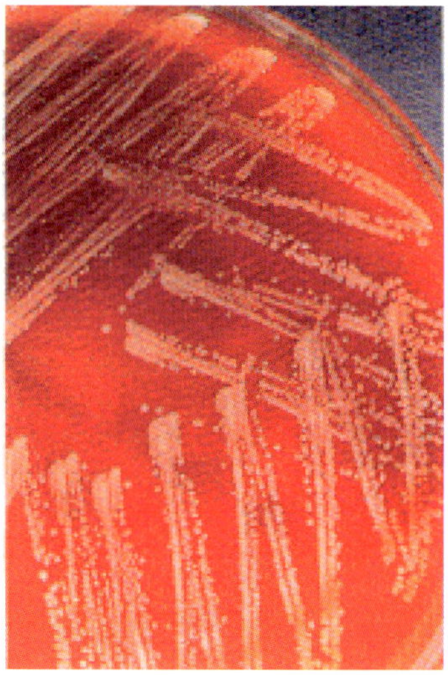

그림 19-6. BAP 배지에서 발육된 *C. diphtheriae* 균 gravis형 집락

③ 항균제 감수성

Penicillin, erythromycin, tetracycline, rifampin, clindamycin, amoxicillin 등 많은 항생물질에 감수성이다. 감염 초기에는 세균의 증식을 억제하므로 유효하지만 생성된 독소에는 별로 효과가 없다.

임상 소견상 디프테리아 증상이 있으면 제일 먼저 해야 할 치료는 항독소(antitoxin) 투여이다. 그 다음은 항생제를 투약하여 디프테리아 독소 생산균을 억제하는 것이다.

④ 예방법

독소에 대한 혈청요법이 있으며 항독소 혈청에 의해 독소를 중화시킨다. 디프테리아 독소에 의한 예방접종이 행해진다. 한번 디프테리아에 걸리면 평생 면역이 된다. 디프테리아 항독소는 태반을 통해 모체로부터 태아에 이행하고 생후 3~5개월의 영아는 항체를 가지고 있다. 따라서 디프테리아 예방접종은 DPT 백신을 생후 6개월 이후에 한다. 디프테리아 독소에 대한 항체가 있는지 없는지 조사하는 방법에 Shick test가 있다.

2) Listeria 속

Listeria속에는 *L. monocytogenes, L. innocua, L. welshimeri, L. seeligeri, L. ivanovii* 등 5균종이 포함되며 이 밖에도 분류 미확정 균종이 있다. 이것은 자연계에 널리 분포하고 있으며 사람, 동식물, 곤충, 토양 등에서 분리된다. Listeriosis는 사람과 가축의 공통 감염증의 하나로 *L. monocytogenes* 가 사람에게 병원성이 있다.

(1) 리스테리아균(*Listeria monocytogenes*)

① 형태 및 배양

Gram 양성 간균으로 2~3×0.5 μm의 크기이다. 20~25℃ 배양에서 4개 이하의 편모를 가지며 운동성이 활발하다. 아포와 협막은 없다(그림 19-7).

면양혈액한천배지에 발육된 집락은 β-용혈을 일으키고 집락의 크기는 1~2 mm 정도이고 원형의 융기형의 집락이다. 실온에서 운동성이 활발하다.(그림 19-8)

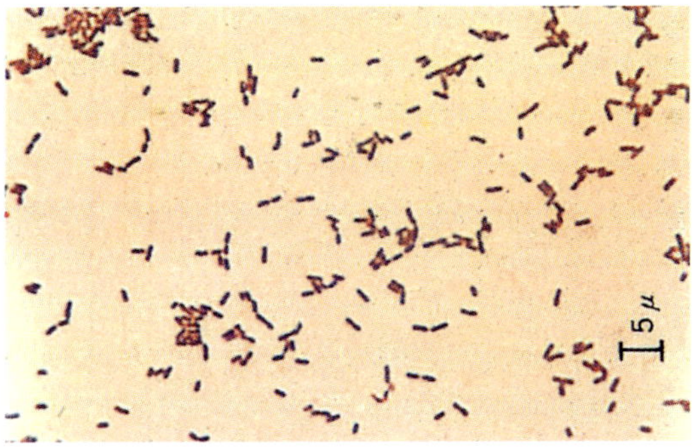

그림 19–7. Gram 염색하여 관찰한 Listeria monocytogenes 균의 형태

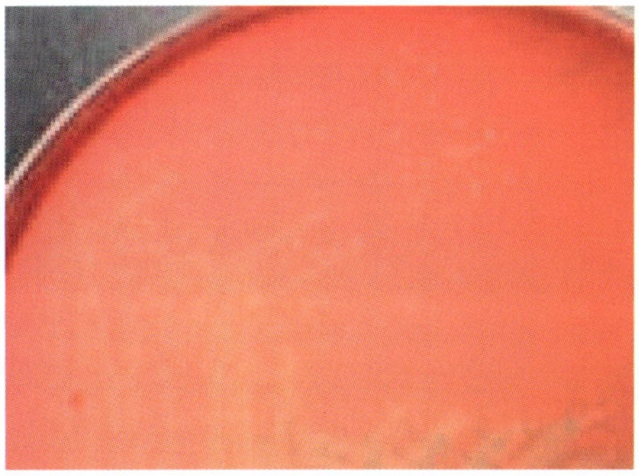

그림 19–8. BAP 배지에서 약한 β–용혈의 *L. monocytogenes* 균 집락

② 병원성

병원성 및 비병원성 균종이 토양, 식물 등에서 분리되며, 어류, 조류, 사람을 포함한 포유동물에게 감염을 일으킨다. 사람은 이러한 기축과의 접촉, 배설물과 오염식품에서의 감염이 의심된다. 리스테리아 감염증은 숙주에 의해 크게 다르며 사람의 경우 단핵구 증가는 현저하지 않다. 이것은 신생아 및 5세 미만의 소아에게 질병을 잘 일으키며, 성인은 감염방어능력이 약해졌을 때 기회감염을 일으킨다. 수막염, 심내막염, 패혈증, 폐렴을 일으키는 경우가 있는데 치명률은 매우 높다. 임신 중 자궁 내에서 태아에게 감염되면 육아종, 농종을 형성하고 리스테리아성 패혈증을 일으켜 신생아가 사망에 이르기도 한다. 회복 후 후유증으로 중추신경증상(수두증, 정신장애, 운동장애 등)이 있을 수 있다.

Listeria균의 병원성 확인은 mouse복강 내 접종 후 Anton's eye test(토끼의 안결막에 접종하여 각결막염을 일으키게 한다.) 및 토끼의 귀정맥접종법(리스테리아균을 토끼의 귀에 정맥주사하면 단구의 현저한 증가가 나타난다.)이 있다. O–항원 및 H–항원을 조합하여 혈청형을 구별하는데 형광항체법도 이용할 수 있다.

③ 항균제 감수성

Listeria는 대부분의 화학요법제에 감수성이 있다. 임상적으로 Tetracycline, ampicillin, gentamicin, macrolide 등이 유효하다. Penicillin G와 chloramphenicol의 치료효과는 낮다. 가축에게는 무독생균 백신이 유효하지만 사람에게는 사용할 수 없다.

3) Erysipelothrix 속

(1) 돼지 돈단독(E. rhusiopathiae)

① 형태 및 배양

통성혐기성 또는 미호기성 Gram양성 간균으로 S형 집락의 세균으로 0.2~0.4×0.5~2.5㎛의 작은 간균이며 R형 집락의 세균은 긴 사상형으로 관찰된다. 아포, 협막, 편모가 없다. 보통 한천배지에서도 발육하나 포도당과 혈액의 첨가로 발육이 양호해 진다. 혈액한천배지상에서 α–용혈을 나타낸다. 최적온도는 30~37℃이다.

② 병원성

돼지 돈단독균은 돼지, 소, 양 기타의 가축, 거위 기타의 조류, 어류, 갑각류에 널리 분포한다. 돼지에서는 편도에 상재하고 특징적인 피부병변을 나타내는 돼지단독을 일으키며 분변, 침에 배설된다. 사람에서는

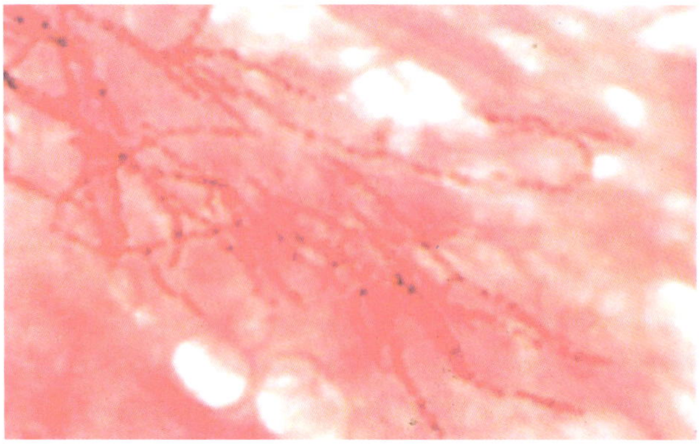

그림 19-9. Ziehl-Neelsen's 염색하여 관찰한 *Nocardia asteroides* 균의 형태 약항산성

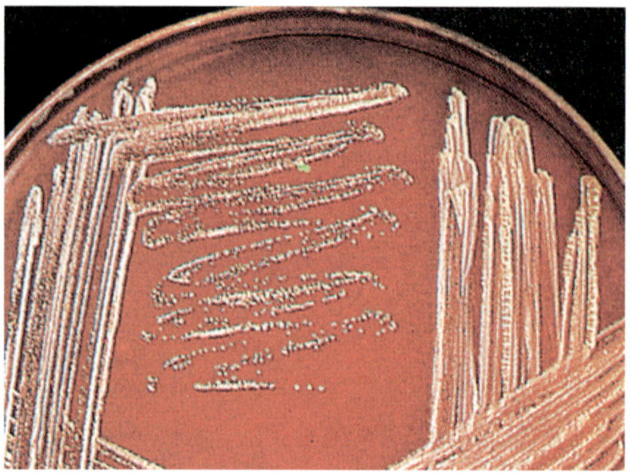

그림 19-10. BAP 배지에서 발육된 *N. asteroides* 균 집락

감염된 동물, 축산 배설물 등의 접촉에 의한 피부찰상에 속발하여 유단독을 일으킨다. 피부병변은 열감, 동통, 종창을 수반하며 특징적인 자주색 홍반을 나타낸다. 때로는 전신성 피부병, 심내막염, 패혈증을 일으킨다.

③ 치료 및 예방

치료에는 penicillin이 사용된다. 이 밖에도 tetra-cycline, erythromycin이 유효하다. 돼지에 대해서는 약독화 생백신을 투여한다.

4) Nocardia 속

Bergey's manual(1986, 제2권)에서는 *Nocardia* 속 기타 8균 속을 포함하여 Nocardioform으로서 일괄하여 분류하고 있다.

(1) 노카르디아균(*Nocardia asteroides*)

① 형태 및 배양

Gram양성 분지가 있는 필라멘트상의 간균이다. 약항산성으로 Ziehl-Neelsen's 염색과정에서 0.5~1% 황산으로 탈색하면 탈색이 안 되어 적색으로 염색된다(그림 19-9). 면양혈액한천배지와 Sabouraud dextrose agar에 발육된다(그림19-10).

② 병원성

토양 중에 널리 분포되어 있다. 사람은 기도를 통하여 흡입되어 폐렴, 폐농양, 농흉 등의 폐병변을 일으킨다. 면역 억제제의 치료를 받고 있는 환자, 면역 부전증의 환자에 발증하는 일이 많다. 2차적으로 균혈증을 일으키고 뇌농양, 신농양 등의 전신성 nocardiosis를 일으킨다. 외상 부위로 들어와 mycetoma를 형성한다.

N. asteroides, N. brasiliensis, N. caviae 가 감염균이 되는 일이 많다. 기회감염균이다.

③ 항균제 감수성 및 치료

Sulfa제, ST 합성제, minocycline에 감수성이 있고 치료에 이용된다. 대부분의 Nocardias는 β-lactamase를 생성한다.

5) Actinomyces속(방선균속)

(1) 방선균(*Actinomyces israelii*)

① 형태 및 배양

Gram양성 분지형 간균이지만 비항산성이며 분지

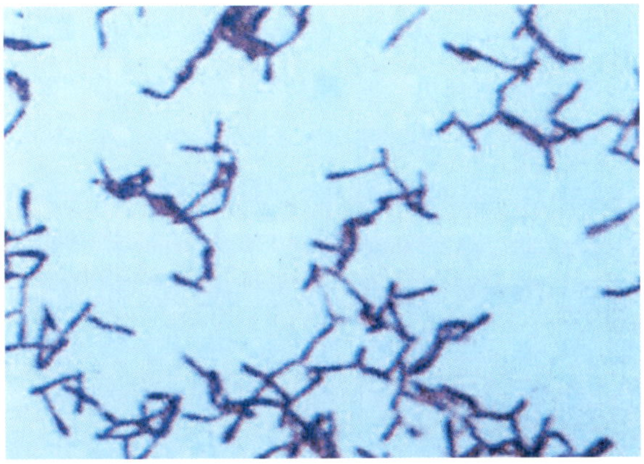

그림 19-11. Gram 염색하여 관찰한 *Actinomyces israelii* 균의 형태. Gram 양성 분지형간균

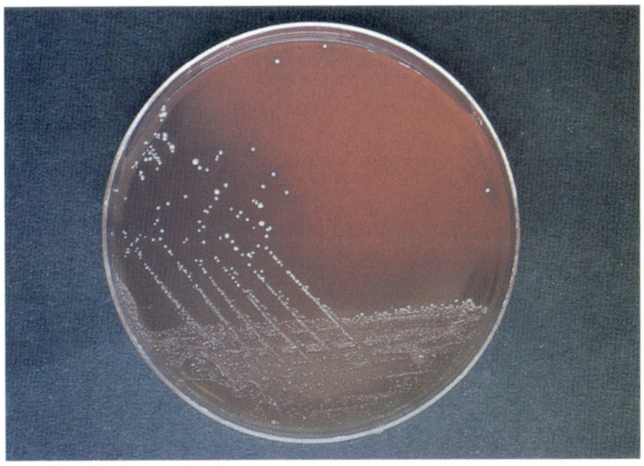

그림 19-12. BAP 배지에 혐기성 배양으로 발육된 *Actinomyces israelii* 균종 집락

되어 균사를 만든다. 미호기성 내지 편성혐기성이다. 주로 편성혐기성으로 취급되는 경우가 많다(그림 19-11).

Thioglycollate broth에 혐기성으로 발육된다. BAP 배지에 혐기성으로 발육시 1 mm정도의 작은 회백색 집락으로 자란다(그림 19-12).

② 병원성

사람에게 병원성인 것은 *A. israelii* 뿐이고 *A. bovis*는 소에게 actinomycosis를 일으킨다. 방선균증은 만성 화농성 육아종성의 염증성 질환이다. 안면경부 방선균증, 흉부 방선균증(폐화농증, 농흉 등), 복부 방선균증(복막염, 충수염, 농양 등)이다. 농 속에 유황 과립상의 균괴(druse)와 다수의 백혈구가 있다. 흔히 다른 세균과 혼합감염을 일으킨다. 이 균은 penicillin 감수성이기 때문에 근년에는 감염예의 보고가 적어졌다.

③ 항균제 감수성

Penicilin, erythomycin, aminoglycoside제 등 많은 항생물질에 감수성이다. 그러나 penicillin 등을 장기 투여 하여도 치료효과가 없는 경우에는 일반적으로 외과적 치료가 적용된다.

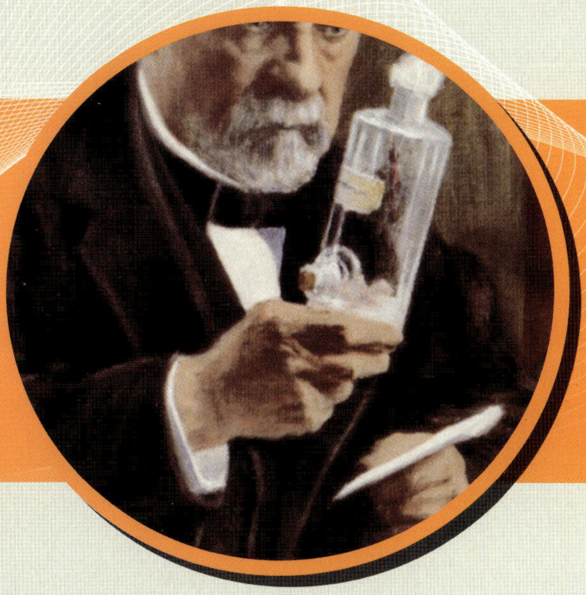

제 20 장

Gram음성 간균 (Gram Negative Bacilli)

I. 장내세균과(*Enterobacteriaceae*)

이 과의 균은 통성혐기성간균이다. 호흡 및 발효에 의해 대사를 하며 보통 한천배지에서도 잘 발육한다. 대부분의 균이 주모성 편모를 가져 운동성이 있으며 oxidase음성, catalase양성이다.

현재 장내세균과에 속한 균은 분류학자에 따라 다양하게 제시되고 있지만 미국 CDC 등에서 제시한 여러 자료를 종합해 보면 28개 이상의 속(Genus)이 제시되고 있다. 인간의 병원성인 *Salmonella, Shigella, Escherichia, Yersinia* 속 등의 장내세균은 음식과 함께 구강을 통해 장관에 들어오면 구토, 복통, 설사, 식중독, 발열, 패혈증을 일으켜 치료시기를 놓치면 사망하는 경우도 있다.

인간의 장관에 비병원성인 장내세균은 *Escherichia, Klebsiella, Enterobacter, Citrobacter, Edwardsiella, Morganella, Hafnia, Proteus, Providencia, Serratia* 속 등의 균들이 상재해 있다. 이들 균 속은 인간의 장관에 비병원성으로 정상적으로 상재하지만 장관 이외의 다른 기관인 혈액, 요도, 방광, 신장, 척수, 복강, 호흡기계, 창상 등에 침입하여 여러 질환을 일으키며 또한 기회감염증을 일으킨다. 예를 들면 다음과 같다(표 20-1).

이들 균종은 인간에 장관이나 동물의 장관, 토양, 식물과 야채 등에서 발견되며, 기생생활을 하는 비병원성인 것도 있지만 *Salmonella, Shigella, Yersinia* 등 몇몇 균 속의 균종들은 인간에 병원성이 강하여 수인성 전염성 질환과 감염성 질환을 유발하는데 인간에 장관염, 위장염, 식중독, 요도염, 패혈증 등을 일으킨다.

표 20-1. 장내세균의 질병과 감염부위

부위	질병	균종
장관	위장염, 장열, 설사, 점혈변 설사	*Salmonella, Shigella, Yersinia* 등
혈액	원인불명의 고열, 패혈증, 균혈증	*Salmonella, Escherichia* 등
비뇨기	요도염, 방광염, 신장염,	*Escherichia, Proteus* 등
호흡기	폐렴, 기관지염, 폐농양	*Klebsiella* 등
복강	복막염	*Escherichia, Proteus*
창상	화농, 염증	*Escherichia, Proteus*

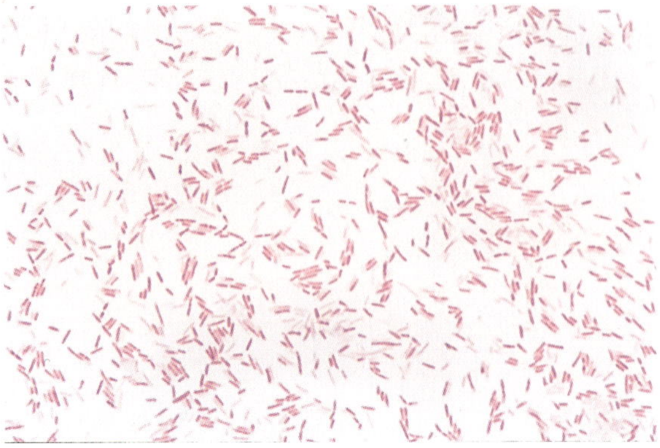

그림 20-1. Gram 염색하여 관찰한 대장균(*Escherichia coli*)의 형태

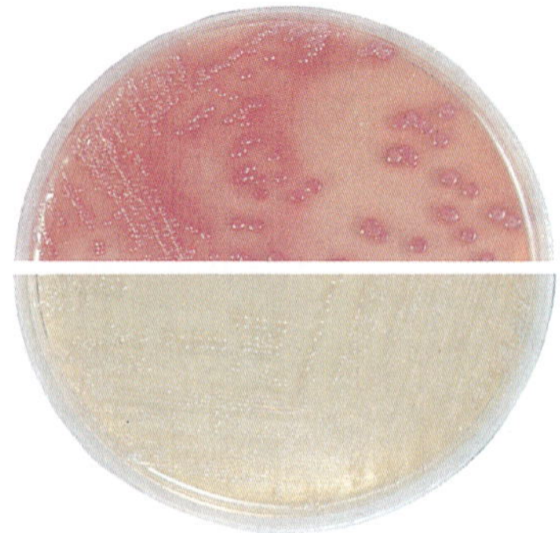

그림 20-2. 상 : MacConkey agar에서 핑크색으로 발육된 *E. coli* O-157 : H7 균 집락. 하 : MacConkey sorbitol agar에서 무색으로 발육된 *E. coli* O-157 : H7 균 집락

1) 대장균 속(*Escherichia*)

대장균 속에는 6개의 종(species)이 포함되어 있으나 그중 대장균(*E. coli*)이 가장 흔하게 검출되고 임상적 의미도 높다.

(1) 대장균(*Escherichia coli*)

① 형태 및 성상

Gram음성 막대모양의 간균이며 0.5×2~5 ㎛의 크기이고 주위에 주모성 편모가 있어 운동성이 있다(그림 20-1). 일반섬모(general pili)는 사람과 동물 조직에 부착하여 적혈구 응집반응을 일으키는 역할을 하고, **성 섬모**(sex pili)는 세균과 세포사이에 접합에 의해 plasmid 유전자를 전달하는 역할을 한다.

포도당을 발효하고 산과 가스를 생성한다. 대개의 균주는 유당(lactose)을 분해하고 MacConkey배지에서 핑크색의 집락을 만든다.

② 배양

MacConkey agar에서 발육시 lactose를 분해하여 핑크색의 집락으로 발육된다.

장관출혈성 대장균(Enterohaemorrhangic Escherichia coli, EHEC) 혈청형 O-157 : H7 균은 MacConkey sorbitol agar에서 발육 시 sorbitol을 비분해하여 무색의 집락으로 발육된다(그림 20-2). 균 동정은 API 20 E kit 및 Vitek system GNI card를 이용하여 동정한다.

③ 병원성

대장균은 사람과 동물의 장관, 특히 회맹부에서 대장에 걸친 상재균으로 분변 1 g 중 약 10^6~10^8이 존재한다. 따라서 음료수 및 식품 등에서 분변오염의 지표로 이용되고 있으며 일부를 제외하고 대부분 비병원성이다. 그러나 때로는 장관 이외에 담도, 요로, 호흡기 등에 대장균이 국소적으로 침입한 경우에는 병원성을 발휘한다. 그러나 최근 요로감염을 일으키는 대장균은 요로계 세포에 부착할 수 있는 특별한 병원인자(P섬모와 S섬모)를 가지고 있다는 것이 밝혀져, 다른 부위에 감염을 일으키는 대장균도 정상 균무리를 구성하는 대장균과는 달리 각각 특이적인 병원인자를 가지고 있을 것으로 추정하고 있다.

특별한 병원인자 생산능을 가진 대장균(장관병원성 대장균 및 설사원성 대장균)은 설사를 주 증상으로 하는 장관감염증을 일으킨다. 대장균은 4형으로 분류한다(표 20-2).

표 20-2. 장병원성 대장균 식중독의 종류와 특징

원인균	발증기전	주요 증상
장관병원성 대장균(EPEC)	Shiga독소양 독소(→ 단백합성 저해작용)	설사, 발열, 복통, 오심, 구토(비특이적인 증상)
장관침입성 대장균(EIEC)	장점막으로의 균의 침입(→ 상피세포의 파괴)	설사, 발열, 오심, 복통, 구토, 오한, 전신 권태감
장관독소원성 대장균(ETEC)	LT(→ Adenylatecyclase), ST(→ Guanylatecyclase	설사, 복통, 발열, 오심, 구토
장관출혈성 대장균(EHEC)	Shiga독소양 독소(또는 Verotoxin)	혈변, 복통, 오심, 구토, 발열

표 20-3. 장독소원성 대장균이 생산하는 Enterotoxin

성상 \ 종류	내열성 enterotoxin(ST)	이열성 enterotoxin(LT)
조성(분자량)	Peptide(약 2,000)	단백질(약 8,000)
열(100℃, 10분)에 대한 저항성	안정	실활
콜레라 독소와의 유사성	없음	있음
Yersina enterocolitica 및 비브리오와의 유사성	있음	없음
작용기전	Guanylatecyclase 활성화 → cGMP상승	Adenylatecyclase 활성화 → cAMP 상승 GM, Ganglioside

장관병원성 대장균(Enteropathogenic *E. coli*, EPEC)은 살모넬라증과 유사한 증상을 나타낸다. 장침입성 대장균(Enteroinvasive *E. coli*, EIEC)은 이질균과 같은 병원성을 가진 대장균으로 감염되었을 경우 대장의 점막 상피세포 내로 침입하여 증식하고 점막을 괴사시켜 궤양을 형성하는 대장균으로 세균성이질과 같은 침습성 인자가 있다. 장독소원성 대장균(Enterotoxigenic *E. coli*, ETEC)은 내열성 enterotoxin(ST) 및 이열성 (enterotoxin(LT)을 생산함으로써 질병을 일으키며 여행자설사증의 중요한 원인균이다. 표 20-3은 장독소원성 대장균을 생산하는 enterotoxin의 종류와 성상이다.

장관출혈성 대장균(Enterohemorrhagic *E. coli*, EHEC) 혈청형 O-157 : H7 균주가 인체에 감염되면 혈액이 많이 섞인 설사를 하는데 미국에서(1982) 덜 익은 햄버거를 먹은 사람에서 처음 발견되어 복통이 나고 혈변의 설사환자가 발생하여 심각한 사회문제를 일으켰다. 1998년 우리나라에서도 수입 쇠고기에서 EHEC 출현 여부에 대한 논란이 있었다.

④ 항균제 감수성

일반적으로 설사 환자에게는 항생제 감수성 검사를 실시하여 적합한 항생제를 선택하여 치료를 한다. 흔히 많은 약제에 내성을 가진다. Ampicillin, teracycline, chloramphenicol 등에는 40~60%가 내성이다.

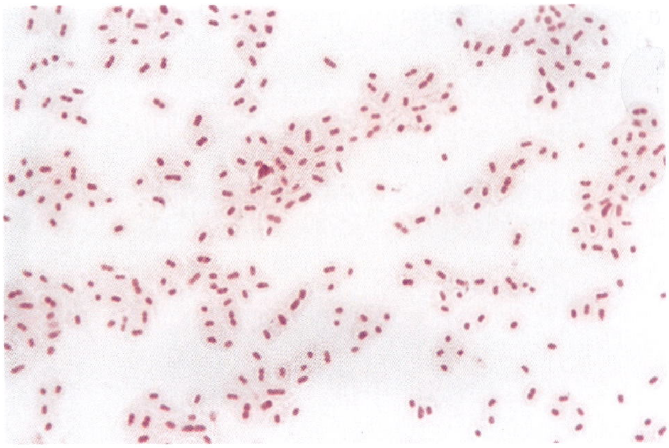

그림 20-3. Gram 염색하여 관찰한 *Klebsiella pneumoniae* 균의 형태. Gram 음성간균 협막소유

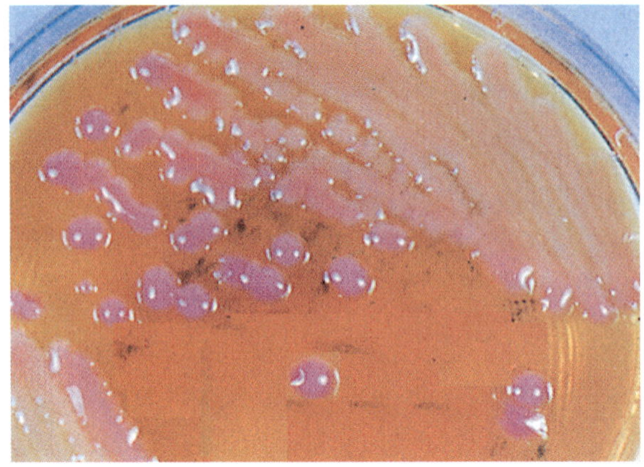

그림 20-4. MacConkey agar에서 lactose 분해하여 점액성 핑크색으로 발육된 *K. pneumoniae* 균 집락

2) 크레브시엘라 속(*Klebsiella* genus)

(1) 폐렴간균(*Klebsiella pneumoniae*)

① 형태 및 배양

Gram 음성 막대형 간균이며 0.3~1.5× 0.6~6.0㎛의 크기인데 대장균보다 조금 굵고 짧다. 균체 주위에 두꺼운 협막을 가진 것이 특징이다. 편모가 없어 운동성이 없다. 아포도 없다.(그림 20-3).

MacConkey agar에서 발육시 lactose를 분해하여 핑크-적색의 점액성 집락으로 발육된다(그림20-4). API 20 E kit 및 Vitek system GNI card를 이용하여 동정한다.

② 병원성

현재는 모든 임상재료에서 검출되며 호흡기 감염증, 요로 감염증, 간·담도 감염증, 패혈증, 복막염, 수막염, 창상감염 등에 화농균이 되어 내인성 감염, 원내감염으로 발증하는 경우가 많다. 저항력이 낮은 환자에 기회감염 병원체로서 중요하다.

③ 항균제 감수성과 치료

E. coli 와 비슷하다. 일반적으로 설사 환자에게는 항생제 감수성 검사를 실시하여 적합한 항생제를 선택하여 치료를 한다. 흔히 많은 약제에 내성을 가진다. Ampicillin, teracycline, chloramphenicol등에는 40~60%가 내성이다. Gentamycin, amikacin등의 aminoglycoside 계, cephem제에 감수성이다. 그리고 설사 환자에게는 적절한 수분과 전해질을 공급한다.

④ ESBL 생성 균주(extended-spectrum β-lactamse)

Fluoroquinolone은 Gram음성 간균에 대해 우수한 항균력을 갖고 있고, 이 약제에 대한 내성은 별로 염려하지 않았다. 그러나 1993년도부터 levofloxacin에 내성 비율이 증가하면서 크게 우려가 되고 있었다. 최근 제3세대 cephalosporin도 *E. coli* 와 *K. pneumoniae*는 대부분 감수성이었으나 차츰 cefotaxime에 내성을 보여 Gram 음성 간균에 대한 항균력이 강하다. 그러나 이들에 내성인 extended-spectrum β-lactamse(ESBL)를 생산하는 균종이 cefotaxime에 내성을 보여 우리나라에서도 ESBL 생산균이 확산되고 있어 문제가 심각하다.

3) 살모넬라 속(*Salmonella* genus)

Salmonella 속에는 *Salmonella* Typhi 균종이 병원

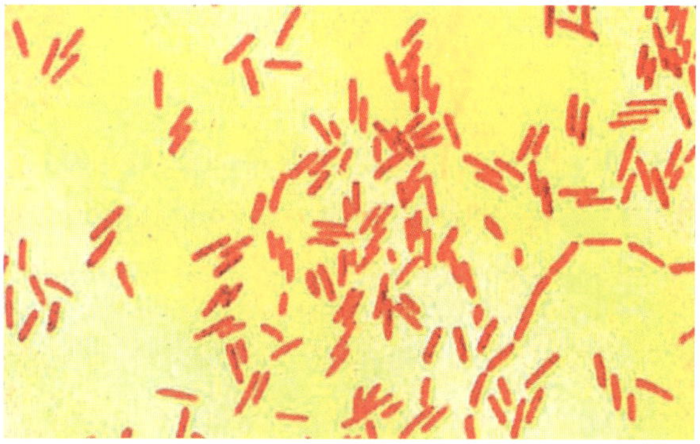

그림 20-5. Gram 염색하여 관찰한 *Salmonella* typhi 균의 형태, Gram 음성 간균

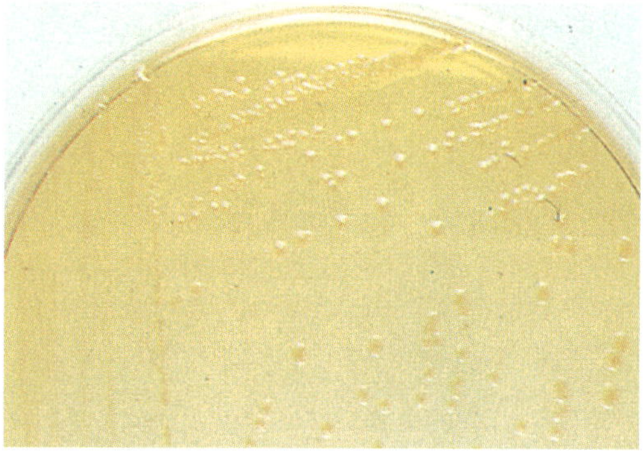

그림 20-6. MacConkey agar에서 lactose 비분해하여 무색으로 발육된 *S. typhi* 균 집락

균이라고 Eberth(1880)가 제일 먼저 발견하였으며, Gaffky(1884)에 의해 환자로부터 분리, 배양하였으며, Salmon & Smith(1885)는 *Salmonella cholerae-suis*를 발견하였다. Faertner는 식중독 원인균인 *Salmonella enteritidis* 을 발견하였고, Loeffler(1892)는 역시 식중독의 원인균인 *Salmonella typhimurium* 균을 발견하였다.

Salmonella 균 속의 분리, 동정방법이 발전되고 개선되면서 Kauffman과 White에 의해 1,300여 혈청형으로 분류되었다.

(1) 장티푸스균(*Salmonella* Typhi : D군)

① 형태 및 배양

Gram음성 막대형 간균이며, 0.5~0.8×1.0~3.5㎛ 크기에 균체에 주모성 편모가 있어 운동성이 있는 균종과 편모가 없어 운동성이 없는 균종도 있다(그림 20-5).

MacConkey agar, SS agar에서 발육 시 lactose를 비분해하여 무색의 집락으로 발육된다(그림 20-6). KIA 배지에서 H_2S를 생성한다. 진단혈청 D군에 속한다. API 20 E kit 및 Vitek system GNI card를 이용하여 동정한다.

② 병원성

Salmonella 속에는 다수의 균종 및 균형이 일으키는 주요 병원성과 질병은 다음과 같다. 장티푸스, 파라티푸스, 패혈증, 장열, 위장관염, 식중독, 담낭염, 골수염, 국소 감염증이 있다. 이 질병은 주로 수인성으로 경구감염에 의해 발증한다. 임상적으로 장티푸스 질환을 일으킨다.

■ 장티푸스 질환(typhoid fever)

장티푸스(typhoid fever)는 *Salmonella* Typhi 균이 음식과 함께 구강으로 들어와 일정기간 평균 10일 정도의 잠복기를 지나 열이 나면서 균혈증을 일으키는 1군 **법정전염병**이다. 이병의 증상은 미열에서 높은 고열과 심한 합병증까지 다양하며 항균제로 치료를 하지 않으면 대개 3~4주까지 병이 지속된다. 그밖에 장열형, 국소감염, 보균자 등이 있다.

③ 항균제 감수성

Chloramphenicol에 감수성이므로 이 항균제를 많이 사용한다. Chloramphenicol을 오랜 기간 투여하면 부작용이 일어나는데, Gray syndrome과 재생불량성 빈혈이 생겨 백혈구수가 감소되는 부작용이 생긴다. 그

밖에 ampicillin, cotrimoxazol, cephalosporins에 감수성이다.

④ 예방과 관리(preventation & control)

법정 제1군 전염병이므로 환자가 발생 시에는 환자 격리수용이 필수적이며 음식물(계란, 우유, 육류) 등을 익혀서 먹도록 하고, 분뇨 처리 철저, 손 세척을 철저히 하여 감염을 예방을 한다.

⑤ 예방백신 접종

장티푸스가 발생된 지역을 여행하거나 주변에 환자가 발생하였으면 장티푸스 예방백신을 피하(subcutaneous)에 접종하면 70%정도 예방이 된다. 최근에는 구강으로 먹는 백신이 개발되어 쉽게 예방을 할 수 있다.

(2) 파라티푸스-A균(*Salmonella paratyphi A*)

사람에게만 병원성을 나타낸다. 장티푸스와 같은 유사장티푸스 질환을 일으키나 경증이다. 진단혈청 A군에 속한다.

(3) 파라티푸스-B균(*Salmonella paratyphi B*)

사람 이외의 동물도 보유하고 있다. 장티푸스와 같은 유사장티푸스 질환을 일으키나 증상은 약하다. 진단혈청 B군에 속한다.

(4) 타이피무리움 식중독균-B (*Salmonella typhimurium B*)

식중독의 원인균이다. 진단혈청 B군에 속한다.

(5) 장염 식중독균(*Salmonella enteritidis D*)

식중독을 일으키는 *Salmonella* 중 가장 병원성이 강하다. 진단혈청 D군에 속한다.

4) 이질균 속(*Shigella* genus)

이질균은 일본인 Shiga(1898)에 의해서 발견되었고, 1900년 독일인 Kruse가 같은 균을 발견하였으나 먼저 발견한 Shiga의 업적을 남기기 위해 *Shigella* 라고 불리게 되었다. 현재 *Shigella* 속에는 4균종이 혈청학적 성상에 의해 4아군(sub group)으로 나눈다.

① *Shigella dysenteriae*(A아군 혈청형)

② *Shigella flexneri*(B아군 혈청형)

③ *Shigella boydii* (C아군 혈청형)

④ *Shigella sonnei*(D아군 혈청형)

(1) 이질균(*Shigella dysenteriae*)

① 형태

Gram음성 막대형 간균으로 0.4~0.6×10~3.0㎛ 크기이다. 편모가 없어서 운동성이 없다(그림 20-7). MacConkey agar, SS agar에서 발육시 lactose를 비분해하여 무색의 집락으로 발육된다(그림 20-8). KIA 배지에서 H_2S를 생성하지 않는다. 진단혈청 A군에 속한다. API 20 E kit 및 Vitek system GNI card를 이용하여 동정한다.

② 병원성

세균성 이질은 우리나라 법정 제1군 전염병으로의 사람과 원숭이에 대해서 감염성 장염을 일으킨다. 수인성 전염병이기도 하며 이질균이 오염된 음식물과 함께 경구적으로 감염되어 대장의 점막에 침입하여 1~2일의 짧은 잠복기를 지나서 갑자기 배가 아프고, 열, 두통, 근육통, 설사, 점액성 혈변을 동반한 이질(dysentery)로 장관에 괴사 궤양을 일으킨다.

혈액 중에는 들어가지 않으므로 체내에 특이적 항체는 형성하지 않는다. 발열, 설사(농, 점액 혈변)의 증상이 특징이다. 때로는 사람의 개체에 따라 전형적인

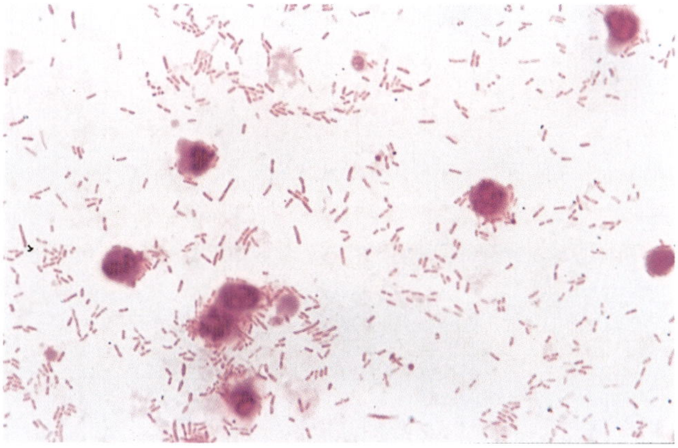

그림 20-7. Gram 염색하여 관찰한 *Shigella dysenteriae* 균의 형태. Gram 음성 간균

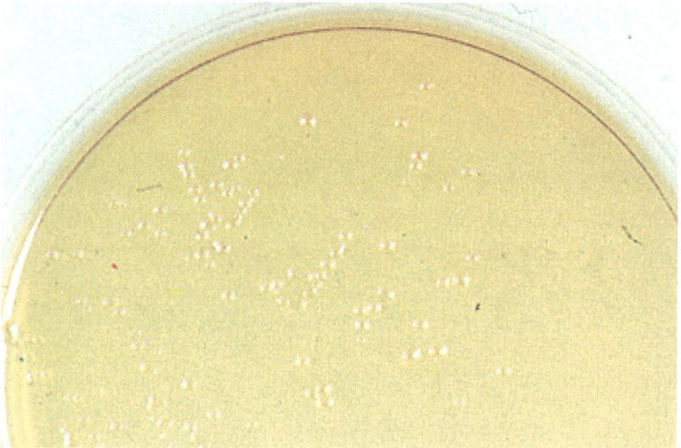

그림 20-8. MacConkey agar에서 lactose 비분해하여 무색으로 발육된 *S. dysenteriae* 균 집락

증상이 나타나지 않을 때도 있다. 발증 후 보통 2~5일 후 열과 설사가 멎는다.

Shigella dysenteriae 에 감염되었을 때가 가장 중증이며 *S. flexneri*, *S. boydii* 가 그 다음이며, *S. sonnei* 에 의한 경우는 경증이다. 우리나라에서 유행되는 이질은 *S. sonnei* 이다. *S. dysenteriae* 1형은 외독소(신경독, 혈관독)를 생성하고 장관독소도 생성한다. 다른 *Shigella* 균도 양은 적으나 같은 독소를 생성한다고 한다.

10세 이하 소아에 급격히 심하게 발증하며, 신경장애, 순환기장애, 탈수증상이 나타나며 예후가 나쁠 때를 "역리"라 한다. 그러나 현재는 거의 드물다.

합병증으로 소아에 경련(convulsion)을 일으키며 저나트륨증, 용혈성 요독증, 신경염, 전신성 혈관 응고증, 쇼크 증상, 관절염, 결막염을 일으키는 경우도 있다.

③ 항균제 감수성

임상에서 분리되는 균중 sulfa제, streptomycin, chloramphenicol, tetracycline의 내성균이 있다. 다약제내성(multiple drug resistance)이 흔한데 R plasmid의 전파에 의해 세균 세포질의 DNA 인자를 다른 데로 옮긴다.

이 내성은 장관내에서 접합에 의해 전달될 수 있으므로 항균제 치료에 신중을 기해야 한다. Gentamicin, kanamycin, rifampicin, ampicillin에 감수성이다.

5) 예시니아 속(*Yersinia genus*)

(1) 페스트균(흑사병 : *Yersinia pestis*)

페스트(흑사병, plague)의 병원체이다. Yersin이 1894년 Hong-kong에서 페스트가 유행했을 때 발견했다. 14세기부터 15세기에 걸쳐 유럽에서는 페스트가 크게 유행하여 많은 사망자가 발생했다. 우리나라에서는 발병한 적이 없다. 1960년대 말 월남 전쟁 당시 유행한 적이 있었다.

① 형태 및 배양

Gram음성 난원형의 간균이며 크기는 0.5~0.8×1.5~2.0㎛이다. 통성혐기성이며, 아포와 편모는 없다. 양단이 농염된다(그림 20-9). Hemin을 첨가한 면양혈액한천배지에 잘 자란다. API 20 E kit 및 Vitek system GNI card를 이용하여 동정한다.

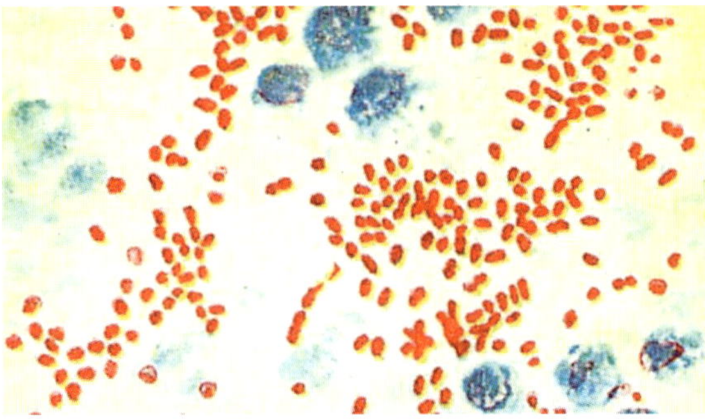

그림 20-9. Gram 염색하여 관찰한 흑사병균(*Yersinia pestis*)의 형태. Gram 음성간균

② 병원성

설치류(쥐, 다람쥐, 스컹크-skunk, guinea pig)에 전염병을 일으키는 균이다. 쥐벼룩 혹은 그 이외의 벼룩에 물려서 사람에게 감염된다. 폐 페스트(pneumonic plague)와 선 페스트(bubonic plague)의 두 가지가 있다.

③ 항균제 감수성

Penicillin은 무효하며 tetracycline, streptomycin, sulfa제, aminoglycosides가 잘 들으며, 치료를 잘하면 3일 내로 급속히 회복된다.

(2) 장염 예시니아균(*Yersinia enterocolitica*)

산토끼, 다람쥐, 애완동물 등이 보균하고 있다.

① 형태 및 배양

Gram음성 간균으로 통성혐기성이며 아포는 없다. 30℃ 이하의 배지에서는 편모가 있으나 37℃ 배양에서는 형성되지 않는다(그림 21-10).

MacConkey agar에서 발육 시 lactose를 비분해하여 무색의 집락으로 발육되며, CIN agar에서는 mannitol을 분해하여 핑크색 집락으로 자란다(그림 20-11). API 20 E kit 및 Vitek system GNI card를 이용하여 동정한다.

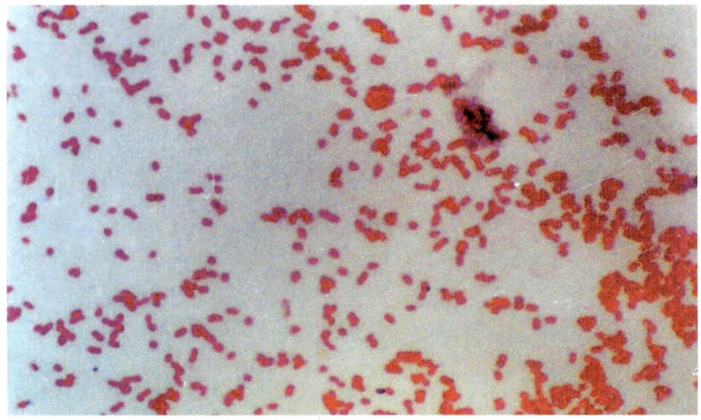

그림 20-10. Gram 염색하여 관찰한 *Yersinia enterocolitica* 균의 형태. Gram 음성 간균

② 병원성

냉장식품 음식물, 간이식품, 육류, 샘물 음료수 등을 통한 경구감염에 의해서 위장염을 일으켜 발열, 복통, 설사가 가장 흔하고 패혈증을 초래한다.

③ 항균제 감수성

β-lactamase를 생성하므로 penicillin, cephalosporin 내성이다.

Aminoglycosides(Km, Gm) 감수성이고, tetracycline, S-T 합성제가 항균력이 있다.

2. 비브리오 과(*Vibrionaceae*)

Vibrio 과(*Vibrionaceae*)에는 *Vibrio*, *Aeromonas*, *Pleisiomonas* 속 등이 있다. *Vibrio* 속에는 *Vibrio cholerae*, *V. parahaemolyticus*, *V vulnificus* 균종이 병원성이 있다. 담수, 해수, 냉혈동물, 어패류에서 분리되며, 사람에 감염되면 설사, 위장염, 식중독, 균혈증을 일으킨다.

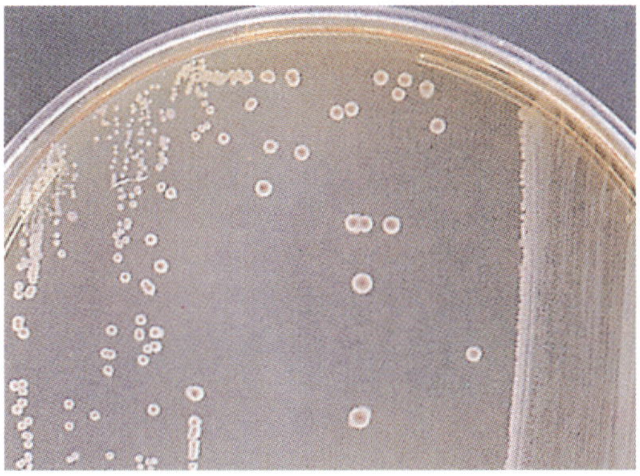

그림 20-11. MacConkey agar에서 lactose 비분해하여 무색으로 발육된 *Y. enterocolitica* 균 집락

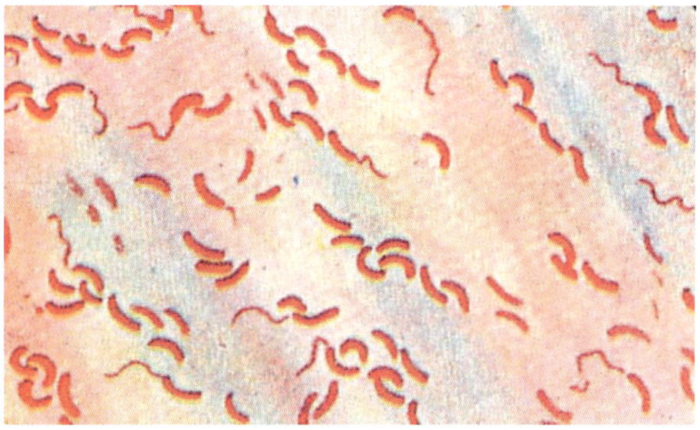

그림 20-12. Gram 염색하여 관찰한 *Vibrio cholerae* 균의 형태. Gram 음성 만곡형 간균

1) 비브리오 속(*Vibrio genus*)

(1) 콜레라균(*Vibrio cholerae*)

Robert Koch(1883)가 이집트에서 설사 환자의 변에서 처음 발견하였다. 균의 형태가 콤마모양이어서 ***Vibrio comma bacilli*** 이라고 불렸었다. 콜레라균의 생물형(biotype)에는 인도지방에서 발생 유래한 진성 콜레라(classic cholera)균과 1905년 시나이반도 멕카 부근 지역 El-Tor 연구소에서 성지 순례 여행자 설사변에서 발견하여 그 연구소 이름을 따서 El-Tor 형이라 부르는 2종류의 콜레라가 있다.

인도의 갠지즈강 삼각주 지대가 기원이며, 이 지역에서 시작된 콜레라가 몇 번의 세계적 대유행을 일으켰다. 동남아시아, 아프리카 각지에 상재하고 있는 곳이 있다. 최근 교통기관 발달에 의해 유행지로부터의 수입 감염증이 때때로 발생하고 있다.

① 형태 및 배양

균의 크기는 $0.5 \times 1.0 \sim 5.0\,\mu m$의 comma형으로 만곡된 Gram음성 간균으로 통성혐기성이며 아포와 협막은 없다. 균체 한쪽에 단모성 편모를 가졌으며, 운동성이 활발하다. 편모에는 피막이 있으며 장내세균의 것보다 크다(그림 20-12).

TCBS agar에 발육시 자당(sucrose)을 분해하여 황색 집락으로 발육되는 것이 특징이다(그림 20-13). API 20 E kit 및 Vitek system GNI card를 이용하여 동정한다.

② 병원성

콜레라균이 오염된 음식물에 의해서 경구 감염되어 콜레라 증상을 일으킨다. 법정 1종 전염병으로 보통 3일 이내 잠복기를 거쳐 설사가 시작되면서 동시에 구토도 일어난다.

설사변의 회수와 양은 점점 많아지며 맑고 갈색 빛이 나는 쌀뜨물 같은 특이한 설사변에 작은 점액 덩어리가 섞여 나오며 이 시기에 *Vibrio cholerae* 를 다수 가지고 있다.

구토와 대량의 설사(1일 5~10 L)로 인하여 탈수 증상이 심해 눈이 쑥 들어가고, 피부탄력도 떨어지고, 맥박도 느리고, 안색이 창백해지고, 저혈량으로 쇼크(shock) 상태에 이르고, 알카리성 혈액이 산혈증(acidosis) 상태에 이른다. 그리고 potassium이온이 부족하게 된다. 치료가 늦으면 25~50%의 사망률을 나타낸다. 발열은 없으며 복통도 거의 없다. 수분과 전해질을 속히 공급하면 경쾌해진다.

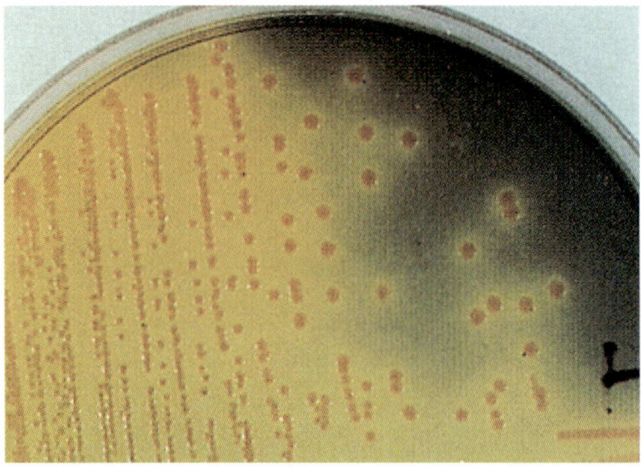

그림 20-13. TCBS agar에서 sucrose 분해하여 황색으로 발육된 *Vibrio cholerae* 균 집락

El-Tor 형에 의한 것은 Asia 형에 비해 증상이 가벼우며 건강보균자가 많다. 최근의 *Vibrio cholerae* 의 형은 거의 El-Tor 형이다. *Vibrio cholerae* 는 산에 저항력이 약하나 위 절제를 받은 사람은 위산의 영향을 받지 않기 때문에 감염되기 쉬우며 중독되기 쉽다.

③ 질병

콜레라, 식중독, 패혈증, 괴사, 장염 등의 질병을 일으킨다.

④ 독소

콜레라 독소인 choleragen(enterotoxin이라고도 한다)을 생성하며 설사증상을 일으킨다. 콜레라에 의한 설사 발현기전은 adenylate cyclase를 활성화시켜 장관점막과 물의 흡수 장애를 일으켜 체액이 장관내로 대량 유출하여 설사가 일어난다.

⑤ 항균제 감수성

대부분의 항생물질에 감수성을 나타낸다. Tetracycline, chloramphenicol, gentamicin 등에 감수성이 높다. Colistin에는 비교적 내성이다.

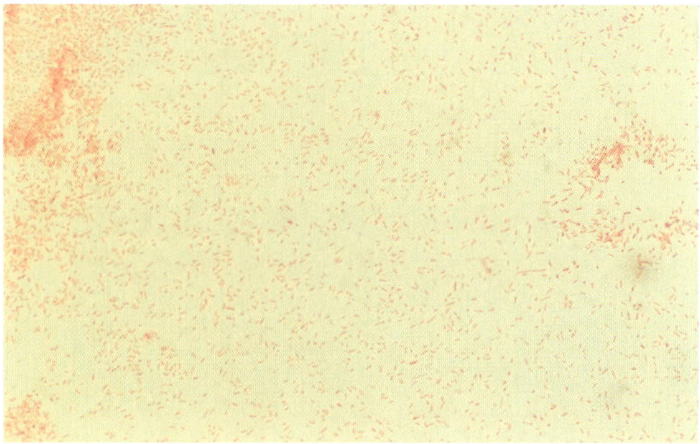

그림 20-14. Gram 염색하여 관찰한 *Vibrio parahemolyticus* 균의 형태. Gram 음성 만곡형 간균

(2) 장염비브리오균(*Vibrio parahemolyticus*)

해수에 서식하면서 어패류를 생식 시 식중독을 유발한다. 호염균이며, 여름철에 증식하고 어패류를 통해서 사람에게 감염된다. 식중독의 원인균으로서 매우 중요하고 가장 발생빈도가 높다. 우리나라에서 세균에 의한 식중독이 73%인데 그중 장염비브리오균에 의한 식중독은 17.8%를 차지한다.

① 형태 및 배양

Gram음성 간균이며, 균체 한쪽에 한 개의 편모를 가졌으며 운동성이 활발하다(그림 20-14). TCBS agar에 발육 시 자당(sucrose)을 비분해하여 2~3 mm 크기의 녹색 집락으로 발육되는 것이 특징이다(그림 20-15). API 20 E kit 및 Vitek system GNI card를 이용하여 동정한다.

② 병원성

여름에 어패류를 생식함으로써 사람에게 감염형의 식중독을 일으킨다. 잠복기는 통상 8~24시간, 2~3시간이란 짧은 때도 있다. 설사, 발열, 복통이 주요 증상이며 오심, 구토 등을 동반한다. 보통 2~3일이면 회복된다.

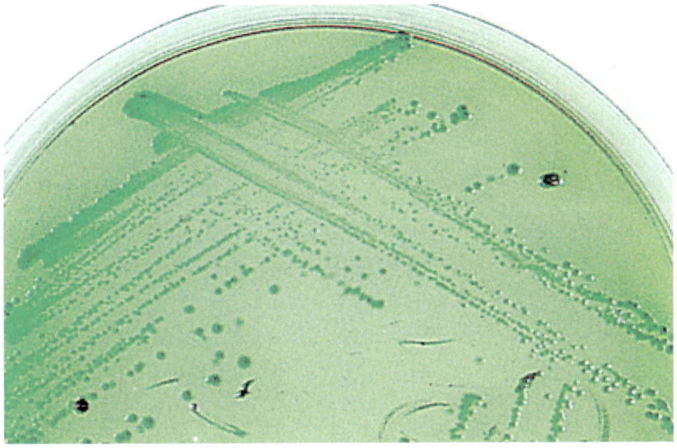

그림 20-15. TCBS agar에서 sucrose 비분해하여 녹색으로 발육된 *Vibrio parahemolyticus* 균 집락

③ 항균제 감수성

Chloramphenicol, tetracycline, erythromycin, nalidixic acid 등에 감수성이 높다. Ampicillin에는 내성균이 많다.

(3) 비브리오 패혈증균(*Vibrio vulnificus*)

① 형태 및 배양

Gram음성 간균이며 단모성 편모를 가지고 있어서 운동성이 있다(그림 20-16).

TCBS agar에 발육시 자당(sucrose)을 비분해하여 녹색의 2~3 mm 크기의 둥근 집락으로 발육한다(그림 20-17). API 20 E kit 및 Vitek system GNI card를 이용하여 동정한다.

② 병원성

식염 존재하에서 발육하는 호염성균이며 연안 해수 및 어패류로부터 분리된다. 이 균에 의한 감염증은 창상에 균이 감염되어 혈류로 균이 침입하여 기저질환이 있는 환자에 패혈증과 장관 외 감염을 일으키며 격렬한 증상을 나타낼 때가 있다. 간 질환을 앓고 있는 사람이나 저항력이 낮은 사람에게 기회감염을 일으킨다.

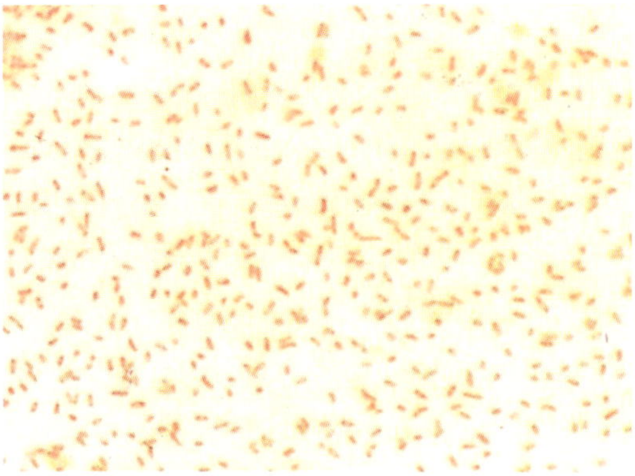

그림 20-16. Gram 염색하여 관찰한 *Vibrio vulnificus* 균의 형태. Gram 음성 만곡형 간균

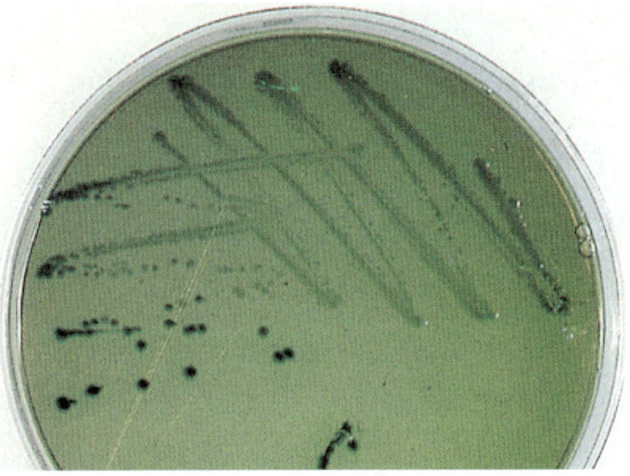

그림 20-17. TCBS agar에서 sucrose 비분해하여 녹색으로 발육된 *Vibrio vulnificus* 균 집락

연안해수의 어패류에 분포하며 환자는 항상 해수 또는 어패류와의 접촉에 의한다.

③ 항균제 감수성

Colistin에는 내성이다. Tetracycline, ampicillin, chloramphenicol에 감수성이 있다.

3. 포도당 비발효 Gram음성 간균

비발효 Gram음성 간균은 포도당(glucose)을 발효하지 않는 즉, 당을 혐기적으로 분해할 수 없는 호기성

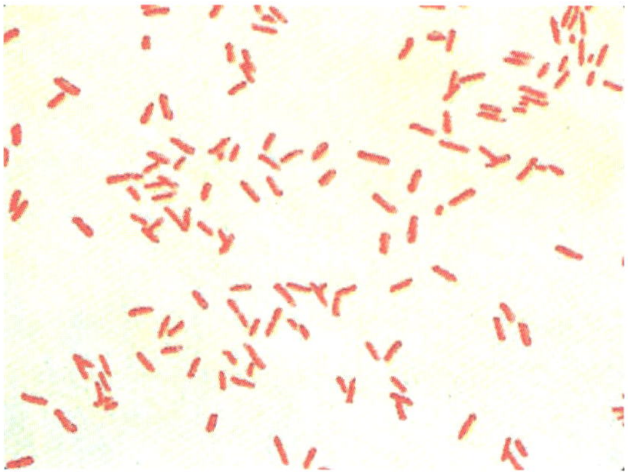
그림 20-18. Gram 염색하여 관찰한 *Pseudomonas aeruginosa* 균의 형태. Gram 음성 간균

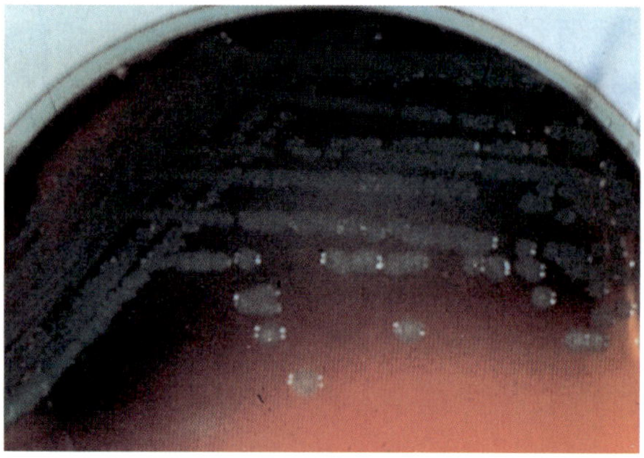
그림 20-19. BAP 배지에서 β-용혈이 있으며 녹색의 색소를 생성한 *P. aeruginosa* 균 집락

의 Gram 음성 간균을 말한다. 포도당 비발효 Gram 음성 간균의 새로운 분류는 1984년 이후 많은 변화가 있었다. *Pseudomonas* 속이 가장 대표적인 균이다.

1) 녹농균 속(Genus Pseudomonas)

물, 흙, 오수, 야채, 축축한 땅과 같은 곳에 서식하며 널리 분포한다. 대부분 습기 있는 환경에서 자랄 수 있기 때문에 병원내의 싱크대, 배수구, 소용돌이 욕조 등 습한 곳에 다수 서식하고 있다. 사람에서는 코, 목, 요, 객담, 각종 농, 분비물에서 잘 분리된다. *Pseudomonas aeruginosa* 균이 가장 많이 검출된다.

(1) 녹농균(*Pseudomonas aeruginosa*)

① 형태 및 배양

Gram음성 간균으로 크기는 0.5×1.0~1.5×3.0 μm 이다. 균체의 한 쪽에 1개의 편모(극단모성)가 있으나 드물게는 2개 이상을 가진 것도 있으며 운동성이 있다(그림 20-18). 혈액한천배지에서 불규칙한 집락에 β-용혈을 일으키며, MacConkey agar에서 lactose를 비분해하여 무색 집락인데 녹색의 색소를 생성하면서 자란다(그림 20-19). 방향족 냄새가 나는 것이 특징이다. API 20 E kit 및 Vitek system GNI card를 이용하여 동정한다.

② 병원성

녹농균은 원내감염의 중요한 원인균이며 대부분의 항생제에 대하여 별로 효과가 없다. 따라서 상용 항생물질 투여에 의하여 이들 약제에 감수성인 기타 세균이 발육 억제되는 경우 공생세균 총이나 병변 부위에서 이 녹농균의 증식이 우세하여지고 항생물질 투여에 의한 균교대현상 등이 나타나서 녹농균이 임상가검물에서 검출되는 예가 증가하는 원인중의 하나가 되었다. 또한 각종 광역 항생제 도입 이후 **녹농균**은 원내감염의 중요한 병원 내 **정착균**으로 대두되게 되었다.

1차 감염보다 2차적으로 균교대증, 기회감염으로 중증화상환자, 창상감염, 요로감염, 호흡기감염, 담도감염, 외과수술 후 감염되며, 패혈증, 만성 기저질환이 있거나 스테로이드 또는 면역억제제, 항암제, 방사선치료 등 숙주의 저항력을 약화시키는 여러 인자가 작용하면 발병이 촉진되며 이 경우 녹농균의 감염은 치명적인 결과를 초래한다. 중심정맥 **카테터 삽입시**(central venous catheter, CVC), 삽입부위, 의료기구 등을 통하여 병원 내 감염을 일으킨다. 특히 패혈증을 일으키면 치명률은 높다. 만성감염증의 원인균이 될 때가 많다.

내독소, 단백분해효소, 세포의 점액질을 생성하고 백혈구를 죽여 숙주의 방어기전을 방해하는 leukocidin과 같은 병원성을 증가시키는 독성물질을 생산한다.

③ 항균제 감수성

Gentamicin, tobramycin, dibecacin 등의 항녹농균성 aminoglycoside제, carbenicillin, sulbenicilin, ticarcillin 등의 항녹농균성 penicillin제, cefsulodin, cefoperazone 의 cephem제, colistin, pipemidic acid(PPA)가 항균력을 나타낸다. *P. aeruginosa* 는 흔히 쓰는 항균제에 내성을 나타내는 균주가 많으며 유효한 항균제가 있어도 쉽게 내성을 획득하는 균이다.

(2) *Pseudomonas fluorescens*

녹황색의 형광 색소를 생성하는 *P. fluorescens* 병원환경 중에서도 물, 가습기 및 정맥용 카테타에서 분리되고 있다. 그리고 객담, 요, 농 분비물에서 때때로 분리된다. 병원적 의의는 녹농균과 같다. API 20 E kit 및 Vitek system GNI card를 이용하여 동정한다.

4. 그 밖의 Gram음성 간균

이 항에서는 보통한천배지에서 발육하기 어려운 호기성 또는 통성혐기성인 Gram 음성 간균을 모아서 설명한다.

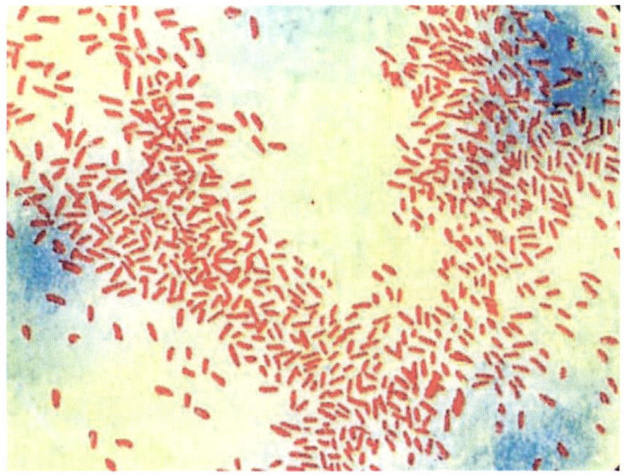

그림 20-20. Gram 염색하여 관찰한 *Haemophilus influenzae* 균의 형태, Gram 음성 간균

1) Haemophilus 속

(1) 인플루엔자균(*Haemophilus influenzae*)

① 형태 및 배양

Gram음성 소간균이며 다형태성이다. 뇌척수액에서 관찰된 균의 크기는 1~1.5×0.3㎛ 정도로 협막을 가진 짧은 간균이고 협막이 없는 균은 다형태성이고 필라멘트를 형성할 수도 있다. 협막을 가지고 있다(그림 20-20).

Chocolate agar에 잘 발육된다. 포도구균 주위에서 위성현상을 나타낸다. 별도로 X, V 인자가 있으면 더욱 잘 발육한다(그림 20-21). API 20 NH kit 및 Vitek system NHI card로 동정한다.

② 병원성

사람 이외의 동물에는 자연감염을 일으키지 않는다. 이 균에 의한 감염증은 소아기에 일어나는 질환이다. 6개월에서 4세 정도의 소아에 화농성 수막염(혈청형 b)을 일으킨다. 그 밖의 균혈증, 기관지염, 중이염, 후두개염, 심내막염 등 여러가지 화농성 질환을 일으킨다.

생후 2~3개월 이내의 신생아나 유아는 어머니로부

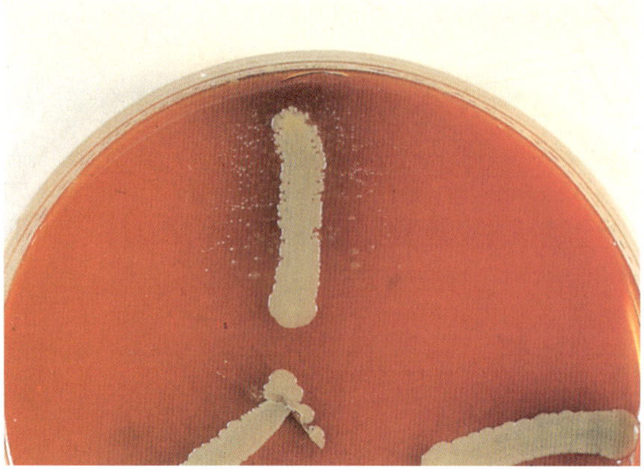

그림 20-21. Chocolate 배지에서 발육된 *H. influenzae* 균 집락 포도상구균 집락 주위에 위성현상으로 발육

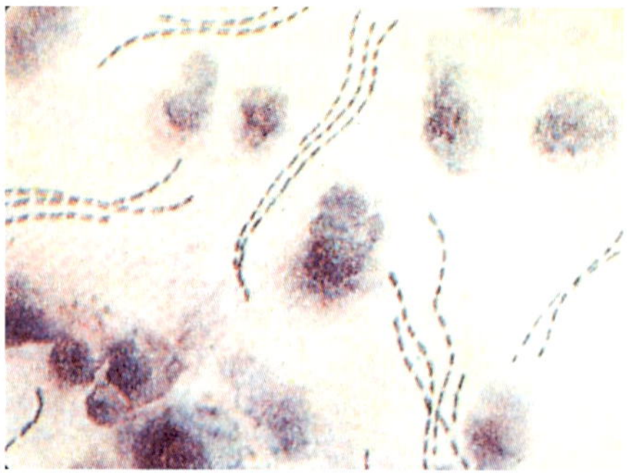

그림 20-22. Gram 염색하여 관찰한 *Haemophilus ducreyi* 균의 형태. Gram 음성간균 연쇄배열

터 **인플루엔자균**에 대한 항체를 물려받았기 때문에 감염되지 않는다. 성인이 되면 항체를 만들 수 있어 소아기와 같은 화농성 질환을 일으키는 일은 드물다. 보통 상기도 호흡기계통의 바이러스 감염으로 유발된 비인후염으로 시작된다. 이어서 부비동염이나 중이염, 더 나아가서는 폐렴이 생길 수도 있다. 균혈증을 심하게 앓는 경우 세균성 뇌막염을 일으킨다.

호흡기감염증, 화농성 수막염, 패혈증, 균혈증, 화농성 만성 중이염, 드물게는 심내막염, 충수염, 화농성 관절염, 담도감염증 등의 보고도 있다.

③ 항균제 감수성

Ampicillin, cefotaxime, rifampin 등의 제3세대 cephem제, ST 합성제, chloramphenicol이 항균제에 감수성이 강하다. 최근 penicillinase 생성균이 증가하고 있다. 이러한 것들은 ampicillin에 내성이다. Tetracycline 내성균도 증가하고 있다. 이 내성은 β-lactamase 생성에 의한다.

(2) 연성하감균(*Haemophilus ducreyi*)

① 형태 및 배양

Gram음성 작은 간균으로 연쇄배열의 0.6×1.0~1.5 μm 정도의 크기이다. 아포, 협막, 편모가 없다(그림 20-22). 배양은 극히 어렵고 X 인자를 첨가한 토끼 혈액한천 배지에 배양이 가능하다.

② 병원성

*H. ducreyi*는 남 · 여 생식기에 궤양모양으로 생기는 연성하감(soft chancre : chancroid)이라고도 한다. 1890년 연성하감 환자에서 처음 원인균으로 분리하여 보고된 균이다. 화농성 병변부위에서 분리된 세균의 모양은 작은 계란형의 간균이며 짝을 짓거나 집단으로 혹은 평행하게 배열되어있는 것을 볼 수 있다. 성병의 일종이다.

남 · 여 성행위(sexually transmitted disease)로 전파된다. 경제적으로 후진국가 국민과 불결한 환경에서 주로 많이 발생된다.

2) Bordetella 속

(1) 백일해균(*Bordetella pertussis*)

1906년에 Bordet와 Gengon가 백일해 환자의 상기도에서 발견했다. 그 당시 혈액을 좋아하므로 *Haemo*-

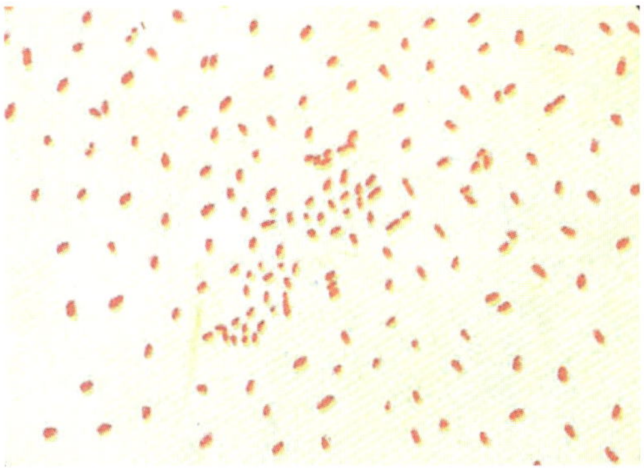

그림 20-23. Gram 염색하여 관찰한 *Bordetella pertussis*균의 형태, Gram 음성 간균

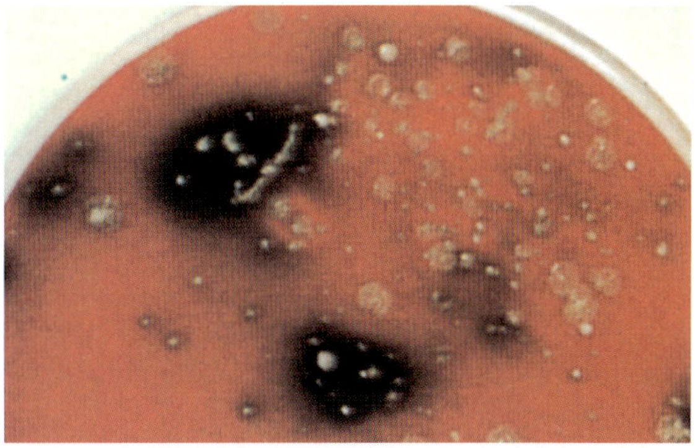

그림 20-24. Bordet-Gengou 배지에서 진주알모양으로 발육된 *B. pertussis* 균 집락

philus pertussis 라고 불러진 적도 있었는데 현재는 *Bordetella pertussis* 라고 불린다.

① 형태 및 배양

Gram음성 단간균으로서 크기는 0.3~0.5×1.0~1.5㎛ 정도의 작은 난원형의 단간균이며 다형태성을 나타내기도 한다(그림 20-23). Bordet-Gengou agar에서 발육 시 집락은 진주빛과 같다(그림 20-24).

② 병원성

백일해(whooping cough 또는 pertussis)의 원인균이다. 기도를 통하여 비말감염(droplet infection)된다. 생후 1~5년 정도의 소아가 가장 걸리기 쉽다. 잠복기는 5~21일로써, 10일 이내에 발병하는 일이 많다. 사망은 1세 이하가 대부분이다.

③ 항균제 감수성

초기에 항균제를 투약하면 잘 낳는다. Erythromycin, tetracycline, chloramphenicol 등이 좋다.

3) Brucella 속

(1) 파상열균(*Brucella melitensis*)

① 형태 및 배양

Gram음성 단간균으로 크기는 0.5~0.7×0.6~1.5㎛의 비교적 작은 균인데 협막을 가지고 있는 것도 있다. 아포, 편모가 없다(그림 20-25). Brucella broth, Brucella agar, Trypticase soy broth에 발육이 된다(그림 20-26).

② 병원성

인축공통감염증의 하나인 brucellosis를 일으킨다. 각각의 균명이 말해 주듯이 감염되기 쉬운 동물이 있으며 감염을 일으키면 임신하고 있는 동물은 유산한다.

■ 파상열

Brucella melitensis 균이 주로 면양, 산양에 감염되며 임신된 태아가 유산된다. 사람은 유산을 일으키지 않는다.

세포내에서 증식하며 불규칙적인 고열이 반복되는 파상열(undulant fever)을 일으킨다.

■ 소유산

Brucella abortus 소 유산균은 우유에서 다량의 균이

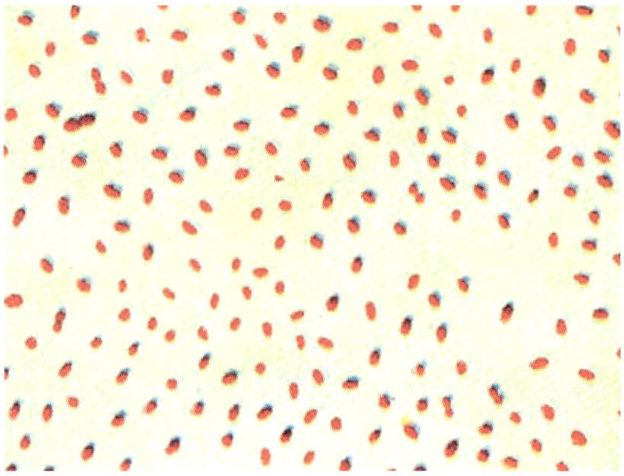

그림 20-25. Gram 염색하여 관찰한 *Brucella melitensis* 균의 형태. Gram 음성 간균

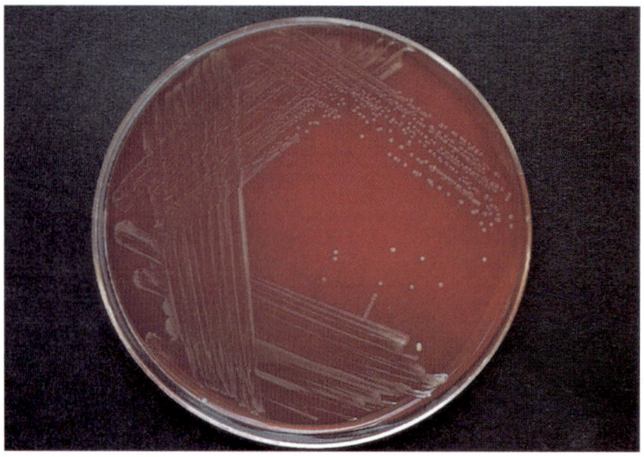

그림 20-26. BAP 배지에서 5% CO_2 조건에서 발육된 *B. melitensis*

포함되어 우유를 마실 때 감염된다. 숫 소는 생식기장애 암소는 새끼를 유산한다.

③ 항균제 감수성 및 치료

Tetracycline, streptomycin, ST 합성제가 사용된다.

4) Legionella 속

발병원인은 대형 냉각탑을 이용한 에어컨 시설이 된 장소에서 토출 분무하는 공기비말(aerosol)이 호흡 시 기관지에 감염된다.

(1) 레이지오넬라 폐렴균 : 재향군인 폐렴균 (*Legionella pneumophila*)

① 형태 및 배양

Gram음성의 간균으로 극단모성 편모를 가지고 있어 운동성이 있다. 균의 크기는 0.3~0.9×2~20 μm이며 흔히 다형태성을 보이며 편성호기성이고 아포와 협막은 없다(그림 20-27). Gram 염색법으로는 염색되지 않아 Gimenez 염색을 한다. BCYE agar에 무색의 집락으로 발육된다(그림 20-28).

② 병원성

■ Legionnaires disease(pneumonia type) : 재향군인 폐렴

호흡기 기도를 통하여 공기감염에 의해 일어난다. 이 병은 폐렴형과 비폐렴형 두 가지로 나누어진다. 어느 것이나 폐렴을 동반하는 일이 많다.

잠복기는 1~10일이며 고열, 기침(dry cough), 호흡곤란, 흉통 등이 있고, 설사, 구토 등의 복부증상, 열이 있는 것에 비해 맥박이 낮은 등의 증상이 나타난다.

경과가 급격하여 사망률이 높다. 남성은 55세 이상의 담배를 피우는 중년층 또는 노인이 걸리기 쉽다. 또 스테로이드 호르몬제 등을 투여하는 환자, 저항력이 약한 사람에서 기회감염을 일으키며 발열, 근육통 등의 증상은 가볍고 2~5일에 자연히 치유되는 예도 있다.

■ Pontiac fever(non pneumonia type) : 혼티악 열

미국의 pontiac 지방에서 발생하여 pontiac fever로 알려진 증상은 고열, 불쾌감, 근육통, 두통 등을 나타

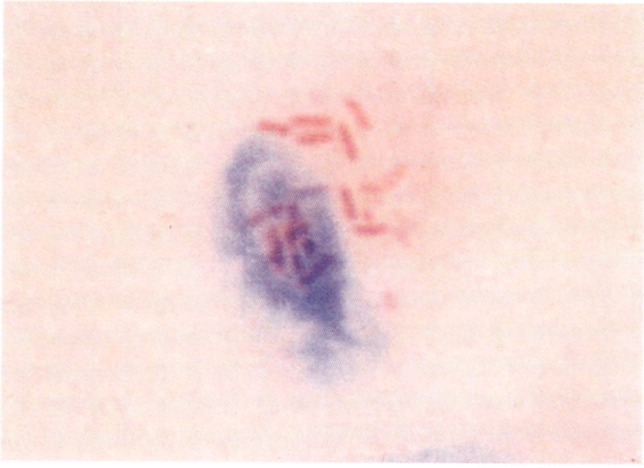

그림 20-27. Gimenez 염색하여 관찰한 *Legionella pneumophila* 균의 형태. Gram 음성 간균

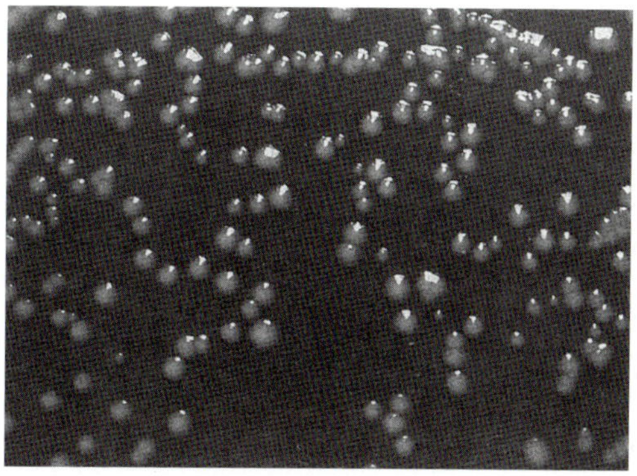

그림 20-28. BCYE agar에서 발육된 *L. pneuomphila* 균 집락

내지만 호흡기계의 폐렴증세가 나타나지 않는 것이 특징이다.

③ 항균제 감수성

Erythromycin, rifampicin, minocycline 등에 감수성이다. β-lactamase를 생성하여 penicillin, cephem제에는 내성이다. 치료에는 erythromycin이 이용된다.

④ 예방

Legionella 균은 토양이나 호수, 하천 등에서 생존하고 있으며 에어콘이나 냉각탑 온수 등에서 증식하며 병원이나 호텔 등의 난방을 실시할 때 집단발병의 주요한 전염원이 되고 있다. 따라서 이들 시설들에 대해 염소 소독이나 청결 유지를 위한 정기적인 청소, 또 물을 가열하여 주는 것 등으로 *Legionella* 균의 증식을 어느 정도 억제해 주어야 할 것이다.

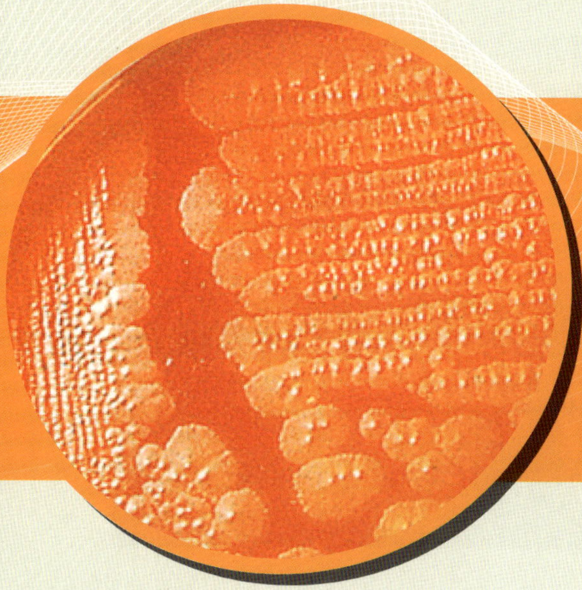

제 21 장 혐기성균 (Anaerobic Bacteria)

1. 혐기성 Gram양성 구균

혐기성 Gram 양성 구균에는 *Peptococcus, Peptostreptococcus* 속의 두 균 속이 병원균으로서 중요하다.

1) Peptococcus 속

(1) Peptococcus niger

Peptococcus niger 1균종만이 포함되어 있다. 구강, 장관계, 비뇨생식계, 피부 등의 상재균으로 농의 분비물, 혈액 등에서 잘 분리된다.

① 형태 및 배양

Gram 양성 구균이며 편성혐기성이고 포도구균과 유사한 모양이며 크기는 0.3~1.2㎛의 2쌍, 4쌍의 배열을 하고 있다(그림 21-1).

편성혐기성 조건으로 혈액한천배지에 발육시 흑색 집락으로 발육되어 흑색의 뜻인 niger의 명칭을 부쳐서 이름을 *Peptococcus niger* 라고 불린다.

② 병원성

심내막염, 패혈증, 산욕열, 폐렴, 폐화농증, 농흉, 부인과적 감염증, 골수염 등 여러 가지 화농성 질환을 일으킨다. 이 균에 의한 감염증은 악취가 심하다.

③ 항균제 감수성

Penicillin, ampicillin, clindamycin에 효과가 있다.

2) Peptostreptococcus속

(1) *Peptostreptococcus anaerobius*

① 형태 및 배양

편성혐기성의 Gram양성 구균으로 편성혐기성이고

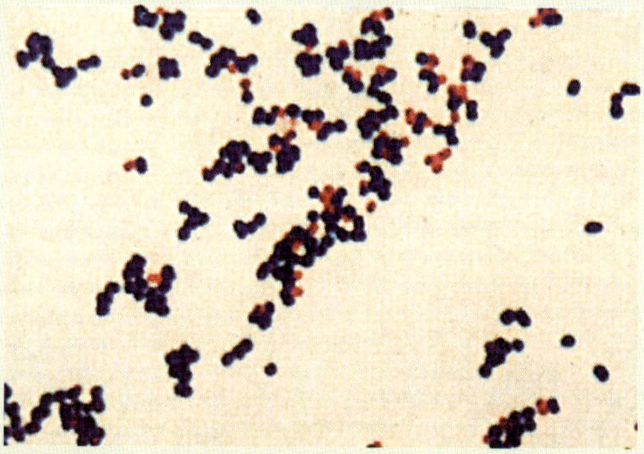

그림 21-1. Gram 염색하여 관찰한 *Peptococcus niger* 균의 형태, Gram 양성 구균

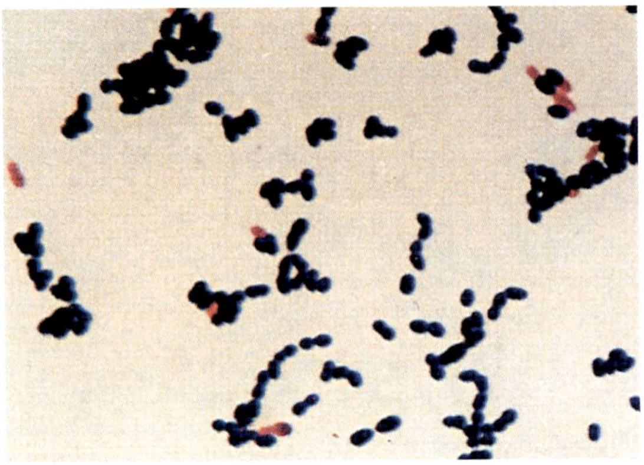

그림 21-2. Gram 염색하여 관찰한 *Peptostreptococcus anaerobius* 균의 형태, Gram 양성 구균

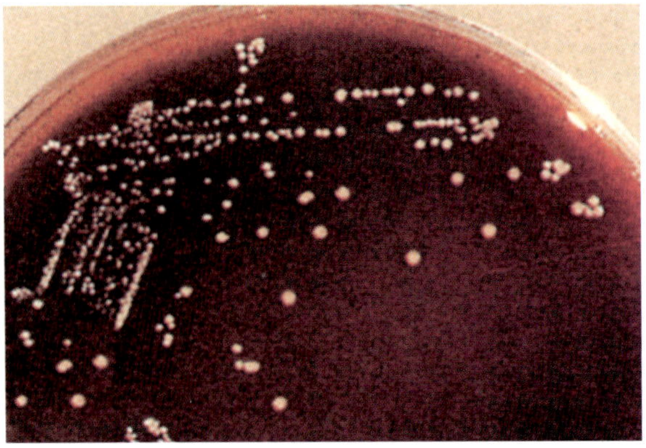

그림 21-3. BAP 배지에서 혐기성으로 발육된 *Peptostreptococcus anaerobius* 균 집락

연쇄구균과 유사하며 크기는 0.3~1.2㎛이며 연쇄모양을 하고 있다. *Streptococcus* 와 흡사한 연쇄구균이다(그림 21-2). 편성혐기성 조건으로 혈액한천배지에 배양하면 1 mm 정도 크기의 비용혈성 회백색의 집락이다(그림 21-3).

② 병원성

저항력이 낮은 사람(compromised host)의 악성종양, 대사성질환, 면역결핍자, 방사선치료환자 등에 기회감염증 병원체로서 알려져 있다. 골다공증, 난관 난소종양, 양막염, 패혈증, 태아유산 등에서 대장균(*E. coli*)과 *Bacteroides* 등과 함께 혼합되어 분리되는 경우가 있다.

③ 항균제 감수성

Penicillin, ampicillin, clindamycin, metronidazole에 효과가 있다.

2. 혐기성 Gram 음성구균

혐기성 Gram 음성 구균에는 *Veillonella, Acidaminococcus, Megasphaera* 속의 3균 속이 있다. 어느 것이나 병원성은 약하다. 화농성 질환을 일으키는 일이 있지만 극히 드물다. 임상재료에서는 *Veillonella* 속이 가장 많이 분리된다.

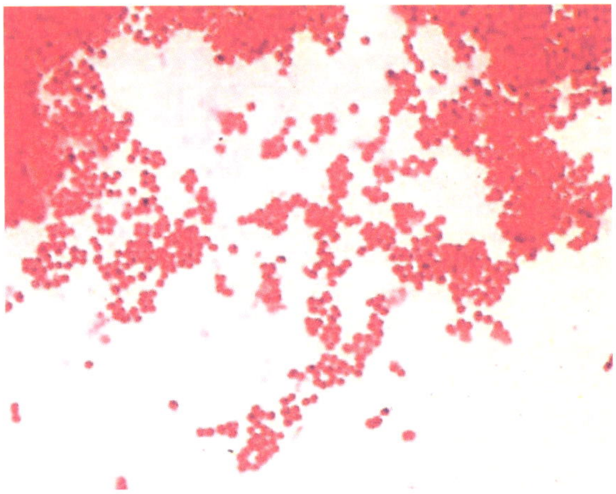

그림 21-4. Gram 염색하여 관찰한 *Veillonella paravula* 균의 형태, Gram 음성 구균

1) Veillonella 속

Veillonella paravula 외의 2균종이 있다. Gram 음성 구균이다. 사람의 구강, 장관, 외 요도의 상재균이다. 특히 구강에서 100% 검출된다. 혈액한천배지에 혐기성 조건에서 발육된다(그림 21-4).

Penicillin, tetracycline, chloramphenicol 등에 감수

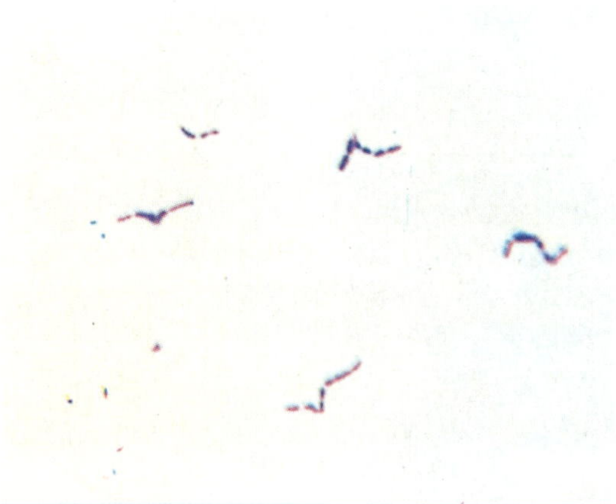

그림 21-5. Gram 염색하여 관찰한 *Propionibacterium acnes* 균의 형태, Gram 양성 간균

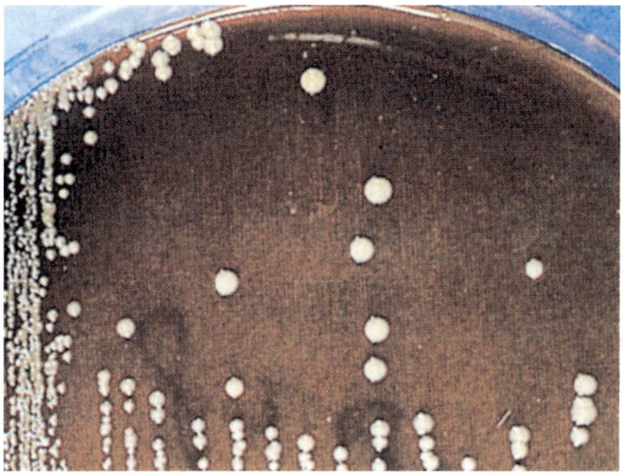

그림 21-6. BAP 배지에서 혐기성으로 발육된 *Propionibacterium acnes* 균 집락

성이다.

2) Acidaminococcus 속

Acidaminococcus fermentans 1균 종이 있으며 하부 소화관에 상재한다.

Gram음성 구균으로 크기는 0.6~1 μm이며 형태는 난원형 또는 신장모양의 쌍구균이다. Oxidase와 catalase는 음성이며 탄수화물을 발효하지 않는다.

3) Megasphaera 속

Megasphaera elsdenii 1균 종이 있으며 하부 소화관에 상재한다. Gram음성 구균으로 2.0~2.4 μm의 크기이며 포도당 등의 탄수화물을 발효한다.

3. 혐기성 무아포 Gram양성 간균

혐기성 Gram양성 간균은 유아포 간균(*Clostridium*)과 무아포 간균이 포함된다. 혐기성 Gram양성 무아포 간균에는 *Propionibacterium*, *Eubacterium*, *Bifidobacterium* 속 등이 있다.

1) Propionibacterium 속

(1) *Propionibacterium acnes*

■ 형태 및 배양

다형태성의 Gram양성 간균으로 크기는 0.5~0.8×1~5 μm이다. 형태는 흔히 곤봉모양으로 한쪽 끝은 둥글고 다른 한쪽 끝은 뾰족하다. 통성혐기성이지만 편성 혐기적으로 발육한다(그림 21-5, 21-6). 피부, 모발 부위의 상재균이다. 여드름의 원인균으로 알려져 있다. 심내막염을 일으키는 일이 있지만 극히 드물다.

2) Eubacterium 속

(1) Eubacterium lentum

■ 형태 및 배양

Gram양성 간균으로 크기는 0.2~2.0×0.3~10 μm이다. 형태가 다양하며 구균에서 긴 간균에 이르는 것도 있으며, 균체가 일부 부풀거나 만곡되기도 한다(그림 21-7).

혈액한천배지에 편성혐기성으로 발육된다(그림 21-8). 장관 및 구강내의 상재균으로 병원적 의미는 없으나, 때때로 치아 감염증을 일으킨다.

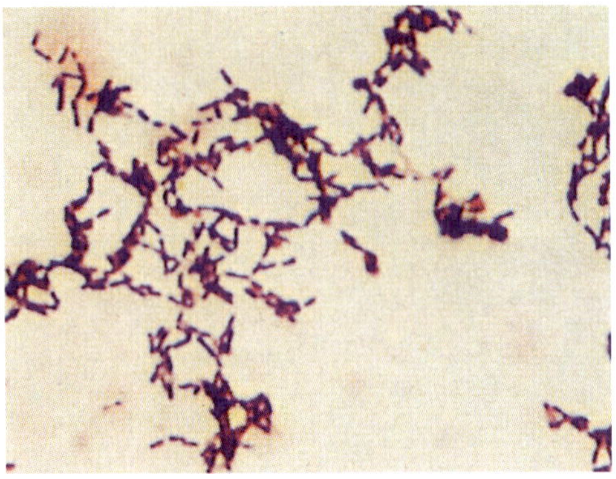

그림 21-7. Gram 염색하여 관찰한 *Eubacterium lentum* 균의 형태, Gram 양성 간균

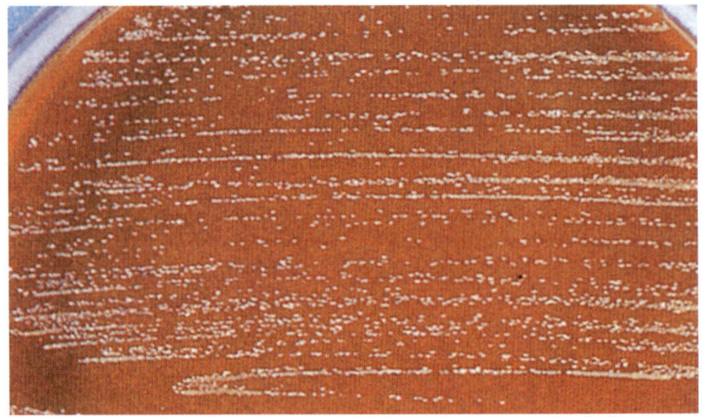

그림 21-8. BAP 배지에서 혐기성으로 발육된 *Eubacterium limosum* 균 집락

4. 혐기성 Gram음성 무아포 간균

임상검체에서 혐기성 Gram음성 무아포 간균이 가장 많이 검출된다. 혐기성 Gram 음성 무아포 간균 속에는 *Bacteroides, Provotella, Fusobacterium* 속 등이 임상재료에서 잘 분리된다. 그 중에서 *Bacteroides fragilis* 균이 임상재료에서 잘 분리된다.

1) Bacteroides 속

자연계에 널리 분포되어 있고 피부, 구강, 비뇨기계(URT), 결장(colon), 여성의 질 주위에 상재균 총으로 존재한다. 비타민 K 합성에 관여하며, 담즙생산 역할을 하며, 지방을 흡수하여 콜레스테롤 대사작용을 돕고, *Salmonella, Shigella* 증식 간섭작용을 한다.

(1) *Bacteroides fragilis*

Bacteroides fragilis 외에 여러 균종이 있다. 자연계에 널리 분포되어 있고 피부, 구강, URT, 결장(colon), 여성의 질 주위에 상재균 총으로 존재한다. 담즙에 잘 발육하는 균종이다. 임상재료에서는 *Bacteroides fragilis*가 가장 많이 분리되며, 임상재료에서 분리되는 혐기성균의 약 30~35%는 *Bacteroides fragilis* 균이다.

사람의 소화관, 특히 대장, 외음부, 질, 요도 등에 상재한다. 대장에서는 분변 1 g당 10^{9}~10^{11}개나 존재하며 대장균보다 100~1,000 배나 많다.

① 형태 및 배양

Gram음성이며, 선단이 다소 둥근 간균이다. 편성혐기성이며 비운동성이다. *Bacteroides fragilis* 는 협막을 가지고 있지만, 그 밖의 *Bacteroides* 는 없는 것이 많다(그림 21-9). 혐기성조건으로 면양혈액한천배지에 접종하여 혐기성 배양을 하면 1~2 mm의 회백색 집락으로 자란다(그림 21-10).

② 병원성

복강내감염증(횡격막하 농양, 골반강 내 농양, 간 농양 등)의 원인균으로서의 빈도가 높다. 특히 장관의 수술 후 감염의 원인균으로서의 중요하다. 그밖에 균혈증, 농흉, 호흡기 감염증 등 여러 가지 감염증을 일으킨다. 대부분의 감염증은 통성혐기성균(대장균, 장구균, 프로테우스균 등)과의 혼합감염이다.

■ 복강내 감염

장관 내에는 혐기성 Gram 음성 간균인 *Bacteroides*

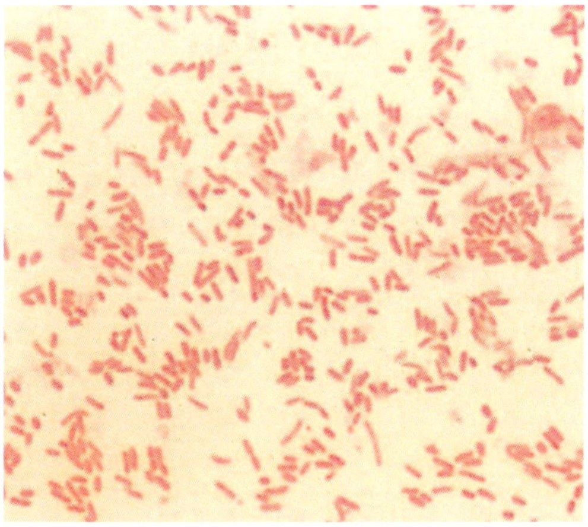

그림 21-9. Gram 염색하여 관찰한 *Bacteroides fragilis* 균의 형태, Gram 음성 간균

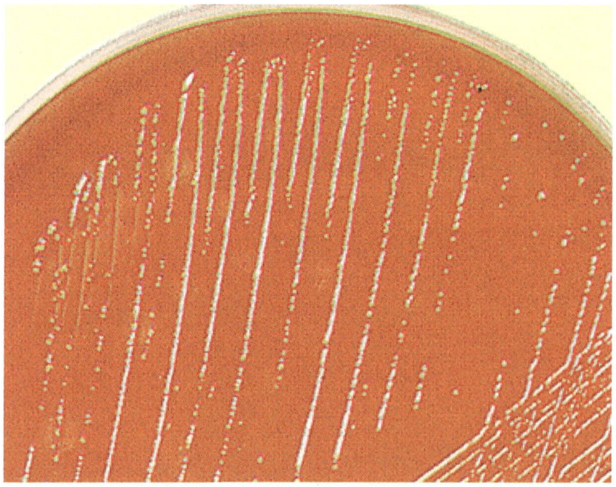

그림 21-10. BAP 배지에서 혐기성으로 발육된 *Bacteroides fragilis* 균 집락

fragilis 균이 많이 상재해 있다. 장관수술, 대장의 외상, 궤양, 암, 게실염이나 충수염으로 장관이 터지면 장관에 상재해 있던 *Bacteroides fragilis* 에 의한 복강내 농양을 일으킨다. 화농성 복막염을 일으키거나 횡격막 아래 또는 맹장 주변에 농양을 형성하는 경우가 많다.

■ 여성생식기와 골반감염증

난관과 난소의 농양, 자궁내막염을 일으킨다. 골반내 농양의 90%에서 혐기성 세균이 검출되며 그 중 약 반수가 *Bacteroides fragilis* 이다. 대부분이 *E. coli* 와 혼합감염이다.

■ 균혈증 심내막염

균혈증의 원인균 중 5~10%가 혐기성세균이다. *Bacteroides fragilis* 가 중요하다.

③ 임상검체 육안적 관찰

검체에서 지독한 악취가 나거나, 점막근처의 고름, 체액 검체가 화농성일 때, 조직괴사로 농양의 가스가 생길 때, 농양이 가스와 유황과립이 형성되었을 때 검체에는 혐기성균인 *Bacteroides*를 의심하게 된다.

④ 항균제 감수성

무아포 혐기성 세균은 공통적으로 aminoglycoside계 항균제와 colistin, nalidixic acid에도 내성이다. 그러므로 감수성 검사는 routin으로 하는 것이 아니고 특별한 경우에만 한다.

*B. fragilis*는 β-lactamase를 생산하므로 penicillin G, ampicillin, 1세대 cephalosporin제에 내성이다. Minocycline, clindamycin, new quinolone, lincomycin(LCM)에 감수성이고 가장 항균력이 강한 항균제는 carbapenem계 항균제인 imipenem과 metronidazol이 감수성이다.

2) Fusobacterium 속

(1) *Fusobacterium nucleatum*

① 형태 및 배양

사람의 구강내, 상기도, 소화관, 질, 외요도 등에 상재한다. Gram 음성 간균으로 양 선단이 뾰족한 방추상을 하고 있다. 균체 내에 화농성 과립이 보이는 일이 있다(그림 21-11). 혐기성 조건으로 혈액한천배지에

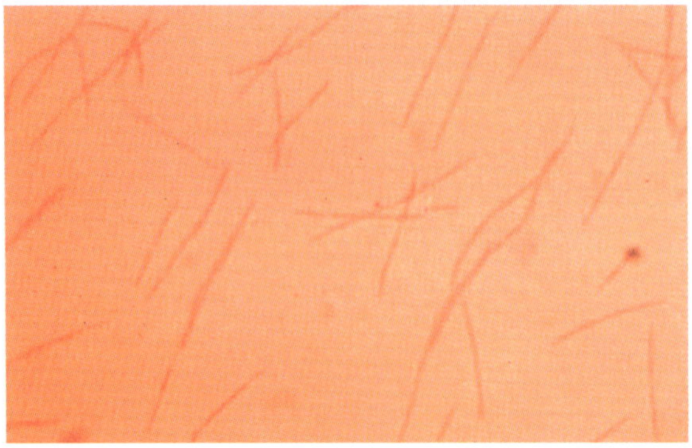

그림 21-11. Gram 염색하여 관찰한 Bacteroides fragilis 균의 형태. Gram 양성 바늘모양 간균

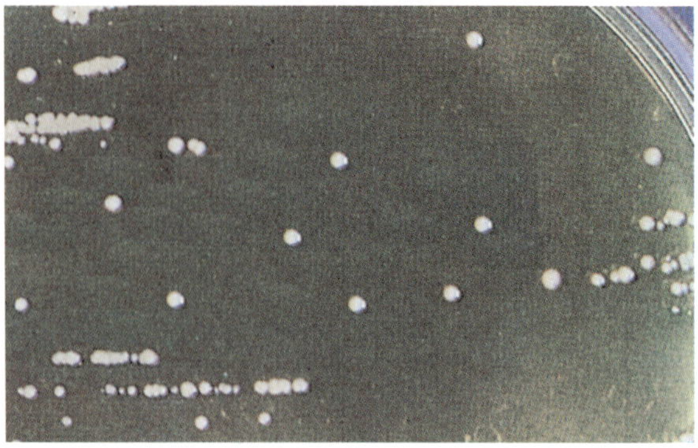

그림 21-12. BAP 배지에서 혐기성으로 발육된 *Fusobacterium nucleatum* 균 집락

배양시 일반적으로 비용혈성의 집락이며 크기는 1~2 mm이며, 일부는 α용혈을 일으키는 경우도 있다. 불투명하고 광택성의 집락을 만든다(그림 21-12).

② 병원성

연하성 폐렴 등의 호흡기 감염증, 여성 생식기 감염증, 간농양 등 수종의 농양, 장관의 수술 후 감염, Vincent's angina(*F. nucleatum* 에 의한다) 등을 일으킨다.

③ 항균제 감수성

Penicillin, chloramphenicol, metronidazole 등에 감수성을 나타낸다.

5. Gram양성 혐기성 유아포 간균

혐기성 Gram양성 유아포 간균에는 *Clostridium* 속만이 포함된다. 혐기성 조건에서 발육되며 발육환경이 나쁠 경우 포자를 형성한다.

1) 클로스트리듐 속(*Clostridium genus*)

(1) 가스괴저균

(*Clostridium perfringens* : *C. welchii*)

① 형태 및 배양

양단이 둥그스름하고 막대모양의 Gram양성 간균이며 균의 크기는 0.5~1.5×0.7~8.0 μm이다. 아포는 중앙 또는 편재성으로 위치하며, 그 부위는 팽륜되지 않는다. 배양균에서는 아포를 확인하기 어렵다. *Clostridium perfringens* 는 편모가 없어 운동성이 없다(그림 21-13). 면양혈액한천배지에 혐기성으로 배양 시 집락 주위에 2중의 용혈대가 형성된다(그림 21-14).

② 병원성

이 균에 의하여 일어나는 병은 가스 괴저(gas gangrene), 식중독, 일반적인 감염증의 3가지 형식이 있다. 24시간 이내에 쾌유된다.

③ 항균제 감수성

Penicillin, clindamycin 등의 항균제가 감수성이다.

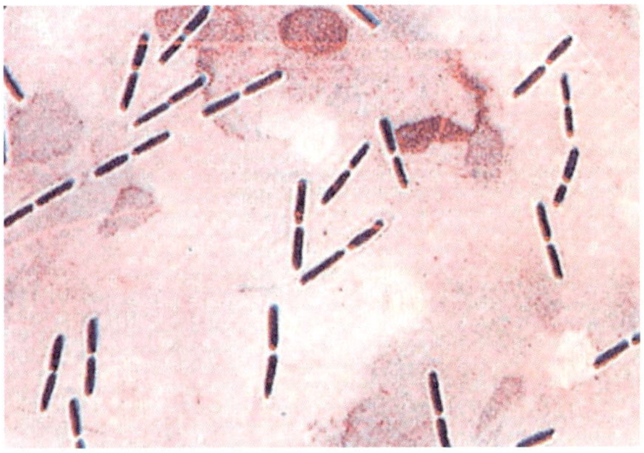

그림 21-13. Gram 염색하여 관찰한 *Clostridium perfringens* 균의 형태, Gram 양성 간균, 포자형성

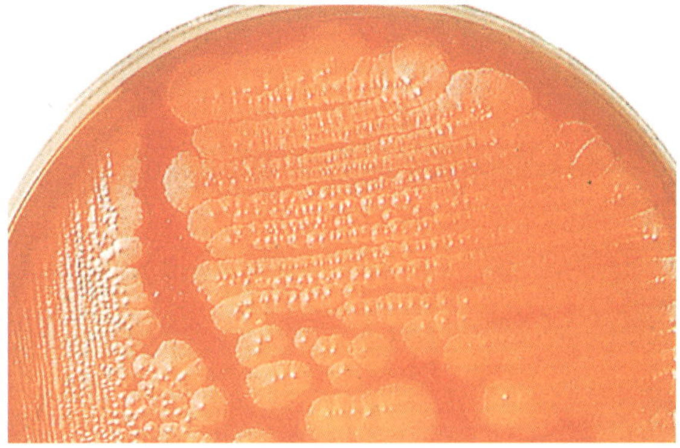

그림 21-14. BAP 배지에서 혐기성으로 발육된 *Clostridium perfringens* 균 집락

(2) 파상풍균(*Clostridium tetani*)

① 형태 및 배양

Gram양성 북채모양 간균이며 0.4~0.6×4.9~8㎛ 크기의 장간균이다. 아포는 원형이며, 균체의 한 쪽에 위치하며(단재성), 균체보다 팽륜되어 특징적인 북채모양(drum stick form)을 나타낸다. 주모성 편모를 가지고 있어 운동성이 있다. 협막은 만들지 않는다(그림 21-15). 혈액한천배지에 혐기성으로 발육시 회백색의 집락으로 발육된다(그림 21-16).

② 병원성

■ 파상풍(tetanus)

파상풍을 일으킨다. 교통사고 등의 외상에 의해 감염되어 국소 괴사, 산소 결핍 등에 의하여 혐기성 조건이 되면 증식하여 독소(toxin)를 생성하게 되어 질병을 초래한다. 그러나 감염되었다 하여 반드시 발증하는 것은 아니며, 4~7일 또는 4~5주의 잠복기 후에 증상이 나타난다. 감염 국소에 생성된 독소가 혈류나 운동신경을 거쳐 중추신경에 결합되면 특유의 증상이 나타난다.

■ 임상증상

우선 삼차신경에 근육강직(muscle rigidity)이 시작

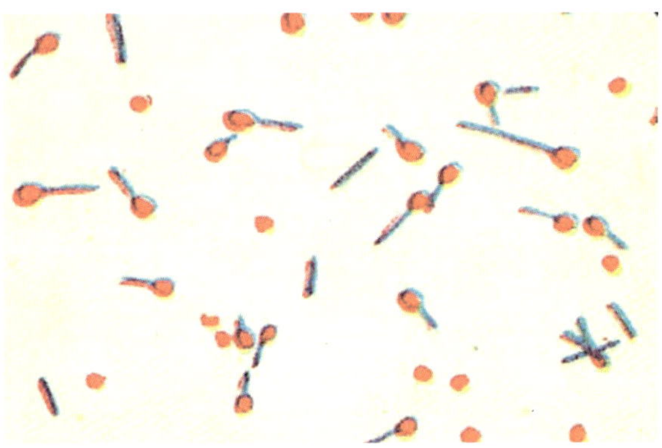

그림 21-15. Gram 염색하여 관찰한 *Clostridium tetani* 균의 형태, Gram 양성 간균 단재성포자

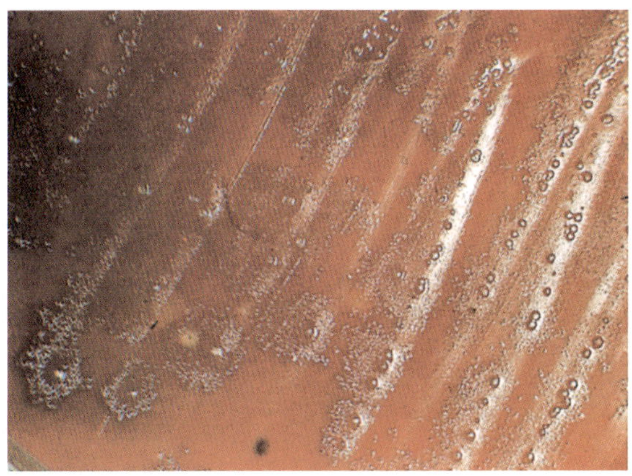

그림 21-16. BAP 배지에서 혐기성으로 발육된 *Clostridium tetani* 균 집락

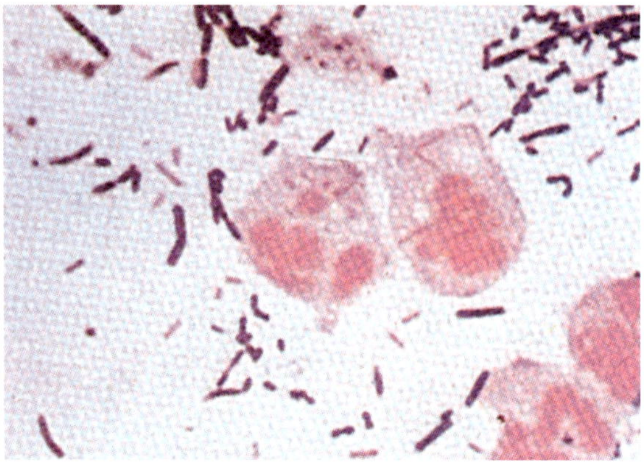

그림 21-17. Gram 염색하여 관찰한 *Clostridium difficile* 균의 형태. Gram 양성 간균, 포자형성

그림 21-18. BAP 배지에서 혐기성으로 발육된 *Clostridium difficile* 균 집락

되어 연하곤란 개구곤란(lockjaw)이 나타나 이를 악물고, 찌푸린 얼굴 모양이고, 다시 안면으로부터 하행하여 배부, 골격근 하지에 경련과 흥분 근육강직(muscle spam) 발작이 일어나며, 이어서 전신성 경련이 일어나 후궁반사(opisthotonus)가 나타나고 잠복기가 짧을수록 사망률은 50%로 높다. 연하성 폐렴, 기관지 폐렴이 합병되기 쉽다.

③ 항균제 감수성

보조적으로 penicillin을 투여한다. 발병한 경우에는 항독소 혈청, 면역 감마 글로불린의 투여, 경련 발작에는 전신 마취하에 호흡관리를 한다.

(3) 위막성 대장염균(*Clostridium difficile*)

① 형태 및 배양

Gram양성 막대형 긴 간균이며 크기는 0.6×6~8 ㎛이고 아포는 난원형으로 편재성 내지는 단재성이며 아포 부위는 팽륜되지 않는다. 주모성 편모를 가지며 운동성이 있고 협막은 없다. 발육에는 엄밀한 혐기성 환경이 필요하다(그림 21-17).

CCFA 배지에 혐기성으로 배양시 3~4 mm의 불투명하고 불규칙한 광택이 없는 집락이다(그림 21-18).

② 병원성

위막성 대장염은 lincomycin, clindamycin, ampicillin, cephalosporin 등의 광범의 spectrum 항생물질을 1주 이상 장기간 구강으로 투여할 때 균교대현상(super infection)으로 항생제 유도 대장염이 발생한다. 그러므로 *C. difficile* 균만이 증식하여 생성된 균체외 독소(enterotoxin)에 의하여 일어난다.

설사, 복통, 발열 등을 수반하여 탈수증이 일어날 때도 있다. 즉, 대장에서 약제내성의 *C. difficile* 이 선택적으로 증식되어 괴사성 독소(necrotizing toxin, exotoxin, cytoxin)를 생성함으로써 일어난다.

③ 항균제 감수성과 치료

사용하고 있는 항생물질 투여를 중지한다. Vancomycin, metronitazole, bacitracin을 투여한다. 장운동을 감소시키는 약제는 투여하지 않는다.

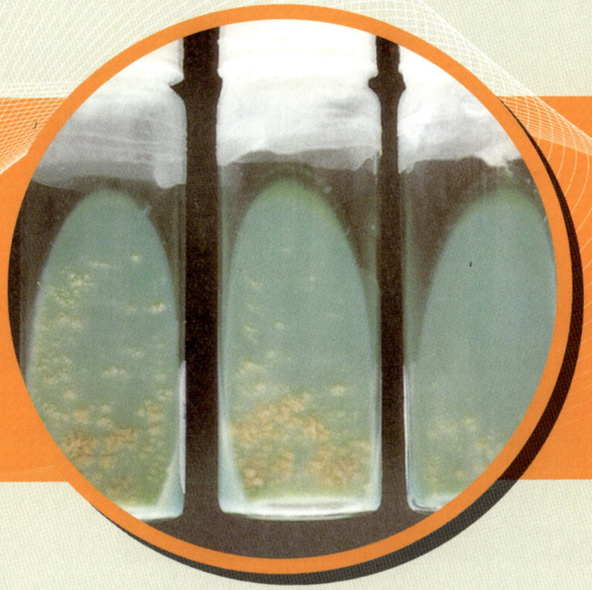

제 22 장

항산균 군 (Mycobacteria)

항산균에는 결핵균 군, 한센균 군(나균군), 비정형 항산균군, 비병원성항산균 군으로 분류된다. 그 중에서 **인형결핵균**이 인간에 폐결핵을 일으키며 병원성이 강하다.

1. 결핵균 군(Mycobacterium tuberculosis group)

1) 결핵균(인형 결핵균, *Mycobacterium tuberculosis*)

여기에서는 결핵균만 다루기로 한다. 1882년 Robert Koch에 의해 결핵균이 발견되었다. 그 후 순수 배양하여 동물감염에 성공하고 Koch의 4대 원칙을 설정을 하였다.

① 형태

결핵균의 크기는 0.3~0.5×1~4㎛의 가늘고 긴 간균이다. Gram양성 간균의 성질이 있으나 항산성이다. 염색은 항산성 염색법인 Ziehl-Neelsen's 염색법이 주로 이용되며 균체는 적색으로 염색된다(그림 22-1).

② 배양

결핵균은 산소가 존재하는 호기성 조건에서 발육되며 특히 5~10%의 CO_2 조건에서 발육이 촉진된다. 혈청, 계란, 감자 등을 배지에 첨가해야 잘 자란다. 발육 최적 온도는 37~38℃이며 최적 pH는 6.8~7.3이다. 고체배지상에서 발육이 느려 집락은 4~8주 배양한 후에 육안으로 관찰되며 비교적 다른 균에 비해 늦다.

보통 사용하는 배지는 Ogawa 배지이고 이 배지에는 잡균증식을 억제하기 위해 malachite green을 첨가하며 응고멸균하여 만든 녹색 계란배지이다.

Ogawa egg 배지, Lowenstein-Jensen egg 배지에 8주간 배양해야 표면이 거칠고 건조한 담황색의 집락으로 자란다(그림 22-2).

③ 병원성

■ 폐결핵(pulmonary tuberculosis)

폐결핵환자가 기침시 결핵균이 비말에 의해 호흡기에 감염되며, 폐결핵이 85%로 가장 흔하고 기타 결핵은 폐의 1차 병소로부터 균이 전파되어 생기는 경우가 많다.

임상 증세는 열, 체중감소, 두통, 식욕 부진, 밤에

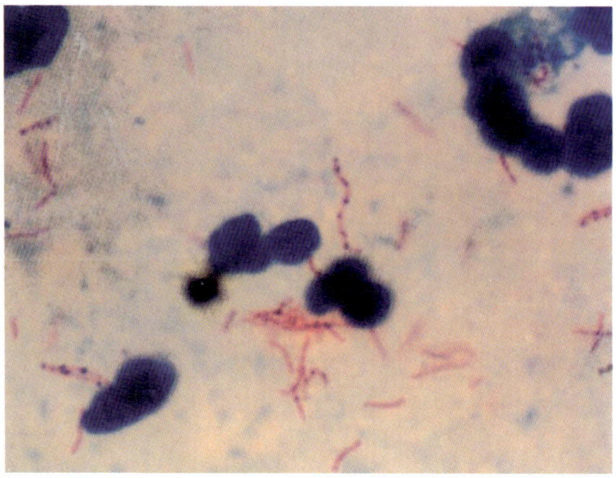

그림 22-1. 결핵 환자의 화농 객담을 Ziehl-Neelsen's 염색하여 관찰한 결핵균(*Mycobacterium tuberculosis*)의 형태

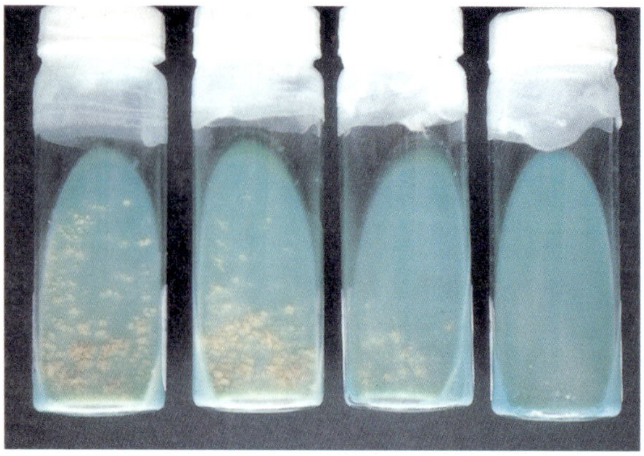

그림 22-2. Ogawa egg 배지에서 발육된 *Mycobacterium tuberculosis* 균 집락

잠을 잘 때 식은땀, 기침, 화농성 객담, 객혈(hemoptysis), 가슴에 통증이 있으며, 얼굴이 창백해진다.

■ 폐외 결핵(extrapulmonaty)

신장결핵, 요로결핵, 결핵성 수막염, 결핵성늑막염, 결핵성 복막염, 결핵성 림프선염, 장결핵, 골결핵, 피부결핵, 심낭염을 유발한다.

④ 저항성

㉠ 결핵균은 산, 알칼리, 알코올에 강한 저항성을 가지고 있다.

㉡ 건조에 대해서도 배양균을 6개월 이상 생존할 수 있다.

㉢ 객담 중에 있는 것은 20~30시간 더욱 오래 생존한다.

㉣ 그늘에 놓아둔 객담에서는 수 주일 생존한다.

㉤ 60℃, 30분 또는 100℃에서 1~2분 가열해도 생존한다.

㉥ 5℃에서는 1개월 가까이 생존한다.

㉦ 5% 석탄산액에서 1분간, 5%의 크레졸액에서 5분간, 순 알코올에서 5분간 생존하며, 객담 중에서는 더 강하다.

㉧ 역성 비누는 효력이 약하고 직사광선에서는 20~30분에 사멸하며, 자외선을 쪼이면 수분 이내에 사멸한다.

⑤ 면역학적 진단

Tuberculin 반응 : Tuberculin은 결핵균의 대사산물과 균체단백의 추출물로 구성된다. 현재는 균체단백에서 추출한 정제 PPD(purified protein derivative)가 검사에 이용된다. 피내에 0.1 ml 주사하여 48시간 후에 국소의 발적 정도를 보는 방법으로 지연형 알레르기 과민반응이 발생하는 것을 관찰한다. Tuberculin 반응 양성자(발적 직경 10 mm 이상)는 결핵균의 감염을 받은 것을 의미한다. 중증 결핵환자나 면역이 저하되어 있는 사람은 결핵균이 감염되어도 양성이 되지 않는다.

⑥ 예방

BCG vaccine : 약독 생균 vaccine이다. Calmette와 Guerin이 *Mycobacterium bovis* 로부터 독력은 없지만 면역성을 가지고 있는 변이 균주를 만들었다.

이 균을 BCG(Bacille de Calmette et Guerin)라고 한다. BCG 접종에 의해 결핵의 발병률은 현저하게 감소하였다.

⑦ 관리

실내의 전염된 공기를 옥외로 배출시켜 재순환을 막는다. 자외선을 조사하여 살균을 한다. 결핵의 감염된 노숙자, 노약자의 비말핵과 객출한 객담 관리를 철저히 한다. 노숙자들의 결핵치료의 가장 큰 문제점은 치료를 시작한 환자를 적절히 추적하기가 어렵다는 것이다. 그리고 항 결핵제를 정상적으로 먹지를 않아 다약제 내성균이 생기고 있다.

⑧ 전파

결핵의 감염된 사람이 기침, 재채기 또는 대화할 때 연무된 호흡기 분비물의 입자인 비말핵을 흡입하여 전파된다. 이 균은 공중에 오랫동안 떠 있을 수 있고 폐의 말단 폐포에 도달할 만큼 작다. 전파가능성은 오염된 공기 중에 오랫동안 노출되는 것과 관련되어 있다. 공기 중 미생물의 수는 감염부위(폐, 후두), 기침의 세기, 객담내의 균의 수, 비말핵을 억제하거나 제거하는 효율 및 감염된 사람이 화학요법을 받은 기간과 함수관계에 있다.

1985년도 후반 미국에서 HIV(인간면역결핍바이러스)에 감염된 사람과 결핵의 유병률이 높은 나라에서 온 이민자들의 결핵이 생겨서 문제시되고 있는데 이러한 집단에서 항결핵제에 내성 결핵균이 증가하고 있다

⑨ 항결핵제 치료

■ 치료 원칙

㉠ 치료법은 항균력이 탁월한 약제를 사용한다.

㉡ 적어도 두 약제 이상을 병용하여 투약한다.

㉢ 살균제(bactericidal drug)를 사용한다.

㉣ 1차 치료에 실패할 시 즉 치료 후 3~4개월이 지나도 균이 검출될 때는 새로운 약으로 바꾸어야 한다.

㉤ 다른 약의 효과를 증가하기 위해 INH는 내성균이 생겨도 계속 사용한다. 1년~1년 반 치료기간은 충분히 지속되어야 한다.

■ 치료 요법

강력 단기 화학요법으로서 rifampicin(RF), ethambutol(EB), INH(isonicotinic acid hydrazid ; Isoniazid)의 3자 또는 SM(streptomycin)을 추가한 4자 병용요법을 6~9개월 간 실시하는 경우가 많다. 옛날에는 1차 항결핵제로 SM, PAS, INH의 3자 병용요법을 실시하였으며, 내성균이 나타나면 2차 항결핵제를 사용한다.

⑩ 항결핵 약제 감수성 및 치료

약제감수성시험에 대해서는 총론에 기술하였다. Isoniazid(INH), rifampin(Rf), streptomycin(SM), ethambutol(EMB) 등을 1차 치료약제로 사용한다. 그밖에 kanamycin, cycloserine, ethionamide를 사용한다.

과거에는 para amino salicylic acid(PAS)를 사용하였으나 위장계통에 부작용이 있어서 잘 사용하지 않는다. 비정형 항산균(atypical Mycobacterium)은 PAS에 내성이 생긴다.

2. 나균 군

1) 한센균(나균 : *Mycobacterium leprae*)

1878년 Hansen이 나환자 농즙 부위에서 처음 발견

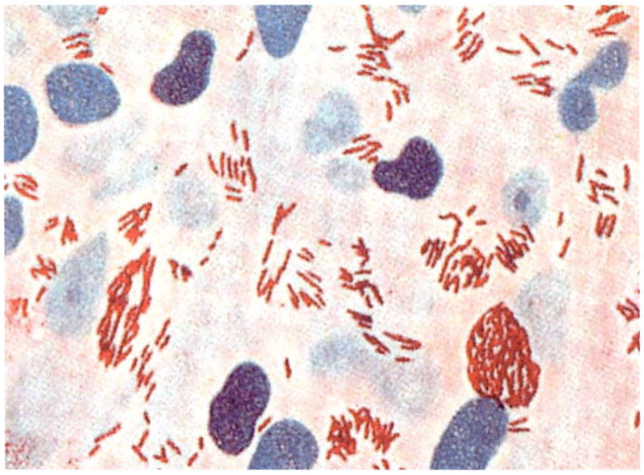

그림 22-3. 나환자의 피부 병소 부위를 Ziehl-Neelsen's 염색하여 관찰한 한센균(*M. leprae*)의 형태

하여 Hansen's bacilli라고 불렸으며 나병을 한센 병(Hansen's disease)이라고도 한다.

① 형태 및 배양

Gram양성의 간균이나 염색은 Ziehl-Neelsen's 염색을 하여 현미경으로 검경하면 적색의 간균 덩어리가 보인다. 결핵균과 같이 항산균이지만, 항산성은 결핵균보다 약하다(그림 22-3).

조직의 도말염색표본에서는 괴상으로 밀집한 것을 관찰할 수 있으며, 이것을 나구(globi)라고 부른다. 한센 균(나균)은 인공배양이 안 된다.

② 배 양

나균은 현재까지 인공배양이 안되므로 설치류 동물에 접종하여 균을 확인한다.

세균학적 진단은 환자의 비즙이나 병소로부터 항산균의 검출과 lepromin 반응을 실시한다.

③ 병원성

나균이 감염되면 처음 비점막에 병변이 생기고, 여기서 다수의 균이 증명되어 감염원으로 생각된다. 그러나 감염양식은 명확하지 않다. 피부, 신경, 점막에 증식성 감염을 일으키며, 결절형, 나종형, 중간형의 병형으로 나눌 수 있다. 세포성 면역, 체액성 면역의 이상은 병형과 관련이 있다.

전 세계에 약 1,200만 명의 나병 환자가 있다. 특히 아시아, 중앙아시아, 남아메리카 지역국가에 많이 감염되어 있다. 사람에서 사람으로 직접 감염된다.

④ 항나균제 치료

Sulfa제와 rifampin에 감수성이다. DDS(Dapson =4, 4'-diamino diphenyl sulfone), Rifampin, Clofazimine을 복용한다. 치료는 항산균 도말 염색에서 균이 안보일 때까지 계속한다. 약 2년간 투약을 한다.

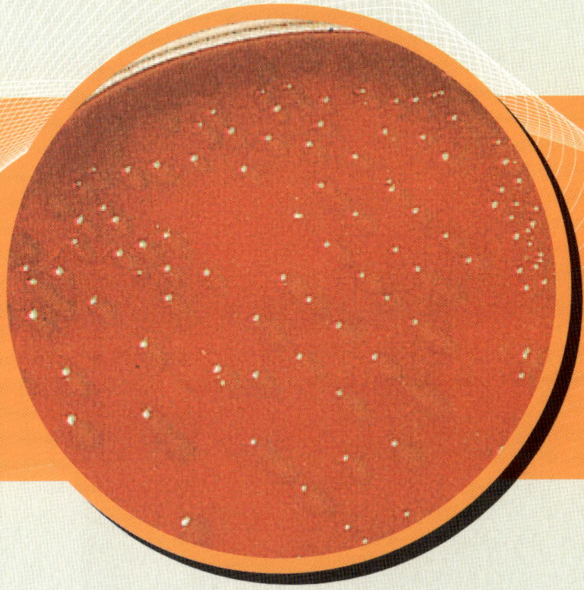

제 23 장

만곡형 Gram음성간균 (Curved Gram Negative Bacteria)

만곡형 Gram 음성 간균에는 *Campylobacter, Helicobacter, Spirillum* 속의 3종 이 있다. 형태는 *Spirochaeta*와 비슷하나 나선 회전이 적은 간균이다. 균체의 일단 또는 양단에 편모를 가지고 있으며 축사는 없다.

I. Campylobacter 속

1) *Campylobacter jejuni*

① 형태 및 배양

나선상으로 만곡된 Gram음성 간균이다. 이 균의 일단에 단모성의 편모(때로는 양극단모)를 가지며 운동성이다. 균의 크기는 0.2~0.5×0.5~5㎛의 길이를 가진 나선형의 굽은 막대모양이며 이 외에도 S자 모양, 갈매기 날개 모양, 콤마 형, 구형 등으로 관찰된다(그림 23-1). Butzler배지, Skirrow 배지에 42℃ 배양하면 발육이 된다(그림 23-2).

② 병원성

Campylobacter 는 고양이, 염소, 닭, 소 등의 병원균으로 가축이 유산, 설사 등을 일으킨다. 사람에게서 *Campylobacter jejuni* 와 *Campylobacter coli* 가 감염되어 설사를 일으킨다. 이것은 식중독으로서 알려져 있다. 최근 *Campylobacter* 에 의한 장염은 증가하고 있다. *C. fetus subsp. fetus, C. laridis* 가 폐혈증, 수막염, 관절염을 일으키는 경우가 있다.

■ *Campylobacter* 장염

C. jejuni 와 *C. coli* 에 의해 일어나는 감염성 장염(감염형 식중독)이다. 장염 화농의 대부분은 *C. jejuni* 이며 *C. coli* 는 적다. 이 균은 원래 개, 칠면조, 염소, 돼지, 닭 등의 장관에 서식하고 있다.

사람의 장관에는 거의 없다. 식품을 섭취하고 나서 발병까지의 잠복기는 평균 2~5일이며 증상은 설사, 복통, 발열, 구토 등의 위장증상이다. 패혈증을 일으키는 일도 있지만 예후는 좋다.

③ 항균제 감수성

Erythromycin, tetracycine, chlorampenicol, aminoglycoside에 감수성이며 penicillin이나 sulfa제에는 내성균이 많다. 대부분 자연 치유되며 항균제를 사용하면 잘 듣는다.

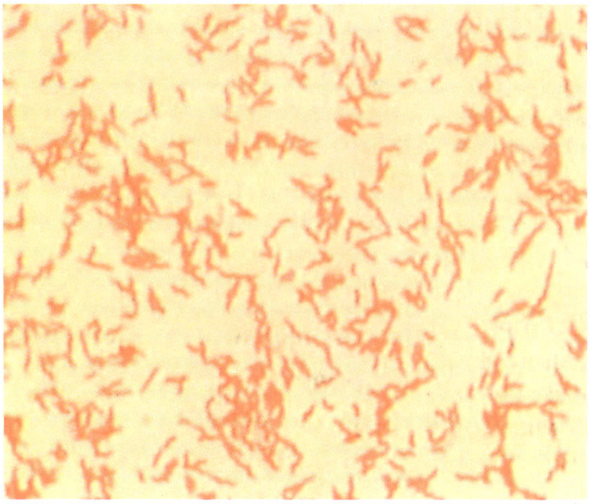

그림 23-1. Gram 염색하여 관찰한 *Campylobacter jejuni* 균의 형태, Gram 음성 나선형 간균

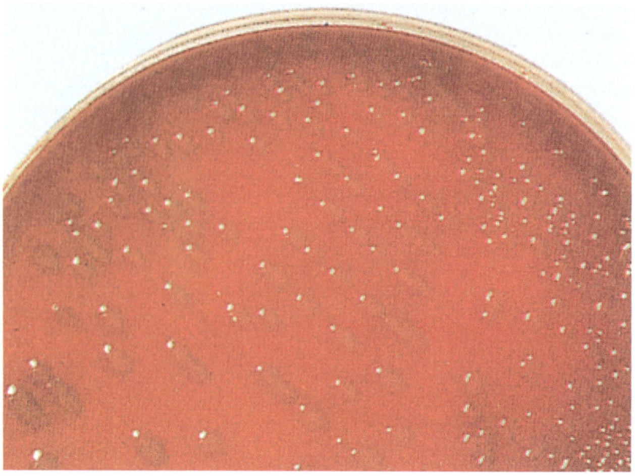

그림 23-2. Skirrow BAP 배지에서 약호기성으로 발육된 *Campylobacter jejuni* 균 집락

2. Helicobacter 속

이 균은 급성 위염의 원인균으로서 이 세균에 의하여 손상된 위 점막 및 상피세포는 펩신 및 위 내용물에 의한 작용을 더욱 잘 받기 때문에 이 균에 의한 위염은 위궤양 및 십이지장궤양, 위암의 발병 결정요인이 된다.

1) *Helicobacter pylori*

① 형태 및 배양

Gram음성 S자형의 선단이 완만한 만곡형이며 크기는 0.2~0.5×0.5~5 μm이다. 총모성 편모(4~6개)를 가지고 있어 운동성이 있으며 축사는 없다. 위 점액과 같은 점 조성이 높은 환경에서도 자유롭게 운동할 수 있는 강한 운동성을 가지고 있다(그림 23-3). Skirrow agar에 약호기성으로 배양을 하면 무색집락으로 발육된다(그림 23-4).

② 병원성

H. pylori 는 위염을 일으켜 위궤양, 십이지장 궤양

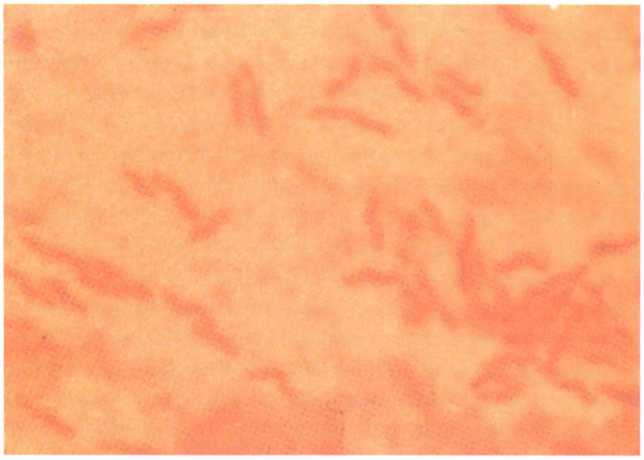

그림 23-3. Gram 염색하여 관찰한 *Helicobacter pylori* 균의 형태

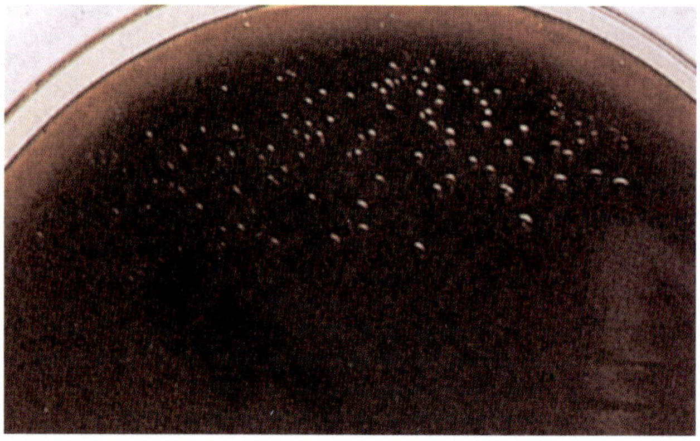

그림 23-4. Skirrow BAP 배지에서 약호기성으로 발육된 *Helicobacter pylori* 균 집락

의 치료를 지연시키든지 재발시키는 작용이 알려져 있다. 이 균은 요소(urease) 생성이 강하므로 요소분해에 의해서 생긴 암모니아(ammonium) 이온으로 인한 세포상해성, 프로테아세(protease) 생산으로 인한 세포상해성 등이 보고되고 있다.

③ 예 방

Helicobacter pylori 예방을 위해서 식생활 습관의 개선 등 청결한 위생적 식생활을 권유한다. 감염은 주로 소아시기에 발생하기 때문에 소아의 식생활 개선이 급선무이다. *H. pylori* 감염된 사람은 비타민 C와 신선한 야채 과일 등을 먹거나 항산화제를 섭취하도록 권장을 한다.

④ 항균제 감수성

Erythromycine, tetracycline, penicillin, cephalosporin, chloramphenicol에 감수성이다. Bismuth제에도 감수성이다. Nalidixic acid, colistin, vancomycin, sulfa제에 내성이다.

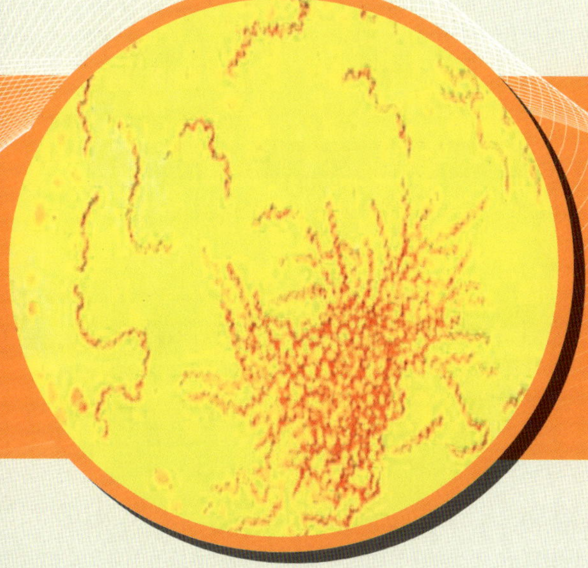

제 24 장

나선형 과 (Spirochaetaceae)

Spirochaetaceae 과에는 *Treponema, Borrelia, Leptospira* 속 등이 있다.

■ *Treponema* 속

사람과 동물에 기생하며 혐기성이다. 매독의 원인균이다. 인공배양이 되지 않는 것이 많다.

■ *Borrelia* 속

희귀열의 병원체이다. 이 또는 진드기를 매개로 전염된다. 인공배양은 곤란하다.

■ *Leptospira* 속

오수 중에 서식하며 호기성이다. Weil's씨 병 등의 병원체이다. 인공배양이 가능하다.

1. Treponema 속

1) 매독균(*Treponema pallidum*)

매독(syphilis)의 기원은 15세기말 콜럼부스가 아메리카 신대륙을 발견하고 돌아온 그 일행에 의해 유럽으로 전파되어 전 세계에 퍼졌다. 매독(syphilis)이란 뜻은 매독 증상을 나타낸 양치는 소년의 이름을 따서 명명하였으며 매독이 성병의 하나라는 사실은 18세기에 들어서야 밝혀졌다.

① 형태 및 배양

매독균은 길이 6~22μm, 폭 0.1~0.2μm의 규칙적 나선형을 나타내며 회전수는 8~14이다. Aniline 색소에 잘 염색되지 않으므로 암시야법, Giemsa 염색(분홍색으로 염색된다)(그림 24-1). 도은염색법(Levaditi silver impregnation), 면역형광 항체염색을 하여 형광현미경으로 관찰할 수 있다(그림 24-2). 매독은 현재 인공적으로 배양이 안 된다.

② 병원성

성교(sexual contact)에 의해 비뇨기관에 감염된다. 드물기는 하지만 기구, 수혈 등에 의해서도 감염되는 일이 있다. 매독이란 주로 혈관 및 혈관 주위조직에 병변을 유발하는 질환이다. 매독 균이 일단 체내 점막표면에 부착되면 침입부위에서 신속히 증식한 후, 일차 병소가 형성되기도 전에 혈관주위 림프절을 거

표 25-1. 인체질병을 일으키는 *Treponema* 속 균의 특성

병원체	질병	발생지역	호발연령	전염방법	선천성감염
T. pallidum subsp. pallidum	성병매독	세계전역	성인	성적접촉	있음
T. pallidum subsp. pentenue	Yaws (frambesia, pain)	열대지방	소아	피부접촉	없음
T. pallidum subsp. endemicum	Endemic syphilis	아프리카 (동부 · 중부)	소아 청년	점막접촉	드물음
T. carateum	Pinta	중 · 남미 열대	소아 청년	피부접촉	없음

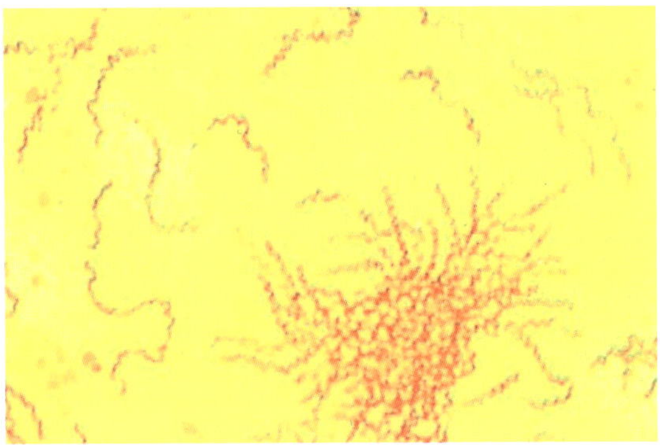

그림 24-1. 도은 염색하여 관찰한 매독균(*Treponema pallidum*)의 형태

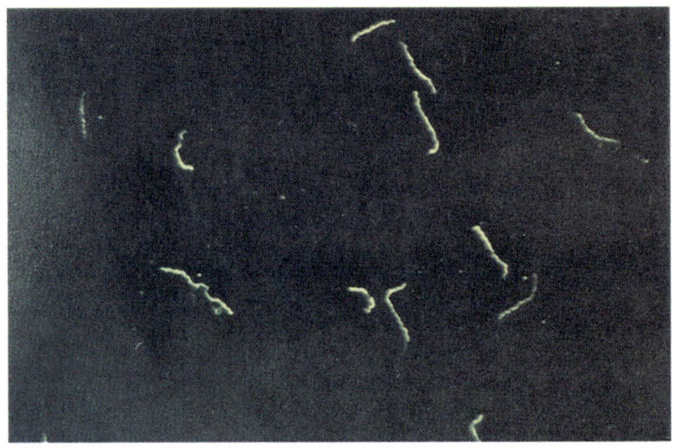

그림 24-2. 형광현미경 검경한 *Treponema pallidum* 균 형태

쳐 순환혈액을 통해 전신으로 파종된다. 매독은 후천성 매독(acquired syphilis)과 선천성 매독(congenital syphilis)이 있다.

■ 후천성 매독(acquired syphilis)

㉠ 제1기 매독(primary syphilis) : 성행위 후 매독균이 감염되어 빠르면 침입 10~19일째, 대개는 3~4 주안에 잠복기를 거쳐 균 침입국소에 외부 비뇨생식기, 자궁경부, 질벽, 항문, 입 등의 부위에 염증반응에 의한 특징적 경성하감이 나타나는데 병리학적으로 림프절 확대와 무통성 종창이 나타난다.

㉡ 제2기 매독(secondary syphilis) : 매독균이 혈액을 따라 전신에 퍼지며, 피부의 장미마진, 점막의 발진, 골막염, 관절염, 관절증, 신우염, 간염, 맥락막, 수막염, 원형탈모증 등의 매독성 변화가 일어난다.

㉢ 제3기 매독(tertiary syphilis)

ⓐ 고무종(gumma) : 감염 후 3년이 되면 피부 궤양, 고무종(gumma)으로 입술이 갈라지고, 뼈 속에 염증이 생기고, 심한 괴사와 더불어 소수의 거대세포가 관찰 되나 균은 거의 존재하지 않는 것이 특징이다.

고무종은 주로 내부장기, 뼈 및 피부 등에 호발

한다. 대부분 괴사로 진행되며 흉터를 남기고 더욱 진행되면 중추신경에 침입하여 진행 마비 등의 변성매독이 된다.

ⓑ 신경 매독(neurosyphilis) : 치료하지 않은 환자의 약 8%에서 나타나며 남자에게 잘 생긴다. 신경에 침범되는 시기는 제1기 때이지만 증세는 5~10년 후에 나타나며 무증세인 경우가 많다.

ⓒ 심장 매독(cardiovascular syphilis) : 치료하지 않은 환자의 10%에서 생기고 대동맥의 상행부와 횡행부에 잘 생기고 대동맥염의 합병증으로 대동맥 역류, 대동 맥류, 관상동맥구의 폐색 등이 생기고 대동맥판에도 변화가 생긴다.

■선천성 매독(congenital syphilis)

선천성 매독은 태반을 통하여 직접 태아의 혈액 내로 *T. pallidum*이 침입하여 임산부의 태아에게 감염되는 경우이다. 선천성 매독의 초기증상으로 간 비종대, 황달, 용혈성 빈혈, 폐렴 및 특히 긴뼈에 다발성 병소가 나타나기도 하며 코, 피부 및 고환에도 전형적 병변이 관찰되기도 한다.

임신 4개월 이후에 태아에게 매독병변이 나타나며 대개 사산 또는 유산된다.

일단 감염된 태아는 출생한 후에 치료를 하더라도 초기 증상의 발현은 억제되나 매독말기 징후의 발현은 완전히 막을 수 없다. 그러나 산모가 매독 초기에 적절한 치료를 받을 경우에는 선천성 매독을 방지할 수 있다.

모체로부터 태반감염을 받은 태아에서 트레포네마균 특이항원에 대한 IgM 항체가의 상승 및 리아진의 역가 상승이 증명된다.

③ 혈청학적 검사

매독의 혈청반응은 감염후 4~6주에 양성이 된다. 다음 두 가지 반응이 이용된다. 임상에서는 비특이적 반응 중 두 가지와 특이적 반응중 한 가지 등 세 가지 방법으로 검사한다.

■ 비특이적 반응(선별시험)

소심장에서 추출한 cardiolipin과 cholesterol을 항원으로 사용하여 reagin이라고 불리는 항지질 항체를 증명하는 시험으로 ㉠ VDRL test, ㉡ RPR card test 방법이 있다. 이 방법은 생물학적 위양성 반응을 일으킬 수 있다.

■ 특이적 반응(확인시험)

Treponema pallidum 그 자체를 특이 항원에 대한 특이 항체를 이용하는 방법이다. 예민도와 특이성이 높아서 정확한 방법이다.

㉠ TPHA test(*Treponema pallidum* hemagglu-tination)

㉡ FTA-ABS test(Fluorescent Treponemal antibody-absorption)

㉢ TPI test(*Treponema pallidum* immobilization)가 신빙성이 있다.

④ 항체

T. pallidum 항원에 대한 항체는 IgM, IgA, IgG 등으로 밝혀졌으며, IgM은 감염초기에 그리고 IgA와 IgG는 후반에 나타나고, 가장 오래 계속되는 것은 IgG 이다.

⑤ 위양성 반응

말라리아, 만성 감염, 나병, 약물중독, 교원 맥관계

질환 등에서 만성 생물학적 위양성반응이 나타난다. VDRL 검사시 만성 생물학적 위양성 반응을 나타내는 항체는 주로 IgM이나 실제로 매독환자에서 양성 반응을 나타내는 항체는 IgG이다. 그러나 전신성 홍반 루프스에서 VDRL 검사 시 만성 생물학적 위양성 반응을 나타내는 경우에는 흔히 FTA-ABS 검사에서도 양성반응을 나타내며 이 경우에는 TPI 검사로 감별 진단하여야 한다.

⑥ 예방

매독으로 진단된 환자는 즉시 penicillin 치료를 받아야 하며, 예방법으로 콘돔을 사용하거나 무분별한 성 접촉을 삼가하는 것이 가장 확실한 예방법이라 할 수 있다. 초기 매독은 국소에 무증상 또는 환자 자신이 자각하지 못하는 경우가 많아 예방에 문제점이 되고 있다.

⑦ 역학

매독은 전 세계 각국에 널리 퍼져 있는 성병으로, 주로 성접촉에 의해 이루어지며 최근에는 동성연애자에서의 발생이 증가하고 있다. 임신중이나 출산 전에 모체의 혈청검사를 통해 환자를 발견, 적절한 치료를 함으로써 선천성 매독의 예방 관리를 효과적으로 시행할 수 있다.

⑧ 항균제 감수성

Penicillin제가 특효약이다. 그 밖의 erythromycin, tetracycline도 이용된다.

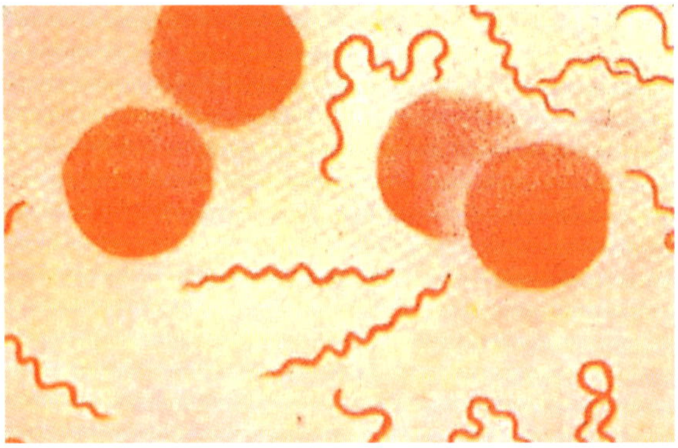

그림 24-3. Giemsa 염색하여 관찰한 *Borrelia recurrentis* 균의 형태

2. Borrelia속

1) 재귀열(*Borrelia recurrentis*)

'이'(louse-born)가 물어서 매개하는 병원체는 Borrelia recurrentis이며, 풍토병으로 급성 감염질환이다. '진드기'(tick-born)가 매개하는 것은 진드기 종명인 Ornithodoros hermsi 종에 기생하는 원인균으로 Borrelia hermsii라고 명명하였다. 1976년 미국 Lyme 지방에서 '진드기'가 매개하여 발생하는 Lyme 병의 병원체를 Borrelia burgdorferi라고 명명하였다. 비위생적 환경과 추운 지방에서 입는 내복, 밀집지역 잠자리에서 전파된다.

① 형태 및 배양

나선균체가 길며 폭이 0.2~0.5㎛ 정도이고 길이가 10~30㎛의 긴 나선형인데 20개 전후의 축사가 느슨하고 불규칙한 모양이며 Wright 염색이나 Giemsa 염색에 의해 염색된다(그림 24-3).

말초혈액을 직접 암시야현미경으로 관찰하면 나선형의 균이 회전(꼬임)하면서 운동성이 활발하다. 인공배양이 잘 안 된다.

② 병원성

■ '이' 매개성 재귀열

사람 몸에 기생하는 '이'가 물어서 교상할 때 감염되면 약 1주일의 잠복기 후 발열, 두통, 근육통, 비종 등이 나타난다. 고열이 3~4일간 계속되다가 일단 해열되고, 1~2주 후 다시 발열이 시작된다. 이러한 열이 3~10회 주기적으로 반복되고, 반복횟수가 거듭됨에 따라 증상은 가벼워진다. 그래서 재귀열(회귀열)이라 한다.

■ '진드기' 매개성 재귀열

야생 설치류에 기생하는 진드기가 물어서 교상 부위에 침입한 병원체가 2~10일 잠복기를 거친 후 오한과 전율의 발열, 두통, 근육통 및 관절통이 수일 동안 계속되다 열이 급속히 떨어졌다가 다시 1주일 후에 재차 발열한다. 이와 같은 증상이 3~10회 반복한다. 치명률은 2~5% 정도다.

③ 항균제 감수성

Penicillin과 tetracycline에 감수성이다.

3. Leptospira 속

1) 렙토스피라균(*Leptospira interrogans*)

① 형태 및 배양

Leptospira interrogans 균은 길이가 약 6~20㎛이고 직경은 약 0.1~0.3㎛의 가는 나선형태이며 균체의 양단 또는 일단은 구부러져 있고 두 개의 축사(axial fibril)를 축으로 몸체가 16~20회 감겨있는 나선균이다(그림 24-4). Giemsa 염색, 도은염색, 형광항체법으로 관찰한다.

배양은 8~10%의 토끼혈청이 첨가된 Fletcher 한천

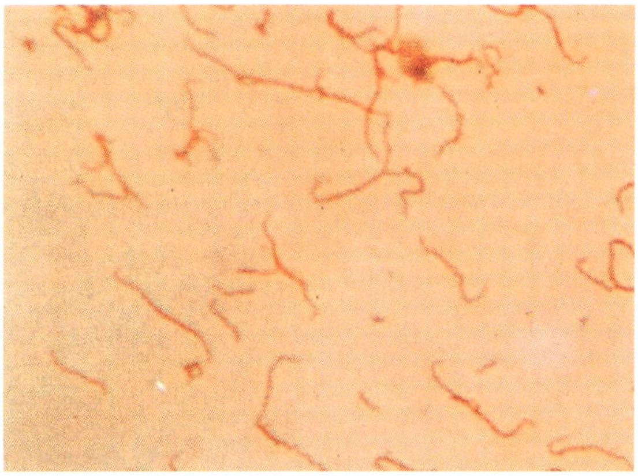

그림 24-4. Giemsa 염색하여 관찰한 *Leptospira interrogans* 균의 형태

배지, Korthof 한천배지에 배양된다.

② 병원성

*Leptospira interrogans*는 인수공통으로 전염병이며 렙토스피라증의 병원체를 들쥐 요, 분변에 보균하고 있으면서 논바닥에 분뇨를 흘려 9~11월 논에서 일하던 농부가 피부상처에 감염되어 보통 7~12일의 잠복기를 거쳐 다양한 증세를 보이며 갑작스런 고열, 패혈증, 몸살, 감기, 기침, 황달, 피로감을 동반하는 전신 질환이다. 이 질환은 일명 Weil's disease라고도 한다. 우리나라에서는 가을(8~11월)에 농촌의 농부에 호발하며 남자가 90% 감염된다. 인수공통 감염증(Zoonotic disease)으로 감염원은 다음과 같다.

㉠ 설취류의 소변이 오염된 음식이나 물을 먹을 경우
㉡ 설취류의 소변이 오염된 토양이나 물에 접촉할 경우
㉢ 손상받은 피부나 점막을 통하여 감염된다.

③ 항균제 감수성

Streptomycin, penicillin, tetracycline 등이 감수성이다.

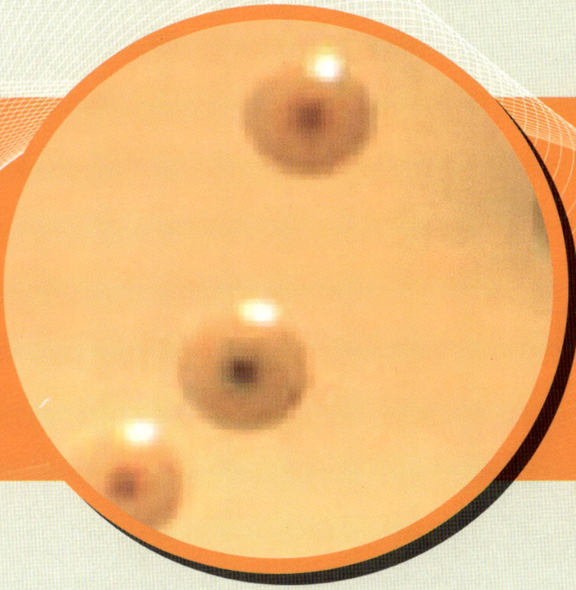

제 25 장 마이코플라즈마 과 (Mycoplasmaceae)

사람의 구강이나 상기도에 많이 상재하며 *M. pneumoniae* 가 병원성이 있다. *M. hominis* 와 *M. fermentans* 는 비뇨생식기의 점막에 상재하고 있다. 사람에게서 분리되는 *Mycoplasma* 는 8종이 있다. *M. pneumoniae* 는 사람의 호흡기계에 감염되어 기관지염, 폐렴을 유발하고, 균종에 따라 요도염, 전립선염, 난관염, 질염, AIDS 환자에 감염된다. *Mycoplasma* 의 특징은 다음과 같다.

① 세균 중 가장 작은 125~150 nm 크기이며 여과성 병원체이다.

② 형태는 구형, 환상형, 섬유형, 나선형 등의 형태이다.

③ Gram 염색이 어렵고 Giemsa 염색을 한다.

④ 혈청이나 복수를 점가한 Mycoplasma 배지, Chanock 배지에 발육된다.

⑤ 세포벽이 없어 penicillin이나 cephalosporin 등의 항생제에 내성이나, tetracycline계 erythromycin 등에 감수성이다

Ⅰ. 마이코플라스마 속(*Mycoplasma genus*)

1) 마이코플라스마 폐렴균 (*Mycoplasma pneumoniae*)

① 형태 및 배양

세포벽이 없기 때문에 균의 모양은 다양하여 구상, 환상, 사상 등 다형태성을 나타낸다. Gram음성이며 원형의 외층은 3층의 막으로 된 단위막으로 되어 있으며 세포벽은 없다. 아포와 편모는 없다. Giemsa 염색이 잘 된다(그림 25-1). Mycoplasma(PPLO) 한천배지, Mycoplasma(PPLO) 액체배지에 배양된다(그림 25-2).

② 병원성

■ Mycoplasma 폐렴

사람에게는 *M. pneumoniae* 가 원발성 이형폐렴을 일으킨다. 이 병은 불현성 감염, 기관지염, 폐렴의 형태로 발증한다. 잠복기는 10일~2주이며 사람에서 사람으로 비말에 의해서 감염을 일으키고, 학교, 직장 등에서 작은 유행을 일으킨다. 완고한 기침이 오래 계속되는 것이 특징이다.

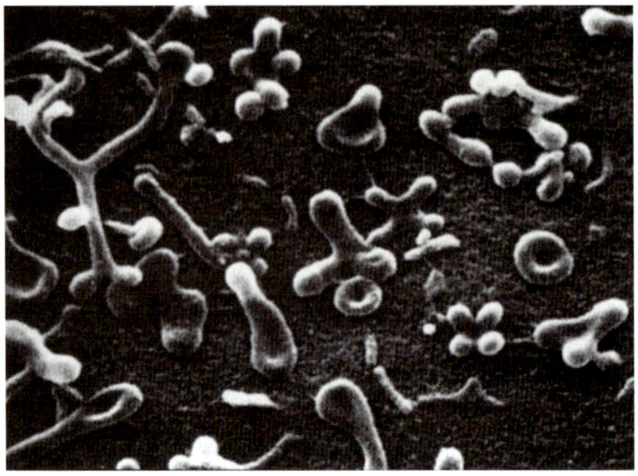

그림 25-1. 위상차현미경으로 관찰한 *Mycoplasma pneumoniae* 균의 형태

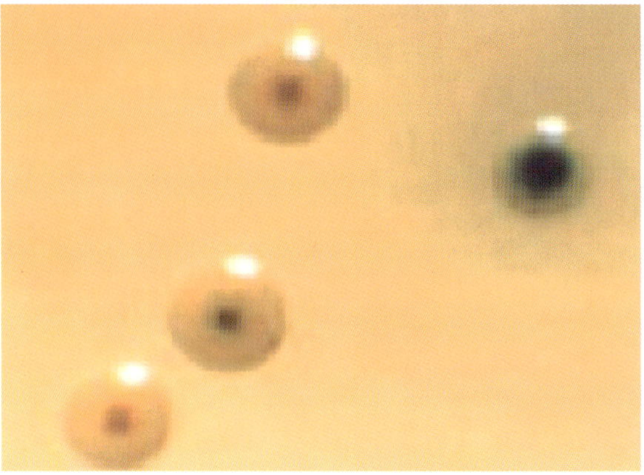

그림 25-2. Mycoplasma 배지에서 발육시 egg fly한 모양의 *Mycoplasma pneumomniae* 균 집락

■ 그 밖에 Mycoplasma 감염

M. hominis, M. fermentans 는 비뇨생식기에 요도염, 전립선염, 난관염, 질염 등과의 관련을 생각할 수 있다.

■ 비임균성요도염

Ureaplasma urealyticum 은 요도나 외음부의 상재하면서 비임균성요도염을 일으키는 것으로 생각되고 있다. 그 밖의 *Mycoplasma* 는 사람의 병원성은 확증되어 있지 않다.

③ 항균제 감수성

세포벽 합성 저해제인 penicillin계 항균제와 cephem계 항균제는 효력이 없다. Macrolide계 항균제(erythromycin), tetracycline계 항균제(tetracycline, minocycline, doxycycline), lincomycin계 항균제(lincomycin, clindamycin)는 항균력이 좋다. new quinolone계 항균제에도 감수성이 있다. Penicillin계, cephem계는 효력이 없다.

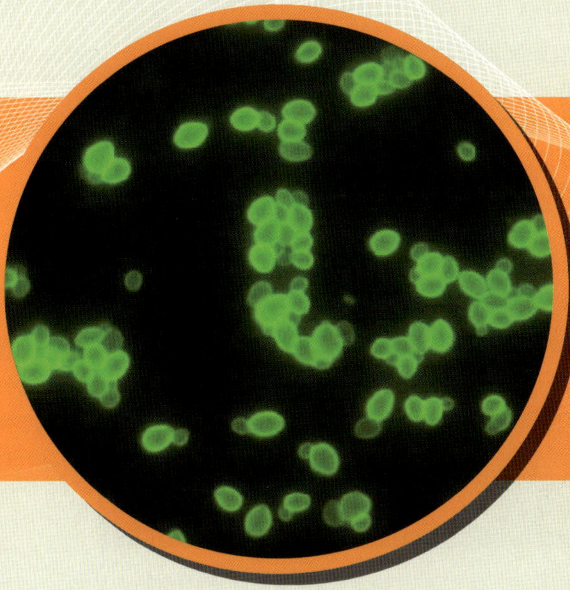

제 26 장

클라미디아 과 (Chlamydia)

Chlamydia 는 주로 사람에 기생하며 트라코마, 봉입체결막염, 서혜림프육아종, 비임균성요도염, 신생아 폐렴 등을 일으키는데 주로 성행위시 감염되는 질병이다. *Chlamydia* 는 다음과 같은 특징을 가지고 있다.

① 편성세포기생성이며 인공배지에서 발육 못하고 생세포 내에서만 증식하여 봉입체를 형성한다.

② Gram 염색은 잘 안되고, Giemsa 염색이나, Macchiavella 염색에 잘된다.

③ 크기는 0.3~0.4 μm로 일반세균보다 작아 여과성이며 광학현미경으로 관찰된다.

④ 2분열하며, 세포벽이 있으며 세포질에는 DNA와 RNA가 있다.

⑤ Tetracycline 계 항생물질 등에 감수성이다.

I. 클라미디아 속(*Chlamydia genus*)

1) 클라미디아 트라코마균 (*Chlamydia trachomatis*)

Chlamydia 속에 의한 감염증에는 ① 앵무새병, ② 서혜림프육아종증(제4성병), ③ 트라코마, 봉입체결막염, ④ 비임균성 요도염 등이 있다. 주로 사람에 기생하며, 트라코마, 봉입체결막염, 서혜림프육아종증, 요도염, 직장염, 신생아 폐렴 등을 일으킨다. 특히 성행위에 의해 감염이 전파된다. 성행위감염증의 하나이다. 비임균성 요도염의 원인균으로서 중요하며, 이 원인 중 약 30~50%는 본 병원체에 의하여 일어난다. 임질에 유사한 증상을 볼 수 있다.

① 형태 및 배양

균의 크기는 350~500 nm이며 세포원형질 내에서 0.8~1.4 μm 크기의 기본소체를 형성하므로 요오드(iodine) 염색하여 광학현미경으로 봉입체를 검경할 수 있다(그림 26-1, 26-2). 발육계란의 난황, mous의 복강 혹은 뇌 내에 접종하거나 McCoy 세포, Hela 229 세포에 배양을 한다.

② 병원성

■ 트라코마(trachoma)

잠복기는 5~10일 정도이며, 초기증세로 결막에 충혈, 모낭 비대가 생긴다. 주변의 각막에도 염증이 생긴다. 질병이 심해지면서 모낭이 커지고 쉽게 터지게

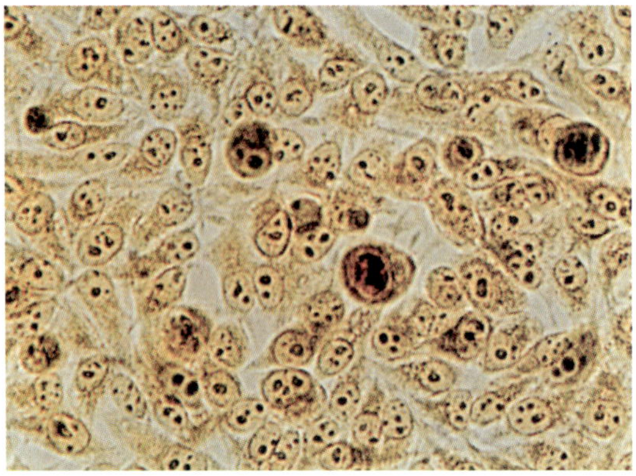

그림 26-1. Iodine 염색하여 관찰한 *Chlamydia rachomatis* 균의 봉입체 형태

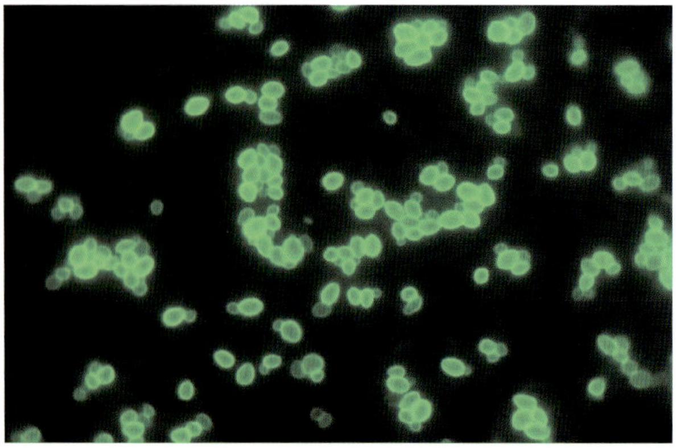

그림 26-2. 형광현미경으로 관찰한 *Chlamydia trachomatis*균

된다. 새로운 혈관이 형성되어 각막을 침범하면 이를 pannus라 하고 트라코마의 특징적 소견이다. 이후 반흔이 생겨 안검의 변형을 초래하고, 각막 자극 등의 증상이 생긴다. 전신적인 증상은 없다(그림 26-3).

■ 봉입체 결막염(inclusion conjunctivitis)

신생아는 출산시 산모로부터 눈에 감염되어 출생 5~10일 후 비강출혈과 눈에서 물같은 분비물이 흐르면서 눈꺼풀의 부종, 눈의 공막출혈 점액성 농과 화농성 분비물이 눈을 덮어 결막염이 생긴다. 성인은 성행위시 감염되며 불결한 수영장에서도 감염된다.

■ 비임균성 요도염(genital infection : non gonococcal urethritis, NGU)

비임균성 요도염의 40% 정도가 가장 흔한 원인이 된다.

남 : 요도염, 부고환염, 전립선염

여 : 요도염, 자궁경부염, 자궁내막염, 나팔관염, 골반내염증성질환 후에 합병증으로 불임증(infertility)을 초래하기도 한다.

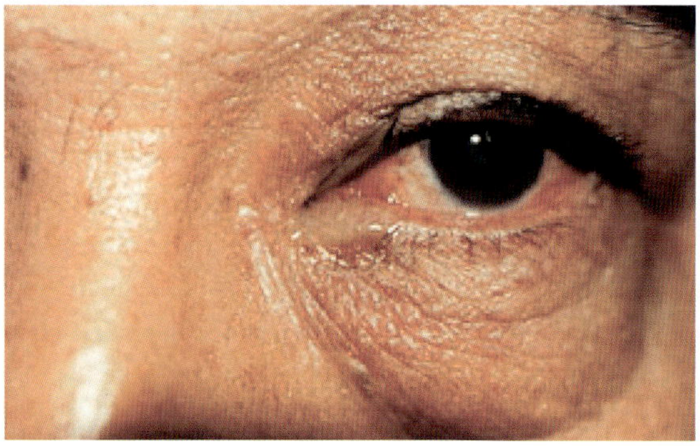

그림 26-3. *Chlamydia trachomatis* 감염으로 인한 트라코마 눈병

■ 호흡기계 감염(respiratory tract infection)

신생아 폐렴 : 출생시 어머니의 산도를 통해 눈, 코, 구강의 점막을 침범하여 생후 2~12주 후에 폐렴을 일으킨다. 지속적 기침, 발작성 기침으로 빈 호흡 증세가 나타난다.

■ 성병성 림프육아종

(Lymphogranuloma venereum, LGV)

혈청형 L2, L3에 의해 일어난다. 사타구니 림파선에 염증이 생겨 코끼리 다리 처럼 부풀어 제4성병이라고도 한다.

④ 항균제 감수성

각종 항균제의 항균력은 균종별로 거의 차이가 없다. Teracycline계 항균제, macrolide계 항균제, new quinolone계 항균제의 항균력이 강하다. 가장 우수한 항균제는 minocycline이며 다음이 doxycycline이다.

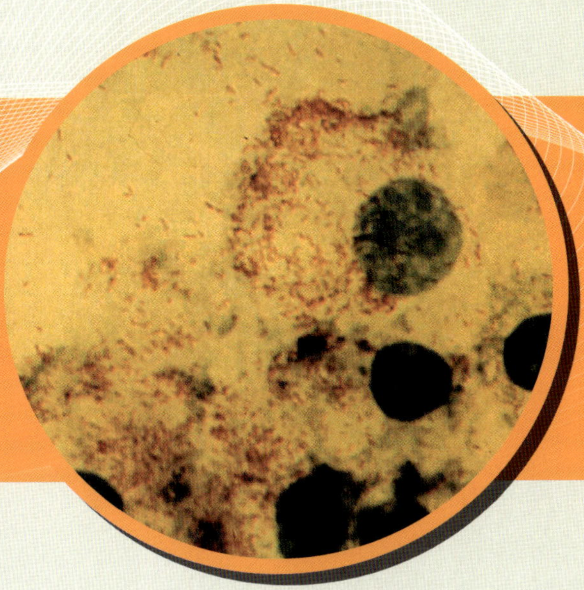

제 27 장

리켓치아 과 (Rickettsiaceae)

리켓치아(Rickettsia)란 살아 있는 세포에서만 존재하여 증식하는 편성기생 병원체로서 이, 벼룩, 진드기가 보유하고 있다가 사람을 물어서 감염 시 발진성, 열성 질환을 일으키며 다음과 같은 특징을 가지고 있다.

① 인공배지에서 발육 못하고 생세포 내에서만 증식하며

② Gram 염색은 잘 안되나, Giemsa염색, Macchi-avella 염색에 잘되고

③ 일반세균보다 작으나 광학현미경으로 관찰되며

④ 2분열하며, 세포벽을 가지며 세포질에는 DNA와 RNA가 있고

⑤ Tetracycline 계 항생물질 등에 감수성이다.

Ricketts(1910)와 Prowazek(1914)가 발진티푸스의 병원체를 연구하던 중 발진티푸스에 감염되어 사망하였다. 1916년에 da Roche-Lima가 발진티푸스 환자의 의복에 서식하는 이(louse)의 세포 내에서 다수의 미생물을 발견하여 이것을 발진티푸스 병원체라고 했다. 그래서 이 보다 먼저 발진티푸스를 연구하던 중 병원체에 감염되어 사망한 Ricketts(1910)와 Prowazek(1914)의 두 사람의 이름을 기념하기 위해 *Rickettsia* 라는 명칭을 부여하고, 병원체를 *Rickettsia prowazekii* 라고 명명하였다. 그 후 유사한 성질을 가진 미생물이 다수 발견되어 *Rickettsia* 에 포함시켰다.

크기는 0.3×0.3~9.5 μm의 구형 간상형 세균으로 편모가 없으며 아포도 없고, 협막도 없다. Gram 염색으로 염색되기 어렵지만, Giemsa 염색하면 적자색, Macchiavella 염색에는 세포질은 청색으로 염색되고, 리켓치아는 적색으로 보인다.

인공 배양은 어렵고, 조직배양, 부화란 배양을 한다. 감수성 실험동물인 guinea pig, rat, mouse에 접종하여 배양을 한다.

I. Rickettsia 속

1) 발진티푸스균(*Rickettsia prowazekii*)

① 질병 : 발진티푸스(Epidemic typhus)

Rickettsia prowazekii 균은 Gram 음성 소간균이며 발진티푸스(epidemic typhus)의 병원체이다. 몸이(body-louse)를 통하여 전파(매개)된다. 사람의 몸에

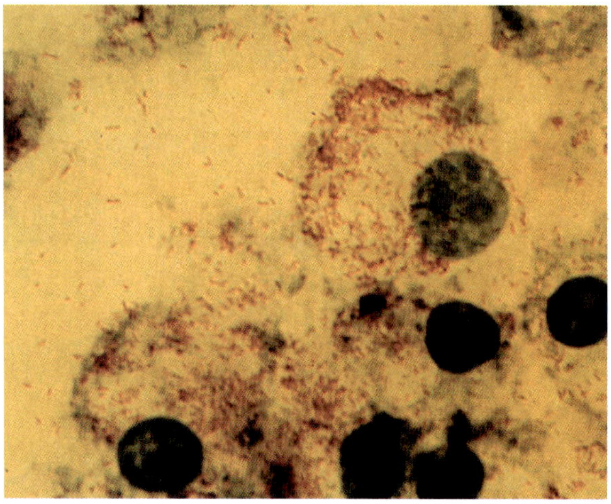

그림 27-1. Giemsa 염색하여 관찰한 발진열(*Rickettsia typhi*) 균의 형태

기생하는 이가 흡혈할 때 감염된다.

이 균은 이의 장관의 상피에서 다량 증식하여 배설물에 배출되며 사람이 피부를 긁을 때 균이 체내로 들어가게 된다. *Rickettsia prowazekii* 균은 Gram 음성 단간균이다(그림 27-1).

'이'에 물린 자리에 염증, 피부발진, 열, 두통, 기침, 정신상태가 혼미하고, 권태(malaise)증이 나타난다. '이'는 열이 있는 환자를 떠나 새로운 숙주로 옮기는 경향이 있으므로 다른 사람을 물어 감염시킨다. 이렇게 이 → 사람 → 이의 경로로 매개되므로 많은 사람이 한꺼번에 모여 있는 환경에서 많이 생기며 전쟁, 피난, 가난, 기근 등과 밀접한 관계가 있다.

② 증상

잠복기는 5~21일이며 갑자기 발열 후에 발진이 구간에서 사지에 걸쳐 나타난다. 전신적 근육통, 발열, 오한, 앞이마의 심한 두통 등의 증상이 나타난다. 합병증으로 의식의 변화, 혼수, 빈뇨, 혈압하강, 쇼크에 빠지는 일도 있으며 치료를 안 한 경우 3주정도 지속되며 10~40%의 사망률을 나타낸다. 항생물질 투여로 사망하는 예는 적다. 감염 후 수년을 경과하고 나서 발병할 수가 있다.

증상은 발진티푸스보다도 가볍고 발진을 수반하지 않는 일이 많다. 이 질환을 relapsing typhus라고 한다.

③ 진단

발진티푸스가 의심되는 환자의 혈액을 채혈하여 혈청학적 검사를 한다. Weil-Felix 반응 검사에는 Proteus OX-19와 OX-2에 대해 양성이다. 보체결합시험, 미세응집법 등도 사용되며 현재는 면역형광항체법이 많이 쓰인다.

④ 역학

발진티푸스(epidemic typhus)는 한때 전 세계적으로 유행하였으나 생활수준이 향상된 지역에서는 대유행은 없어졌다. 우리나라에서는 1917년부터 발생이 기록되어 있으며 해방 직후까지 큰 유행이 있었다. 그 후 1950년 6·25 한국전쟁 중 많은 환자가 발생하였으나 1952년 이후에는 DDT 살충제와 생활환경 개선으로 유행적 발생은 없으며 매개충의 소실로 현재는 없어진 질환으로 생각되고 있다.

⑤ 항균제 감수성과 치료

Tetracycline과 chloramphenicol이 유효하다.

2) 발진열균(*Rickettsia typhi*)

① 질병 : 발진열(murine typhus, endemic typhus)

원인균은 *Rickettsia typhi* 균이며, 발진열(또는 murine typhus, endemic typhus)의 병원체이다. 쥐에 기생하는 '쥐벼룩'과 쥐 '이'에 물렸을 때 긁어서 생긴 피부 상처를 통해 배설물 속에 있는 균이 혈액으로 들어가서 열이 발생되는데 발진티푸스(epidemic typhus) 질환보다 미약하다.

② 증상

발진열은 거의 사망하는 예가 없는 가벼운 질환이다. 1~2주 정도의 잠복기 후에 발열, 두통, 무력감, 근육통과 함께 발병하고 3~5일경에 전신에 가렵지 않은 발진이 생긴다. 오한, 기침, 오심, 구토, 관절통 등의 증상이 오기도 한다. 치료하지 않는 경우 2주정도 지속되며 갑자기 또는 천천히 열이 떨어진다.

③ 역학

발진열은 전 세계적으로 발생하며 우리나라에서는 1945년 해방 전부터 많은 발생이 있었던 것으로 알려져 있으며, 1961년 확인된 예가 처음으로 학계에 보고되었다. 그 후에는 병 발생의 보고가 없었고 1986년 다시 보고된 후 전국적으로 발생됨이 알려져 있다. 과거에는 이 병은 특징상 도시 티푸스, 상점 티푸스로도 불렸으나 최근에는 오히려 시골이나 소도시 지역에서 더 많이 발생하는 경향이 있다.

Tetracycline과 chloramphenicol이 감수성이다.

3) 록키산 홍반열균(*Rickettsia rickettsii*)

① 질병 : 록키산 홍반열(Rocky Mountain Spotted fever)

원인균인 *Rickettsia rickettsii* 는 **록키산 홍반열**(Rocky Mountain Spotted fever)의 병원체이다. 특히 미국 록키산맥지방 및 동부지역에 분포하며 이 지역의 다람쥐, 생쥐 등에서 기생하는 '진드기'에 의해 매개되어 사람에게 감염된다. 증상은 발진열과 유사하지만 발진은 사지, 손바닥, 발바닥에서 나타나며 그 후 구간에 널리 퍼지는 것이 특징이다. Weil-Felix 반응은 Proteus OX-19주와 OX-2주에 양성이다. 균의 크기는 길이가 1.0 폭은 0.2~0.3 ㎛ 정도의 간균이다.

4) 양충병균 (Orientia(*Rickettsia*) tsutsugamushi)

① 질병 : 양충병 또는 쯔쯔가무시병(Scrub typhus, Tsutsugamushi)

쯔쯔가무시병의 원인균은 scrub typhus균의 *Orientia* (*R.*) *tsutsugamushi* 에 의해 일어난다. Tsutsugamushi라는 이름은 일본말의 쯔쯔가무시(진드기의 일종), 즉 tsutsuga(작고 위험스런 것)와 mushi(벌레)에서 유래하였고 scrub typhus는 발생지역이 주로 잣나무 숲(scrub)이 있는 지역에서 생긴다는 말에서 유래되었으며, 한국, 일본, 중국, 인도, 인도네시아, 필리핀, 파키스탄 및 호주를 포함하는 아시아 지역에서 광범위하게 발생되고 있다.

우리나라에서는 1951년 주한 UN군에서 발병의 보고가 있었고 균도 분리되었으나 1986년에 처음으로 우리나라에서 발병이 혈청학적으로 증명되었고, 1987년에는 환자로부터 *Orientia*(*R.*) *tsutsugamushi* 가 분리되었다.

그 후 계속 연구하는 과정에 이 병이 제주도를 포함한 전국에서 발병되며 6~11월 사이에 발생되는데 여름철에 많이 발생한다.

이 균은 다른 *Rickettsia*보다는 크기가 작아 길이가 평균 1.2 ㎛ 정도되며 Giemsa 염색이나 Giemenez 염색으로 염색이 된다. 전자현미경으로 관찰을 하면 다른 리케치아와 달리 두 겹으로 된 세포막 중 외막이 더 두꺼운 것이 관찰된다.

이 병은 진드기의 일종인 양충의 유충이 매개하여 이것에 물려 감염된다. 진드기 알 → 유충 → 번데기 → 성충의 4단계로 생활환을 거치는데 유충이 번데기로 탈바꿈을 할 때에 동물의 조직액을 필요로 하므로 야생동물을 물게 된다. 인체감염은 이 시기에 우연히 유충(mite)에 물려서 병원체가 침입되어 발생한다.

② 증상

진드기에 물린 후 1~3주 후에 갑자기 발열, 오한, 두통 등의 증세가 나타난다. 발병 1주일 전후에 발진이 나타나며 진드기 유충에 물린 자리에는 0.6~0.8 cm의 수포가 생기고 농포로 되어 궤양이 나타난다. 이어서 이것은 흑색가피(eschar)로 덮이게 된다.

이 가피는 거의 모든 쯔쯔가무시병에서 나타나며 이 가피를 확인하면 쉽게 이 병을 진단할 수 있다. 또한 대부분의 환자에서 림프절 종창을 관찰할 수 있으며 특히 가피 주변에서 현저하다.

③ 항균제 감수성과 치료

Tetracycline이나 chloramphenicol로 치료가 된다.

5) 리켓치아 폭스(Rickettsia pox)

이 균은 집 '쥐'에 기생하는 '진드기'에 의해 전파되며 사람은 우연히 이 진드기에 물려 감염된다. 진단은 수포성 발진 기피가 특징이므로 감별이 가능하다. 균 배양은 어렵고 환자의 혈액을 마우스나 수정 난에 접종하여 확인할 수 있다.

2. Coxiella 속

1) Q fever (Coxiella burnetii)

Q 열의 병원체는 Coxiella burnetii 이다. 오스트레일리아, 유럽, 북미 등 전 세계에 분포하며, 인축공통 감염증을 일으킨다. 매개곤충은 진드기로 소, 양 등에 패혈증을 일으키며, 사람은 우유에서 감염되거나 감염동물의 배설물, 진드기의 분변 흡입으로 감염 된다. 발열, 기침을 동반한 폐렴을 일으키며, 다른 리케치아증과 같은 발진은 출현하지 않는다.

제5부

바이러스학

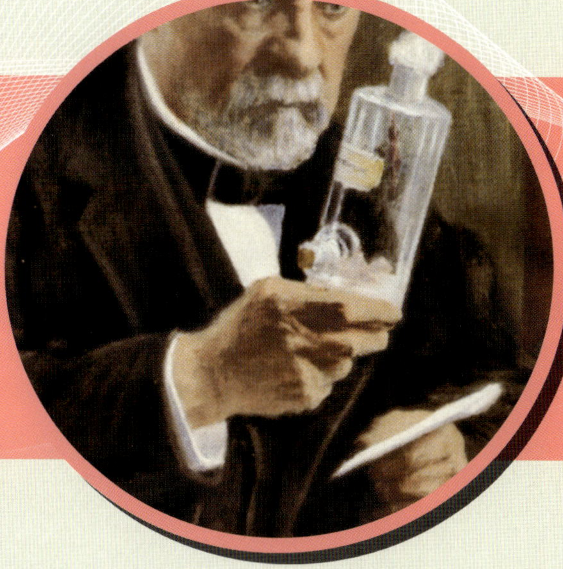

제 28 장

바이러스학 총론

I. 바이러스의 정의

바이러스는 라틴어로 **사독**(蛇毒 Snake Venom) 또는 이와 비슷한 유독성 액체를 뜻하는 단어로서 미생물학 발달의 초창기에는 흔히 병원체에 대해 일반적으로 병독(病毒)이라는 명칭으로 사용되었으나 오늘날에 이르러서는 엄격한 정의를 지닌 과학용어로서 바이러스라고 쓰이고 있다.

바이러스는 미생물체 중 가장 작은 감염인자로서 세균여과기를 통과할 수 있으며, DNA나 RNA 어느 한 종류만을 갖는다.

바이러스는 여러 미생물 가운데서도 구조, 생화학적성상, 증식 방식 등이 세균이나 곰팡이와 다르게 실존하는 생명체이다.

살아있는 생 세포에서만 증식하며 세균과 같이 2분열법이 아닌 숙주세포에서 자기복제로 증식을 하며 단백질 합성계나 에너지 생산계가 없다. 그리고 인터페론에 의해 증식은 억제된다. 기생한 숙주세포에는 세포변성효과, 합포체거대세포형성, 세포의 응집, 봉입체를 형성하며, 감염 후 대개의 경우 숙주에 중화항체가 생성되고 면역이 형성되어 감염예방으로 백신 접종이 사용되고 있다.

1) 바이러스의 일반적인 성질

① 크기는 20~350 nm로 매우 작기 때문에 전자 현미경으로만 보이고, 세균여과기를 통과한다.

② 유전정보로서의 핵산인 DNA나 RNA 어느 한쪽의 핵산만을 가지고 있으며 각 핵산은 단일나선이나 이중나선으로 구성되어 있다.

③ 바이러스는 DNA virus와 RNA virus로 나눈다.

④ Ribosome이나 mitochondria 등의 증식에 필요한 에너지원이나 단백질 합성기구를 보유하지 않고 있으므로 살아있는 생 세포나 부화란에 배양된다.

⑤ 살아있는 생세포 내에서만 유전정보의 발현 및 자가복제가 가능하다.

⑥ Interferon이라는 물질을 세포내에 생성하여 virus 증식을 억제한다.

⑦ 바이러스에 감염되면 숙주에 항체가 형성되며 항원 항체가 결합하면 응집반응이 일어나며 이 항체를 중화항체라 하고 중화항체는 면역을 성립하여 침입한 virus의 감염력을 잃게 한다.

⑧ 적혈구 응집능력과 적혈구 응집억제능을 가지고

있으며 보체결합 항원을 가지고 있다.

⑨ 기생한 숙주세포나 세포배양에 세포변성효과(cytopathic effect) 형성, 합포체거대세포 형성봉입체(inclusion body) 형성 등의 현상이 일어난다.

2. 바이러스의 구조와 형태 및 크기

1) 바이러스의 구조

① 유전형질을 전달하는 핵산(DNA 와 RNA 어느 하나만 가짐)으로 구성된 중심부(core)와 ② 이것을 싸고 있는 단백외각(capsid)이 있고 ③ 또 어떤 종류의 virus는 그 단백 외각 밖을 싸고 있는 외피물질(envelope substance)로 구성되어 있다(그림 28-1 B). ④ 단백외각은 단백 외각 단위가 질서 정연하게 결합되어 여러 가지 형태를 이루고 있다.

2) 바이러스의 형태

(1) 비리온(virion)

성숙한 바이러스 입자로 증식이 정지된 상태를 **비리온**(virion)이라 한다. 핵산과 이를 보호하는 단백질인 캡시드(capsid)로 구성되어 있고 핵산과 단백은 혼합하여 **뉴클레오캡시드**(nucleocapsid)를 형성하고 있다(그림 28-1). 숙주세포에 접하지 않은 바이러스를 바이러스 입자 혹은 **viron**이라고 하여 일종의 입자처럼 간주한다.

(2) 형 태

구형, 정20면체, 벽돌형, 간상형, 정자형 등이 있다(그림 28-2).

3) 바이러스의 크기

바이러스 입자 크기의 측정은 전자 현미경을 통한 직접 측정과 전리방사선 방법을 이용하여 측정할 수 있다. 바이러스 입자의 크기는 통상 작은 것은 20 nm에서 큰 것은 250~400 nm의 다양한 모양의 크기이다(그림 28-3).

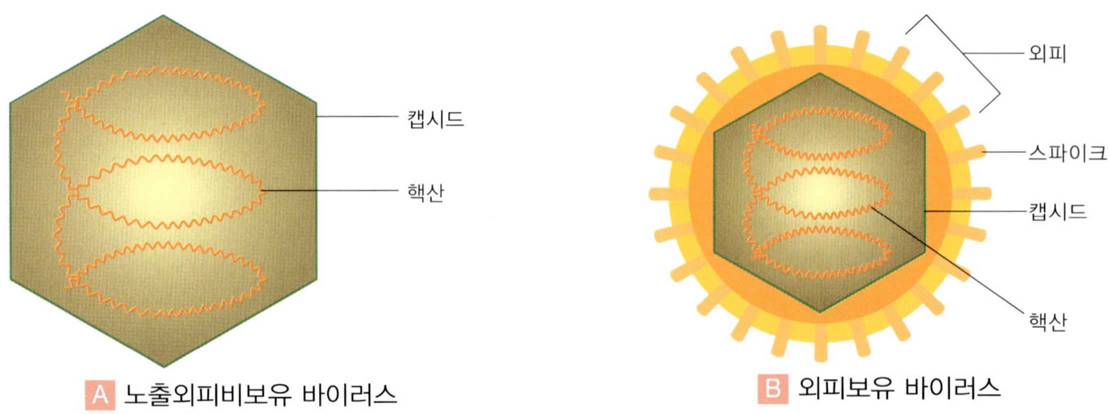

그림 28-1. 바이러스 입자의 기본구조

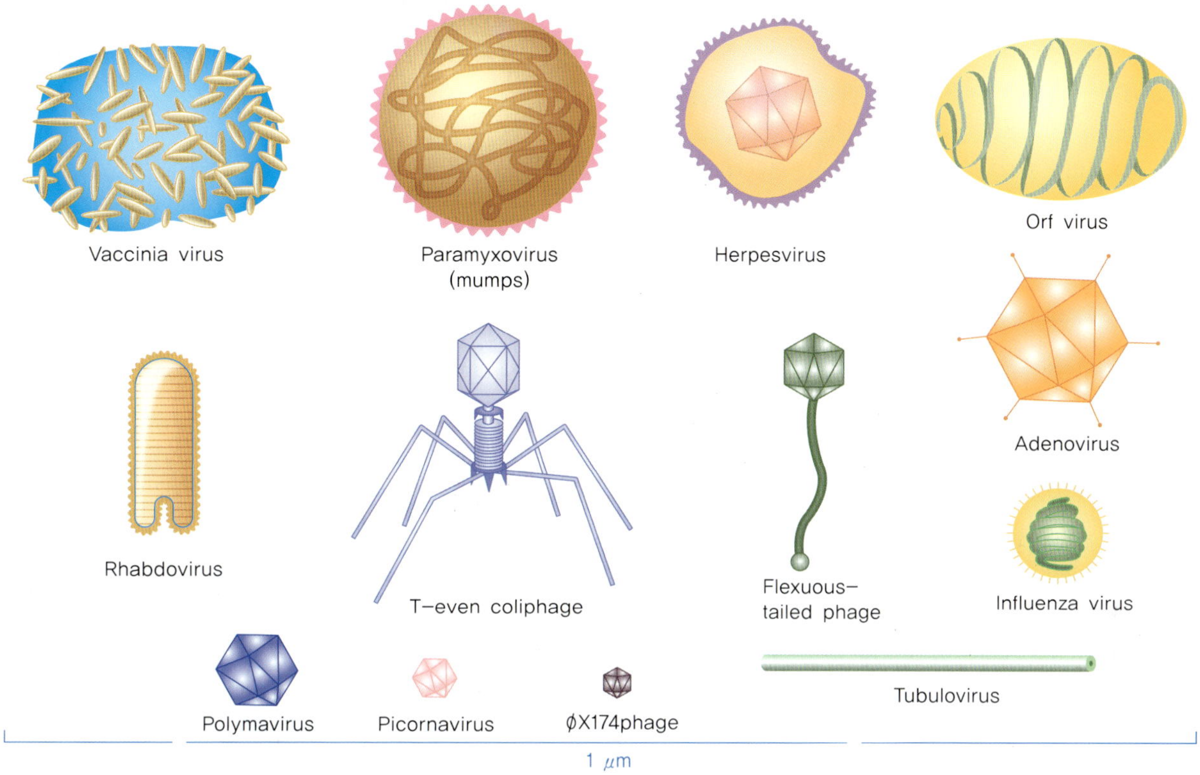

그림 28-2. 바이러스 형태와 크기

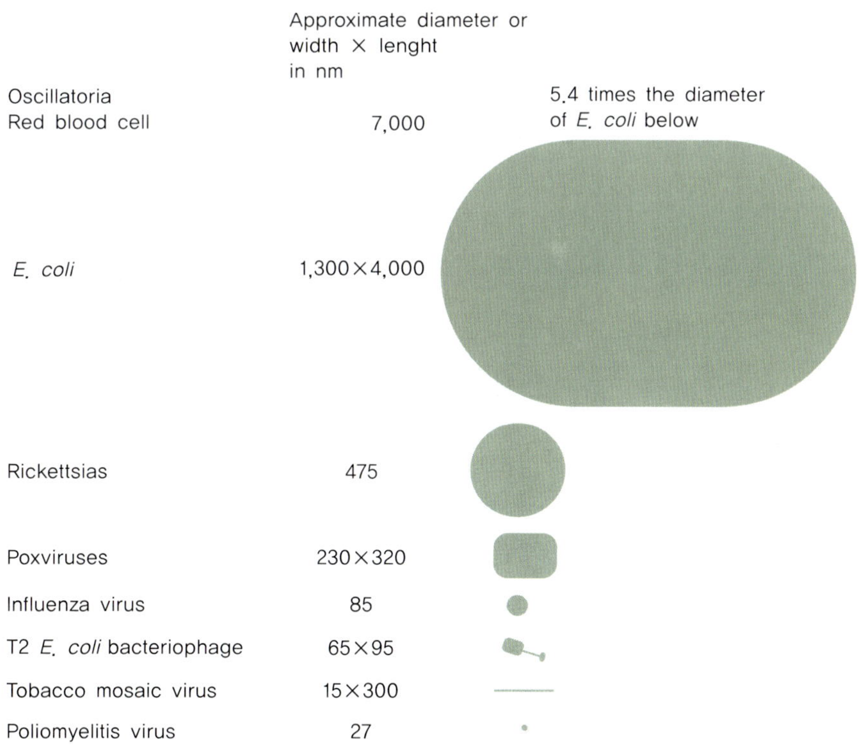

그림 28-3. 세균과 바이러스 크기의 비교

3. 바이러스의 분류

1) 일반적인 분류

바이러스를 분류하는 가장 일반적인 기준은 비리온의 형태, 유전체 구조 및 복제 방법에 따라 몇 개의 중요한 그룹으로 나뉘는데 그 기본단위를 과(family)라고 하며, 어미에 -vridae라고 쓴다. 각 과는 물리화학적 또는 혈청학적 차이에 따라 다시 속(genus)으로 나뉜다. 속을 규정하는 기준은 각 과마다 다르게 사용하며 어미에 -virus라고 쓴다. 바이러스 분류의 여러 가지 기준 중 중요한 것은 다음과 같다.

(1) 핵산(nucleic acid)의 종류

바이러스의 유전정보를 갖고 있는 핵산의 종류가 DNA 또는 RNA 중 어느 것을 갖느냐는 바이러스 분류의 첫 단계이다. 갖고 있는 핵산의 종류에 따라서 DNA 바이러스와 RNA 바이러스로 대별된다.

(2) 캡시드(capsid)의 대칭성

캡시드란 핵산을 둘러싸고 있는 단백질 외각을 의미하며 이 캡시드가 보여주는 대칭성(symmetry)에 따라 나선대칭형(helical symmetry), 입방대칭형(cubic symmetry), 복합구조형(complex structure)으로 구별된다(그림 28-4).

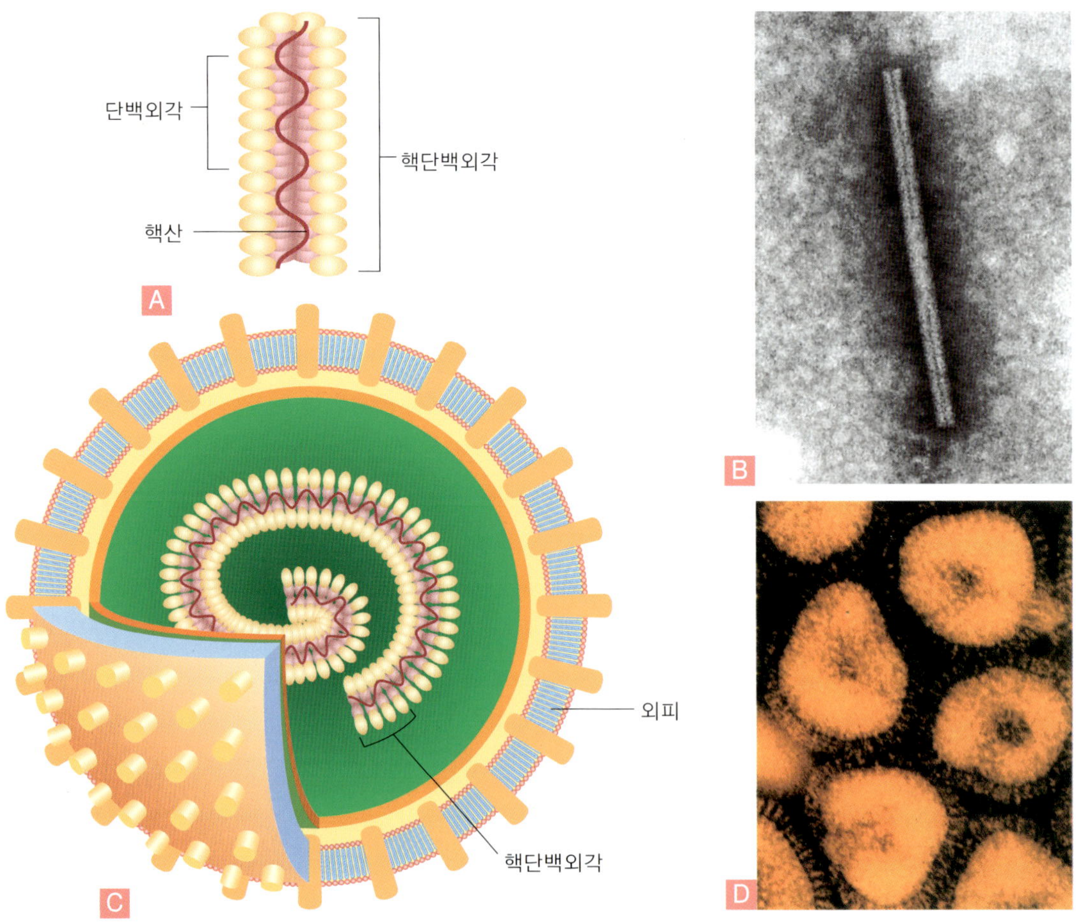

그림 28-4. 나선형 Tobacco mosaic virus 단백외각 형태. A. 나선형 Tobacco mosaic virus의 도해, B. 나선형 Tobacco mosaic virus 전자 현미경 사진, C. 외피보유 나선형 influenza 바이러스구조, D. Influenza virus 전자 현미경 사진(350,000)

(3) 외피(envelope)의 유무

바이러스의 종류에 따라 캡시드의 외부를 둘러싸고 있는 지질성분의 구조물을 갖는데 이를 **외피**(envelope)라고 한다. 지질(lipid)성분의 구조물이기 때문에 유기용매에 용해되는 성질을 갖는다. 따라서 외피를 보유하는 바이러스는 에테르에 감수성을 보인다. 이러한 성질도 바이러스 분류의 한 기준이 된다.

(4) 캡시드 형성부위

바이러스는 숙주세포에 들어가 자기의 캡시드를 복제하여 형성하는 부위가 숙주세포의 핵과 세포질로 대별되는데 이것도 바이러스 분류의 기준이 된다.

(5) 외피의 형성부위

숙주세포 내에서 외피의 형성부위는 세포질내막, 핵막, 원형질막 등인데 이러한 외피형성부위도 바이러스 분류의 기준이 된다.

(6) 캡소미어(capsomere)의 수

캡시드를 구성하는 형태학적 소단위(subunit)를 **캡소미어**(capsomere)라 하며 바이러스에 따라 캡시드를 구성하는 캡소미어의 수가 다르다. 캡소미어의 수에 따라 바이러스를 분류하는 기준으로 삼기도 한다.

(7) 핵산의 구조

자연계에 존재하는 생명체는 DNA는 이중나선(double stranded) 형태로 RNA는 단일나선(single stranded) 형태로 갖는 반면에 바이러스의 핵산은 DNA나 RNA 모두 이중나선과 단일나선 형태를 가질 수 있으며 핵산의 형태 역시 분류의 기준이 된다.

(8) 비리온(virion)의 물리 화학적 특성

분자량, 침강계수, pH 안정성, 온도 안정성, 화학물질, 특히 에테르와 계면활성제에 대한 감수성 등도 바이러스 분류의 중요한 기준이 된다.

(9) 항원적 특성, 생물학적 특성

자연계의 숙주범위, 전파방법, 관련된 매개체, 조직 친화성, 병리 조직검사 소견 등으로도 구별된다.

2) 외피보유 유무에 따른 DNA, RNA 바이러스 분류

바이러스의 분류는 외피보유 DNA 바이러스와 외피비보유 DNA 바이러스로 나누고, 그리고 외피보유 RNA 바이러스와 외피 비보유 RNA 바이러스로 나누어 분류된다(그림 28-5).

(1) DNA 바이러스

① 외피보유 DNA 바이러스

㉠ Poxviridae – poxvirus, Vaccinia virus, Molluscum contagiosum virus, Cowpox virus

㉡ Herpersviridae – Herpes simplex virus, Varicella-zoster virus, Cytomegalovirus, Epstein-Barr virus

② 외피비보유 DNA 바이러스

㉠ Adenoviridae – Adenovirus

㉡ Papovaviridae – Human Papilloma virus, Human polyoma virus

㉢ Parvoviridae – Parvovirus

㉣ Hepadnaviridae – Hepatitis B virus

(2) RNA 바이러스

① 외피보유 RNA 바이러스

표 28-1. DNA 및 RNA 바이러스의 분류

핵산	캡시드 대칭형	외피 유무	캡시드 형성부위	외피 형성부위	에테르 감수성	캡소미어 수	입자의 직경(nm)	핵산크기 kb/kbp	핵산의 나선구조	과명
DNA	정20면	무	핵		내성	32	18~26	4~6	단일나선	Parvoviridae
						72	45~55	5~8	2중나선	Papovaviridae
						252	80~110	36~38	2중나선	Adenoviridae
		유	핵	세포질내막	감수성	180	40~48	3.2	2중나선	Hepadnaviridae
				핵막	감수성	162	150~200	124~235	2중나선	Herpesviridae
			세포질	원형질막	감수성	812	130~170	170~200	2중나선	Iridoviridae
	복합형	복잡한 외피	세포질		내성		230×400	130~375	2중나선	Poxviridae
RNA	정20면	무	세포질		내성	32	28~30	7.2~8.4	단일나선	Picornaviridae
						32	27~38	7.4~7.7	단일나선	Caliciviridae
						132	60~80	16~27	2중나선	Reoviridae
						?	28~30	7.2~7.9	단일나선	Astroviridae
		유	세포질	원형질막	감수성	42	50~70	9.7~11.8	단일나선	Togaviridae
	복합형	유	세포질	세포질내막	감수성		45~60	9.5~12.5	단일나선	Flaviviridae
						11~13a	80~220	20~30	단일나선	Coronaviridae
				원형질막			50~300	10~14	단일나선	Arenaviridae
							80~100	07~11	단일나선	Retroviridae
	나선형	유	세포질	원형질막	감수성	50a	80×1,000	19.1	단일나선	Filoviridae
						9~15a	80~120	10~13.6	단일나선	Orthomyxoviridae
						18a	150~300	16~20	단일나선	Paramyxoviridae
						18a	75×180	13~16	단일나선	Rhabdoviridae
				세포질내막	감수성	10~12a	80~120	11~21	단일나선	Bunyaviridae

a; Ribonucleoprotein helix diam(nm)

㉠ Orthomyxoviridae – Influenza virus

㉡ Paramyxoviridae – Parainfluenza virus, Respiratory syncytial virus, Measles virus, Mumps virus

㉢ Rabdoviridae – Rabies virus

㉣ Filoviridae – Marburg virus, Ebola virus

㉤ Bunyaviridae – Hantaan virus

㉥ Togaviridae – Rubella virus

㉦ Flaviviridae – Japanese encephalitis B virus, Yellow fever virus, Dangue fever virus

㉧ Coronaviridae – Corona virus

㉨ Arenaviridae –Lassa fever virus

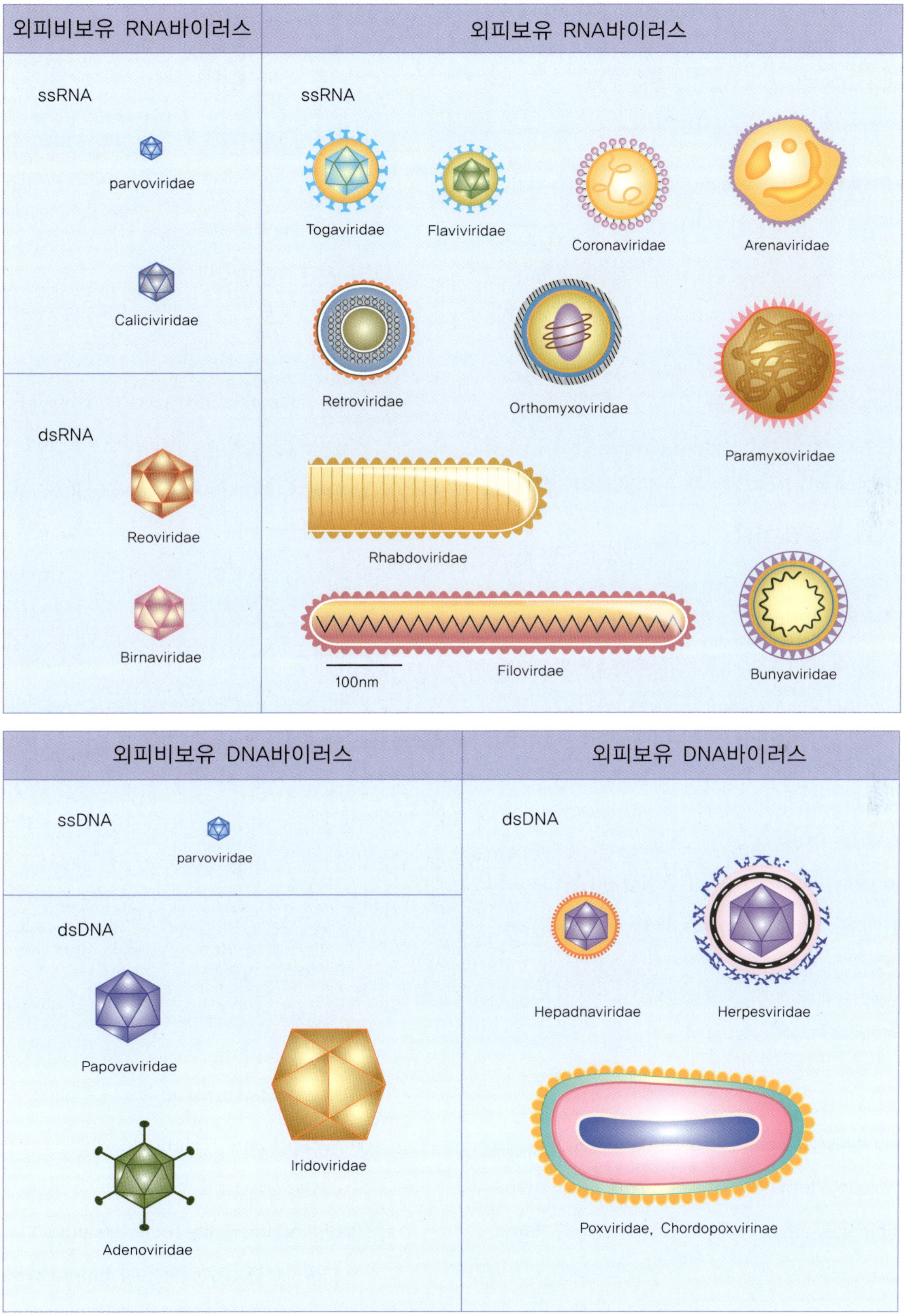

그림 28-5. DNA, RNA 바이러스의 형태 및 상대적 크기

ⓩ Retroviridae – Human T-cell leukemia I과 II virus, Human immunodeficiency virus

② 외피비보유 RNA 바이러스

㉠ Picornaviridae – Poliovirus, Coxsakievirus, Echovirus, Enterovirus, Rhinovirus

㉡ Reoviridae – Reovirus, Colorado tick fever virus, Rotavirus Human

3) 바이러스의 임상적 분류

임상적 분류는 바이러스 분류의 기준은 아니지만 장기친화성 감염에 따라 다음과 같이 분류하며 임상적으로 이해하는데 도움이 된다.

(1) 전신성 바이러스

Smallpox virus, Vaccinia virus, Measles virus, Yellow fever virus, Dengue fever virus, Lassa fever virus

(2) 장기친화성 바이러스

① 신경친화성 바이러스

Japanese encephalitis B virus, Poliovirus, Rabies virus, Enterovirus, Herpes simplex virus, Measles virus, Mumpus virus, Adenovirus

② 폐 호흡기 친화성 바이러스

Influenza virus, Parainfluenza virus, Coronavirus, SARS(Serve Acute Respiratory Syndrome) Respiratory syncytial virus, Rinovirus, Enterovirus, Adenovirus, Reovirus Hantaan virus

③ 피부친화성 바이러스

㉠ 수포성 바이러스 : Poxvirus, Herpes simplex virus, Varicella-zoster virus, Molluscum contagiosum virus, Coxsacki virus, Varicella-zoster virus

㉡ 발진성 바이러스 : Measles virus, Rubella virus, Enterovirus, Adenovirus, Eentervirus

㉢ 안 감염 바이러스 : Adenovirus, Herpesvirus, Enterovirus-70

㉣ 간염 바이러스 : Hpatitis A virus, Hepatitis B virus, Hpatitis C virus, Hepatitis D virus, Hepatitis E virus 및 Hepatitis G virus, Cytomegalovirus, Herpes simplex virus, EB virus, Coxsacki virus, Echovirus, Adenovirus, Influenza virus

㉤ 림프선, 타액선 바이러스 : Mumpus virus, Cytomegalovirus

㉥ 유행성 설사증 바이러스 : SRSV(Small round structure virus), Enterovirus, Adenovirus type 40, 41, Rotavirus, Norovirus, Coronavirus, Astrovirus

㉦ 기형성 바이러스 : Rubella virus, Cytomegalovirus

㉧ 성행위감염 바이러스 : Herpes simplex virus, Human papilloma virus, Hepatitis B virus, HIV(AIDS)=Human immunodefeciency virus, Molluscum contagiosum virus

㉨ DNA 종양 바이러스

ⓐ Papova virus : genital condyloma, papiloma virus, polypma virus, vacuolating virus

ⓑ Oncogenic Human Adenovirus

- Herpes virus : Herpes simple virus – 자궁경부암
  Ebstein-Barr virus – 후두암

• Pox virus : Molluscum contagiosum virus
• Hepatitis B virus : 지속감염 - 간경변증(liver cirrhosis), 원발성 간암 (hepatoma)

ⓩ RNA 종양 바이러스 : Retrovirus, Rous sarcoma virus, HTLV adult T-cell leukemia

ⓚ 당뇨병 원인 바이러스 : Mumpus virus, Coxacki virus, Rubella virus - insulin 의존성 당뇨병

ⓣ 지발 바이러스(Slow virus) : 아급성 경화성 범뇌염(subacute sclerosing panencephalitis, SSPE) 진행성 다소성 백질뇌증(progressive multifocal leukoencephalopathy)

ⓟ 최근 문제시되는 바이러스성 전염병 : 구제역 바이러스(foot and mouth virus), 광우병(Mad Cow Disease)
크로이츠 펠트-야곱병(Creutzfeldt-Jakob Disease, CJD)

ⓗ 박테리오 파아지(Bacteriophage)

4. 바이러스의 증식

바이러스는 세포 밖에서는 대사적으로 불활성이기 때문에 입자로서만 존재하나 숙주세포에 침입하면 핵산인 DNA, RNA가 노출되어 세포내에 자체 유전정보를 발동시켜 전령리보핵산(m-RNA)으로 하여금 숙주세포 내 ribosome에서 외각 단백을 합성시켜 수많은 바이러스를 자가 복제하여 합성시켜 증식된다.

1) 바이러스의 증식 과정

바이러스의 증식과정은 복잡하지만 다음과 같은 순서를 거친다.

① 숙주세포에 흡착, ② 숙주 세포 내에 침입, ③ 탈외피, ④ mRNA 전사, ⑤ 복제, ⑥ 소재의 집합, ⑦ 방출(그림 28-6)

2) 바이러스의 배양

일반적으로 바이러스는 자신의 성분을 스스로 합성하는 능력이 없으며 살아있는 세포조직이나 부화란의 장뇨막에 배양된다(*Chlamydia*, *Rickettsia*의 경우도 마찬가지임).

(1) 실험동물

바이러스의 배양은 살아있는 실험동물인 흰쥐(mouse), 생쥐, 원숭이, 기니픽에 접종하는 방법과 부화란에 접종하여 배양하는 방법 등이 있다.

실험동물 접종방법 : 표피내 접종, 피내 접종, 피하 접종, 근육내 접종, 복강내 접종, 뇌내 접종, 정맥내 접종, 비강내 접종, 족저부 접종, 구강 접종, 안구 접종방법 등이 있다.

(2) 부화란 배양법

닭의 수정난을 39℃에서 일정기간 동안 5~12일간 부화시킨 부화란에 바이러스를 접종하여 배양한다(그림 28-7).

접종경로 : 장뇨막상 접종, 요막강 접종, 양막강 접종, 난황낭 접종, 태아 접종방법 등

(3) 조직배양법

생체의 일부를 절취하여 유리기구 내에서 적당한 배지를 사용하여 배양하는 것을 조직배양이라 한다. 조직배양에는 세포배양과 기관배양이 있다.

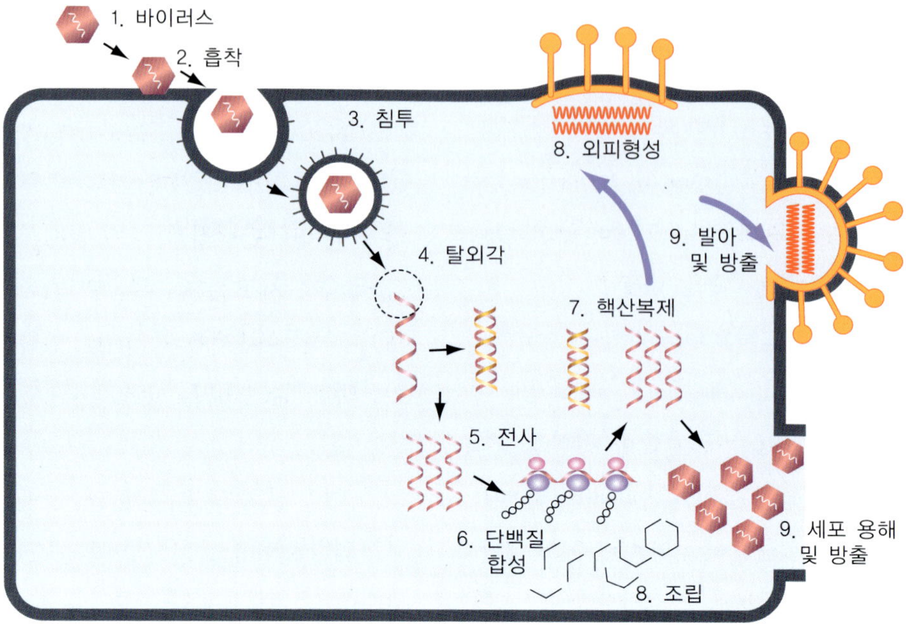

그림 28-6. 바이러스의 증식과정

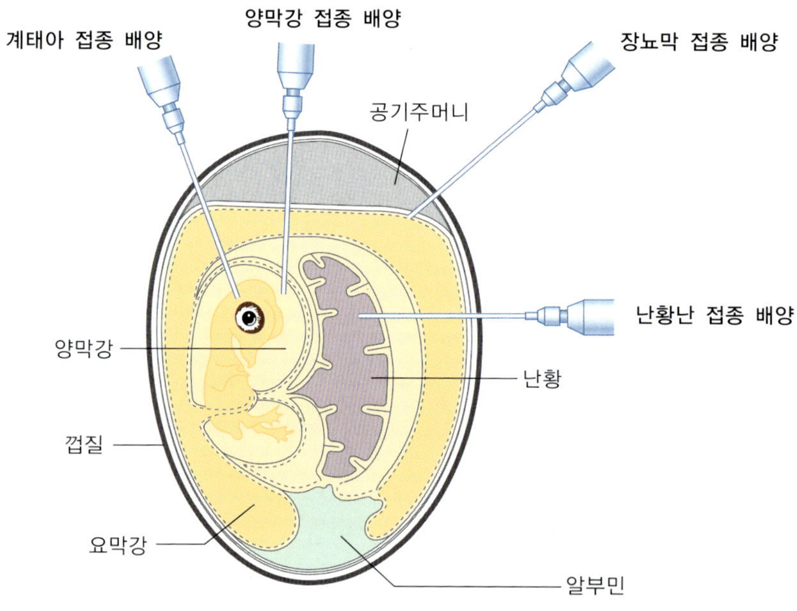

그림 28-7. 부화란 접종 배양법

① 세포배양

■ 초대배양세포

원숭이 신장이나 태아 생체의 세포를 trypsin으로 처리하여 세포를 분리시킨다. 이 세포를 시험관(병)에 넣어 배양하면 세포는 분열 증식하여 시험관 벽면에 단층으로 확산, 증식된다. 이러한 세포를 vaccine 생산에 이용하거나, 환자 검체로부터 virus 분리, 배양에 사용된다.

예 : 암 유래 HeLa 세포, HEp−2 세포, 사람의 양막 유래 FL 세포, hamsters 유래의 BHK 세포 등을 virus 배양에 이용한다.

1952년 미국의 흑인여성 Herniett Lack라는 사람의 자궁암세포를 배양하여 얻은 세포를 여성의 머리글자를 따서 HeLa 세포로 명명한 것

■ 연속 계대배양세포

초대 배양한 세포를 액체배지에 계속 배양하여 증식시켜 단일을 형성하게 되는 시기에 검체나 virus 등을 접종하여 세포에 흡착되어 침투해서 증식할 때에 세포의 변성효과가 나타난다. 세포를 고형배양액에 넣어 사용할 경우 방출된 virus가 인접한 세포에만 감염되어 플라그가 형성된다.

② 기관배양

조직 또는 기관의 장기일부를 적출하여 시험관내에 보존한 상태에서 배양하는 것을 장기배양이라 한다.

③ 배양액

㉠ 인산완충식염수 PBS(phosphate buffered saline) : virus의 부유액, 세포처리 시 세포의 삼투압, pH의 조절에 이용된다.

㉡ 염류용액 BSS(Balanced salt solution) : virus의 수송배지, 세포처리 시 세포의 삼투압, pH의 조절에 이용된다.

㉢ MEM(Minimum Essential Medium) 또는 DMEM (Dulbecco's Modified Eagle Medium) : 세포배양액

5. 바이러스 감염세포의 변화

1) 세포변성효과(cytopathic effect : CPE)

세포에 바이러스가 감염되어 증식할 때에 감염세포의 핵산이나 단백질 합성은 정지되고 바이러스가 증식됨에 따라 세포는 현저한 변성을 일으켜서 결국에는 붕괴된다. 숙주세포나 배양세포가 변성하는 것을 **세포변성효과**(CEP)라고 한다.

2) 혈구 흡착현상(hemadsorption)

혈구응집능력을 가진 바이러스에서 감염세포 표면에 혈구응집소가 형성되어 감수성이 있는 적혈구가 흡착되는데 이것을 혈구 흡착현상이라고 한다.

3) 봉입체 형성(inclusion body)

■ 핵내 봉입체

Herpes simplex virus, Varicella−zoster virus, Chicken pox virus

■ 핵과 세포질내 봉입체

Measles virus, Cytomeglovirus, Adenovirus가 감염되면 감염세포의 핵내 및 세포질내 호산성 또는 호염기성으로 염색되는 봉입체 세포질내 봉입체, Rabies virus에 감염되면 뇌 세포질내에 봉입체 형성 이것을 뇌구리 소체(negri body)라고 한다.

: 천연두 바이러스 감염시 Guanieri body 형성

: B형 간염항원 / hepatitis B surface antigen / HBsAg 대부분 간세포의 세포질내 봉입체 형성

4) 세포표면의 변화

바이러스가 감염된 세포표면에는 항원이 생성된다. 이 항원은 바이러스 입자가 형성되기 이전에 생기고 이 항

원을 **표면항원**(surface antigen)이라고 한다.

5) 세포융합

바이러스 감염세포가 감염후기가 되면 비감염세포나 불활성화 바이러스를 융합하여 **합포체거대세포**(syncytium), 다핵거대세포를 형성한다.

6. 바이러스 감염과 생체반응

1) 바이러스 감염양식

바이러스가 숙주에 감염되었을 때 나타나는 숙주반응을 보면 세포수준의 변화와 생체수준의 변화로 나누어 볼 수 있다.

(1) 세포수준에서의 바이러스 감염양식

바이러스가 세포에 감염하면 다음 4가지 형의 경과를 취한다(표 28-2).

표 28-2. 세포수준의 바이러스 감염양식

감염양식	바이러스 증식	세포의 병변
세포용해성 감염	+	Death
불현성감염	−	No effect
지속감염		
Productive	+	Senescence
Latent	−	No effect
형질전환		
DNA viruses	−	Immortalization
RNA viruses	+	Immortalization

① 세포용해성감염(Cytolytic infection)

대부분의 바이러스-세포계에서 볼 수 있는 감염양식으로 바이러스는 세포 내에서 증식하고 결과로서 감염 세포의 **병변효과**(Cytopathic effect, CPE)가 일어나는 형이다. 세포병변효과가 일어나는 양식(표 28-3)은 바이러스 종류에 따라 특징이 있으며, 세포가 원형화되는 경우와 인접하는 미 감염 세포와 융합하여 다핵거대세포를 형성하는 경우가 있다. 어느 경우든 최후에는 세포가 용해되고 세포 내에서 자손 바이러스가 방출된다.

② 불현성감염(Abortive infection)

바이러스가 세포에 감염하더라도 중도에 바이러스 증식이 정지되고 완전 바이러스가 되지 못하는 감염양식이다. 이것은 세포 내에 바이러스 증식에 필요한 인자가 결여되거나 바이러스 증식을 억제하는 인자가 생산되어 나타나는 것으로 보고 있다.

③ 지속감염(Persistent infection)

이 감염양식은 바이러스의 증식과 세포의 증식이 평형을 유지하는 경우로 2가지 형태가 있다. 하나는 세포집단이 일부의 감염세포(전체의 1% 이하)와 대다수의 미감염 세포로 이루어져 있어 감염세포에서의 바이러스 증식, 방출과 미 감염 세포의 증식 사이에 평형이 유지되는 경우(유지형 지속감염)이고, 또 다른 형태는 세포집단의 거의 모든 세포가 감염되어 있고 각 세포 내에서 바이러스의 증식은 이루어지고 있으나 세포는 파괴되지 않으며 세포분열과 더불어 바이러스 증식도 이루어지고 있는 경우(내부 공존형 지속감염)이다.

유지형 지속감염은 어떠한 바이러스에서도 일어날 수 있으나 불안정하며 세포배양의 조건에 따라 지속감염 상태가 붕괴된다. 후자인 내부공존 지속감염은 안정된 지속감염 상태이나 그 성립기전은 분명하지 않다.

표 28-3. 바이러스의 세포변성 기전

세포변성 기전	대표적인 바이러스
세포질의 단백질합성 억제	Polio, herpes simplex, toga, poxviruses
세포 DNA의 퇴화와 억제	Herpes simplex viruses
세포막 구조의 변화	
당단백 유착	All enveloped viruses, reoviruses
합포체 형성	Herpes simplex, varicella-zoster, paramyxo, human immunodeficiency virus
세포체질의 파괴	Capsid viruses(accumulation), herpes simplex virus
투과성변화	Toga, herpes viruses
봉입체	
Negri bodies(세포질내)	Rabies
Owl's eye(핵내)	Cytomegalovirus
Cowdry'type A(핵내)	Herpes simplex viruses, subacute sclerosing panencephalitis(measles) virus
핵내 호염기성 세포	Adenoviruses
세포질내 호산성세포	Poxviruses
핵주위 세포질내 호산성 세포	Reoviruses
비리온 성분의 독성	Adenovirus fibers

④ 형질전환(Transformation)

바이러스 유전자의 일부 또는 전부가 숙주세포 내의 염색체에 삽입되어 그 세포의 형질이 변화하여 이상 증식을 하게 되는 경우이다. 예를 들면, 종양바이러스의 감염형태를 들 수 있다.

(2) 생체수준에서의 바이러스 감염양식

바이러스가 생체 내에 침입하여 감염이 성립되기까지는 바이러스의 독력, 감염량, 장기특이성과 생체 측의 감수성, 소인, 방어반응의 강약에 의해 좌우되며, 이 균형의 차에 의해 다양한 감염양상을 나타내게 되는데 일반적으로 4가지 형태로 분류해 볼 수 있다.

① 현성감염(Apparent infection)

바이러스가 전파, 침입하여 표적조직에 증식한 결과 생체조직이 상해를 받고 다양한 생체반응으로서의 증상이 발현된다. 이러한 감염양식을 현성감염이라 하며, 감염경과시 바이러스에 대한 항체의 상승이 확인된다. 바이러스가 침입해서 발증하기까지 기간을 잠복기(latent period)라 하는데 이는 바이러스의 종류, 감염량, 침입문호, 생체방어반응의 정도에 따라 달라진다.

② 불현성감염(Inapparent infection)

바이러스가 제1차 표적조직에서 증식하더라도 반드시 발증하는 것은 아니고, 생체에서 바이러스가 배재되어 버리는 경우로 특유한 증상은 없으나 혈중에서는 그 바이러스에 대한 항체의 상승이 나타나기 때문에 불현성감염(무증상감염)을 알게 된다. 특히 폴리오 바이러스와 일본뇌염 바이러스의 경우 1,000~2,000명에 1명의 발증률로써 대개는 불현성감염으로 끝난다. 불현성감염은 세포수준에서 잠복감염과 유사한 감염양식이다.

③ 잠복감염(latent infection)

현성감염 또는 불현성감염에 이어 바이러스가 표적 장기의 세포 내에 잠복하고 무증상 인체 장기에 걸쳐 바이러스가 생체 내에 존재하는 경우로 혈중에서 항체가 증명되나 바이러스의 세포내 존속에는 영향을 주지 않는다. 단순 헤르페스 바이러스(1형, 2형 모두), 수두대상 헤르페스 바이러스, 거대세포바이러스(Cytomegalovirus)는 이 감염방식을 취하는 경우가 많다. 세포수준에서의 내부 공존형 지속감염에 해당하는 감염양식이다.

④ 지발성 바이러스감염(Slow virus infection)

오랜 잠복기 후에 또는 잠복감염의 활성화에 의해 서서히 발증하고 점차 증상이 악화하여 대개는 수년~수십년 후에 사망하는 감염양식을 취한다.

2) 바이러스 감염과 간섭현상

종이 다른 바이러스 혹은 성질이 다른 바이러스 2주를 동일한 배양세포나 동물에게 감염시켰을 때 바이러스의 증식이 저지되는 현상을 바이러스의 간섭(viral interference)이라고 한다. 이는 바이러스 감염에 의해 생체세포에서 생산되는 **인터페론**(interferon)이라는 물질에 의해 일어나는 간섭과 interferon은 관여하지 않고 바이러스 상호간 증식 경합에 의한 간섭이 있다. 생체가 interferon을 생산하는 현상은 생체의 비특이적인 방어기구인 동시에 특이적 생체방어기구(면역)를 증강하는 작용이 있다는 점에서 많은 주목을 모으고 있다.

(1) Interferon의 성상

1957년 Lindemann과 Issac에 의해 발견된 interferon은 항바이러스 물질로 다음과 같은 성상을 가지고 있다.

① 동물 또는 배양세포에 유발물질(바이러스, 세균 또는 그 성분, 합성 이중사슬 RNA 등)이 주어지면 세포 내에 억제되어 있던 유전자들의 억제기전이 제거되어 결과적으로 새로운 단백이 생성되어 세포외(동물에서는 혈청 중)로 당단백(glycoprotein)으로 방출된다. 이 당단백이 interferon이며 활성기는 단백에 있다.

② Interferon생성은 바이러스 감염을 받은 세포에서 12~48시간에 최고에 도달하게 된다.

③ Interferon은 항체와는 달리 직접 바이러스를 죽이지는 못하지만 증식을 억제할 수 있는 기능이 있다.

④ 어떤 종류의 동물세포에서의 생산된 interferon은 같은 종인 동물세포에서만 작용을 나타낸다(이를 종특이성이라 한다). 따라서 사람에게 interferon을 투여할 경우에는 사람의 세포에서 생성된 interferon을 사용하지 않으면 안 된다.

⑤ Interferon은 세포를 항바이러스 상태로 할 뿐만 아니라 대식세포(macrophage), T-림프구, B-림프구의 활성을 높이고 면역응답을 강화하는 작용도 있다.

⑥ 종양세포의 증식을 억제한 작용도 확인되고 있다.

⑦ 산(pH 2.0)에 안정하며, 단백 분해효소인 트립신에 대해 감수성이 있고 투석이 되지 않는다. 고속 원심력에 의해서 침강되지 않고 분자량은 20,000~40,000이며, 모든 세포가 생산할 수 있고 리케치아, 클라미디아, 세균 독소에 의해서도 생성이 유도된다.

표 28-4. Interferon의 종류와 성상

특성	interferon-α(IFN-α)	interferon-β(IFN-β)	interferon-γ(IFN-γ)
주된 생산세포	백혈구	섬유모세포, 상피세포	T-림프구
주된 유발세포	이종 또는 형질전환세포	바이러스, 핵산	항원, 미토겐
분자량*	15,000~25,000	20,000~21,000	21,000~26,000
분자종	15종 이상	1종	1종
항원성	α-특이적	β-특이적	γ-특이적
주요 작용	살해세포의 활성화	항바이러스	항바이러스성 면역조절능

*분자량은 아미노산 배열의 차(분자종의 차) 및 당사슬의 함량에 따라 다르다.

(2) Interferon의 종류

Interferon을 생산하는 세포와 유발물질의 종류에 따라 상이한 분자종(α, β, γ의 3종류)의 interferon이 생산된다. 그 성상은 표 28-4와 같다.

(3) Interferon의 작용기전

interferon으로 처리된 세포가 항바이러스 상태가 되는 기전은 다음의 3가지를 생각하고 있다. Interferon이 세포막의 수용체와 결합하면 세포의 유전자 억제가 해제되어 2'-5' 올리고아데닐산 합성효소, 단백 인산화효소, 포스포에스테라아제 등의 효소가 생산된다. 이들 효소는 바이러스 증식과정에서 생기는 복제형 이중사슬 RNA에 의해 활성화되며 이 효소에 의해 APT에서 2'-5' 올리고아데닐산이 만들어진다. 이 작용으로 세포 내의 RNA분해효소가 활성화되어 virus mRNA가 분해된다. 또 리보솜 형성인자가 단백 인산화효소에 의해 인산화되어 불활성화되고 리보솜 형성이 저해된다. 또한 포스포에스테라아제에 의해 tRNA가 파괴되기도 한다. 이와 같이 어느 작용에 의해서나 바이러스의 단백 합성은 제해되고 바이러스 증식은 억제된다.

(4) Interferon의 임상응용

아직까지 바이러스 감염증 치료에 유효한 약제가 적어 바이러스 감염증의 대응은 오로지 vaccine에 의한 예방에 치중하고 있으나 여기에도 한계가 있다. 따라서 바이러스 간섭현상 특히 interferon을 바이러스성 질환의 치료에 사용하려는 시도가 많이 시행되어 왔다. 표 28-5는 vaccine, 화학요법제, interferon의 효능을 비교한 것으로 각각에 장단점이 있으나 interferon이 보다 넓은 항바이러스 spectrum을 가졌다는 것, 어떤 종류의 종양에 대해서 항종양작용이 있다는 것, 면역증강작용이 있다는 점 등에서 커다란 매력을 가지고 있다. 현재 interferon은 B형간염 바이러스이나 몇 개의 종양(피부악성 흑색종, 뇌종양 등)의 치료에 사용되고 있다.

7. 바이러스의 전파경로와 예방

바이러스의 전파형식은 대개 수직전파와 수평전파로 대별할 수 있으며, 각각의 바이러스군별로 거의 일정한 경로에 의해 전파되고 있다.

표 28-5. Vaccine, 화학요법제, interferon의 비교

종 류	항바이러스 spectrum	항바이러스 작용	항종양작용	지속시간
Vaccine	좁음	높음	없음	길다
화학요법제	좁음	낮음*	중등도**	짧음
Interferon	넓음	중등도	중등도	짧음

**최근 항포진 바이러스제로서 유효성이 높은 약제가 개발되었다.
**유효성이 높은 약제가 있으나 부작용이 강하다.

1) 바이러스의 전파

(1)수직전파

수직전파는 바이러스가 부모로부터 자손에게 세대를 걸쳐 전파되는 것을 뜻한다. 대표적인 전파경로를 보면 태반감염, 산도감염, 모유감염 등을 들 수 있다.

① 태반감염

모체가 임신 중에 일과성으로 virus에 감염되어 그 바이러스가 태반을 통과하여 태아에게 감염되어 유.사산을 일으킨다든가 선천이상이 나타나는 전파양식이다. 대표적으로 풍진 바이러스에 의한 선천풍진증후군(congenital rubella syndrome), CMV에 의한 선천거대세포봉입체병(congenital cytomegal inclusion disease) 이외에 mumps virus와 마진 virus 등이 드물게 감염을 일으킨다. 이 경우 감염된 바이러스가 다시 다음 세대로 전파되는 경우는 드물다.

② 산도감염

모체의 산도에 병소가 있어 분만시 바이러스가 신생아에게 감염하는 것으로 Herpes simplex virus 2형이나 B형간염 바이러스, CMV 등이 때로 중대한 감염증을 일으키기도 한다.

③ 모유감염

바이러스가 모체에서 모유로 이행하여 신생아에게 수유됨으로써 감염이 성립되는 것으로 성인 T-림프구 백혈병 바이러스나 쥐 유암 바이러스가 그 예에 속한다. CMV도 사람의 모유에서 분리된 보고가 있다.

(2) 수평전파

바이러스가 개체에서 개체 간의 수평으로 전염해 가는 방법을 말하며 사람에서 사람으로 감염되는 경우(폴리오 바이러스를 비롯한 장내 바이러스군, 풍진 바이러스, 멈스 바이러스, 수두-대상포진 바이러스 등), 동물에서 사람으로 감염되는 경우(광견병 바이러스, 한국형출혈성 바이러스 등), 절족동물에 의해 사람에게 감염되는 경우(일본뇌염 바이러스, 황열 바이러스 등) 등 다양한 감염원에 의해 일어나게 된다.

바이러스의 감염경로는 주로 기도감염, 경구감염, 경피(점막)감염, 주입감염으로 대별되는데, 이 감염경로는 각각의 바이러스가 사람의 체내에서 초감염하는 부위 및 감수성 세포의 소재부위, 감염성 바이러스의 배출부위, 외계온도, 습도, pH에 대한 저항성 등에 의해 영향을 받는다. 감염이 성립된 후 증식한 바이러스가 초감염부위에만 있고 혈중으로 들어가지 않는 표면감염으로 끝나는 경우(influenza virus, parainfluenza virus, RS virus 등)와 감염바이러스가 다시 혈행성으

로 체내의 각종 장기와 부위에 전파되어 증식하는 경우(대부분의 바이러스군)가 있는데, 이것이 그 후의 병상과 면역의 양상을 지배하게 된다.

① 기도감염(비말감염)

Influenza virus, parainfluenza virus, 마진 바이러스, 풍진 바이러스, 수두-대상포진 바이러스, 장내 바이러스군, adenovirus군 등 매우 많은 바이러스가 이 경로에 의해 감염된다. 환자의 기침이나 재채기에 의해 바이러스가 공중에 비산되어 다른 사람에게 흡입됨으로써 상기도 점막에 침입하게 된다. 이는 점차 확대되어 점막 상피세포가 파괴되어 포도상구균이나 폐렴구균 등 세균의 2차 감염을 받기 쉽게 된다.

② 경구감염

장내 바이러스군, adenovirus군은 전술한 기도감염도 일어나지만 경구감염에 의해서도 감염이 일어난다. 초감염 후에 장관점막에서 증식한 대량의 바이러스는 분변과 함께 배출되어 다음 경구감염의 근원이 된다.

경구감염을 일으키는 바이러스는 대개 산에 강하기 때문에 위산에 저항한 후 장관점막에 감염할 수 있다.

③ 경피(점막)감염

수포성 발진증을 일으키는 바이러스는 수포 내에 대량의 바이러스가 존재하기 때문에 이것이 피부와 점막에 침입하여 감염을 일으킨다. 또한 사마귀와 전염성 연우종 등도 이 형식으로 감염된다. 결막염을 일으키는 각종 바이러스는 안지와 눈물 속에 바이러스가 손 등을 통하여 점막에 감염된다.

④ 주입감염

일본뇌염, 황열, 뎅기열 바이러스 등은 매개동물인 절족동물에 물림으로써 감염되고, 광견병 바이러스는 감염동물에 물려서 감염된다. B형 간염 바이러스, ATLA, HIV 등 혈액 중에 존재하는 바이러스는 수혈, 혈액제제 등의 대량 주입 외에도 오염 주사침에 의한 주입 및 미소창상을 통해 바이러스를 함유한 혈액이 들어감으로써 감염이 일어난다.

2) 바이러스 감염의 예방

바이러스는 감염증에 대한 예방대책은 전파 차단에 의한 방지가 주로 시행되고 있으나 모든 바이러스 감염을 예방하기는 매우 어려우며, 일부의 바이러스의 경우에는 vaccine에 의한 예방대책을 수립하고 있다. 대체적으로 전파 차단에 의한 바이러스 감염예방은 감염원, 감염경로, 숙주 각 단계별로 수립할 수 있다.

(1) 감염원

일단 환자가 발생하면 격리시키는 것이 가장 중요하며 환자의 배설물이나 주위 환경소독 등을 철저히 실시한다. 하지만 감염원 근원을 알 수 없는 경우가 많아 적극적인 감염방지는 매우 어렵다.

(2) 감염경로

경구감염 및 매개동물에 의한 감염은 현재 공중보건의 향상으로 많이 감소되었으나 교통기관의 발달로 해외 여행자가 증가함에 따라 수입 전염병에 대한 검역이 중요한 문제가 되고 있다. 이에 반해 비말감염은 위생환경에 의한 영향을 비교적 적게 받기 때문에 예방이 어렵고 양치질이나 마스크의 효과를 기대하기도 어렵다.

(3) 숙주

바이러스 감염증에 대한 치료법이 확립되어 있

지 않는 현재로서는 vaccine에 의한 능동면역과 γ-globulin에 의한 수동면역이 이용된다.

8. 바이러스 감염증의 치료

바이러스 감염증에 대한 치료는 대증요법(해열제 등)과 화학요법, 면역요법(γ-globulin, vaccine, 면역 부활제 등)등으로 크게 분류된다. 최근 AIDS의 출현을 계기로 화학요법에 대한 관심이 높아지고 있다.

1) 항 바이러스제(Antiviral compound)

항바이러스는 숙주세포 내에서 증식하고 세포의 대사에 깊이 관여하고 있기 때문에 세균감염증에 사용하는 항생물질은 거의 무효하다. 그러므로 항바이러스제는 바이러스 증식 특유의 효소, 입자구성 단백질이나 핵산 등의 합성을 선택적으로 저해하는 것(선택독성이 높은 것)을 감안하여 개발하여야 효과적이라 할 수 있다. 단순히 바이러스 증식 저해만으로는 치료효과를 기대하기가 어려운데, 이는 바이러스 감염증이 일반적으로 바이러스 증식에 따라 숙주세포가 병변을 일으킨 결과 임상증상을 초래한 것이기 때문에 발증시에는 이미 바이러스 증식이 극단기를 경과하는 경우가 많기 때문이다.

이상의 여러 가지 어려운 점 등으로 인하여 항바이러스제의 개발은 항생물질에 비해 매우 뒤떨어져 있는 실정이다. 현재 개발된 항바이러스제는 바이러스의 핵산합성 억제, 바이러스의 성숙 억제, 바이러스의 숙주세포 내 침입 억제물질 등으로 구분할 수 있다.

(1) Interferon

현재 항바이러스제로 가장 주목받고 있는 물질로서, 사람 섬유모세포와 림프구 배양세포 또는 유전자공학에 의해 만들어지며 주로 항암제(γ형)로 사용되고 있는데 헤르페스성 각막염, 유행성 결막염, B형간염의 치료, 각종 바이러스 감염증의 예방약으로서 검토되고 있다.

(2) 화학요법제

현재 치료에 사용되고 있는 약제로서는 idoxiuridine (IDU), vidarabine(araA), acycloir (ACV), azidothy—midine(AZT), ganciclovir(DHPG) 등 수종이 있다(표 28-6).

① Acyclovir(ACV)

정상세포에는 거의 영향을 주지 않고 바이러스 감염세포 내의 바이러스 thymidinekinase(TK)의 작용을 받아 특이적으로 인산화되어 바이러스 DNA합성효소의 활성을 저해한다. 단순 헤르페스 바이러스 1형에 매우 높은 선택독성을 가진다. 그러나 TK가 없는 cytomegalovirus와 TK결손 변이 바이러스에 대해서는 낮은 선택독성을 보인다.

② Idoxiuridine(IDU)

DNA복제시 thymidine대신 삽입된 것으로 이상 DNA가 삽입되어 정상적으로 mRNA가 만들어지지 않는다. 단순 헤르페스 바이러스, 수두-대상포진 바이러스 감염 시 외용으로 효과적이다.

③ Vidarabine(Adenine Arabinoside : ara-A)

mRNA가 리소좀에 결합할 때 작용하여 바이러스의 증식을 저해한다.

표 28-6. 항바이러스성 화학요법제의 종류와 그 작용

치료약	작용 기전	유효 바이러스	선택독성
Amantadine	바이러스 탈각 저지 및 초기 단백질 합성저해	Influenza A virus	1+
Idoxiuridine(IDU)	Thimidine & analog	Herpes virus	1+
Rifluorothimidine(TFT)	Virus thimidinekinase	Herpes virus	1+
Acyclovir(ACV)	(TK)에 의해 인산화 되어	Herpes virus	4+
Brovavir(BV0ara U)	Virus DNA합성저해	Herpes virus	4+
Ganciclovir(DHPG)	DNA polymerase저해작용	Herpes virus, CMV	3+
Vidarabine(ara-A)	Adenosine & analog virus DNA합성저해	Herpes virus 및 hepatitis B virus	2+
Azidothimidine(AZT)	역전사효소에 작용하여 virus DNA합성저해	HIV	2+
Foscanet(PFA)	Virus DNA polymerase활성저해	Herpesvirus (주로 cytommegalovirus)	1+
Isoprinosine	면역부활작용, virus증식에 직접작용은 불명	아급성 경화성 전뇌염(SSPE)	1+
Ribavirin	바이러스mRNA의 capping저해	Influenza A virus, RS virus	1+

④ Azidothymidine(AZT), Dideoxyinosine(DDI)

사람면역결핍바이러스(HIV)의 역전사 효소(reverse transcriptase)에 작용하여 바이러스 RNA에서 DNA로의 합성을 저해하는데 이미 세포 내 DNA에 삽입된 바이러스 DNA에 대해서는 무효하다. 이들 화합물질들은 바이러스의 다른 세포로의 확산은 억제할 수 있으나 환자의 체내에서 바이러스를 완전히 소멸시키는 것은 어렵다.

⑤ Amantadine

Amantadine은 리소좀 내의 pH를 높여 A형 influenza의 리소좀막과의 융합을 저해하여 탈각을 억제한다. 불면, 불쾌감, 진전 등의 중추신경계 장애를 일으키므로 별로 사용하지 않는다.

⑥ Brovavir(BV-ara U)

최근에 개발된 것으로 수두-대상포진 바이러스에 매우 높은 선택독성을 가졌다는 것이 밝혀졌으며 임상응용을 서두르고 있다.

⑦ Ganciclovir

Cytomegalovirus의 DNA polymerase를 저해하여 바이러스의 증식을 억제한다.

⑧ Ribavirin

바이러스 mRNA의 5'말단 부분의 capping을 저해함으로서 바이러스의 증식을 억제한다.

(3) Rimfampicin

주로 항결핵제로 이용되고 있으며, DNA의존성 RNA polymerase와 결합하여 후기 mRNA합성을 저해한다. Adenovirus, 수두-대상포진 바이러스에 유효하다.

2) 면역요법

각종 면역부활제, transfer factor, 면역 globulin (마진에 대한 γ-globulin, B형간염에 대한 HB면역 globulin HBIG, 수두-대상포진 바이러스에 대한 VZV 면역 globulin ZIG)이 중증환자, 암환자, 면역이 저하된 환자의 바이러스 감염증 치료에 사용되는 경우가 있다.

9. 바이러스 감염증의 검사법

바이러스 감염증을 진단하는 방법으로는 바이러스의 분리와 동정, 항체가 측정, 조직병리학적 검사, 분자 생물학적 방법 등 여러 가지가 있으나 워낙 증상이 다양하고 수 많은 종류의 바이러스가 있기 때문에 진단이 매우 어렵다. 따라서 보다 정확한 진단을 위해서는 임상경과와 증상을 참고로 하여 가장 적당한 시기에 검체를 채취해서 검사를 시행하는 것이 중요하다.

1) 바이러스 분리와 동정

바이러스 감염시 대부분의 바이러스는 분리 동정하여 진단을 내릴 수 있으나 원인 바이러스를 분리하는데 많은 시간이 소요되므로 특별한 조기 진단법은 없다.

(1) 검체

바이러스 검출을 위한 검체 채취와 취급의 가장 중요한 목적은 검사를 통하여 검체 내에 있는 어떠한 바이러스도 놓치지 않고 찾아내는 최적의 방법을 강구하는 것이다.

일반적으로 사용되는 검체로는 환자의 인후두를 씻어낸 세척액, 코점액, 혈액, 소변, 뇌척수액, 수포액 등이 이용되는데 각 바이러스 감염증에 따라 적당한 검체를 선택하여 채취한다.

검체를 수송 또는 보존하는 경우에는 바이러스가 불활성화되지 않도록 보존제를 사용하든가 동결시키는 방법을 이용한다. 바이러스는 보통 56℃에서 30분이면 불활성화 되므로 검체를 단기간 보존할 때는 4℃에 보관하면 충분하다. 그러나 수개월~수년 간 보존할 경우에는 -70℃의 초저온을 이용한다. 동결건조하면 4℃에서 거의 영구히 보존할 수 있다. 채집된 검체를 검사수행에 들어갈 때 무균 검체인 경우는 별다른 처리없이 즉시 배지에 접종할 수 있으나, 오염 검체인 경우에는 일단 잡균을 제거하기 위해 적당한 항생물질로 전처리를 한 후 배지에 접종해야 배양기간 중 잡균의 발육을 억제할 수 있다.

이때 사용되는 항생물질로는 보통 vancomycin, gentamycin, amphotercin B를 혼합하여 사용한다. 때로 장기간 배양시에는 nystatin, fungizone 등의 항균제를 첨가하기도 한다.

① 세척액

코안(비강)이나 인후, 기관지 등을 세척한 세척액은 세포와 상재균총의 오염 가능성이 높으므로 접종전에 전처치(원심분리)를 하는 것이 좋다. 오염상태가 심할 경우에는 200 nm pore의 여과막을 통과한 여과액을 접종한다.

② 면봉

각막, 입안, 코인두, 피부, 항문, 생식기 등을 면봉으로 도찰한 것으로 수송용 배지에 넣어 검사실로 수송한다. 이는 오염 검체로 간주하여 적절한 전처치를 실시한다.

③ 혈액

혈액은 무균 검체이므로 특별한 전처치를 할 필요가 없을 뿐만 아니라 바이러스 증식에 기여할 수 있는 배양기의 역할을 할 수 있다.

④ 소변

소변은 정상적으로 세포독성이며 산성이기 때문에 세포배양의 역효과를 나타낸다. 가장 흔하게 소변에서 검출되는 바이러스는 CMV이다.

⑤ 분변

분변은 성상이 다양할 뿐만 아니라 오염된 검체이므로 원심분리나 여과 등의 전처리를 수행한 뒤 검사에 착수한다.

⑥ 정상적으로 무균인 검체

뇌척수액, 늑막액, 양수, 복막액 등은 보통 무균 검체로 간주하여 특별한 배지를 사용하지 않고 직접 접종한다.

⑦ 조직검체(조직편)

작은 조직절편을 만들기 위해 약절구를 이용하여 간다. 갈아진 조직을 완충식염수에 10% 부유액이 되도록 희석하여 세척 검체와 같은 방법으로 처리한다.

(2) 분리법

채집된 검체물은 필요에 따라 전처치를 거친 후 다음과 같은 방법을 이용하여 분리한다.

① 감수성 동물의 접종법

실험동물에 채집된 검체를 접종하여 동물의 병태변화와 면역응답을 관찰한다.

예 : 일본뇌염, 광견병 환자 부검시 뇌유제를 젖먹이 쥐의 뇌 내에 접종한다.

② 부화란 내 접종

부화란은 보통 무균상태로 간주되고, 바이러스에 대한 항체가 없어 취급이 간편하기 때문에 널리 이용되는 방법이다.

예 : Infleunzae환자의 인후두를 씻어낸 세척액을 8~13일 된 부화란의 양막공간에 접종한다.

③ 배양세포에 접종

시험관 내에서 배양된 세포에 직접 접종하는 방법으로 바이러스 증식과 세포변성 효과를 관찰할 수 있다.

예 : Enterovirus에 의한 무균성 수막염 환자의 분변 또는 척수액을 원숭이 신장세포와 사람 유래세포에 접종한다.

(3) 동정

이상의 경로를 통해 접종된 검체물의 동정은 접종된 동물의 증상, 동물 조직절편의 병리변화, 전자현미경에 의한 바이러스 형태의 관찰, 배양세포의 바이러스에 의한 세포변성효과의 관찰, 표준 항혈청을 사용한 중화시험, 또는 면역반응을 이용한 환자 재료 중의 바이러스 항원 증명법 등에 의해 이루어진다.

2) 혈청학적 진단법

이 방법은 알고 있는 바이러스 또는 바이러스 항원을 사용하여 환자 혈청 중 바이러스 항체가를 측정함으로서 바이러스 감염증을 진단하는 방법이다.

일상적으로 응용되는 중요한 진단법으로 발증 직후의 급성기와 약 2주 후의 회복기 대합혈청(paired serum)에 대하여 혈청반응을 일으켜 항체가가 4배 이상 상승하면 바이러스 감염으로 진단이 가능하다. 감염초기에 IgM 항체가 확인도 진단에 유의하다. 특히 신생아 IgM 항체가 측정은 IgM이 태반을 통과하지 않는다는 점에서 태내 감염증의 진단에 중요한 의의를 갖는다. 필요하면 분비액 중의 IgA 항체, 뇌척수액 중의 항체가 측정도 시행할 수 있다.

(1) 중화시험(Neutralization test, NT)

바이러스가 항원-항체반응에 의해 감염력을 잃게 되는 경우를 중화라고 한다. 알고 있는 일정 역가의 바이러스와 희석혈청을 혼합하여 동물이나 배양세포에 접종시키면 발증이나 세포변성효과의 출현이 저지되어 바이러스 감염력 저하를 측정할 수 있다. 이 항체에 의한 바이러스 활성화 중화는 특이성이 높고 감도도 좋으나 동물이나 세포를 준비해야 하는 등의 번잡성이 있고, 판정하는데 시간이 걸리는 단점이 있다.

(2) 적혈구 응집억제시험(Hemagglutination inhibition test, HI test)

많은 바이러스가 적혈구 응집능이 존재한다는 사실이 알려지면서 이용된 방법으로 적혈구 응집능은 바이러스 표면의 항원성에 의한다. 적혈구 응집능이 없는 바이러스는 적용할 수 없고 적혈구 응집능이 있는 바이러스 입자와 혈청을 혼합하여 바이러스의 적혈구 응집능 저하를 측정한다. 비교적 감도는 양호한 편이며 방법도 간단하다(그림 28-8 A). 주로 infleunza virus, mumps virus, 마진, 풍진 바이러스 측정에 이용된다.

(3) 보체결합반응(Complement fixation test, CF Test)

바이러스 항원이 그 특이항체와 반응하여 복합체를 만들면 일정량의 보체가 그 복합체에 결합하게 되는데, 이를 용혈계를 이용하여 확인하는 방법으로 중화시험처럼 번잡하지 않고, 표준항원이 있으면 어떤 바이러스에나 적용할 수 있는 잇점이 있어 널리 이용되고 있다. 그러나 감도는 중화시험이나 적혈구 응집억제시험보다 약간 떨어진다. 또 공통항원을 가진 것이 많아 비특이적반응이 나타나 다른 방법과 병용하지 않으면 잘못 판정할 수도 있다.

(4) 형광항체법(Florescent antibody technique, FA)

기지의 바이러스에 의한 감염세포 표본에 환자 혈청을 가하고 결합한 항체에 대한 human γ-globulin 형광색소(fluorescein-isothrocyanate, FITC), 표식혈청(형광색소 표지 2차 항체)을 순차적으로 반응시켜 형광현미경으로 관찰하는 방법이다. 이 방법은 세포내 바이러스 증식의 형태학에도 이용되고 있다.

바이러스 감염의 추이에 따라 혈청반응에 의한 항체가 변동하는데 바이러스 감염 초기에는 중화(NT)항체, 적혈구 응집억제(HI)항체, 보체결합(CF)항체의 어느 혈청반응에서도 항체가 평행으로 상승하여 1~2개월 후에 정상에 달한다. 그러나 CF항체가는 3개월이 지나면서 급격히 하강하기 시작하고 NT, HI항체역가는 1~2년 간 고역가를 유지한다. 그래서 일반적으로 바이러스형 동정에는 NT와 HI검사가, 군 식별에는 CF검사가 혈청반응으로 적합하다.

(5) 수동 적혈구 응집검사(Passive hemagglutination assay, PHA)

적혈구 표면에 항원물질을 흡착시켜 이 항원과 특이적 항체에 의해 적혈구 응집반응을 보이는 적혈구를 매개로 한 항원-항체반응이다. 사용하는 적혈구는 일반적으로 사람의 O형 혈구 또는 양의 적혈구이다.

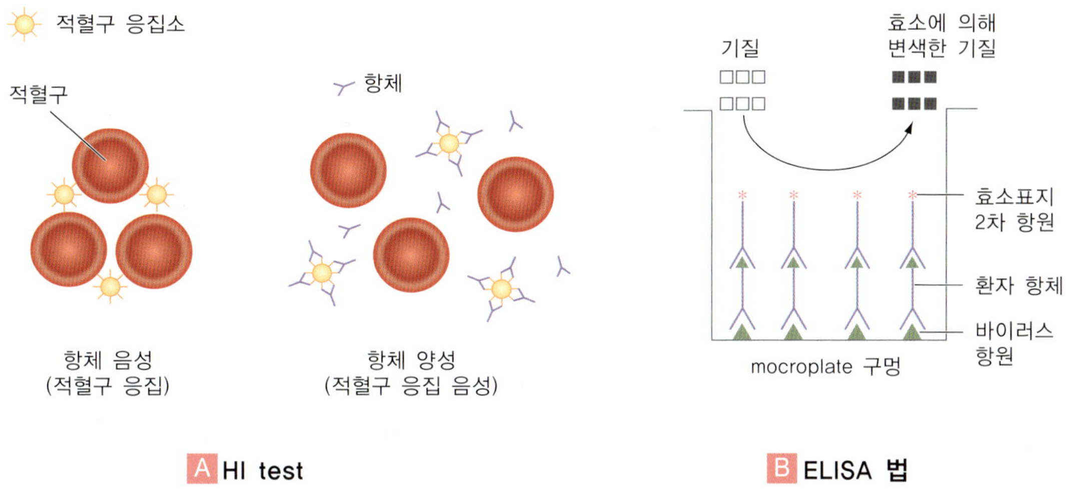

그림 28-8. 적혈구 응집억제시험(HI-Test)과 ELISA법

감도는 양호하며 Kit화된 것을 사용하면 조작이 간단하여 널리 응용할 수 있다. HBs항체 측정에 이용되고 있다.

(6) **효소항체법**(Enzyme linked immunosorbent assay, ELISA)

Polythylene 등의 고체에 항원을 결합시켜 환자의 혈청을 가한 다음 peroxidase 표지항체를 순차적으로 반응시켜 세정 후 기질을 가해 효소반응에 의한 기질의 발색 정도를 측정하여 항체 또는 항원을 검출할 수 있다. 표지항체에 따라 IgG 항체가와 IgM 항체가를 측정할 수 있어 조기진단에 도움이 된다. 감도가 예민하며 Kit화된 것을 사용시 조작이 간편하고 단시간 내에 할 수 있어 이용가치가 높으나 비특이반응 등 판정상 주의를 요한다(그림 28-8 B).

(7) **방사면역 측정법**(Radioimmunoassay, RIA)

항원 또는 항체를 동위원소로 표지하고 여기에 대응하는 항체 또는 항원을 반응시켜 동위원소의 활성량으로 항원-항체 결합물을 검출하는 방법으로 원리적으로 ELISA와 같다. 각종 호르몬, 대사물질들의 미량 측정에 감도가 매우 높고 미량정량이 가능하기 때문에 많이 이용되고 있으며 HBs 항원이나 항체측정에 이용되고 있다.

(8) **면역점착 적혈구 응집반응검사**(Immune adherence hemagglutination assay, IAHA)

이 방법은 적혈구 응집능이 존재하지 않는 바이러스에 대해 실시하는 방법으로 바이러스 항원과 혈청을 혼합한 후 보체를 가한다. 보체가 항원-항체복합체로 활성화되면 그 후 가한 O형 적혈구와 점착되어 혈구 응집능을 보인다. 이 반응은 미량의 항체 또는 항원을 측정할 수 있고 예민하지만 특이성은 높지 않다.

(9) **면역확산법**(Immunodiffusion technics, IT)

항원과 항체를 한천 중에서 확산시켜 항원-항체복합체에 의한 침강선의 형성을 관찰하는 방법으로 고농도의 시료가 필요하고 감도는 낮다.

1차원 확산법(single diffusion, Oudin 법), 2차원 확산법(double diffusion, Ouchterlony법), 면역전기영동

법(immunelectrophoresis) 등이 있다.

3) 조직 · 병리학적 진단법

이 방법은 재료의 채취와 바이러스의 특이성을 증명하는데 기술적인 난점은 있으나 신속성이 있어서 다른 방법보다 양호하다.

(1) 전자현미경에 의한 바이러스 입자, 바이러스 핵산의 증명

바이러스 입자나 핵산을 전자현미경을 통해 직접 확인하는 방법이다.

(2) 조직학적 검사

바이러스 감염 세포에서 볼 수 있는 봉입체 등의 변화를 증명한다.

4) 분자생물학적 진단법

최근 분자생물학의 급속한 발전으로 바이러스의 유전자 구조의 해석이나 핵산의 배열이 해명되어 분자 수준에서의 진단이 가능하게 되었다.

(1) 핵산 탐식자법(DNA probe법)

검출하고자 하는 바이러스 핵산을 상보적인 radioisotope(방사성 동위원소)표지된 핵산을 사용하여 검체 중의 바이러스 핵산과 혼성화(hybridization)를 형성하여 X-film상에서 봄으로서 유전자 수준에서 바이러스 핵산의 존재를 증명하는 방법이다.

Herpes virus과, retrovirus과, B형간염 바이러스 등 세포에 지속감염하기 쉬운 바이러스 검출에 이용되고 있다.

(2) 중합효소 연쇄반응(Polymerase chain reaction, PCR)

바이러스 핵산이 극소량으로 존재할 때 이용할 수 있는 방법으로 극소량의 바이러스 핵산을 DNA 중합효소인 Taq polymerase(Thermus aquaticus라는 온천세균에서 분리)를 이용하여 인위적으로 단시간에 증폭시켜 검증하는 첨단기술이다.

PCR에 사용되는 시약(dNTPs 등)과 바이러스 핵산을 microtube에 넣고 1사이클은 3단계로 구성되어 있으며 각각 변성(denaturation), 조합(renaturation) 그리고 증폭(polymerization)으로 온도를 변화시킴으로서 바이러스 핵산을 증폭시킬 수 있으며 25~30사이클로 반복함으로써 2n으로 증폭시킬 수가 있다.

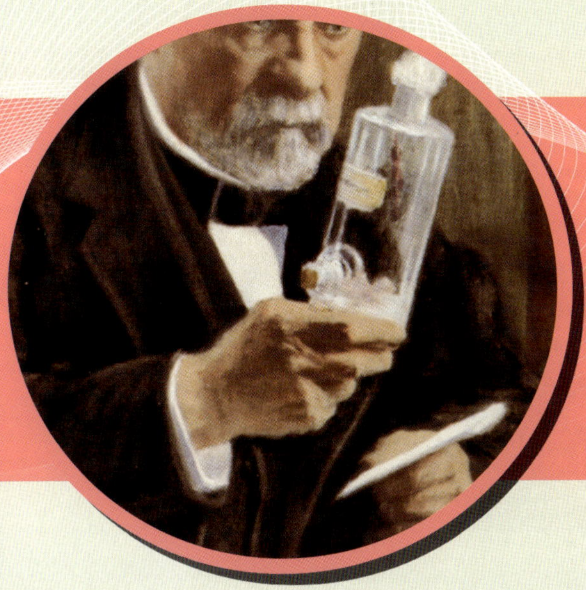

제 29 장

바이러스 각론

I. 외피보유 DNA 바이러스

1) Poxviridae(Poxvirus 과)

바이러스 중에서 가장 크고 230×400 nm 크기의 벽돌모양을 한 DNA 바이러스이다. 포유동물이나 조류에서 검출되며 사람에게 감염을 일으키는 주요 바이러스는 Orthopoxvirus에 속하는 Poxvirus(두창), Vaccinia virus(종두)와 Molluscum contaginosum virus(전염성 연우종)가 있다.

(1) Poxvirus(천연두 바이러스)

천연두 바이러스는 바이러스 중에서 입자가 가장 크다. 크기는 100×240~300 nm이다. Pox란 농포진을 말하며 얼굴에 곰보 흉을 남긴다(그림 29-1)

1979년 이후로 지구상에서 자취를 감추었다. 진단방법으로 농포 내 용액속의 바이러스 입자를 전자 현미경으로 관찰하거나 H & E 염색으로 Guarneri body를 광학 현미경으로 관찰한다. 부화란을 사용하여 바이러스를 배양한다. 혈청학적진단은 CF 시험과 NT 시험을 실시한다.

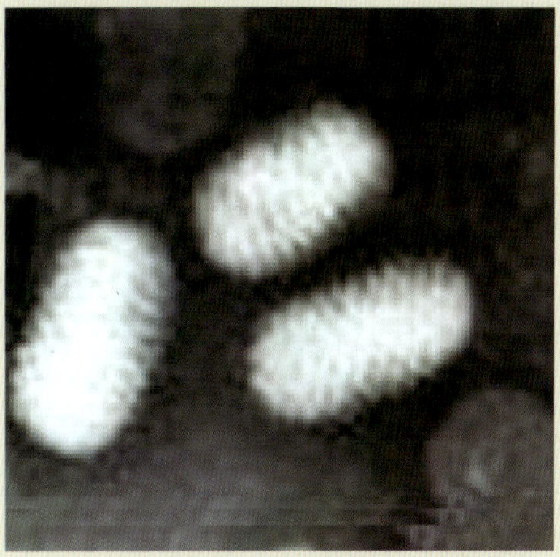

그림 29-1. Pox virus 입자(전자현미경사진)

(2) Vaccinia virus(종두 바이러스)

소에 감염되며 종두에 사용되는 두묘(痘苗)로서 사람에 접종하면 두창에 대해서 강한 면역을 획득하나 병원성은 접종한 부위에 국한된다(그림 29-2).

(3) Molluscum contagiosum virus(전염성 연우종 바이러스)

피부에 직경 2~3 mm 정도의 작은 전염성 사마귀를 형성하는 바이러스로서 소아나 운동선수 등에서 흔히 볼 수 있다. 얼굴, 팔, 등, 엉덩이에 진주처럼 광택

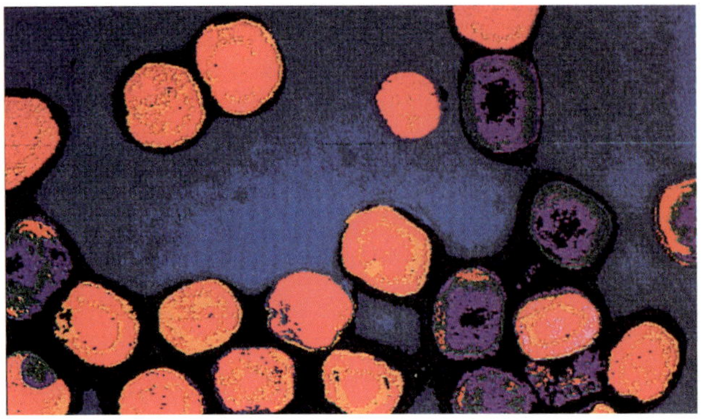

그림 29-2. Vaccinia virus(DNA virus)입자 전자현미경 사진

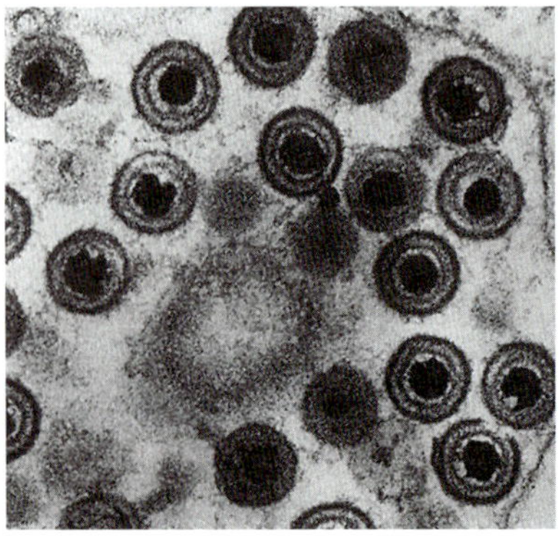

그림 29-3. Herpesvirus 입자 전자 현미경 사진(×100,000)

이 있는 연한 사마귀모양의 종양이 생기며 이것에 압박을 가하면 회백색의 죽상 물질이 나온다. 풀장이나 타올 등에서 접촉에 의해 주로 감염된다. 수개월이면 자연히 치유된다.

(4) Cowpox virus(우두 바이러스)

젖소 유방이나 젖꼭지에 병변이 생겨 사람에게 손이나 팔에 발진이 형성된다. 1798년 Janner가 8세 어린아이에게 실시한 두창 예방 접종은 젖 짜는 한 아낙의 손가락에 생긴 우두의 부스럼을 따내어 사용한 것이다.

2) Herpesviridae(Herpersvirus과)

비교적 큰 정 20면체의 DNA 바이러스로서 약 150~200 nm의 크기이다. 세포핵 내에서 증식하여 핵막으로부터 발아하여 이때 외피를 획득하는 바이러스이며 생체 내에서는 잠복 감염되는 것이 특징이다.

(1) Herpes simplex virus, HSV(단순포진 바이러스)

1형(구순형)과 2형(음부형)의 두 형이 있다.

■ 1형의 초기감염 시 대체로 불 현성(85%)이며, 15% 내외만 현성감염을 나타내고, 현성감염에서 가장 많은 증상은 치은 구내염이며 구강점막이나 치은에 수포가 형성되고 일부는 파괴되어 궤양을 만들지만 회복은 빠르다. 재발 시 3차신경 세포내에 잠복되어 있는 바이러스를 중화하지 못하기 때문에 동일부위에서 재발한다. 신경절에서 분포되는 말초신경섬유를 따라 바이러스가 원심성으로 이동하여 피부점막부위에 나타난다(그림 29-3).

■ 2형은 생식기 포진(Herpes genitalis)이라 하며 성교에 의해 감염되며 외음질염과 음경, 자궁경부, 질부, 음순, 회음부 등에서 수포성 궤양을 초래한다. 초기감염 시 증세가 더욱 심하며 발열, 불쾌감 등을 호소한다. 잠복감염을 일으킬 경우 임신부가 초감염되었을 때는 신생아의 산도감염을 일으켜 어머니로부터 이행항체가 없으면 중증 전신성 헤르페스증을 일으키는 예가 많다. 치료법으로는 눈에 herpes 감염시 핵산복제억제제인 IDU(5-iode-deoyuridine)를 1~2시간 마다 1~2방울씩 눈에 넣는다. 아시크로빌(acyclovir)을 각막염에 안약으로 사용한다.

(2) Varicella-zoster virus, VZV(수두-대상포진 바이러스)

사람이 유일한 자연숙주로서 잠복감염을 일으키며

동일한 바이러스에 의해 임상학적으로 수두(varicella)와 대상포진(herpes zoster)의 두 가지 다른 질환을 일으킨다.

■ 수두(varicella)

소아에서 많이 발병하는 virus 감염증의 하나이며 기도감염에 의해 약 2주일의 잠복기 후에 발열, 두통, 발진 등의 초기증세를 보이며 식욕부진을 유발한다.

이 발진은 몸통에서 얼굴, 팔다리, 협부, 인두점막에 생긴다. 1~3일간에 구진, 수포를 거쳐 건조되어 가피를 형성하며 가피는 보통 1주일 이내에 떨어진다. 수포, 농포 내용물은 감염성이 있으나 가피(딱지)는 감염성이 없다. 드물게 합병증으로 뇌염, 세균감염, Reye syndrome, 선천성 기형을 초래한다.

■ 대상포진(herpes zoster)

10세 미만에서는 드물고 성인기에 호발한다.

소아기에 초기감염되어 그 후 척수후근신경절에 잠복하고 있던 바이러스가 성인기에 활성화되어 지각신경을 따라 출현하여 그 지배영역에 홍반 내지 수포를 형성하고 신경통 같은 격통을 수반하는 질환이다. 잠복기는 10~21일이며 전구기는 1~3일간으로 시작증세는 전신권태, 발열, 혹은 무증상이며 감기와 유사하다.

발진기에 virus가 침입한 척수후근신경절 심한 통증이 생긴 후 그 지배영역에 홍반 내지 수포를 형성한다. 발진은 몸통, 목, 머리, 어깨, 등, 팔에 호발하고 일측성으로 생긴 신경의 경로와 일치하여 분포되어 있다. 수주동안 지속되다가 저절로 없어진다.

■ 심한 경우 범발성 발진(multiple, bilaternal)이 생길 경우는 림프종(lymphoma), 면역억제제 투여받는 사람, 방사선 치료를 받는 사람, AIDS 환자에서 볼 수 있다.

(3) Cytomegalovirus, CMV(Human herpes virus 5 : 세포거대 바이러스)

Human Cytomegalovirus는 외피보유 이중나선 DNA virus이다. cyto="cell", megalo= "large"라는 뜻에서 유래되었다.

Cytomegalovirus는 세포거대봉입체증(cytomegalic inclusion disease, CID)의 병원체로 알려져 있으나 대개는 불 현성 감염이다. 초 감염이 성립되는 시기는 동양인에서는 영아기, 서양에서는 성인기 이후이며 그 임상증상도 다르다.

임산부가 초기감염되면 바이러스 혈증을 일으켜 태반을 통해 태아가 감염된다. 이것이 전형적인 거대세포봉입증이며 출생 후 황달, 용혈성 빈혈, 출혈성 경향, 간비종대, 뇌염, 폐렴을 수반하여 중증에서는 수일 이내에 사망한다. 사망하지 않더라도 소두증, 소악증, 심기형 및 뇌의 발육부진에 의해 정신장애를 남긴다. 서양에서는 이 질환을 비교적 흔하게 볼 수 있으나 동양에서는 대부분의 임산부가 항체를 보유하고 있으며 초 감염은 드물다. 잠복 감염되어 있던 cytomegalovirus는 임신에 의해 활성화되어 자궁경관 점액속에 배설된다. 대개는 무증상이나 바이러스는 타액이나 요중에 생후 1년여 동안 배설이 계속되어 주위에 대해 감염원이 된다. 이렇게 해서 미 감염아도 점차 감염을 받게되어 성인에서는 대부분이 항체를 갖게 된다. 키스나 성교에 의한 감염도 생각할 수 있으며 특히 서양에서는 가능성이 높다(그림 29-4).

대개는 불현성 감염으로 경과하나 일부에서 폐렴이나 전염성 단핵증(EB바이러스에 의한 것과 비슷하나 이종항체 음성)을 나타낼 때가 있고 또 대량수혈 때

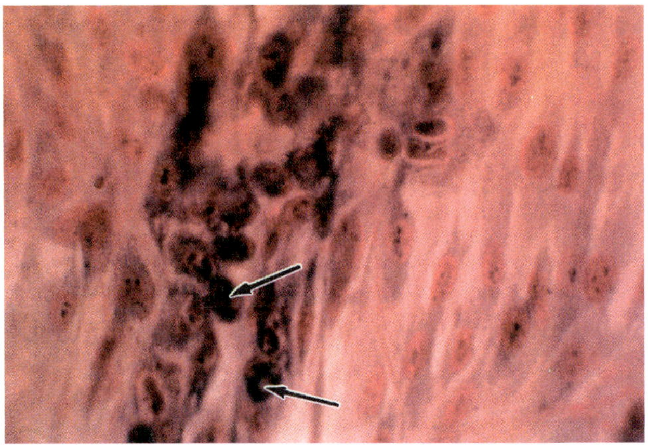

그림 29-4. 인간세포에 감염된 cytomegalovirus가 형성한 봉입체

발열이나 간염 등을 일으키는 대량수혈증후군이 알려져 있다. 최근에 문제가 되는 것으로는 잠복감염되어 있던 바이러스가 악성 종양이나 면역억제제 사용 등으로 면역기능이 저하되었을 때 활성화되어 일어나는 CID가 있으며 폐렴은 흔히 치사적이다.

종특이성이 강하여 사람의 cytomegalovirus는 사람의 세포에만 증식한다. 감염세포는 핵 내 및 세포질 내에 봉입체를 형성한다. 핵 내 봉입체는 특징적이며 HE 염색에서 적자색으로 염색되고 Halo로 둘러싸여서 올빼미 눈(owl's eye)이라 한다

① 바이러스 분리 재료에는 요, 혈액, 타액, 질분비액 등이 있으며 사람 태아 섬유아세포에 의해 분리된다. 감염세포에는 특징적인 CPE가 관찰된다.

② 바이러스 분리보다는 검출률이 낮으나 요, 타액, 위액 중의 탈락세포에서 특징적인 핵내 봉입체 보유세포를 찾는 방법도 있다.

③ 혈청학적 진단은 보체결합시험이나 중화시험, 형광항체법, 효소항체법, ELISA 등으로 항체가를 측정한다.

초감염 시에 첫 번째 검사와 일주 후 두 번째 검사 상승에 의해 진단이 가능하나 잠복감염의 활성화는 항체 상승이 일어나지 않을 때가 많아서 곤란하다.

(4) Epstein-Barr virus : EB virus(human herpes virus 4)

1958년 Burkitt가 동아프리카 소아의 턱 림프종 세포로부터 발견했고 1964년 Epstein과 Barr 등에 의해 종양조직을 배양하여 전자 현미경으로 직경 100 nm 내외의 입자를 발견하였다. 그 후 바이러스의 혈청역학과 혈청활성이 밝혀져 발견자의 이름을 따서 EB virus라 명명되었다.

EB virus는 전염성단핵증(infectious mononucleosis)의 병원체로서 서양에서는 젊은 남 · 여에 많이 나타나며 발열, 인두염, 림프절 종창, 간비종대, 간기능장애 등을 볼 수 있고 타액으로 감염되기 때문에 "키스병"이라고도 한다. 동양에서는 비교적 적고 유아기에 많다. 이것은 EB 바이러스의 초감염을 서양에서는 사춘기 이후의 성인이 많고 전형적인 전염성 단핵증이 되나 동양에서는 유아기에 초감염을 받거나 불현성 감염이 많으며 발증해도 경증으로 경과하는 경우가 많기 때문이다.

B 세포에 감염되며 지속감염을 일으켜 정상인에게도 타액에서 분리되는 경우가 있다. 면역억제제를 투여하여 환자에서 높은 빈도로 분리된다. 성인의 80~90%는 EB virus에 대한 항체를 가지고 있다.

① 바이러스 분리는 사람의 제대 백혈구에 타액중의 바이러스를 접종하여 유약화 transformation (전환)으로 검사된다.

② 항체 검출에는 형광항체법에 의한 급성기 IgM-VCA(viral caspid antigen) 검출이 가장 유용하다.

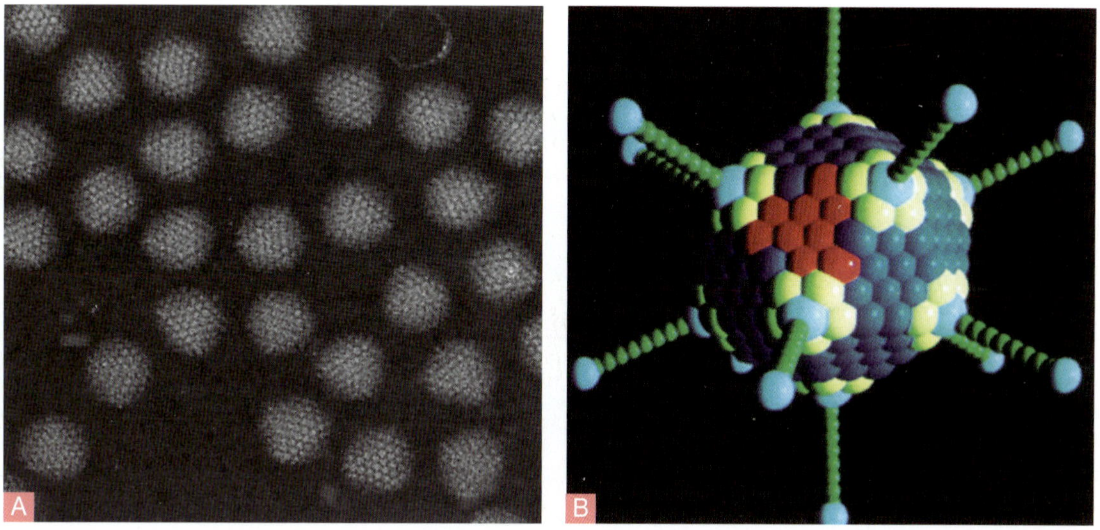

그림 29-5. A. Adenovirus(DNA virus×171,000) 입자 전자현미경 사진, B. Adenovirus 컴퓨터 영상 모형

③ 그 밖에 양의 적혈구를 응집하는 이종항체의 검출법인 Paul-Bunnel 반응이 있으나 60~80%의 양성률이다.

2. 외피비보유 DNA 바이러스

1) Adenoviridae(Adenovirus과)

(1) Adenovirus(아데노바이러스)

1953년에 Rowe 등이 소아의 편도(tonsillar)나 선양조직(adenoid tissue)의 선양증(adenoid) 환자의 급성 상기도질환 환자 조직배양에서 분리하여 adenovirus라는 명칭이 유래되었다. 이 바이러스는 ether 내성이며 인체 상피세포에서 증식 또는 세포변성효과(cytopathic effect, CPE)를 보여주나 동물에게는 무해하다(그림 29-5).

급성 상기도감염이 가장 많으나 adenovirus는 점막이나 림프조직에 친화성이 있어 다양한 증상을 나타낸다.

① 급성 인두염 : 겨울철 소아에 많이 발생하며 발열, 인두통이 주 증상이며 인두의 발적과 경부 림프절의 종창이 나타낸다.

② 급성 결막염 : 특히 여름철에 아동들 사이에서 풀장을 매개로 하여 유행할 때가 많다. 발열, 인두염, 결막염의 3가지 증상이며 경과는 1주일 정도이고 예후는 양호하다.

③ 유행성 각결막염 : 소아에서는 발열 등의 전신증상을 수반할 때가 많다. 성인에게서는 전신증상은 없으나 각막염 때문에 때로 시력장애를 남길 때가 있다.

④ 급성폐렴 : 가끔 소아에서는 치사적인 중증 폐렴이 일어날 때가 있다.

⑤ 급성 출혈성 방광염 : 소아에서 산발적으로 일어나며 감기증상에 이어서 갑자기 혈뇨와 빈뇨가 나타난다. 경과는 며칠 내지 1주일 정도이며 예후는 양호하다.

⑥ 위장염 : 영아와 미취학아동기 어린이의 5~15%에서 발생한다.

외피비보유 정 20면체의 DNA 바이러스로서 크기는 80~110 nm이다. 각 면의 정점으로부터 fiber라고 하는 돌기가 나와 있는 것이 특징이다. 세포핵내에서 증식하며 외피는 없고 에테르 등의 지질 용제에 저항성이 있으며 위장관내에서 생존하여 대변에서도 분리된다. Adenovirus는 52개의 혈청형이 있다. 이형 감별은 중화시험에 의해 결정된다. 보체결합시험은 혈청형이 있다. 이형 감별은 중화시험에 의해 결정된다. 보체결합시험은 혈청형 사이에 완전한 교차성이 있다.

① 바이러스 분리에는 인두 분비액, 안분비물, 대변을 사용하여 HEK 세포, HeLa 세포에 접종한다. 세포변성효과(CPE)는 특징적이며 세포가 구상으로 팽륭된다.

② 혈청학적 진단법으로는 보체결합시험이 일반적으로 이용되나 HI, ELISA, RIA 등으로 진단한다.

2) Papovaviridae(Papovavirus 과)

Papova의 명칭은 papilomavirus(사람, 토끼), polyoma virus(마우스), vacuolating agent(SV40 원숭이) 등의 약어로서 주로 동물의 종양 바이러스로 구성되어 있다. 정 20 면체, DNA virus로서 크기는 45~55 nm이며 에테르에 내성이며 Parvovirus 다음으로 작은 바이러스이다.

(1) Human papilloma virus, HPV(사람 유두종 바이러스)

Papillomavirus에 속하는 human papillomavirus는 사람에게 여러 종류의 사마귀를 일으키는데 현재 50가지 이상의 형이 알려져 있고 그 발생 부위에 따라 보통 사마귀(상하지), 안면사마귀, 발사마귀, 눈 · 입 주위 사마귀, 첨규콘딜로마(genital warts, 외음부에 발생하며 성교에 의해 감염된다) 등으로 호칭된다. 임상증세와 감염부위는 바이러스형에 따라 상호관계가 있다. 몇 개의 형은 악성화로 되는 것이 알려져 있으며 자궁암과의 관계가 주목되고 있다(그림 29-6).

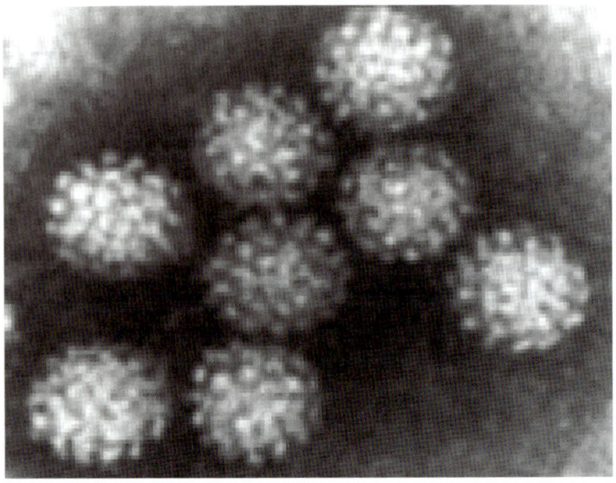

그림 29-6. Human papilloma virus(×80,000) 입자 전자현미경 사진

(2) Human polyoma virus(사람 폴리오마 바이러스)

Polyomavirus에 속하는 BK 바이러스와 JC 바이러스를 들 수 있으나 JC 바이러스는 진행성 다소성 백질뇌염(Progressive multifocal leukoencephalopathy, PML)의 원인 바이러스라고 생각된다. 홍역 바이러스의 아급성 경화성 전뇌염(SSPE)과 같은 양상으로 늦게 발생되고 바이러스 감염증의 하나이지만 성인의 70~80%는 JC 바이러스의 항체를 가지고 있다(그림 29-7).

3) Parvoviridae(Parvovirus과)

Parvo란 작다는 뜻으로 바이러스 중에서 가장 작다. 직경 약 18~26 nm이며 핵산은 단일나선 DNA로 이루어진 정 20면체 바이러스이다. 감염성 바이러스와 adenovirus가 동시에 감염되어야 비로소 증식되는 결손형 바이러스의 두 종류가 있다.

사람에게 병원성이 있는 것은 감염성 parvovirus,

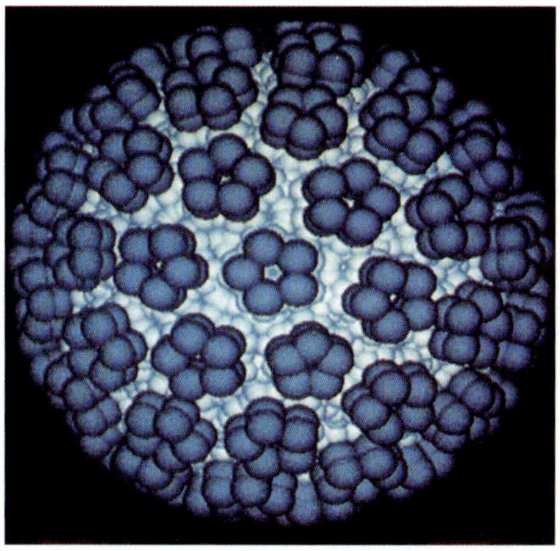

그림 29-7. Polyomavirus컴퓨터 영상

rotavirus와 함께 유행성 설사증의 병원체로 알려져 있다. 1972년 미국 오하이오주 Norwalk의 초등학교에서 급성 위장염 환자로부터 분리된 것이 시초이며 Norwalk factor virus라고도 한다.

주로 아동 및 성인의 급성 위장염이며 rotavirus에 비해 호발계절이 확실하지 않고 설사보다 구토와 복통이 주요 증상이다. 잠복기는 48시간으로 짧고 증상도 1~2일에 경쾌해지며 예후는 양호하며, 대변으로부터의 바이러스 분리는 면역 전자 현미경법에 의한다.

(1) Parvovirus B_{19}

Parvovirus B_{19}는 제5질환(fifth disease) 또는 전염성 홍반증(erythema infection)의 열병을 얼굴에 붉은 반점(slapped-cheek disease)이라고도하며 소아의 발진성 열병으로 발열과 두통, 결막염, 호흡기 고통, 감기, 근육통, 오심, 설사 등의 증상을 나타낸다. 1989년 human parvovirus 19로 처음 확인됐다.

3. 외피보유 RNA 바이러스

1) Orthomyxoviridae(Orthomyxovirus과)

(1) Influenza virus(인플루엔자 바이러스)

Influenza(독감)는 겨울부터 봄에 걸쳐 해마다 유행하는 바이러스 감염증이다. 비말감염으로 교실이나 직장에서 급속히 전파되며 다시 가정으로 옮겨오게 된다.

1~2일간의 잠복기를 거쳐 높은 열과 두통, 근육통, 관절통, 전신권태 등의 전신증상이 다른 감기에 비해 심한 것이 특징이다. 증상은 2~3일 후에 경쾌되어 모두 1주일이면 치유되나 바이러스 증식에 의해 기도점막상 세포의 변성이나 괴사가 일어나서 국소의 방어기능이 저하하여 포도구균, 인플루엔자균 등의 세균에 의한 2차감염이 성립되기 쉬우므로 만성호흡기질환 환자나 노인, 소아에서는 중증 폐렴이 합병될 때가 있으므로 주의를 요한다.

Influenza 유행기에는 사망수가 기대치를 상회하는데 이것을 초과사망이라 한다. 폐렴 이외에 심근염 등의 심장 합병증이 있으며 또 중추신경 합병증으로서 influenza B형에 의한 증후군이 알려져 있다. 이것은 신경증상이 갑자기 나타나서 뇌부종, 간의 지방변성, 저혈당이 나타나며 사망률이 높은 질환이다.

바이러스 입자는 직경 80~120 nm이며 외피가 있고 여기서 두 종류의 돌기가 나와 있다. 이것은 적혈구 응집소(Hemagglutinin, HA)와 neuraminidase(NA)이며 이들은 모두 당단백으로 항원성을 가지며 아형특이성(subtype-specific)이다(그림 29-8).

입자 중심부에는 바이러스 RNA와 결합한 핵단백이 있으며 이 단백 복합체에 의한 항원성은 형특이성(type-specific)이며 보체결합시험에서 A형, B형, C형의 3형으로 분류된다. 증상은 A형이 가장 심하고 다음이 B형이며 C형은 발열도 없고 상기도염의 증상만으

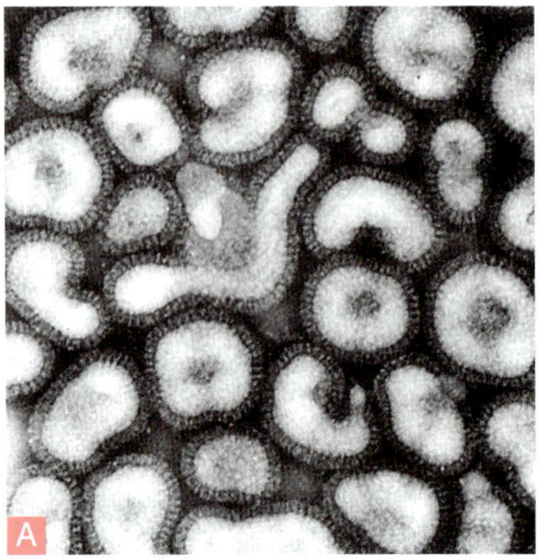

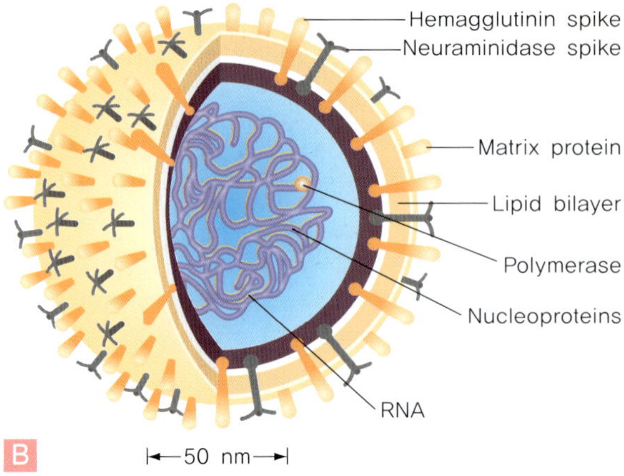

그림 29-8. A. Human influenza virus (×282,000) 입자 전자 현미경 사진, B. Influenza virion 도해

로 끝나는 경우가 많다.

조류인 닭, 오리, 철새가 전염되어 사람에 다시 감염되는 신종 독감변종이 나타나고 있다.

(2) Avine Influenza virus(조류 인플루엔자 바이러스)

조류 인플루엔자는 지난세기 4차례나 범세계적으로 유행한 질병이다. 최근에는 신종 바이러스(H5N1)로 둔갑해 다시 출현 한 것이다. 1997년 홍콩에서 사람에 전염되어 18명의 목숨을 앗아 갔고 베트남에선 산발적으로 발병하였고 이탈리아와 그리스, 불가리아 등 유럽 전역으로 확산 되었다. 독일 월드컵을 앞두고 조류 독감으로 죽은 백조를 먹은 고양이에서 바이러스를 분류해 냈다.

1918년 세계 1차 대전당시 2000만 명의 인간의 생명을 앗아간 스페인 독감 바이러스를 87년 전에 빙하에 묻혀 죽은 에스키모의 사체 허파 조직에서 오늘날의 독감 바이러스와 조류 인플루엔자 바이러스와 비슷한 성질을 갖고 있는 것으로 밝혀졌다(그림 29-9).

조류 인플루엔자의 인체감염을 예방하고 발생 및 유입을 조기발견 감시와 추적관리를 고위험군, 중등도 위험군, 저위험군으로 분류하여 환자발생감시, 예방조치수행 개인위생수칙을 지켜 전파를 방지한다(AI는 1종 가축전염병).

2) Paramyxoviridae(Paramyxovirus 과)

Orthomyxovirus와 비슷하기 때문에 paramyxovirus라고 명명되었으나 보다 커서 직경은 150~ 300 nm이며, 핵산은 단일나선 하나의 RNA로 양자간에 차이가 있다.

(1) Parainfluenza virus(파라인플루엔자 바이러스)

RS virus와 더불어 소아의 호흡기질환의 원인으로서 중요한 바이러스이다.

잠복기는 2~5일간이며 발열과 기침이 주요 증상이나 성인에서는 쉰 목소리를 수반할 때가 많고 특징적이다. 소아의 초감염에서는 하부기도까지 침입하여 기관지염이나 폐렴을 일으킬 때도 있다. 또 야간에 천명이나 흡기성 호흡곤란이 일어날 때가 있다. 이것은 대개 아침이 되면 경쾌해지나 때로는 중증으로 되어 의식장애를 일으킬 때도 있다. 한 번의 감염으로는 면역이 불충분하여 재감염을 흔히 일으키나 이 때는 경증의 상기도염으로 끝나는 경우가 많다. 감염 예방에는

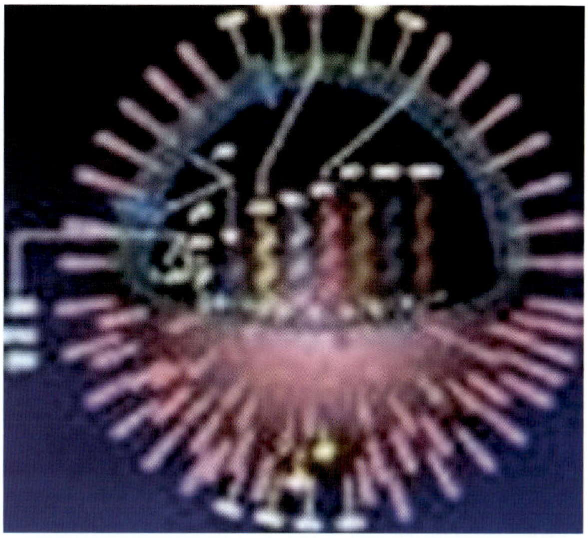
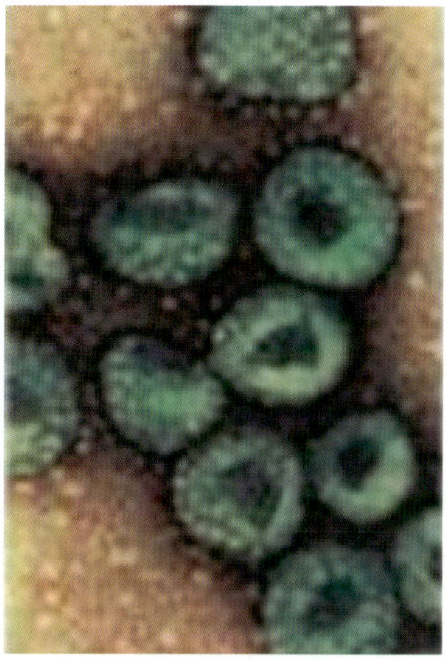

그림 29-9. 조류독감 H5N1(HPAV-Highly pathogenic avian influenza) 입자(전자현미경사진)

혈중의 IgG 항체보다 기도점막의 분비형 IgA가 주로 작용하고 있다.

항원적으로는 1형부터 4형까지의 혈청형이 있다. 일반적으로 3형이 빈도가 가장 높고 다음이 1형과 2형이며 4형은 드물다.

(2) Respiratory syncytial virus : RS virus(호흡기세포융합 바이러스)

RSV는 파라믹소바이러스 과에 소속되어 있으며 감염세포가 합포체거대세포(syncytium)를 형성하는 것에서 RS 바이러스의 명칭을 붙였다(그림 29-10).

매년 가을부터 봄에 걸쳐 유행하는 소아 감기의 원인으로써 가장 많은 것이다.

주로 하부기도염을 일으키며 특히 영아에서는 중증폐렴과 모세혈관 기관지염으로 사망하는 예가 적지 않다. 이것은 모체로부터 이행 항체가 존재하는 생후 6개월 이내의 영아에서 중증인 경우가 많은 것이라든지 불활화 백신 접종자에서 자연감염보다 중증화하는 일이 많은 것으로 보아 항원항체 결합물에 의한 과민반응이 아닌가 추정되고 있다. 소아에서는 이와 같이 중요한 바이러스이나 성인에서는 발열도 없는 경증이기 때문에 경시되고 있다. 그러나 재감염이 많고 만성기관지염의 급성화 인자로 지적되고 있다.

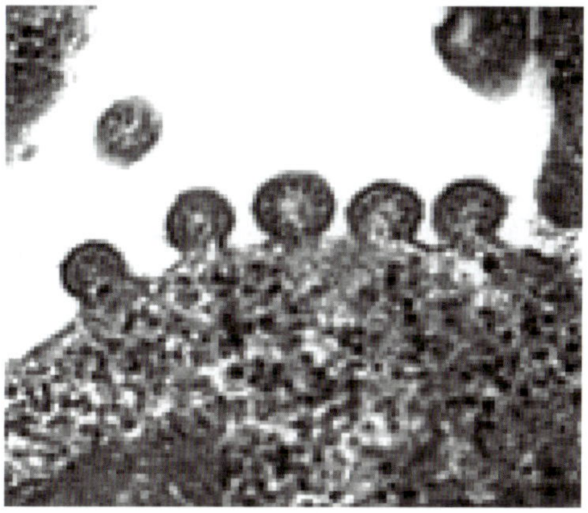

그림 29-10. RSV(Respiratory syncytial virus) 입자(전자현미경사진)

(3) Measles virus(홍역 바이러스)

홍역은 소아의 발진성 질환으로 가장 잘 알려져 있는 질환이며 발병률이 높고 불현성 감염은 드물다. 잠

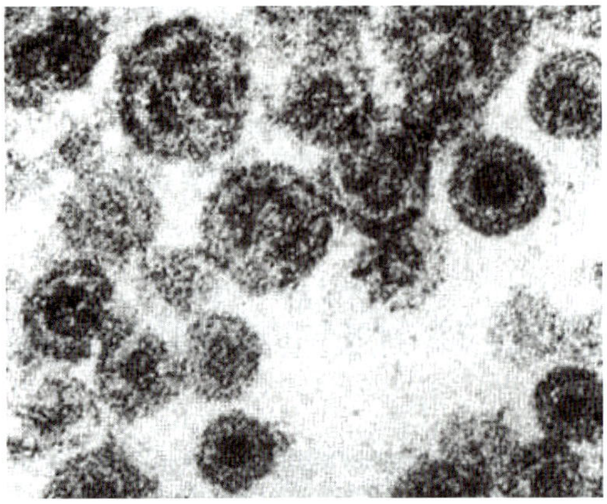

그림 29-11. Measles virus 입자(전자현미경사진)

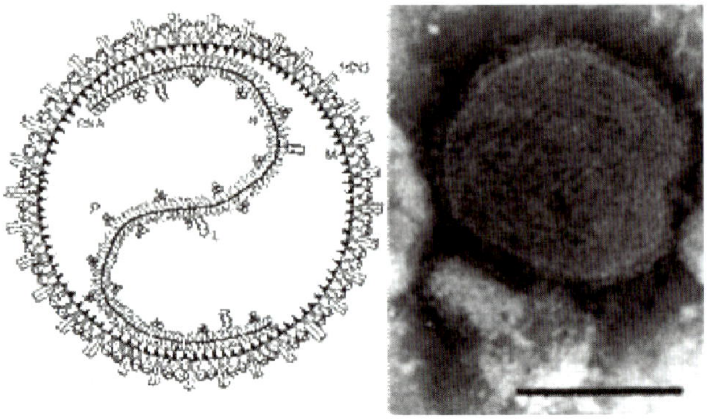

그림 29-12. Mumps virus 입자(전자현미경사진)

복기는 9~12일간이며 발열, 상기도염, 결막염 등의 증상으로 시작된다. 2~3일 후에는 구강에 Koplik's sport가 출현한다. 그 다음에 일단 열이 내렸다가 1일 이내에 다시 39~40℃의 고열이 나는 동시에 전신에 발진이 출현한다. 이 발진은 3~4일간 지속되고 열과 발진도 천천히 소실되어 회복기로 들어간다. 발진 출현 전후 수 일간에 가장 감염성이 강하다. 환자는 적어도 발진 출현 후 1주일 동안은 학교에 보내지 말아야 한다(그림 29-11).

홍역의 합병증에는 중이염이 가장 많고 폐렴은 그 다음이지만 사망원인으로서 중요하다. 세균의 2차 감염에 의한 것이다. 또 홍역뇌염이 있으며 빈도는 0.1%이나 사망예가 있다. 이 밖에 드물기는 하지만 감염 후 수년 내지 10년 전후해서 진행성 치매와 중추신경 증상이 출현하여 수개월 경과 후 사망하는 예후가 불량한 아급성 경화성 전뇌염(SSPE)이다. 이것은 지발성 바이러스감염증으로서 최근 주목되고 있다. 약독화생백신(attenuated live vaccine)의 보급과 영양상태 개선 등으로 우리나라에서는 2000년도에 홍역환자가 60,000여명 이상 발생하는 대유행이 일어나 7명이 사망하였으므로 홍역퇴치 및 홍역 일제 예방접종사업을 실시하여 초등학생, 중 · 고등학생 600만명에게 MR(홍역 · 풍진) 백신을 접종하여 군집면역항체가 95% 이상 획득되도록 하였다.

(4) Mumps virus(유행성 이하선염 바이러스)

유행성 이하선염(볼거리)의 원인 바이러스이다. 이것은 전신성 감염증이며 이하선염의 빈도가 높다. 잠복기가 다른 paramyxovirus에 비해 길어서 16~18일이며 발열과 두통이 시작되고 나서 1~2일 후에 한쪽 또는 양쪽의 이하선 종창과 동통이 출현한다. 소아에서는 수막염이 합병되는 경우가 많고 성인에서는 고환염 또는 난소염이 수반되어 불임증이 되며 그밖에 췌장염도 있다(그림 29-12).

3) Rhabdoviridae(Rhabdovirus과)

Rhabdoviridae라는 명칭이 그리스어의 rhabdo(봉상)에서 유래한 것처럼 이것은 75×180 nm의 포탄형을 하고 있다. 외피를 가진 RNA 바이러스로 Lyssavirus 속인 rabies virus가 있다.

(1) Rabies virus(광견병 바이러스)

일명 공수병(hydrophobia)의 병원체로 신경친화성이 매우 강한 100~150 nm의 크기로 포르말린이나 자외선으로 쉽게 불활화되나 석탄산에는 비교적 저항이

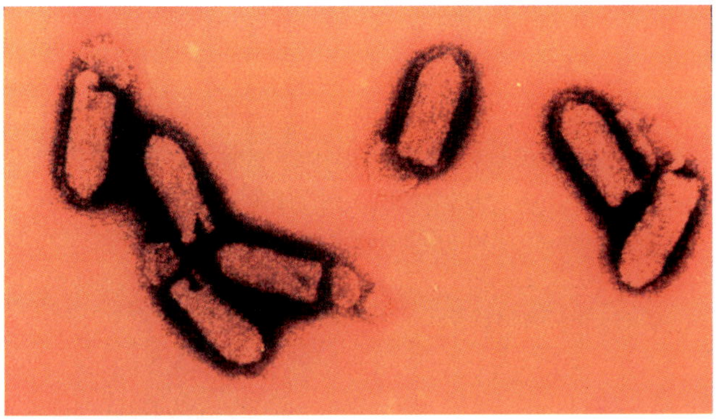

그림 29-13. Rabies virus; RNA virus(×200,000) 전자 현미경 사진

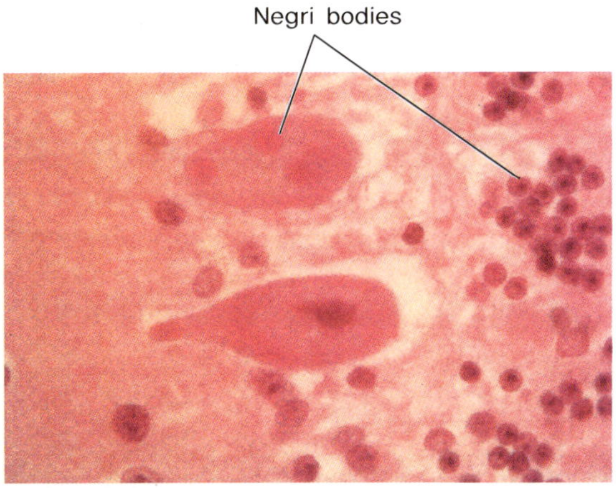

그림 29-14. 광견병 걸린 개 뇌세포의 Negri bodies

강하다. 마우스의 뇌조직에서는 증식하지만 신경조직 외의 조직에서는 증식하지 않는다. 사람, 돼지의 신장 세포에서 배양되며 세포변성 효과는 보이지 않는다. 발육난의 장뇨막이나 난황낭에 접종하면 태아에 감염을 일으켜 뇌나 혈액 등에서 바이러스가 검출된다(그림 29-13).

천연두와 마찬가지로 옛날부터 공포의 대상이었으며 발병 후 치료하지 않으면 100%가 사망하는 질환이다. 바이러스는 포유동물에 널리 분포되어 있으나, 사람의 감염에는 개, 고양이, 여우, 스컹크, 다람쥐, 늑대, 박쥐가 중요하다. 감염동물은 타액중에 바이러스를 배출하며 사람은 이들에 물려서 감염된다. 바이러스는 먼저 교상부의 근육에서 증식한 다음 말초신경을 상행하여 뇌에 도달하여 뇌염을 일으킨다. 잠복기는 타액중의 바이러스 양과 교상부위에 따라 다르며 1주일부터 1년까지 다양하다. 증상은 발열과 교상부위의 지각과민에 이어 중추신경의 이상항진이 나타난다. 반사운동이 항진되어 주위의 소리나 물을 마시려는 자극만으로도 강한 경련발작을 일으키며(공수증) 결국 혼수상태가 되어 사망한다.

감염동물에 물린 직후 백신을 접종해도 효과가 있는데 이것은 잠복기간이 비교적 길기 때문이다. 이 밖에 항광견병 바이러스 사람 면역글로불린이 사용된다.

사람에게 교상을 입힌 동물이 rabies virus에 감염되었는지 여부가 중요하며 그 동물을 포획하여 10일간 관찰하여 이상이 없으면 타액 속에 바이러스가 없었다고 단정해도 된다. 증상이 나타나면 즉시 부검하여 신경세포내의 네그리소체(Negri body)를 검출하거나 형광항체법으로 바이러스 항원을 검출하여 양성이면 rabies virus에 감염되었다고 판정한다(그림 29-14).

4) Filoviridae(Filovirus과)

전에는 Rhabdoviridae에 속해 있었던 바이러스이며 크기는 80×1,000 nm인 나선형 RNA바이러스이다. Filovirus 속에는 임상적으로 중요한 Marburs virus와 Ebola virus가 있다.

(1) Marburg virus(마버그 바이러스)

1967년 서독과 유고슬라비아에서 polio vaccine을 제조하기 위해 우간다로부터 수입한 green monkey를 취급한 기사들 사이에서 격심한 열성출혈성 질환이 발생하여 25명 중 5명이 사망했다. 다음에 의료종사자와 가족에게도 2차감염이 발생했으나 사망자는 없었다.

이들 환자로부터 새로운 바이러스가 분리되어 처음 이 병이 발생한 서독 Marburg 시의 지명을 따서 marburg virus라고 명명되었다.

증상은 설사, 발진, 출혈경향이며 중증에서는 신장애가 초래되어 사망률이 높다.

Ebola virus, lassa virus와 더불어 국제전염병으로서 주목되고 있다.

(2) Ebola virus(에볼라 바이러스 : 에볼라 출혈열)

1976년 아프리카 수단과 자이레 국가에서 격심한 출혈이 발생하여 주민과 의료진 379 명이 사망했다. 그 후 1995년 다시 출현하여 자이르에서 244명의 사망자를 냈고, 1996년 가봉국가, 2003년 콩고에서 다시 발생 했다. 치사율이 90%인 이 바이러스의 감염경로는 상세히 밝혀지지 않았지만 열대 밀림에 사는 박쥐와 원숭이 등을 숙주로 삼고 있다(그림 29-15). 에볼라 바이러스는 감염 후 일주일 이내에 90%의 치사율을 보여 역사상 가장 치명적인 바이러스로 기록 되었다.

(3) 니파 바이러스

1977년 10월 말레이시아 국가에서 "발열과 두통에 이어 행동이상이 나타나고 혼미상태에 빠진다"는 질병을 일으키는 신종 바이러스가 출현했다. 일명 니파 바이러스는 1998년과 1999년에 걸쳐 257명의 화나자가 발생하고 100명이 사망했다. 식육용 돼지에서 사람에게 감염되는 것이 알려져 숱한 돼지들이 도살 되었다.

5) Bunyaviridae(Bunyavirus과)

Togavirus보다 커서 80~120 nm이며 nucleocapid는 대칭성 나선형으로 오히려 orthomyxovirus와 비슷하다.

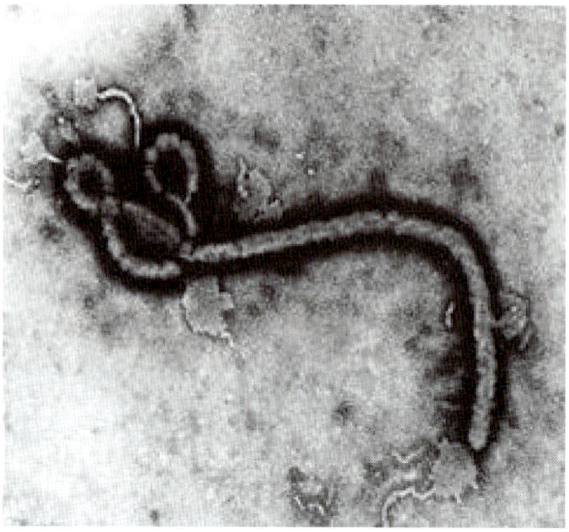

그림 29-15. Evola virus (RNA virus) 입자 전자현미경 사진

(1) Hantaan virus(한국형 출혈열 : Korean hemorrhagic fever)
=신증후군출혈열 바이러스(Hemorrhagic fever with renal syndrome virus)

1976년 고려의대 미생물학교실 이호왕교수 연구팀에 의해 한국형 출혈열 환자의 회복기 혈청과 특이하게 반응하는 항원을 간접면역형광법으로 '등줄쥐'의 폐, 신장 등에서 발견하여 이를 한국형 출혈열 항원(Korean homorrhagic fever antigen)이라 명명하였다(그림 29-16).

1977년에는 이 항원이 한국형 출혈열의 병원체이고 이 병원체가 virus라는 것을 확인하고 1978년 본 질환 환자 초기 혈액으로부터 동일한 항원을 분리하여 '등줄쥐'에 계대배양하는데 성공했다.

한국형 출혈열은 잡초가 무성한 늪, 강기슭, 논둑, 밭둑, 초원에 서식하는 '등줄쥐'가 감염되면 배설하는 요, 분변, 타액 등에 virus가 포함되어 있는데 이 배설물이 건조되어 먼지로 날을 때 흡입하여 전파될 가능성이 높다.

호흡기계통으로 감염되면 3~7일간 계속 41℃의 고

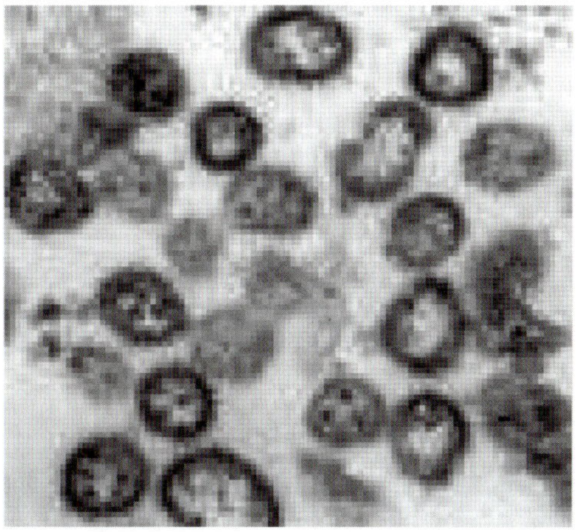
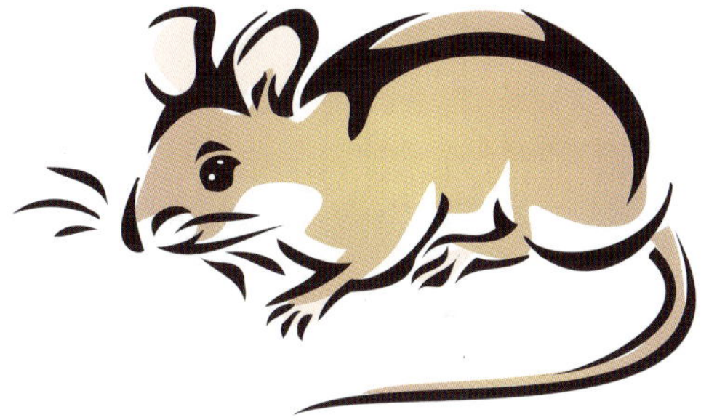

그림 29-16. Hantaan virus 입자(전자현미경사진)와 매개 등줄쥐

열이 나타나고 발병초기에는 갑작스런 발열, 오한, 두통, 근육통, 안구통, 안면홍조, 결막출혈, 구토, 복통, 저혈압, 출혈성 경향으로 신수질(renal medulla) 출혈, 우심방의 출혈, 뇌하수체 전엽 괴사, 위장관 출혈, 피부 겨드랑이 출혈, 주사 맞은 부위 출혈을 나타내는 질병이다.

■ 임상증상

① 발열기로서 약 5일이며 발열, 오한, 시각의 고통, 근육통, 피하의 점상출혈, 단백뇨가 나타난다.
② 저혈압기는 2일이며 초조, 긴장, 혈뇨가 나타난다.
③ 과뇨기는 약 4일이며 출혈 등으로 이 기간에 대부분 사망한다.
④ 이뇨기는 10일 정도이며 소변이 한꺼번에 많이 나오며 탈수증을 일으킨다.

6) Togaviridae(Togavirus과)

Togaviridae는 직경 50~70 nm 크기로 정 20면체 뉴클레오 캡시드 구조를 하고 있으며 주변이 외피로 둘러싸인 RNA 바이러스로서 Alphavirus, Ruvivirus로 구분된다.

(1) Rubella virus(풍진 바이러스)

Rubivirus에 속하는 바이러스로서 1962년 Parkman, Weller가 발견한 RNA virus로서 envelope가 있으며 크기는 60 nm이고 core는 30 nm로서 정 20면체이다 (그림 29-17).

Measles virus와 마찬가지로 발진을 나타내는 일반적인 바이러스로서 잠복기는 2~3주이다. 발열, 특유한 발진, 림프절 종창이 3가지 주 특징이다. 발진은 안면과 후부에 나타나고 다음에 두부, 구간, 사지로 확대되어 3일 전후에 소실된다.

합병증으로서 관절염, 혈소판 감소성 자반병 등이 있으나 일반적으로는 경증으로 경과하고 예후는 양호한 질환이다. 그러나 임신전기의 임산부가 감염되면 태아감염을 일으켜 백내장, 난청, 심장기형 등을 가진 이른바 선천성 풍진증후군 아이가 출생하는 일이 많으므로 주의해야 한다. 이 때문에 여고 1학년생에게 생백신을 접종해 왔으나 2001년은 MR(홍역 · 풍진) 백신을 전국적으로 접종한 이후 부터는 현재는 접종하지 않는다.

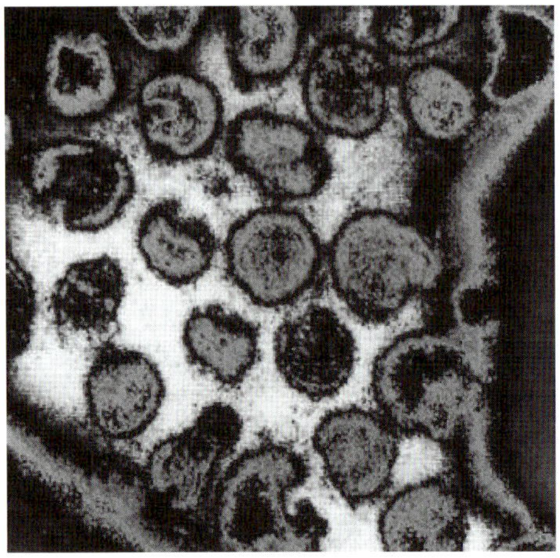

그림 29-17. Rubella virus 입자(전자현미경사진)

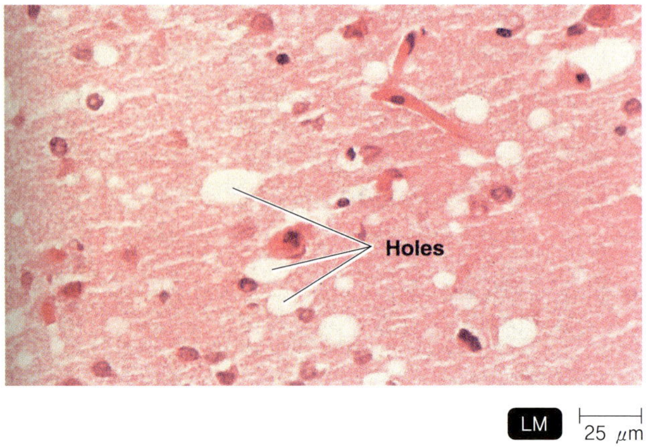

그림 29-18. Japanese B Encephalitis virus 입자(전자현미경사진)

7) Flaviviridae(Flavivirus과)

Pestivirus, Flavivirus, Hepacivirus 속이 있으며 Flavivirus 속에 Japanese encephalitis B virus, yellow fever virus, dengue fever virus가 있다.

(1) Japanese encephalitis B virus (일본뇌염 바이러스)

일본뇌염은 주로 극동지역(한국, 일본, 중국, 말레이시아)에서 유행하였다. 우리나라에서 1946년 인천에서 뇌염환자로부터 바이러스를 분리하였다(그림 29-18).

최근 백신의 효과와 함께 뇌염모기의 감소와 돼지 사육법이 점차 집단화되고 있기 때문이라 생각된다. 동남아에서는 현재도 많이 발생하고 있으므로 여행자는 주의해야 한다. Culex라는 뇌염모기에 의해 흡혈 시 바이러스가 매개되는데 흡혈대상은 주로 소, 말, 돼지, 박쥐, 닭, 들새, 뱀 등이다.

돼지는 불현성 감염이며 자연계에서는 돼지 → 모기 → 돼지의 cycle이 존재하여 증폭숙주(amplifier)로서 중요하다. 현재 도축장의 돼지를 검사하여 그 항체 보유율이 50%를 넘으면 오염지구로 경고하고 있다. Culex 뇌염모기에 물리지 않는 것과 뇌염 vaccine을 접종하는 것이 가장 효과적인 예방법이다.

잠복기는 확실치 않으나 고열, 두통, 구토 등의 수막자극 증상으로 돌연 발병하여 뇌염으로 진행되고 5~7일 사이에 사망하는 예가 많다. 사망률은 30~50%로 높고 사망하지 않아도 정신장애나 운동마비 등의 후유증이 남는 경우가 많다. 발병률은 2,000명에 1명 비율이나 소아 또는 노인에게 많고, 특히 노인은 예후가 나쁘다.

진단은 혈청학적 진단이 주로 실시되면 적혈구응집억제시험이 가장 적합하다. 이 밖에 보체결합시험이 이용된다.

(2) Yellow fever virus(황열 바이러스)

18~19세기에 아프리카, 남미 카리브 해안지방에 있었던 지역병의 일종인 황열병을 1902년 Walter Reed에 의해 병원체가 밝혀졌다. 열대줄무늬 모기가(*Aedes aegypti*) 흡혈 시 매개된다(그림 29-19).

잠복기는 3~6일이며 발열, 두통, 구토로 시작하여 토혈, 하혈, 황달 및 신장염에 의한 단백뇨가 나타나며 중증에서는 혼수상태로 되어 사망하게 된다. 사망

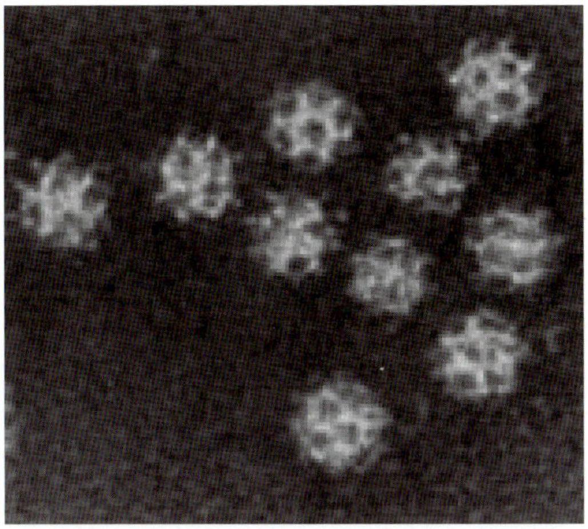

그림 29-19. Yellow Fever Virus 입자(전자현미경사진)

률은 5~10%이다. 사람 → 모기 → 사람의 cycle에 의한 도시형 황열(urban yellow fever)은 현재 거의 볼 수 없으나 정글에서는 원숭이의 cycle이 있어 바이러스 근절이 어렵다. 29~31 nm 크기로 감염 장기, 특히 간, 뇌 등 세포에 핵봉입체를 형성한다. 55℃ 5분에 불활화한다. 또한 식염수, 담즙 등에 쉽게 불활화하여 동결건조 상태에서는 장기보존이 가능하다.

(3) Dengue fever virus(뎅규열 바이러스)

동남아시아, 특히 태국, 말레이시아, 필리핀 등지에서 많이 발생하며 이집트 숲 모기(Aedes aegypti)가 매개한다.

① Dengue fever

원형이라고도 불리는 것으로서 발열, 두통 특히 안구 후방의 동통, 근육통, 관절통, 발진 등이 주요 증상이며 백혈구 감소가 나타난다. 예후는 일반적으로 양호하다.

② Dengue hemorrhagic fever(DHF)

중증이며 사망률이 30~50%로 높다. 고열과 더불어 출혈경향이 현저하며 DIC나 shock를 일으킨다. 이것은 dengue fever virus에는 1~4형이 있는데, 두 종류 이상의 형이 유행하고 있는 지역에서 초감염 때와 다른 형의 바이러스에 다시 감염되었을 때 과민반응이 일어난 것으로 생각되고 있다. 이것은 dengue fever virus vaccine 개발에 장애가 되고 있다.

8) Coronaviridae(Coronavirus 과)

Coronaviridae의 명칭은 태양의 corna를 연상케 하는데서 유래한다. 사람 corona virus 외에 닭의 전염성 기관지염 바이러스 마우스 간염 바이러스가 포함된다.

(1) Coronavirus(코로나 바이러스)

Rhinovirus와 마찬가지로 성인 감기의 병원체로서 중요하다. 잠복기는 2~5일의 코감기가 주 증상이며 하부기도에서는 침범하지 않는 것이 보통이다. 재감염이 반복된다.

직경 50~220 nm이며 외피을 보유하며 핵 단백은 단일 나선상 RNA 바이러스이다. 중화시험에 의해 3종의 혈청형이 증명되어 있다(그림 29-20).

혈청학적 진단이 중요하다. 적혈구응집억제시험, 보체결합시험이 실시되고 있다.

최극 Coronavirus 변종인 SARS(중증급성호흡기질환)가 전파되어 위험지역을 여행하는 것을 피해야 한다.

(2) SARS virus(중증급성 호흡기 질환 증후군 바이러스)

2003년 11월 중국의 광동성에서 발생한 '사스'는 공기 전파로 호흡기 폐에 감염되어 범세계적으로 확산되어 30여 개 국가에서 8000여명의 환자를 감염시켰다. 감염속도가 빠른 '사스'는 몇 달째 수백명의 사망자를 발생시켜 전 세계를 휩쓸었다. 다행이도 우리나라에서는 '사스' 바이러스에 대한 사망자가 없었다(그림 29-21).

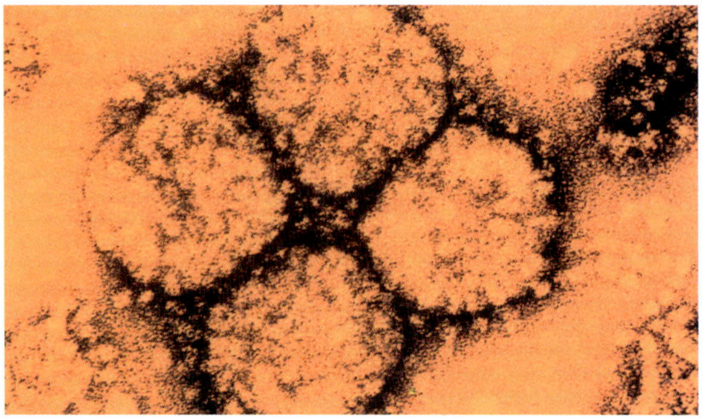

그림 29-20. Coronavirus, RNA virus (×500,000)입자 전자 현미경 사진

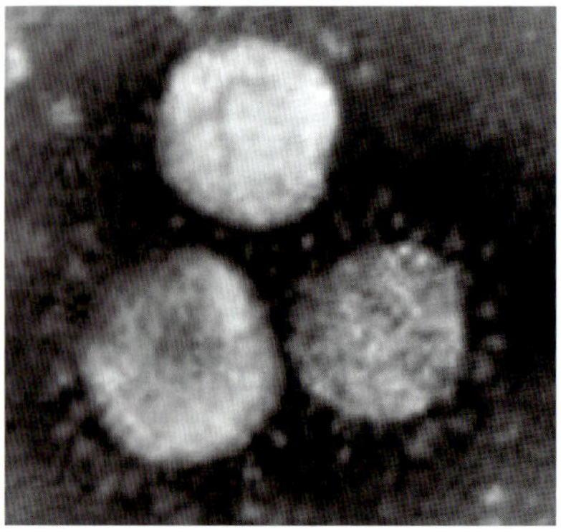

그림 29-21. SARS virus 입자 (전자현미경사진)

9) Arenaviridae(Arenavirus 과)

Arenavirus의 명칭은 바이러스 입자내에 성숙과정 중에 우연히 들어간 숙주세포의 ribosome 같은 입자가 있어 전자현미경에서 모래입자(arenous)처럼 보였기 때문에 붙여진 것이다. Lassa fever virus와 림프구성 맥락수막염(Lymphocytic choriomeningitis, LCM) 바이러스가 대표적이나 설치류에 지속 감염되는 LCM 바이러스는 실험실에서 많이 사용되고 있다.

(1) Lassa fever virus(랏사 열 바이러스)

서아프리카 및 중앙아프리카에서 풍토병으로 존재한다.

자연계에서는 들쥐(Mastomys natalensis)에 Lassa virus가 지속 감염되어 있으며 그 타액이나 요 등에 배출된 바이러스에 의해 감염된다.

잠복기는 1~3주일이며 발열, 두통, 근육통, 복통, 설사가 나타난다. 그 다음에 궤양성 구내염, 폐렴, 심부전, 신부전 출혈경향이 나타나며 사망률은 30~60%로 매우 높다.

실험실이나 병원내 감염을 일으키는 등 매우 위험한 바이러스이므로 환자는 엄격한 격리가 필요하다. 회복기 환자의 혈청이 유일한 치료법이다.

10) Retroviridae(Retrovirus 과)

크기는 약 80~100 nm이며 정 20면체 구조를 하고 있고 외피를 가지고 있으나 특징적인 것은 RNA 의존성 DNA 합성효소(역전사효소)를 바이러스 입자 안에 가지고 있는 것이다.

Retrovirus 가운데는 병원성이 없는 바이러스도 있으나 대부분이 발암성 유전자를 가지고 있다.

각종 동물에 백혈병, 육종, 유방암, 종양 등을 유발하는 Oncovirus와 면역결핍을 유발하는 Lentivirus가 포함된다. 이들 RNA 종양 바이러스는 형태적으로 core가 입자 중심부에 있는 것(C형 입자)과 편재되어 있는 것(B형 입자)이 있으며, 원주상(D형 입자)인 것도 있고, 또 core가 없는 미성숙한 것(A형 입자)으로 구별된다. B형 입자 중에서 대표적인 것은 모유를 통해 전파되기 때문에 milk factor라 불리는 마우스 유암 바이러스가 있다. C형 입자는 널리 분포되어 있으며 닭, 쥐, 고양이, 원숭이 등의 백혈병이나 육종의 원인이 되며 Oncovirus가 이 형에 속하고 D형 입자는 인간면역결핍 바이러스가 속한다.

사람의 Retrovirus에는 성인 T 세포 백혈병 바이러스와 같이 종양을 일으키는 Oncovirus와 인간면역결핍 바이러스의 Lentivirus로 분류된다.

표 29–1.

속	바이러스	질환
Oncovirus	인체 T세포 백혈병 바이러스 (HTLV–1)	ATL HAM
	인체 T림프구성 바이러스 Ⅱ 형 (HTLV–Ⅱ)	백혈병
Lentivirus	인체 면역 결핍 바이러스 1형 (HIV–1)	AIDS
	인체 면역 결핍 바이러스 2형 (HIV–2)	ARC

(1) Human T–cell Lymphotropic virus–1 : HTLV–1(인체 T–세포 백혈병 바이러스)

성인 T 세포 백혈병(adult T–cell leukemia, ATL)의 원인 바이러스이나 1980년 Gallo가 발견한 HTLV와 같은 것으로 알았기 때문에 HTLV–1이라고 불리게 되었다.

HTLV–1은 T_4 세포에 감염되어 백혈병, 암으로 변하고 긴 잠복기를 거쳐 1,000~2,000명 중 한 사람이 발병해 증상이 나타나면 2년 이내에 거의 다 사망한다. 환자의 혈청에는 HTLV–1에 대해 항체가 있고 ATL 세포의 DNA에는 HTLV–1의 provirus가 들어가 있다. 또 HAM(HTLV–1 associated myleopath)라고 불리는 것은 보행장애를 주 증상으로 경성 척추마비를 일으키는 신경질환도 HTLV–1이 감염의 원인이 된다.

감염경로는 수혈이나 모자감염으로 옮기고 모유에서 감염되는 것이 명백하므로 보균자의 모친에 태어난 유아는 인공분유로 키우도록 지도되고 있다.

HTLV–1 보균자는 보통 혈중에 항체를 가지며, 항체의 검사는 HTLV–1 감염세포를 항원으로 하는 형광항체법(FA), 효소항체법(ELISA), gelatin 응집법이 사용되고 있다. 그 밖에 좀더 확실한 방법으로서 림프구 세포 중의 바이러스 유전자의 검출법이 있다.

(2) Human immunodeficiency virus, HIV(인체면역결핍 바이러스)

에이즈(AIDS)는 후천성 면역결핍증이라 부르는데 에이즈 바이러스가 체내에 침입해서 면역기능을 파괴시키고 그로 인해서 정상인에서는 잘 나타나지 않는 여러 가지 위중한 감염증과 악성 종양이 나타나는 무서운 전염병이다.

AIDS는 후천성 면역결핍증(acquired immunodeficiency syndrome)의 약자이다. 1983년 AIDS 환자에서 처음으로 분리되었으나 발견자에 의해 각기 다르게 LAV(Lymphadenopath– associated virus), HTLV–III (human T–lymphotropic virus type III), ARV (AIDS–related virus) 등으로 불려졌으나 1986년 WHO에서 HIV로 부르기로 통일되었다.

HIV는 T_4–세포(CD_4)에 감염되어 증식되면서 T_4–세포는 손상되거나 죽게 되어 세포수가 현저하게 감소되어 면역기능 결핍이 생긴다. 그 결과 Kaposi's 육종 또는 여러 가지 기회감염 등이 발증한다.

HIV는 특이적 당단백(gp 120과 gp41)을 함유하는 외피로 둘러싸인 막대기 모양의 핵상물질을 가지고 있다. HIV의 유전체는 두 개의 동일한 단일가닥이며, (+)sense RNA 분자로 구성된 Retrovirus 중 가장 복잡하다(그림 29–22).

단백질 core 안에 2개의 RNA 역전사효소와 두 개의 동일한 RNA 단일가닥이 있다. 표면항체와 core 단백질은 HIV 감염에 대한 표식자로서 매우 중요하다(그림 29–23, 29–24).

감염후 6~8주간에 항체 양성으로 되나 증상이 나타날 때까지는 여러 단계가 있어 임상증상은 다음 3가지로 나눈다.

① 감염되면 무증상 보균자(Asymptomatic carrier, AC)로서 수년간 경과 하나 T_4–세포가 감소되고

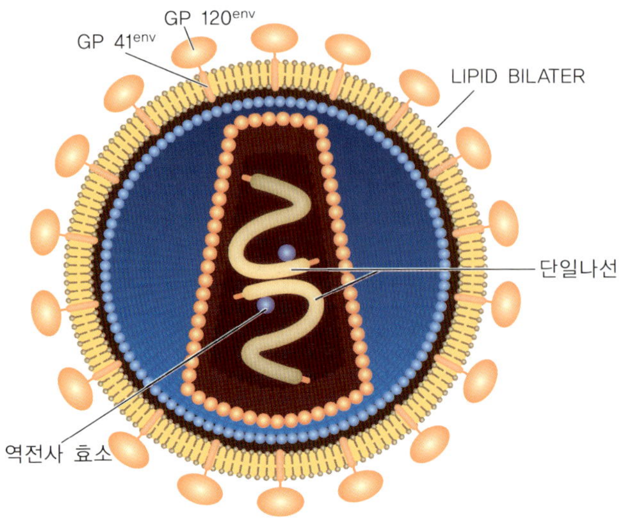

그림 29-22. Human Immunodeficency virus-1(HIV-1)의 단면구조

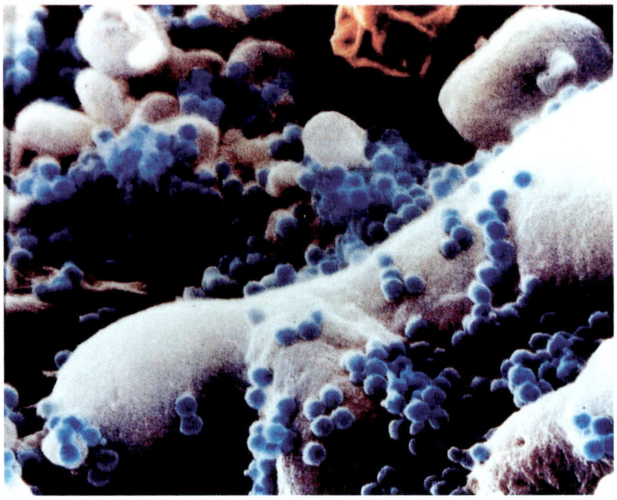

그림 29-23. HIV, Human Immunodeficency virus 입자 T_4-cell 감염된 것(×33,000) 전자현미경사진

있다.

② 계속해서 T_4-세포가 감소되어 면역이 저하되며 열이 나거나 체중 감소, 림프절 종창, 만성 설사 등이 나타나는 AIDS 관련증후군(AIDS-related complex, ARC)의 상태가 된다.

③ 이러한 상태가 지속되다가 약화되어 Kaposi's 육종이나 *Pneumocystis carinii* 폐렴, 진균증, herpes virus 감염 등 기회감염질환 등을 발병하여 AIDS라는 병으로 사망한다.

ARC에서 AIDS로 옮겨지기 전후에 항체가가 감소되어 HIV 항원이 혈중에 나타나는데 AC, ARC의 상태로서 오래 지속되는 경우도 있다.

AIDS는 감염 후 5년간 30%, 10년간에는 대개의 경우 증상이 나타난다고 한다.

HIV는 돌연변이가 극히 높은 비율로 나타나는 특징이 있고 효과적인 vaccine은 아직도 개발되지 못하고 있다. 또한 HIV는 1형, 2형의 두 가지 혈청형이 있다. 감염경로는 성교, 수혈, 혈액제제, 모자감염이다. 의료종사자의 오염사고에는 많은 주의가 필요하다 1형이 더 많이 퍼져있고 독성도 강하다.

HBs(B형혈청간염) virus에 비해 좀처럼 감염되기 힘든 것이라고 한다. 혈액이나 체액 등으로 오염되었을 경우에는 즉시 상처에서 피를 짜내 흐르는 물로 충분히 씻어 주고 사고 후 1개월, 3개월, 6개월, 1년 후에 HIV 항체 검사를 한다. 감염예방에는 아지드티미딘(AZT : azidthymidine)이 치료제로 사용되고 있다.

HIV 환자의 모든 것을 고압증기멸균하는 것은 물론이고 HIV는 소독약에 저항력이 약해서 20~50% 소독용 알코올에도 소독이 가능하다.

세계보건기구(WHO)가 밝히고 있는 전파경로는 다음과 같다. 감염된 사람과의 긴밀한 성적 접촉이 있거나 감염된 혈액, 혈액성분제제를 혈관으로 주사 맞고, 오염된 신생아, 감염된 사람으로부터 장기조직 및 정액을 제공받는 경우 등이다.

HIV 침입 3개월 내에 항체가 생산된다. 다음의 검사를 실시한다.

① Screening 시험 : ELISA법, Rapid Serum HIV 항

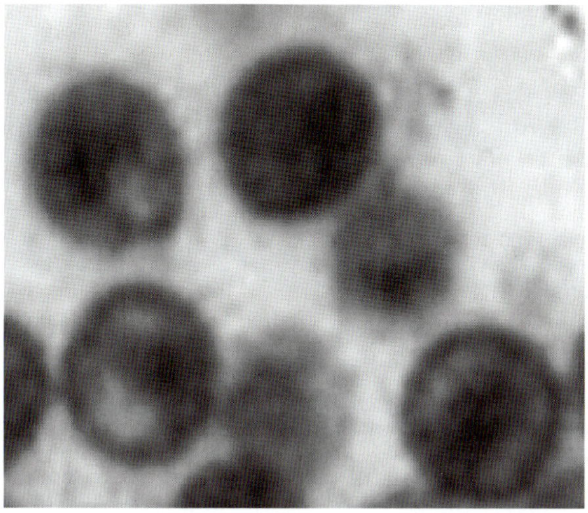

그림 29–24. HIV 입자 (Human immunodeficiency virus : 전자현미경사진)

체법

② 확인시험 : Western Bloting법, HIV RNA kit법, 형광항체법이 있다.

면역계통 결핍확인 검사로 환자의 혈액속에서 면역을 담당하는 세포의 수를 세는 방법이다. 림프구 중 특히 HIV(AIDS)에 친화성을 가진 T_4/T_8 림프구의 비율로써 확인한다.

■ HIV 감염에 노출되지 않았는데도 HIV 진단 혈청검사에서 양성으로 나오는 경우는 독감 바이러스 예방접종으로 독감에 대한 면역(항체)이 형성되어 일시적으로 위양성이 나올 수 있다.

4. 외피비보유 RNA 바이러스

1) Picornaviridae(Picornavirus과)

Picorna란 pico(작다)와 rna(RNA)를 합친 이름이다. 직경 28~30 nm의 정도의 20면체 구조이며 외피는 없다. 사람의 Picornaviridae에는 Enterovirus, Hepatovirus, Rhinovirus 속이 있다. Enterovirus는 다시 poliovirus, coxsackievirus, enterovirus로 분류된다.

(1) Poliovirus(폴리오바이러스 : 급성회백수염)

폴리오를 일으키는 바이러스로서 세계적으로 유행했으나 생백신이 보급된 후 급격히 감소되었다. 잠복기는 1~3주이며 경구적으로 침입한 바이러스는 인두 및 장관점막에 감염되어 편도선 등의 림프조직에서 증식한다. 바이러스는 림프계를 거쳐 바이러스 혈증을 일으켜 전신의 감수성 장기에 도달한다. 그 후 다시 바이러스 혈증을 일으키거나 또는 국소의 신경절을 통해 중추신경에 도달하여 뇌의 운동피질이나 척수의 전각세포 등에 잘 침범되므로 여러 가지 마비증상이 나타난다. 바이러스 환자의 인두로부터 발병 후 약 1주일, 대변으로부터는 몇 주일에 걸쳐 검출되며 비말감염도 일어날 가능성이 있다. 또 파리나 바퀴 등에 의한 매개도 있다. 바이러스에 감염되어도 발병되는 예는 적고 99%가 불현성 감염이다. Polio가 근절되는 최대의 원인은 생백신의 개발에 있으나 비활성화된 백신에서는 혈중항체가 출현하나 국소면역이 성립되지 않아서 바이러스 침입국소의 감염방어에도 효과가 없다.

1~3형의 3종의 혈청형이 있으며 보체결합항원은 형간 공통이다(그림 29–25).

(2) Coxsackievirus(콕삭키 바이러스)

1984년에 Dalldorf 등의 소아마비에 관해 조사를 하던 중 뉴욕주의 Coxsackie 지방에서 paralytic polio 비슷한 병을 앓는 어린이의 분변에서 분리했다.

장내 바이러스의 하나이며 잠복기는 2~9일이며 불현성 감염이 많고 증상은 있지만 뚜렷한 특징이 없이 다양한 질병을 일으킨다.

① 상기도염 : 감기, 특히 여름감기의 병원체로서 발

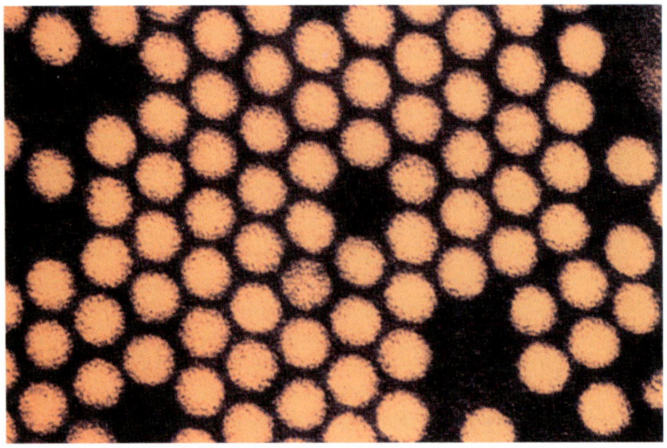

그림 29-25. Poliovirus 전자 현미경사진 입자

열, 인두통, 기침을 동반한다. 또 구협부 부근에 직경 1~2 nm의 작은 수포를 형성하는 herpangina는 주로 A군 바이러스에 의한 것이며 무균성 수막염을 일으키는 경우가 있다.

② 유행성 근육통증 : B군 바이러스에 의해서 일어나며 발열, 두통 이외에 전신의 근육통, 특히 흉복부질환으로 오진될 때가 있다. 대부분 수일 이내에 치유되고 예후는 양호하다.

③ 발진증 : 발진은 흔하고 수포는 드물지만 coxsackie A16에 의한 손바닥, 발바닥, 입에 쌀알 내지 콩알크기의 수포를 형성하는 수족구병(hand foot and mouth disease)은 가끔 대유행을 일으키며 약 1주일 치료하면 치유된다.

④ 바이러스성 뇌수막염 : 발열, 두통, 경부강직 등 전형적인 뇌막자극증상을 보이지만 어린 영·유아에서는 발열과 보채는 등 비특이적인 증상이며 요즘 유행하는 뇌막염은 권태와 구역질·구토·복통 및 인후통 등의 임상증상을 동반한다.

⑤ 기타 : 이밖에 B군에 의한 심근염이나 췌장염의 병원체로서 주목되고 있다.

(3) Echovirus(에코 바이러스)

Echo virus도 소아마비를 조사할 때 건강인의 대변에서 분리되었으나 그 병원성이 밝혀지지 않아서 enteric, cytopathogenic, human, orphan의 머리글자를 따서 1955년에 Echo virus라 명명하였다.

전 세계적으로 분포되며 흔히 1~4세 소아들에게 상기도염, 무균성뇌수막염, 발진 등의 감염을 일으킨다.

(4) Enterovirus(엔테로 바이러스)

1968년 이후의 새로 분리된 enterovirus에 대해서는 번호를 명명하게 되었다.

지금까지 enterovirus 68~71형의 4종이 알려져 있다. enterovirus 70은 급성 출혈성 결막염의 원인 바이러스이다.

1969년 아프리카 가나에서 새로운 형의 결막염이 유행되면서 이 무렵 미국에서도 유행되어 마침아폴로 우주선 11호를 발사하여 달에 착륙하는데 성공했기 때문에 이것을 아폴로 11 눈병이라 불렀는데 그 후 전 세계로 전파되어 1971년에는 우리나라에도 이 눈병이 퍼져 수영장에서 수영을 하고 나서 많이 감염되었다.

Enterovirus 71에 의한 수족구병이 발견되나 외국에서는 수막염 등을 주 증상으로 하며 수족구병은 적다고 한다. 최근 2~3년 홍콩, 타이완 및 말레이시아 등지에서 Enterovirus 71의 대규모 감염이 발생하여 이 지역 상당수의 소아들이 사망한 것으로 보고되었고 주로 감염 연령은 1~3세가 많았다.

(5) Rhinovirus(리노 바이러스)

1960년 감기 환자에서 발견된 세포병원성 바이러스로 성인의 코감기를 일으키는 원인 중에서 가장 일반적인 바이러스이다. 잠복기는 24~48시간, 초기증상은 오한이며 주 증상은 콧물과 코막힘이다. 증식부위는 비점막이며 그 최적온도는 체온보다 약간 낮으며 하부기도에 침입하는 일은 드물다. 특징적인 성질은 pH 3.0~5.0의 산성에서 신속히 불활성화되므로 산불활화 시험에 의해 동정된다.

2) Reoviridae(Reovirus과)

Reoviridae의 이름은 Respiratory and enteric orphan virus(reo)의 머리 글자를 따서reovirus라 명명했다. 이중나선의 RNA 바이러스이다. 항원성에 따라 reovirus, orbivirus, rotavirus의 3종으로 분류된다.

(1) Reovirus(리오 바이러스)

병원성은 확실하지 않으나 상기도염 또는 위장염을 일으키는 것이 아닌가 생각된다.

(2) Colorado tick fever virus(콜로라도 진드기 열 바이러스)

Coltivirus에 속하며 진드기에 의해 매개되며 북미 서부에서 발생하며 특징적인 2봉성 열과 백혈구 감소를 나타낸다.

(3) Rotavirus(로타 바이러스 : Human Rotavirus, HRV)

Human Rotavirus(HRV)는 겨울철에 발생하는 영유아의 설사증은 그 대부분이 rotavirus가 원인이다. HRV는 70 nm 직경의 외피비보유 이중나선 RNA 바이러스로 capsid의 2중 구조의 모양이 마치 수레바퀴(wheel) 같아서 rotavirus라 한다. 잠복기는 1~4일이며 소장 상피에서 증식하여 염증을 일으킨다. 입원한 소아의 40~60%가 탈수증을 초래하며 교정하지 않으면 치명적일 수도 있다. 영양상태가 불량한 열대지방의 개발도상국가에서 유아사망의 중요한 원인이다(그림 29-26).

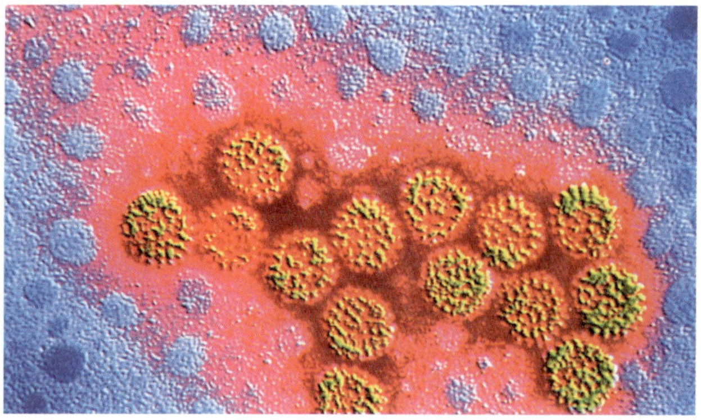

그림 29-26. Rotavirus : RNA virus(×48,500) 입자는 수레바퀴 모양이다

치료로는 fluid와 electrolyte를 처방하고 간혹 지사제를 사용한다. 단, 우유나 유당(lactose)이 포함된 음식은 주지 말 것

(4) Noro virus(노로 바이러스) 또는 Norwalk virus(놀워크 바이러스)

겨울철에 유행하는 위장염으로 음식물에 오염되거나 식기 등에 오염되어 음식을 통해 유아, 아동, 초등학교 학생들이 구강으로 감염시 구토, 복통, 발열, 두통, 설사를 유발하는데 로타바이러스성 위장염 같은 증상을 동반하는 위장병이다. 직경 30 mm의 아주 작은 입자의 크기이며 단일가닥 RNA 바이러스이다. 배설물의 위생적 처리와 손 씻기로 감염을 예방 할 수 있다.

5. Hepatitis virus(간염 바이러스)

간염은 원인에 따라 바이러스성 간염, 알코올성 간염, 독성 간염, 약물에 의한 간염 등으로 구분되며 대부분 바이러스성 간염이다.

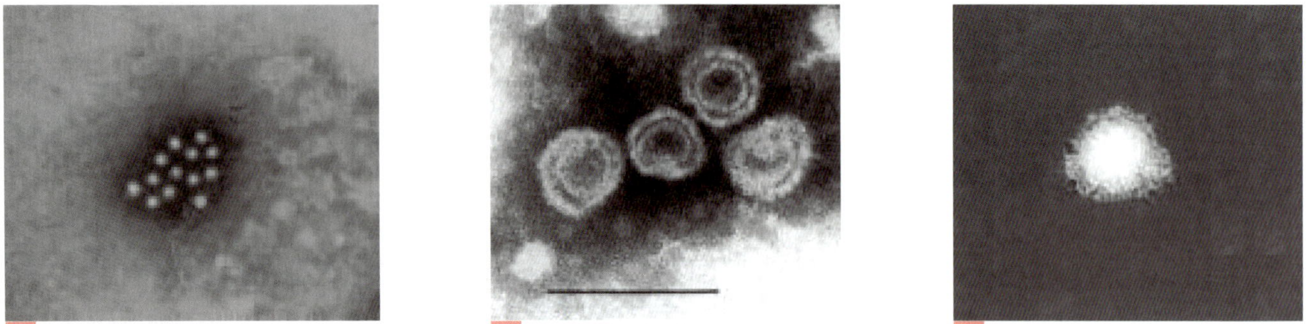
A Hepatitis A Virus
B Hepatitis B Virus
C Hepatitis C Virus

그림 29-27. A, B, C 간염 바이러스 입자(전자현미경사진)

■ Hepatitis의 분류

㉠ 급성 간염- viral hepatitis, bacterial hepatitis, drug induced hepatitis

㉡ 만성 간염- 만성 활동성 hepatitis, 만성 수동성 hepatitis

1) Hepatitis A virus : HAV(A형 간염 바이러스)

분변에 있는 바이러스가 경구적으로 침입하여 소장에서 증식한 다음 바이러스 혈증을 일으켜 간세포에 감염된다.

잠복기는 2~6주일이며 전신권태, 식욕부진, 발열 등 흔히 감기로 진단되는 증상이 1주일 가량 계속된 후 황달이 출현하고 혈청 GOT, GPT transaminase가 상승한다. 황달이 출현하기 전에 대변으로 바이러스를 배설하여 음식물이나 우물물을 거쳐 경구감염되므로 위생상태가 불량한 지역과 개발도상국에서 많이 발생한다.

단일가닥 RNA virus로서 유전체와 외피비보유 정20면체에 nucleopcsid를 가지며 Picornavirdae의 Hepatovirus에 속한다. ether와 산에 저항성이 있고 60℃ 60분 가열로는 불활화되지 않으나 100℃에서는 5분간 가온하면 불활화된다(그림 29-27 A).

간기능 수치는 GOT 증가, GPT 증가(수치는 3~19일간 급속히 상승하다가 감소한다.) HA 혈청검사시 IgM 항체가 (+)이면 최근 감염을 시사한다.

2) Hepatitis B virus : HBV(B형 간염 바이러스)

직경 42 nm의 Dane 입자로서 2중 가닥의 나선형 DNA유전체를 가진 정 20면체 nucleocapsid core를 가지며 core에는 역전사 효소가 있는 HBs, HBc, HBe의 세 가지가 있다. HBs 항원은 바이러스 피막에 있는 항원으로서 간세포의 세포질로 합성되며 adw, adr, ayw, ayr의 4가지 아형이 있다(그림 29-27 B, 29-28).

감염경로는 혈액, 침, 땀, 정액, 모유 등과의 직접 접촉으로 생긴다.

잠복기는 6주~6개월이다. 증상으로는 식욕부진, 피로, 발한, 발열, 황달 감염의 70%가 회복되나 만성으로 갈 확률이 25% 정도이다.

B형 간염 앓은 후 만성 보균상태가 되는 빈도는 생후 1년 이내에 감염된 아이는 90% 이상이 만성화되며 성인들의 경우는 10% 이상이다. 만성에서는 정상인보다 간암으로 진행될 율이 223배 가량이 높다. 만성의 35%에서 활동성 간염이 되고 활동성 간염의 68%가 간경화로 진행되며 4%는 간암으로 진행된다.

HBs Ag(+), HBe Ag(+)인 산모로부터 신생아가 감

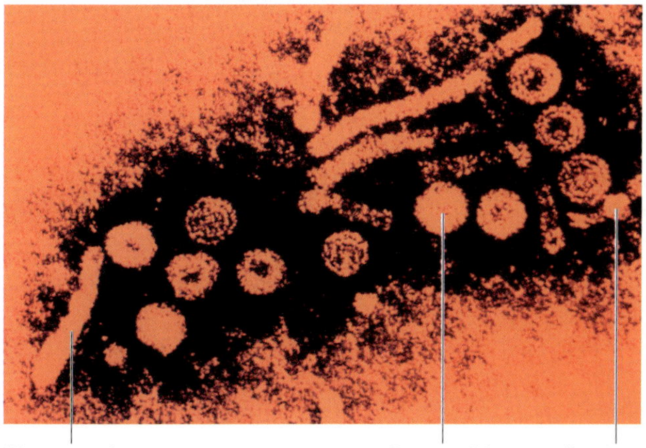

그림 29-28. Hepatitis B virus(HBV)의 항원입자

염되는 시기는 3개월 이내에 70% 이상이 감염되고 6개월 이내에 거의 100% 감염된다. 그러므로 조속한 예방조치를 취해야만 신생아의 감염을 예방할 수 있다. 간기능 수치는 SGOT 증가, SGPT 서서히 500~2000 증가 한국인의 10~12%가 HBs Ag(+) : 보균자 내지는 환자이다.

예방법으로는 수동면역과 능동면역이 있다.

치료제로는 휴식과 식사조절, interferon, 생약, vidarabine가 있다. 바이러스의 저항은 상당히 강하여 ether, alcohol, 역성비누에 내성이 있다. 100℃ 10분간에 불활화된다. Sodium hypochlorite나 glutaraldehyde에 의해 불활화되므로 비금속성인 것은 전자를, 금속성인 것은 후자를 사용하여 소독하는 것이 좋다.

혈청중의 HBs 항원 검출에는 RIA 및 RPHA가 감도가 좋으며 HBs 항체 검출에는 RIA 또 PHA가 이용된다.

3) Hepatitis C virus, HCV(C형 간염 바이러스 : Non A, non B virus)

RNA virus로서 Togavirus의 Flavivirus에 속하며 외피를 보유하고 있다.

항 HCV 검사가 없던 시절 non A, non B로 호칭하였으나 1989년 감염된 침팬지의 혈청에서 이 바이러스의 유전물질을 cloning하여 non A, non B 간염이 C형, G형으로 나누어졌다(그림 30-27 C). 수혈 후 간염의 80~90% 정도를 차지한다. 증세는 B형간염의 경우보다 덜 뚜렷하며 예후는 더 나쁘다.

4) Hepatitis D virus, HDV(D형 간염 바이러스)

delta 항원으로 시작해서 분리 동정된 간염 virus이며, HBV가 helper virus로써 존재해야만 증식 가능한 결손 virus이며 HBV에 이미 감염되어 있는 사람에게만 HDV 감염이 성립된다.

virus 입자 크기는 36 nm이며, HBV로부터 파생한 외피와 HBs Ag으로 싸여 있다. HBV의 Dane particle과 유사하며, 그 안에 delta Ag이 존재하며, 그 항원은 virus 고유의 것이다.

아시아지역은 HBV 보균율이 높은데 감염률은 0.4~1.3%라고 말하고 있으나 HDV의 급성 감염으로 간염이 발생한다든지 덜 발생한다는 것이 알려져 있고 HBC 보균자에 있어서 HDV 간염 바이러스의 예방은 중요한 문제이다. 감염경로는 HBV와 비슷하며 수혈, 주사, 성 교섭 등 비경구적이다.

5) Hepatitis E virus, HEV (E형 간염 바이러스)

Caliciviridae의 Calicivirus에 속하며, 32~34 nm 크기의 단일나선 RNA virus이며, 잠복기는 30~40일이고 증상은 A형 간염과 똑같으나 담즙에 많은 것이 특징이다. 인도 파키스탄 등에서 유병률이 높으며 대부분의 환자는 완전 치유되나 임산부가 감염되면 10~20%라는 높은 사망률을 나타내므로 임산부의 감염에는 주의가 필요하다.

6) Hepatitis G virus, HGV(G형 간염 바이러스)

C형 간염과 비슷하게 혈액에 의한 비경구적 경로로 전파되나 국내에서의 G형 간염 유병률은 대규모 조사가 실시된 적이 없고 병원성 자체가 의심되고 있기 때문에 임상적 의의가 명확하게 알려져 있지 않으며 역전사 중합효소 연쇄반응에 의해 HGV 유전자를 확인하며, 치료나 예방책이 알려져 있지 않다.

6. 종양바이러스(Tumor Viruses : Oncogenic viruses)

바이러스 중에서 감염이나 실험적 접종으로 동물에서 종양 또는 암을 일으키거나, 시험관내에 배양된 조직세포에 접종하였을 때 세포형질전환(cell transformation)을 야기시킬 수 있는 것으로 규정, 그런 능력을 종양 발생(oncogenicity)이라고 하며, 어떤 종류의 핵산을 가졌느냐에 따라서 크게 DNA 종양 바이러스와 RNA 종양 바이러스로 나눌 수 있다.

1) DNA 종양 바이러스 종류

Epstein-Barr virus(Burkitt's lymphoma, 비인후암 : nasopharygeal carcinoma, 흉선암 : thymic carcinoma), Herpes simple virus type 2(HSV) : 자궁경부암, Hepatitis B virus(HBV) : 간세포암, Pox virus; Hunan papilloma virus type 16, 18(자궁경부암) 등이 있다.

2) RNA 종양 바이러스 종류

과거에는 onconarvirus로 호칭, 현재는 retrovirus로 호칭되는 일단의 RNA 바이러스 뿐 이다. 종양을 유발하는 사람의 retrovirus는 HTLV-I(Human T-lymphotrophic virus-I)과 HTLV-II가 있다.

조류복합군 백혈병 바이러스, 마우스 복합군 백혈병 바이러스, 마우스유방암 바이러스, 고양이복합군 백혈병, 영장류 retrovirus 등이 있다.

3) 종양 바이러스에 의한 종양 형성

사람의 악성종양의 발생요인으로서 직접이나 간접적으로 관여한다고 현재 생각하고 있는 바이러스는 다음과 같다.

① Hepatitis B 바이러스 및 Hepatitis C 바이러스 : 간세포 암에 관계

② EB 바이러스 : Burkitt's lymphoma, 상인두암, 면역아구성 림프종, Hodgkin's disease, 면역억제요법중인 환자에서 발생하는 어떤 종류 등에 관계가 있다.

③ 사람 Papilloma virus, Herpes Simplex virus : 자궁경부암과 외음부암에 관계가 있다.

④ Human T-cell lymphotropic virus type-1(HTLV-1) : 성인 T-세포 백혈병(ATL)과 관계가 있다.

4) DNA 종양 바이러스 성상

(1) Papovaviridae(Papovavirus과)

① Human papilloma virus : HPV(인간유두종 바이러스)

여러유두종 바이러스(papilloma viruses), 포리오마 바이러스(polyoma virus), 공포 바이러스(vacuolating virus 또는 SV40 : simian virus 40)의 3종이 포함되며 유두종 바이러스의 경우에만 자연감염에 의해서 종양 즉 유두종(papilloma)이 발생한다. 유두종 바이러스는 인간, 개, 소 토끼에서 각각 유두종을 일으키는 인간 유두종 바이러스(human papillomavirus)만

보더라도 유두종의 종류와 명칭이 다양하다. 족저 유두종-planter warts, 단순 우종-common warts, 편평 우종-flat warts, 첨규콘딜롬-condyloma acuminatum, 후두유두종-laryngeal papilloma 등 원인이 되는 바이러스 type도 많아서 현재까지 약 60여종이 등장했다.

■ 자궁경부암

자궁암에는 자궁경부암, 자궁체부암, 자궁육종암 등이 있으나 우리나라에서는 자궁경부암이 여성암 중 가장 흔한 암이며, 매년 6,000명 정도의 새로운 환자가 발생한다. 자궁경부암은 자궁경부 세포진단검사라는 비교적 간단하면서도 우수한 진단방법이 있어서 조기발견이 가능한 대표적인 질병중의 하나지만 아직도 적지 않은 수의 환자가 진단이 늦어져서 사망하는 것은 매우 안타까운 일이다. 그러나 다행히도 대부분의 자궁경부암은 급작스럽게 발생되는 것이 아니라 자궁경부 상피내종양이라는 암 전 단계에서 자궁암으로 장기간에 걸쳐 서서히 진행되므로 조기진단만 하면 완치가 가능한 질환으로 정기적인 부인암 검진의 중요성이 더욱 강조되고 있다.

■ 자궁경부암의 발생요인

자궁경부암은 처음 성관계를 한 연령이 어린 경우, 성병에 감염된 병력이 있는 경우, 많은 여성과 성관계를 가진 남성과 성교를 한 경우 등 성 행위와 밀접한 관계가 있으며 사회경제적 여건이 낮은 계층이나, 흡연을 하는 여성에서도 많이 발생한다.

1970년대에는 HSV-2(herpes simplex virus 2)형에 대한 항체가 자궁경부암 환자에 높은 빈도로 검출되었으며 1980년대에 들어와 HSV-2에 대신해서 HPV(human papilloma virus)가 그에 유력한 후보로 등장하였다.

■ 임상증상

자궁경부암의 발생은 평균연령이 45세 정도이며 최근에는 젊은 나이에서도 암이 진행되는 경우도 있다.

자궁경부암의 증상은 초기에는 특히 증상이 없는 것이 특징이며, 대부분 부부관계 후나 배변 후 질 출혈이 있는 경우가 많으며, 질 분비물의 형태는 담홍색의 혹은 약간 피가 묻은 정도이며, 이 현상은 출혈이 시작되기 전부터 관찰할 수 있으며, 병변이 진행될수록 출혈과 분비가 증가하며 지속된다.

② Oncogenic human adenovirus(종양발생 아데노 바이러스)

인간의 adenovirus의 여러 형 중에서 3, 7, 11, 12, 14, 18, 21 및 31형이 신생 햄스터에서 종양을 발생시킨다.

③ Herpes virus group

단순포진 바이러스 2형 감염과 자궁경부암(cerivcal carcinoma) 엡스타인-바 바이러스(EBV) 감염과 버킷트 림프종(Burkitt's lymphoma), 비인후암(nasopharyngeal carcinoma) 사이에 깊은 연관성이 있음이 역학적, 혈청학적, 분자생물학적, 증거와 더불어 강력하게 시사한다.

④ Pox virus

전염성 연속종(Molluscum contagiosum)은 poxvirus 속에 있다. 성 행위나 접촉감염이며, 수영하는 풀장에서도 감염된다. 사마귀 모양의 종양으로 중앙에 배꼽 비늘이 있다.

⑤ B 형간염 바이러스

B형 간염 바이러스에 의한 지속감염환자에서 간경변(liver cirrhosis)이나 원발성 간암(primary hepato-cellurar carcinoma)이 발생할 수 있다. 간장세포 내에서는 바이러스의 항원과 핵산이 존재하는 등 바이러스가 원인임을 뒷받침하는 증거가 많다.

(2) RNA종양 바이러스 즉 Retrovirus

1911년 미국의 Rous가 발견한 닭의 라우스 육종 바이러스(Rous salcorma virus)가 첫 번째로 발견된 RNA 종양 바이러스이며, 그 이후 많은 종류의 RNA 종양 바이러스가 검출되었다.

- Human T cell Leukemia virus(HTLV-1, II) : 백혈병, 림프종
- Human Immunodeficiency virus(HIV) : AIDS

7. 지발 바이러스(Slow virus)

1) 통상 지발 바이러스(Conventional Slow Virus)

(1) 아급성 경화성 범뇌염(subacute sclerosing pan-encephalitis, SSPE)

아급성 경화성 범뇌염(SSPE)은 10대와 사춘기에 발생되는 매우 드문 질환으로 중추신경계에 수초 탈락(demyelinating)이 서서히 진행되어 사망하게 된다. 아급성 경화성 범뇌염(SSPE)은 홍역과 밀접한 관계가 있다. 모든 환자가 홍역을 앓고 난 수 년 후에 발생되었으며 환자의 뇌척수액이나 혈액에서 높은 항체가를 보이고, SSPE 환자의 뇌조직에서 홍역바이러스가 분리되었다. SSPE는 가벼운 성격변화로 시작해서 치매와 죽음에 이른다.

(2) 진행성 다소성 백질 뇌증(progressive multifocal leukoencephalopathy)

진행성 다소성 백질 뇌증(PML)은 Papovavirus인 JC virus(JCV)에 의해 유발되며 1965년 PML을 앓고 있는 환자의 회돌기교세포에서 처음 발견하였다. PML은 Hodgkins 병, 만성백혈병, 림프육아종 또는 면역이 억제된 환자 등에서 볼 수 있는 중추신경계 합병증으로 근래에는 AIDS 환자에서 합병증으로 종종(약 5%) 나타난다. PML은 백질(white matter)과 뇌의 여러 부분에 해당되는 치명적인 수초탈락(demyelinating)을 나타낸다.

2) 비통상 지발 바이러스(Non Conventional Slow Virus)

(1) 쿠루(Kuru)

사람에서 최초로 발견된 비통상 지발 감염체에 의한 질환으로 1957년 파푸아뉴기니에서 보고되었다. 이 치명적인 질환은 진행성 진전(tremor)과 실조증(ataxia)이 특징이며 치매와는 상관없다. kuru는 오직 동부 뉴기니의 Fore 족 사이에서만 일어난다.

이들의 전통의식인 죽은 자의 두 개골을 열어서 뇌를 먹을 때 전염되는데 남자보다 여자가, 성인보다 어린이에 더 많이 발생된다. 이는 죽은자의 남은 부위(뇌 등)를 여성과 어린이가 처리하여 먹기 때문으로 여겨진다. 이 전통적 행위가 사라진 이후 Kuru는 거의 사라졌다.

8. 최근 문제시되는 바이러스성 전염병

1) 구제역 바이러스(Foot and Mouth Virus)

구제역(foot and mouth disease)이란 국제수역사무

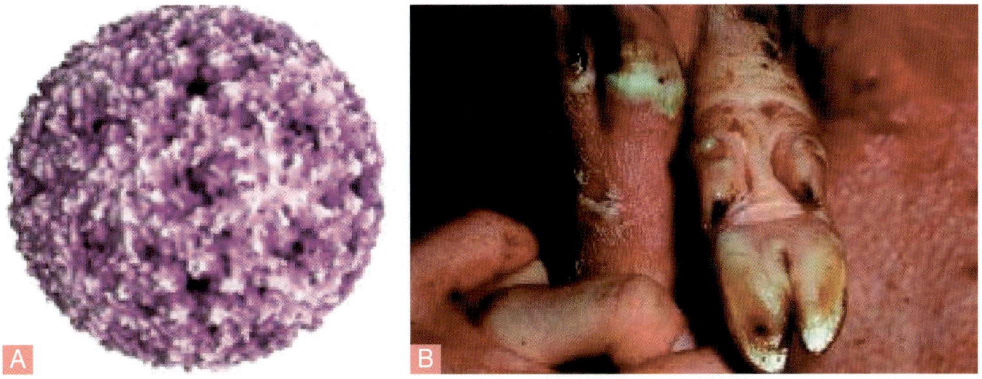

그림 29-29. 구제역 바이러스(Foot & Mouth Disease Virus) A. 구제역 바이러스 입자, B. 송아지 발톱에 생긴 구제역병

국(OIC)에서 가축전염병 중 첫째로 꼽히는 치사율이 55%의 A급의 악성전염병이며, 돼지나 소, 양, 사슴 등과 같이 발가락이 둘로 갈라진 초식동물에서 나타나는 증상인데 증상은 체온의 급격한 상승과 입, 혀, 발굽, 젖꼭지 등에 물집이 생기고, 식욕이 떨어져 심하게 앓거나 죽게 되는 것이 특징이다. 사람에 대한 감염은 문제시되지 않는다.

구제역 바이러스는, 피코르나바이러스 과(Picornaviridae)의 apthovirus 속에 소속된 외피비보유 단일나선 RNA 바이러스이고, 바이러스 입자의 직경은 21~25 nm이다. 산이나 염기성 약제로 용이하게 감염성을 잃어버린다.

전염경로는 감염동물의 물집 액이나 침, 유즙, 정액, 호흡기 및 분변 등의 접촉에 의해 전파된다(그림 29-29).

2) 광우병(Mad Cow Disease)

우해면양뇌증(Bovine Spongiform Encephalopathy, BSE)은 일명 광우병(Mad Cow Disease)이라고 불리는 가축전염병으로 1986년 영국에서 간염된 소에서 1997년에 노벨상을 받은 미국의 Prusiner 박사가 명명한 프리온(prion)이 원인체(일종의 단백질)이며, 사람에서는 크로이츠펠트-야콥병(Creutzfeldt-Jakob Disease), 양에서는 스크라피(Scrapie)를 일으킨다(그림 29-30).

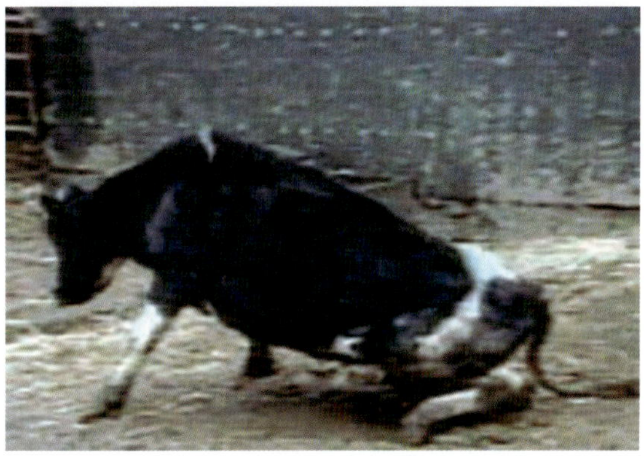

그림 29-30. 광우병(Mad cow disease)에 감염된 젖소

우해면양뇌증(Bovine Spongiform Encephalopathy, BSE)은 사람에게로 전염되 인간 광우병으로 불리는 변종 크로이츠펠트-야콥병(CJD : Creutzfeldt-Jakob Disease)을 유발했다.

양에서는 스크라피(Scrapie) 등 프리온 단백질을 원인체로 하는 프리온병 중의 하나이다(그림 29-31).

■ 스크라피(Scrapie)

양에 감염되면 가려움증으로 나무기둥, 울타리에 털을 문질러 털을 벗기는 질환이며, 뇌조직에 스폰지 모양의 질병이 나타나고 프리온(prion)은 뇌, 척수, 눈에 많이 존재 한다.

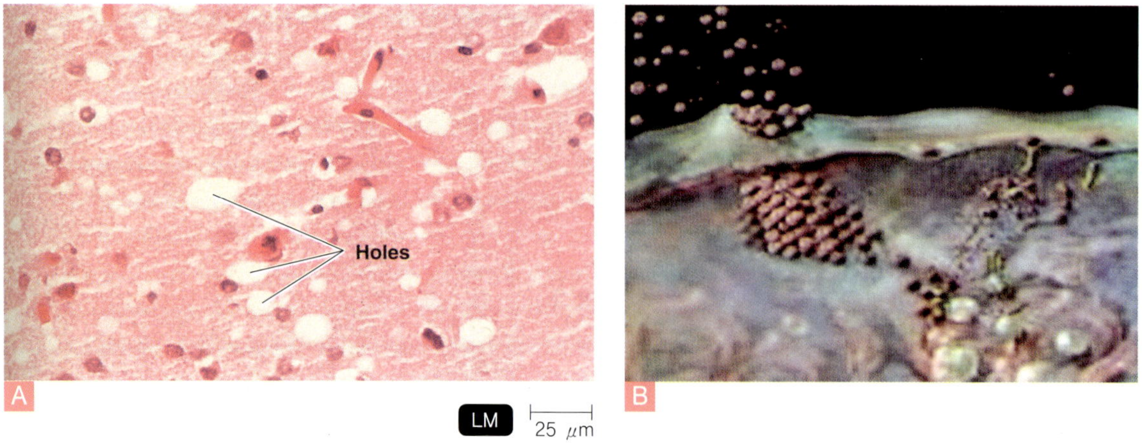

그림 29-31. A. 소해면상뇌증 뇌조직에 형성된 spongiform 광학현미경 사진 B. Prion 전자 현미경 사진

■ 증상

사람의 크로이츠펠트-야콥병(Creutzfeldt-Jakob Disease, CJD)은 1986년에 젖소에서 처음으로 관찰된 바 있으며, 치명적으로 모르는 사이에 시작되어 서서히 진행되는 경과를 나타낸다. 프리온 단백질은 핵산이 없으며 단백분해효소, 열, 산 및 알카리에 대하여 저항성을 나타내고 있으며 바이러스나 세균이 죽는 온도에서도 불활화를 나타내지 않는다.

1957년 식인 습관이 있는 뉴기니아의 원시부족에서 퇴행성 뇌질환자인 Kuru가 보고된 후, 이와 비슷한 증상을 보이는 야콥병(Creutzfeldt-Jakob Disease, CJD)이 사람에서 발견되었다. 이 질환을 일으키는 병원체는 바이러스 감염 시에 발생하는 여러 증후군이 전혀 나타나지 않으나, 세균을 여과할 수 있는 여과막을 통과하고 감염 후 그 증상이 늦게 나타나므로 지연성 바이러스로 불리기도 했다. 그 후 이들의 병원체가 지금까지 알려진 어느 바이러스보다 훨씬 작은 단순한 단백질 분자임이 밝혀져 이를 프리온(Proteinaceous infection particle, Prion)이라 명명하였다.

영국정부는 1996년 3월 광우병의 병원체로 프리온 단백질의 화학구조가 야곱병을 일으키는 원인물질과 비슷하다는 연구결과를 받아들여 광우병이 인간에게 감염될 가능성을 인정함으로써 세계의 육류업계에 커다란 타격을 입혔다.

AIDS에 이어 광우병이 20세기가 인류에게 물려준 또 하나의 큰 재앙이 될 수 있다는 가능성 때문에 프리온은 생물의 체내에서 합성되는 정상적인 단백질과 매우 비슷하다는 점에서 놀라고 있다. 일반적으로 단백질은 아미노산의 서열에 의해 1차구조가 결정되는데, 이 아미노산의 순서는 DNA(유전자)에 저장된 정보에 따라 결정된다. 단백질 사슬은 복잡한 모양으로 접혀서 3차원의 입체구조를 형성하여 단백질의 기능을 나타낸다. 현재 과학자들은 프리온이 비정상적인 형태로 접힌(정상과 다른 3차원적 구조를 가지는) 단백질이라고 생각된다.

■ 발생동향

영국에서는 양 및 소의 내장, 고기, 뼈 등의 부스러기 고기를 가축의 사료로써 장기간 사용하였다. 1980년 이후에는 양이나 소의 내장을 열로 처리 가공하여 양의 사료로 사용하면서 양에 축적된 스크렙피의 원인이 되는 프리온 단백질이 소실되지 않고 사료 중에 잔류하여 소위 사료로 시판되었다. 또한 소 해면상피증에 이환된 소의 체내에 축적된 이상 프리온 단백질도 동일하게 가축의 사료로 판매된 것으로 추정되고 있다. 1900년 반추동물유래인 단백질 가축 사료에 대한 금지 조치할 때까지 이상 프리온 단백질에 오염된 사료를 급여한 소, 동물의 반추 동물들 및 고양이에 해면상뇌증이 발생하였다.

2000년 영국 유럽 각 지역에서 광우병 발생으로 소고기 소비가 급격히 줄어 소 축산업자의 생계가 어려워졌으며 소고기 안먹기 운동이 벌어졌다. 2003년 12월 전 세계적으로 153명의 환자가 보고되었다.

3) 크로이츠펠트–야곱병(Creutzfeldt–Jakob Disease, CJD) : 아급성 초로성 치매

변형 프리온 단백(abnormal prion protein)이 중추신경계에 축적되어 충추신경계의 변성을 유발함으로써 신경학적 소견을 나타내는 질환으로 영국에 가장 많다.

■ 증상

① 서서히 진행되는 혼동, 진행성 치매, 다양한 양상의 운동 실조를 보이고 후기에는 근경련과 함께 여러 신경학적인 징후들을 보임

② 환자의 연령은 16세에서 80세 이상까지 다양하게 보고되고 있지만 거의 대부분이 35세 이상의 환자들이며 질병경과가 빠르게 진행하여 3개월 내지 12개월이면 사망에 이르게 된다.

③ 일반적인 뇌척수액 검사상 정상소견을 보이고 전형적인 주기성 뇌파소견이 특징임.

④ 약 5~10%의 환자는 가족력을 보이며 아밀로이드 형성(amyloidogenic) 전구 단백질을 암호화하는 20번 염색체의 유전자상 몇 가지 돌연변이를 보임

■ 전파경로

광우병에 걸린 쇠고기 섭취와 관련이 있는 것으로 알려지고 있다.

9. 박테리오파아지(Bacteriophage)

박테리오파아지(bacteriophage)는 세균을 숙주로 하는 바이러스이다. Twor(1915)는 한천배지에서 포도구균 집락이 용균하는 것을 발견하였고 이어서 데렐(d'Herelle, 1917)이 이 질환자 변의 무균적인 여액이 이 질균을 투명하게 용균시키는 것을 발견하여, 이것을 세균을 먹는 것으로 생각하였다. 이와 같이 먹는 것이라고 하는 의미에서, 박테리오파아지(bacteriophage)라고 명명하였으며, 단순히 파아지(phage)라고도 부른다. 그후 연구에 의해, 세균에 기생하는 바이러스인 것이 분명해졌으며, 현재는 거의 모든 종류의 세균에 대하여, 이것을 숙주로 하는 파아지가 발견되었다.

1) 형태

머리와 꼬리로 되어진 정자모양(그림 29–32)과 구형(정 20면체) 또는 섬유모양이 있다. 그 내부에는 DNA 혹은 RNA를 가지며 머리는 보통 지름의 30~100 nm의 크기이며 꼬리는 길이 10~300 nm 정도이다(그림 29–32 B).

2) 감염 · 용균

숙주는 한정되어 있기 때문에 대장균 파아지는 주로 대장균에 감염되고, 항산성균 파아지는 항산성균에 감염된다. 정자모양 파아지는 꼬리의 선단으로, 세균의

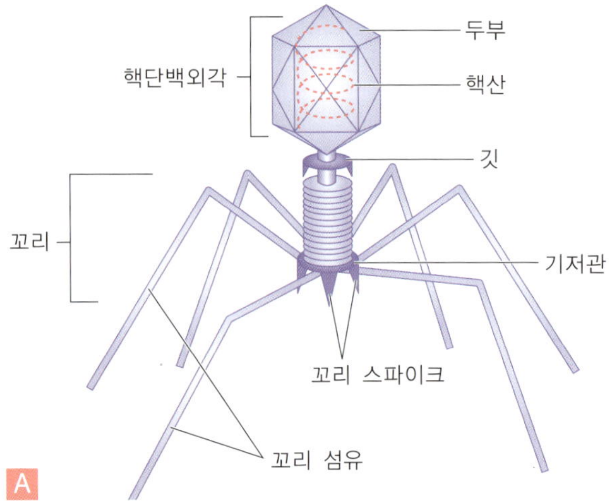

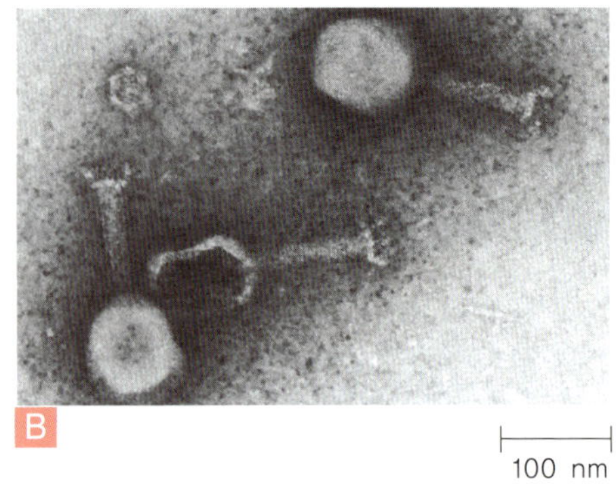

그림 29-32. A. Complex, T4 bacteriophage 모형도, B. Bascteriophage T4 구조 전자 현미경 사진

표면에 흡착하여, 세포벽을 용해시켜 머리의 DNA를 균체내에 주입한다(그림 29-33). 여기서부터 암흑기에 들어가, 일정 시간 후에 균체내에 재차 다수의 파아지 입자가 형성되어, 마침내는 용균을 일으켜, 파아지는 밖으로 방출된다. 구상 파아지는 그 일부가 세포벽에 흡착하여, 내부의 핵산을 주입하고, 섬유상 파아지는 그 한끝으로 흡착한다.

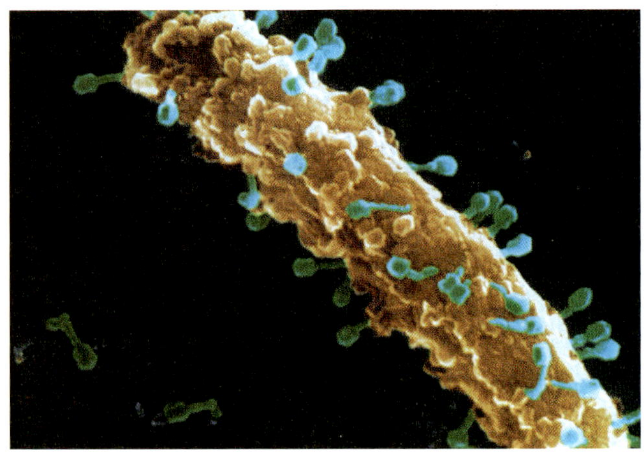

그림 29-33. 대장균에 부착된 세균파지

3) 용원균(Lysogenic bacteria)

용원균(lysogenic bacteria)이란, 외부에서 감염이 없음에도 불구하고 파아지를 생성한다고 하는 유전적인 성질(prophage)을 가지는 세균으로 프로파아지 유전자는 세균유전자와 행동을 함께 하여 자손에 전해진다. 용원균은 때때로 저절로 용균하여 파아지를 방출한다. 이 파아지는 특히 **온순파아지**(temperate phage)라고 하며 상대의 균을 용균하지만 경우에 따라서는 용균하지 않고 용원균으로 변한다(용원화, lysogenization)(그림 29-34). 용원화된 균은 본래가지고 있지 않은 성질, 예를들면 독소를 생성하든가 하게 된다. 디프테리아균의 독소균주나 성홍열 발적독소 생성의 용혈성 연쇄구균이 그것이며, 이와 같이 용원화되었기 때문에 유전적 성질로 변화가 초래되는 것을 **용원화 변화**(lysogenic conversion)이라고 한다.

4) 플라그(plaque)

박테리오파아지는 숙주를 용균하는 성질이 있으나, 현재로서는 치료에 사용되지 않는다. 세균 가운데는 생화학적 방법으로는 그 이상 세밀히 분류할 수 없는 세균이 있다. 예를 들면, 황색포도구균 · 장티프스균과 같은 세균을 더욱 분류하는데는, 특정의 파아지에 용균되든가, 안되든가 하는 성질에 따라 다시 분류된다.

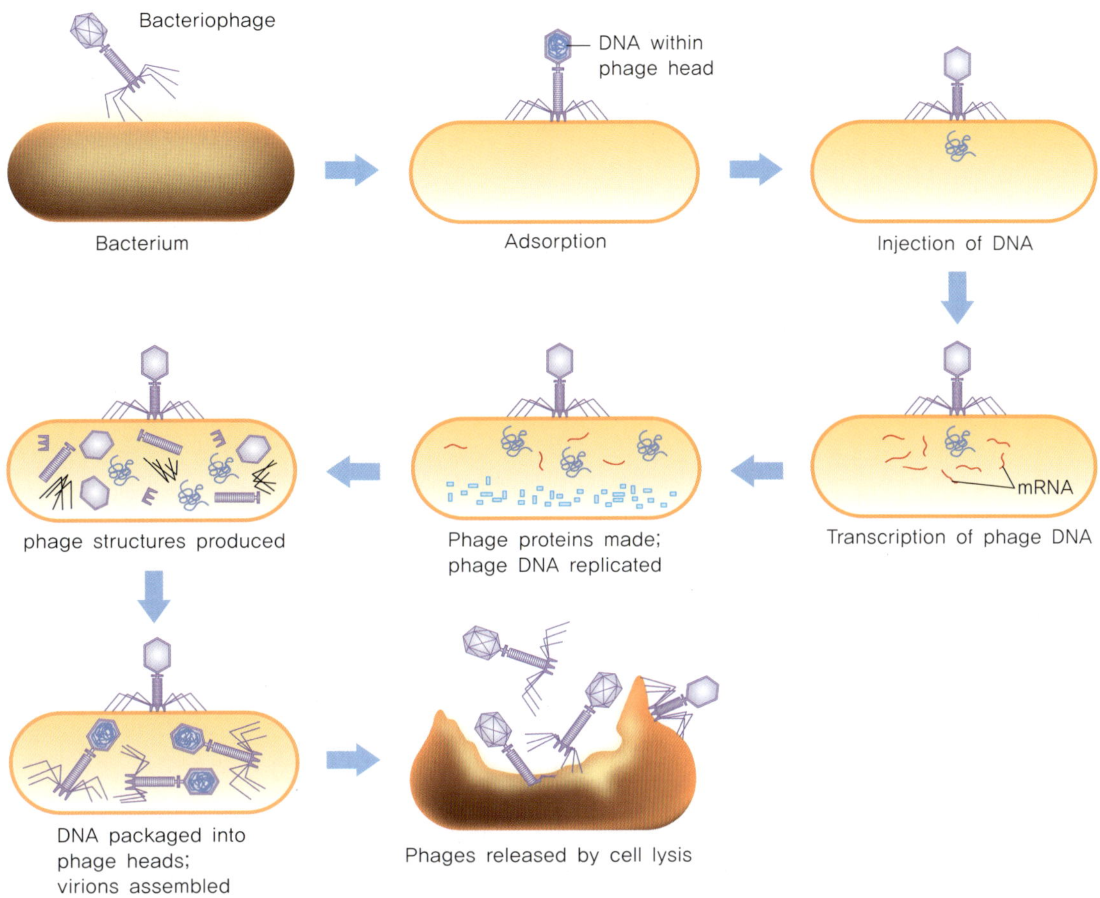

그림 29-34. 대장균-Bacteriophage의 생활환

이 방법을 파아지 형별이라고 하여, 감염원이나 감염 경로의 추이 등의 역학적 연구에 사용되고 있다.

그 밖에 바이러스 증식형식의 연구, 숙주 대 바이러스 상호간의 연구 모델로서도 박테리오파아지는 사용되고 있다(그림 29-35).

또 파아지에 따라 세균의 유전자가 변환되든가, 특정의 형질이 도입되든가 하므로 유전학의 중요한 연구 모델로 되어있다.

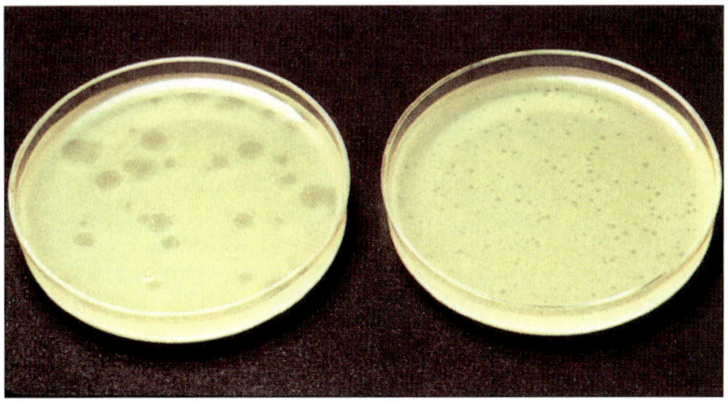

그림 29-35. 세균파지에 의해 형성된 플라그 파지에 감염된 대장균을 보통한천배지에 배양을 하면 감염된 숙주세균을 용균하여 투명대를 형성한다. 이것을 플라그(plaque)라고 한다.

제6부

진균학

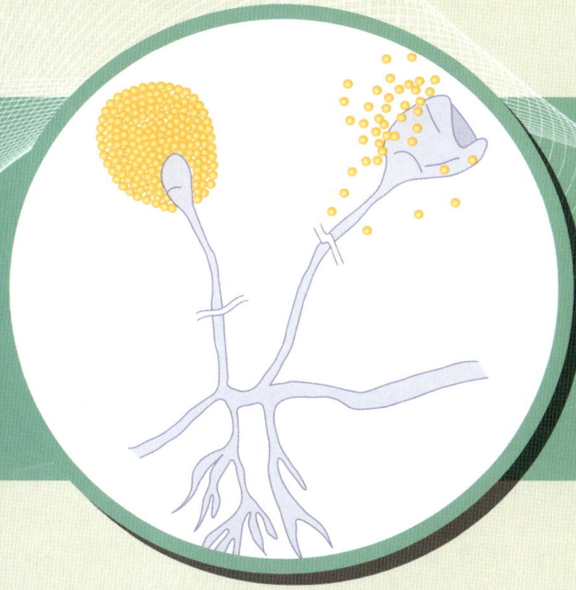

제 30 장

진균학 총론

I. 진균이란?

진균(fungi)은 자연계에 널리 분포하며 일상생활과 밀접한 관계가 있는 미생물로 현미경 없이도 관찰이 가능한 버섯을 포함한 **진핵생물**(eucaryotae)이다.

진균에는 구조와 생리학적 성상이 다른 약 10만 종의 균종이 있으며 식물에 많은 질병을 일으키며 그 중에서 약 300종만이 인체나 동물에 직접적인 관계가 있어 일부의 진균은 사람에게 **진균증**(mycosis)을 유발한다. 또 많은 종은 발효에 이용되는 사람에게 유용한 미생물이다. 그런데 근래에는 식품에 증식하여 발암성을 유발하는 **진균독**(mycotoxin)을 생성하여 섭취한 사람에게 **진균독소중독증**(mycotoxicosis)을 일으켜 주목을 받고 있는 종도 많다.

진균증의 약 90%는 약 12종의 균종에 의해 일어나고 있다. 그 중 피부 사상균과 칸디다(*Candida*)만이 사람에서 사람으로 전파된다. 면역력이 떨어진 개체에 병을 일으킬 수 있는 진균은 아직 병원성이 인정되지 않은 균종 중에도 다수 있을 수 있어 병원성 진균증은 앞으로 그 수가 증가할 가능성을 가지고 있다.

진균학(mycology)이라는 용어는 버섯을 의미하는 그리스어 mykes와 학문을 의미하는 logos의 합성어에서 유래되었다. 진균에 대한 체계적인 연구는 1800년대부터 활발하게 진행되어 19세기 후반에 들어서면서부터 진균의 세포학, 유전학, 생리학, 식물병리학, 응용진균학 및 의학진균학 등에서 많은 발전을 해 왔다.

진균류는 대부분 식물 및 동물체를 분해하여 유기화합물을 섭취하는 종속영양형(heterophilic)이기 때문에 식물과 구분되며 주로 chitin 혹은 cellulose로 구성된 세포벽을 가진다는 점에서 동물세포와 구분된다.

진균은 전형적인 진핵세포로서 다세포 구조를 가지며 엽록소가 결여되어 있으며 대부분의 경우 실모양으로 분지하는 영양체로 구성되었으며 타 세포의 표면으로부터 영양을 흡수하며 유성생식 또는 무성생식으로 포자(spore)를 형성하여 증식하는 미생물이다.

진균의 학명은 1867년 제정된 국제식 명명규약에 따라 개개의 균종을 명명하게 되었으며, 현재의 학명은 1987년 9월 베를린에서 열린 제14차 국제식물학회에서 제정된 국제명명규약에 따라 사용하는 것이다.

2. 진균의 형태와 구조

진균은 체세포의 기본적 형태에 따라 두 종류로 나누어진다. 그 하나는 체세포가 단세포로 이루어져 그 일부에 출아(budding)되어 낭세포를 만드는 **효모**(yeast) 또는 **효모양진균**(yeast-like fungus)이며, 또 다른 하는 막대모양의 세포로 긴 축방향으로 이어져 첨단에서 분지하면서 실 모양의 관 구조인 **균사**(hyphae)로 이루어진 것으로 **사상균**(곰팡이, mold) 및 버섯이 여기에 속한다. 균사가 모인 것을 균사체(mycelium)라 한다. 균사는 배지표면 위쪽으로 자라는 **공중균사**(aerial hyphae)와 배지 내로 자라는 **영양균사**(vegetative hyphae)로 구분되기도 한다.

또 이와 별도로 배양할 때는 균사형, 생체 내에서는 효모형을 나타내는 2형성 진균(dimorphic fungi)이 있다. 이형성 진균에는 *Blastomyces*, *Coccidioides*, *Histoplasma*, *Paracoccidioides*, *Sporothrix*가 있다. 또한 진균은 체세포 형태와는 별개로 번식과 보존을 위해 포자(spore)를 형성한다.

1) 균사(Hyphae)

영양분이 있는 음식이나 적절한 배지에 배양을 하면 대부분의 진균은 긴 분지성 실모양의 사상(filament)을 이루며 자라는데 이를 **사상균**(mold) 곰팡이라고 부르고 각각의 실 같은 사상(filament)을 **균사**(hypha)라 부르며 균사의 집합체를 **균사체**(mycelium)라 한다(그림 30-1). 균사는 격벽의 유무에 따라 무격벽 균사와 유격벽 균사로 분류된다.

(1) 무격벽 균사(Non septate hyphae, aseptate hyphae)

접합균류(Zygomycetes)에서 보여지는 것으로 격벽이 없는 균사를 말한다. 넓은 리본 모양을 하고 있으며 직경이 6~10 μm이다. 대표 균속으로 *Absidia*와 *Mucor*가 있으며 세포 내에 다수의 핵을 갖는다.

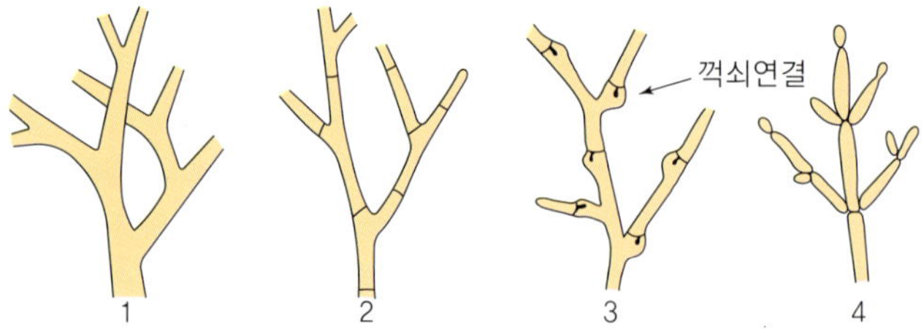

그림 30-1. 각종 균사의 형태 도해

(2) 유격벽 균사(Septate hyphae)

균사가 격벽에 의해 사슬모양의 세포로 나누어지는 균사로서 한 개 내지 여러 개의 핵을 가진다. 격벽의 중심에는 작은 구멍이 다수 존재하며 각 세포가 완전히 독립되어 있는 것은 아니다. 자낭균류(*Ascomycetes*), 담자균류(*Basidiomycetes*) 및 불완전균류(Fungi imperfecti)에서 공통적으로 보인다.

① 자낭균류(Ascomycetes)

균사체에 격벽이 있다. 무성생식포자는 분생자(conidium)이고 균사의 정단(頂端) 또는 측면에 붙어 있으며 유성생식포자는 자낭포자낭속에 자낭포자(ascospore)가 2개, 4개, 8개씩 들어있다. 대표적인 균 속은 *Aspergillus*, *Penicillium*, *Nigrospora*속 등이 있다. *Aspergillus*속은 인체내에 병원성이 있다.

② 담자균류(Basidiomycetes)

담자포자는 담자균류의 특징적인 포자로서 균사의 일부가 팽대하여 곤봉모양으로 된 담자기(basidium)에 4개의 소돌기상의 경자(sterigma)가 나오고 이 위에 1개 씩의 담자포자가 형성되는데 버섯종류가 이에

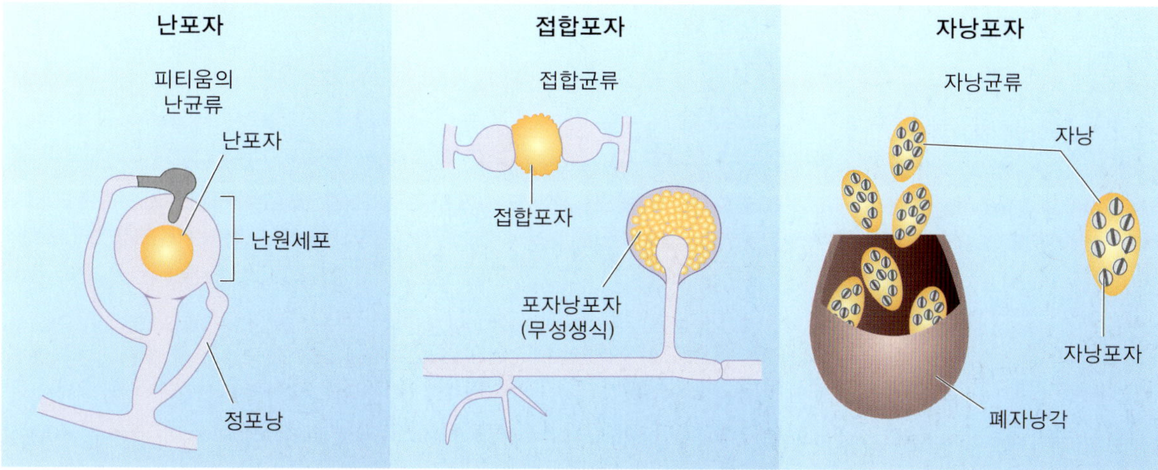

그림 30–2. 유성생식 포자 종류와 형태의 구조 도해

속한다.

③ 불완전균류(Fungi imperfecti)

인체내에 병원성을 나타내는 균들이 많이 포함되어 있고 의학분야에서 중요시 다루고 있다. 균사체에 격벽이 있으며 무성생식은 균사의 정단 또는 측면에 자낭 포자양 포자가 있다. 일반적으로 진균(funigi) 염색은 lacto phenol cotton blue 염색을 한다.

2) 균사체(Mycelium)

균사가 발육하고 분아를 계속하면서 격벽(septum)을 형성하여 엉키면서 망상의 덩어리를 형성하는데 이를 **균사체**(mycelium)라고 부른다(그림 30–1).

균사가 뻗을 때 대부분의 진균류는 내부에 격벽을 형성하여 다세포로 나누어지는 일이 있다.

효모형(yeasts form)은 3~5 μm의 타원형 또는 원형의 단세포로 분아(budding)에 의해서 증식된다. 어떤 것은 때때로 세포가 관상으로 길게 퍼진 가성균사(pseudohypha)를 만들고 병원성인 진균과 효모균은 동종 **이형성**(dimorphism)을 취하는 것도 있는데 생체 조직에서는 효모형 세포 배지내에서는 가성균사형으로 자라는 경향이 있다. 균사에는 배지중에 영양분을 흡수하여 증식하는 **영양균사**(vegetative hypha)와 공중에 길게 뻗는 **공중균사**(aerial hypha)가 있으며 공중균사는 포자(spore)를 형성한다.

3) 포자(Spore)

많은 진균은 감수분열을 통하여 포자를 형성하는 생식능력을 가지며 이 경우 염색체는 같은 수를 유지한다. 균사는 선단발육(apical growth) 및 분지로서 효모는 출아(budding) 또는 이분열(분열효모의 경우)로 증식하지만 진균은 이 밖에도 포자를 형성하여 자손을 증식한다. 포자는 그 형성 양식에 의해 **유성포자**(sexual spore)와 **무성포자**(asexual spore)로 분류된다(그림 30–2).

(1) 유성포자(Seaual spore)

진균의 유성생식은 고등진핵성 생물체와 같은 방법으로 이루며 자웅 2개의 균사가 합성체해서 형성된다(이때 자웅동체, 자웅이체가 있다).

① 자낭포자(Ascospores)

유성포자를 자낭(ascus)에 내생한 것을 자낭포자라

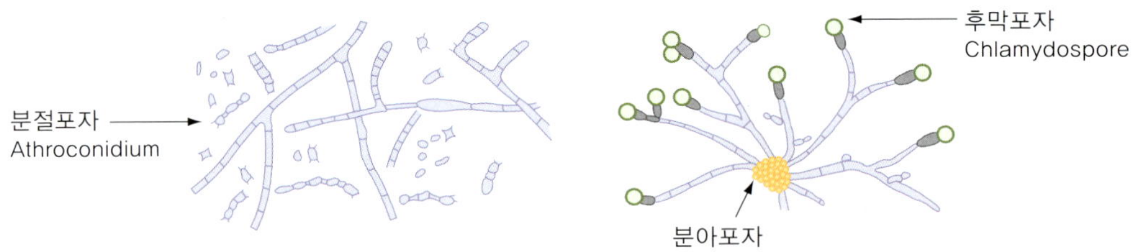

그림 30-3. 분절포자 및 후막포자 형태 도해

하며 자낭 내에 8개의 자낭포자가 형성된다. *Aspergillus*, 버섯, 깜부기병, 녹병균 등에서 볼 수 있는 유성포자.

② 담자포자(Basidiospores)

균사의 일부가 융합 팽대하여 다수의 담자기(basidium)을 형성하고 그 선단에 보통 4개의 포자가 곤봉모양으로 되어 있다.

③ 접합포자(Zygospores)

집합균류에서 볼 수 있는 유성포자로서 2개의 다른 균사가 서로 돌출, 신장하여 전 배우자가 되고 두 균사의 끝이 밀착하며 그 접촉부는 팽대한다(그림 30-2).

(2) 무성포자(Asexual spore)

무성포자는 균사의 합체 없이 형성되는데 포자낭포자(sporangio spore)와 분생자(분생포자, conidiospore, conidia), 후막포자(chlamydospore), 분절포자(arthospore)가 있다. 분생포자는 7종 정도로 세분된다.

백선균(*Thychophyton*)과 표피균(*Epidermophyton*) 속에서는 대·소 2종의 분생자를 만든다. 큰 것은 대분생자(macroconidia), 작은 것은 소분생자(microconidia)라고 일컫는다. 일반적으로 진균은 무성포자를 형성하고 증식하는데 악조건 등에서는 유성포자를 형성한다.

① 분아포자(Blastoconidia)

효모양 진균이 분아에 의해 원시적으로 형성된 출아(budding)세포로 무성포자를 형성한다. *Candida* 균종이 이에 속한다(그림 30-3).

② 분절포자(Arthrospores)

균사의 일부에 거의 같은 격벽이 생겨 개개의 짧은 세포로 분지된 균사체절, 두꺼운 세포벽을 이룬다. *Coccidioides*, *Geotrichum*이 속한다.

③ 후막포자(Chlamydospores)

균사의 끝이나 중간의 일부에 격막이 생기며 세포가 팽대하여 둥근 두터운 세포막이 형성된 후막포자를 생성한다. *Candida albicans* 가 이에 속한다(그림 30-3).

④ 포자낭포자(Sporangiospore)

균사로부터 특수한 포자낭병이 생겨서 그 끝이 주머니 모양으로 커져서 포자낭을 형성한다. 포자낭이 성숙하면 터져서 포자가 흩어져 균사를 형성한다(그림 30-4).

■ 분생자(Conidia)

㉠ 대분생자(Macrconidia) : 대형의 크고 다세포성을 나타내는 분생자로서 *Microsporum*, *Trichophyton*에 포함된다.

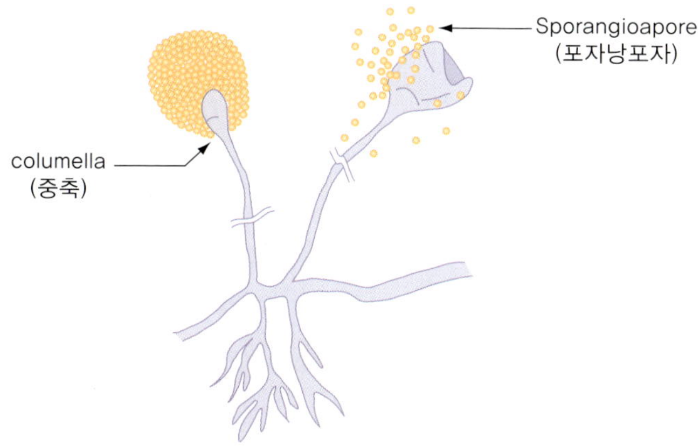

그림 30-4. 포자낭포자 형태 도해

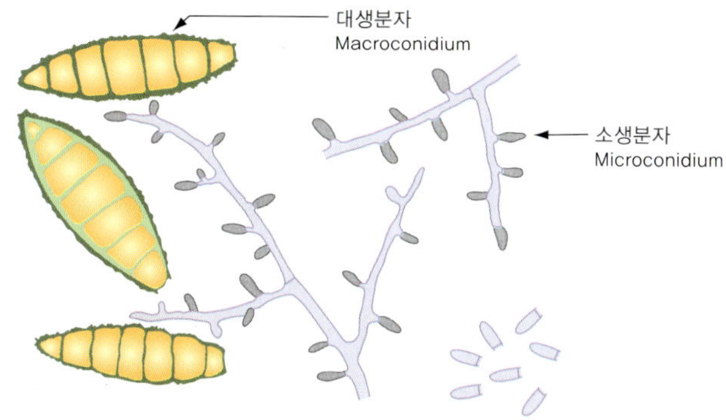

그림 30-5. 소분생자 및 대분생자 형태 도해

㉡ 소분생자(Microconidia) : 소형의 단세포성 포자로서 *Microsporum, Trichophyton* 등이 포함되며 분생자가 발달하여 특이한 균사와 분생자 포자를 형성한다(그림 30-5).

㉢ 효모와 효모양 진균(yeasts & yeast like fungi) : 효모는 3~5 ㎛의 구형 또는 난원형의 세포로서 균사는 형성하지 않는다. 출아에 의해서 딸세포가 형성되어 모세포로부터 떨어져나간다.

3. 진균의 병원성

진균에 의한 질환은 크게 ① 감염증인 mycosis, ② 포자 등에 의한 allergy증, ③ 생산된 독소에 의한 mycotoxicosis 등 3종류가 있다. Mycosis는 장기가 침해되는 전신성 또는 심재성(심부성)진균증(systemic or deep mycosis)과 피하를 중심으로 침해하는 피하진균증(subcutaneus mycosis), 표피만이 침해되는 표재성 진균증(superficial mycosis)으로 분류된다.

심재성 진균증에는 *Coccidioides, Histoplasma, Blastomyces, Paracoccidiodes*와 같이 특정지역에서 건강인에게도 감염되는 것과 *Candida, Cryptococcus, Aspergillus, Mucor* 등과 같이 저항성이 떨어진 숙주에서 기회감염을 일으키는 경우가 있다. 후자인 기회성 진균증은 최근에 증가하여 *Rhodotorula, Fusarium, Geotrichum* 등에 의한 것도 보고되고 있다.

진균독소중독증(mycotoxicosis)은 이미 200여 종 이상이 알려져 있는데, 우리나라에서도 근래에 수입 농산물이 증가됨에 따라 문제되고 있는 실정이다. *Aspergillus flavus*가 생성하는 aflatoxin은 간장장애를, *Fusarium*속이 생산하는 rebalenol, buzalencone X, F-2 toxin(이들은 옥수수와 보리를 섭식한 후에 발생하는 빨간곰팡이 중독증을 초래함) 및 sporfusarin(식중독성 무백혈구증, alimentary toxic aleukia : ATA를 초래함) 등이 있으며, 맥각균(*Claviceps purpurea*)이 생산하는 맥각 alkaloid(위장장애, 지각마비, 근육경련, 조직괴사를 일으킴) 등 많은 종류의 진균독소중독증이 알려져 있다.

피하진균증에는 스포로트릭스증, 다양한 흑색진균증, *Monsporium, Madurella* 등에 의한 균종(mycetoma) 등이 있다. 또 각막진균증도 피하진균증에 포함하는 경우가 많다.

표재성 진균증은 병변이 각질층 및 모발에 국한해 있는 것을 말하는데 이것에 속하는 질환에는 조직반응, 자각증상이 없는 **전풍**(pityriasis versicolor), 흑선, **백색사모**(white piedra), **흑색사모**(black piedra) 등과 조직반응, 자각증상이 강하게 나타나는 피부사상균증, 피부칸디다증 등이 있다. 단 후자의 경우에는 병변이 진피까지 파급되는 경우도 있다.

알레르기성 질환은 포자와 균사의 단편이 항원이 되며 Ⅰ~Ⅳ형까지 다양한 양식에 의해 발증하는 것으로 생각된다. Ⅰ형 알레르기인 기관지천식, Ⅲ~Ⅳ형 알레르기로 생각되는 비염, 결막염, 농부폐(farmer's lung) 등의 허파질환, Ⅲ형으로 생각되는 백선증, 유독버섯이 생산하는 환상 peptide(amaniaine, ptroidine) 등이 유명하다.

4. 의학적으로 중요한 진균증

1) 표재성진균증(Superficial mycoses)

(1) 피부사상균(Dermatophytes)

피부의 가장 외층과 모발을 감염시키는 진균

① 소포자균속(*Microsporum*) : 머리의 모발, 안면, 드물게 전신감염

② 백선균속(*Trichophyton*) : 피부, 손톱, 발톱, 모발에 감염

③ 표피균속(*Epidermophyon*) : 손톱, 발톱, 피부감염, 모발은 감염이 안 되고 피부에 감염된다.

(2) 전풍(Tinea versicolor) 또는 어우러기(*Pityrosporum*)

피부를 감염시킴

2) 피하진균증(Subcutaneous mycoses)

① Chromoblastomycosis(색소분아진균증) : *Phialophora, Cladosporium, Fonsecaea*

② Sporothrichosis(스포로트리쿰증) : *Sporothrix schenckii*

③ Candidiasis(캔디다증) : *Candida albicans*

④ Maduromycosis(마듀로진균증) : *Aeremonium, Exophiala*

⑤ Phaeohyphomycosis(색소분아균증) : *Alternaria, Cladosporium*

3) 심재성진균증(Deep mycoses)

① Blastomycosis(북미 블라스토 마이세스증) : *Blastomyces dermatitidis* : 피부, 폐, 전신에 감염된다.

② Paracoccidioidomycosis(남미 블라스토 마이세스증) : *Paracoccidioides brasiliensis* : 피부, 림프절에 침입한다.

③ Coccidioidomycosis(콕시디오이데스증) : *Coccidioides immitis* : 폐에 감염, 상처에 감염

④ Histoplasmosis(히스토플라스모증) : *Histoplasma capsulatum* : 원발성 전신성피부 질환을 일으킨다.

⑤ Cryptococcosis(크립토콕크스증) : *Cryptococcus neoformans* : 호흡기를 통하여 폐에 침입 후 피부, 뇌척수에 감염되어 수막염을 일으킨다.

⑥ Candidasis(캔디다증) : *Candida albicans* : 기관지, 구강, 질에 염증을 일으킨다.

⑦ Geotrichosis(지오트리쿰증) : *Geotrichum candidum* : 구강, 상기도에 상재균이다.

⑧ *Sporothichosis*(스포로트리쿰증) : *Sporothrix schenckii* : 농부, 원예가, 노동자 피부 외상에 감염되어 피부염, 림프관염을 유발한다(표 30-1).

표 30-1. 사람에 흔히 잘 감염되는 진균증의 분류

심재성 진균증	기회감염 진균증	피하 진균증	표재성 진균증
Blastomycosis *Blastomyces dermatitidis* Coccidioidomycosis *Coccidioides immitis* Cryptococcosis *Cryptococcus neoformans* Histoplasmosis *Histoplasma capsulatum* Paracoccidioidomycosis (South American blasto-mycosis) *Paracoccidioides brasili-ensis* Sporotrichosis(unusual) *Sporothrix schenckii*	Aspergillosis *Aspergillus fumigatus* *A. flavus* *A. niger* *A. terreus* Candidosis *Candida albicans* *Candida* spp. Geotrichosis *Geotrichum candidum* Phaeohyphomycosis *Alternaria* spp. *Curvularia* spp. *Drechslera/Bipolaris* spp. *Exophiala* spp. *Wangiella* spp. Hyalohyphomycosis(rare) *Acremonium* spp. *Fusarium* spp. *Paecilomyces* spp. *Penicillium* spp. *Scedosporium* spp. (*Pseudallescheria* spp.) Zygomycosis *Rhizopus* spp. *Mucor* spp. *Cunninghamella* spp.	Maduromycosis(Mycetoma) *Acremonium* spp. *Exophiala jeanselmei* *Pseudallescheria boydii* *Nocardia* spp. Chromoblastomycosis *Cladosporium carionii* *Fonsecaea* spp. *Phialophora* spp. Phaeohyphomycosis(피내) *Alternaria* spp. *Cladosporium* spp. *Xylohypha emmonsii* *Exophiala* spp. *Phialophora* spp. *Wangiella dermatitidis* Sporotrichosis *Sporothrix schenckii*	Black piedra *Piedraia hortae* Tinea nigra *Phaeoannelomyces wernic-kii* Tinea versicolor *Malassezia furfur* Dermatomycoses *Microsporum* spp. *Trichophyton* spp. Epidermophyton flocco-sum Mycotic keratitis *Fusarium* spp. *Aspergillus* spp. *Candida* spp. Onychomycosis *Candida* spp. *Aspergillus* spp. *Trichosporon beigelii* *Geotrichum candidum* Tinea unguium *Trichophyton* spp. *Epidermophyton flocco-sum*

5. 형태에 따른 진균의 분류

1) 균사의 특징을 가진 진균(Mycelium like fungi)

① 피부사상균(Dermatophytes) : 소포자균(*Microsporum*), 선균(*Trichophyton*), 표피균(*Epidermophyon*)

② 족균종(Maduromycosis 또는 Mycetoma) : *Actinomadura*, *Pseudaellescheria*, *Phialopaora*, *Madurella*

③ 색소분아진균증(Chromoblastomycosis) : *Cladosporium*, *Fonsecae*, *Phialophora*

④ 비병원성 : *Mucor*, *Rhizopus*, *Aspergillus*, *Penicllium*, *Hemispora*

2) 효모의 특징을 가진 진균(Yeast-like fungi)

Candida, *Cryptococcus*, *Geotrichum*(그림 30-6).

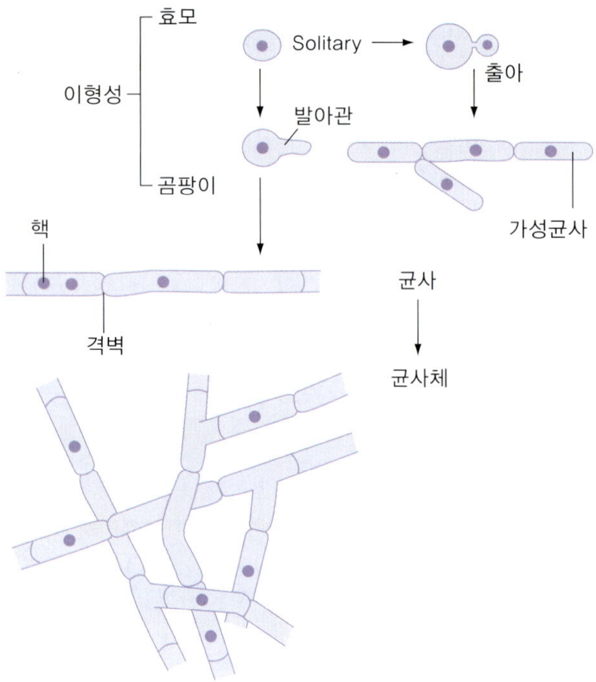

그림 30-6. 진균 형태의 기본 구조 도해

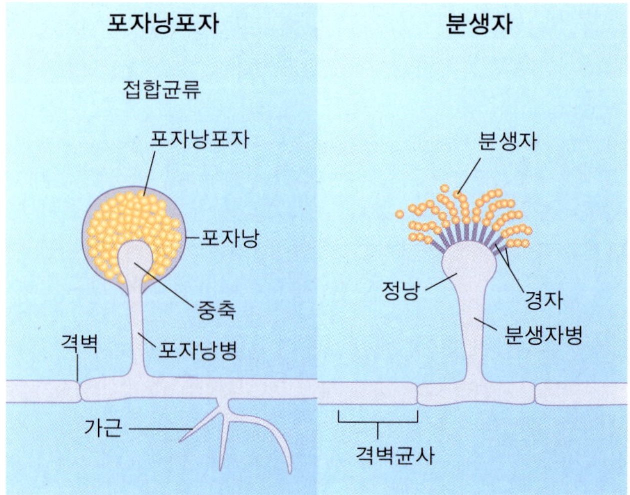

그림 30-7 공중균사 형태의 기본구조 도해

3) 실온에서 균사형, 37℃에서 또는 체내에서 효모양인 것(Dimorphism)

Histoplasma capsulatum, Coccidioides immitis, Blastomyces dermatitidis, Sporothrix schenkii

4) 세균과 진균 중간에 속하는 것

Actinomyces, Nocardia, Streptomyces 등은 과거에는 세균양 진균(Bacteria-like fungus)으로 분류하였으나 현재는 별도로 따로 취급하고 있다.

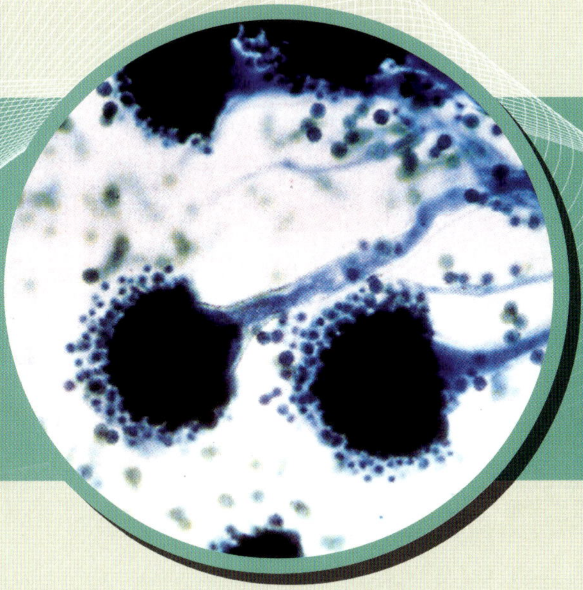

제 31 장

진균학 각론

병원성 진균은 분류학적으로 접합균류, 자낭균류, 담자균류, 불완전균류 등으로 분류되나 임상적인 측면에서 침범하는 부위에 따라 표피 감염성 진균증, 피하감염성 진균증, 심부감염성 진균증 등의 세 단계로 분류할 수가 있다.

1. 표피감염성 피부사상 진균증 (표재성 진균증)

표피감염성 진균증의 원인균은 표피 표면 외부에 있고, 표재성 각화조직(피부, 모발, 손톱)에만 감염하며 심부조직에 침입하지 않는 진균이 원인이 된다. 이들 피부사상(Dermatophytes) 진균 중에서 가장 중요한 것은 소포자균 속(*Microsporum*), 백선균 속(*Trichophyton*), 표피균 속(*Epidermophyton*)으로 분류한다. 각화 조직내에서 이 균은 균사와 분절포자만을 형성한다.

대부분 염증반응은 적고 피부, 모발, 손톱, 발톱 등 주로 젤라틴(gelatin)을 함유하고 있는 부위에 침범하며 그 이상의 심부에는 잘 침투하지 못한다.

1) 피부사상균증 (Dematomycosis : Cutaneous mycoses)

표재성 진균증은 피부사상균(Dematophytes)이라고도 하며 표재성 각화조직(피부, 모발, 손톱)에만 감염하며 심부조직에 침입하지 않는 진균이 원인이 된다. 이들 피부사상 진균 중에서 가장 중요한 것은 소포자균 속(*Microsporum*), 백선균 속(*Trichophyton*), 표피균 속(*Epidermophyton*)으로 분류한다. 각화 조직내에서 이 균은 균사와 분절포자만을 형성한다.

Sabourauds dextrose agar에서는 특징적인 집락에 균사는 격벽이 있고 균종에 의해서 특이한 균사의 형태를 나타내며 포자는 소분생포자, 대분생포자, 분절포자, 후막포자 등을 만든다. 이들 포자를 현미경으로 관찰하여 감별한다.

(1) 백선균 속(*Trichophyton*)

백선균 속에는 대표적으로 *Trichophyton rubrum*, *Trichophyton mentagrophytes* 등이 있는데 분지형의 균사이며 격벽이 있고, 대분생자는 곤봉모양이고 소분생자는 균사주위에 포도송이 모양으로 배열되어있다(그림 31-1).

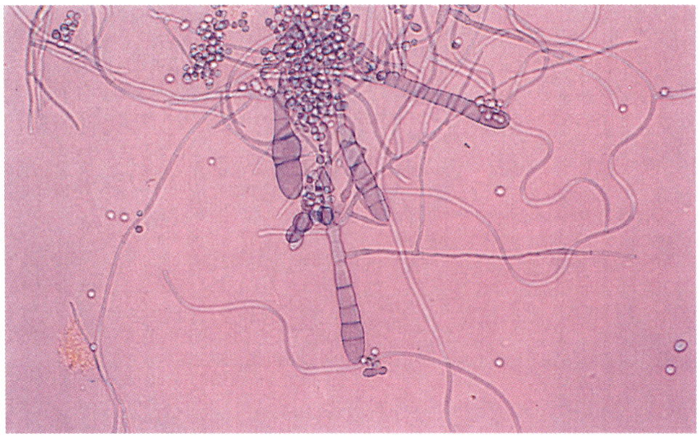

그림 31-1. *Trichophyton mentagrophytes* 형태의 현미경 사진

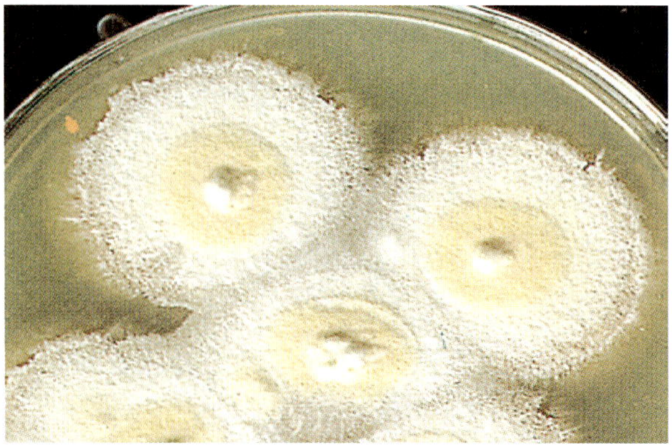

그림 31-2. SDA 배지에서 발육된 *Trichophyton mentagrophytes* 집락

SDA배지에 3주간 배양된 집락의 표면은 솜털같은 분말상이며, 뒷면은 노랑색, 갈색, 적갈색으로 보인다(그림 30-2). 다음과 같은 피부질병을 유발한다(그림 31-2).

① 두부백선(Tinea capitis)

두부백선은 머리에 비듬이 형성되거나 원형 또는 타원형의 탈모반을 나타내고 인설이 나타나는 것이 특징이다. 15세 이하 중학교 학생이나 초등학교 아동에 흔히 나타난다.

두부백선의 원인균으로 우리나라에서 많이 분리되는 것은 *Microsporum canis*이고 드물게는 *Trichophyton mentagrophytes*도 일으킨다.

② 체부백선(Tinea corporis)

체부백선은 머리, 손, 발, 얼굴, 서혜부를 제외한 부위에 발생한 백선을 말하며 특징적인 병변은 환상의 병소를 나타내며 균종에 따라서 붉은 구진, 소수포성 건조하고 각질이 있는 병변을 볼 수 있다. 원인균으로 *Trichophyton rubrum, Trichophyton mentagrophytes, Microsporum canis* 등이 원인균이다.

③ 족부백선(Tinea pedis)

족부백선은 지간형, 소수포형, 각화형으로 구분할 수 있다. *Trichophyton rubrum*이 가장 많고 *Trichophyton mentagrophytes*가 소수포형에서 많이 분리된다.

㉠ 지간형 : 발가락 제3, 4지간에 많이 발생하며 족부백선에 가장 많은 병형이다. 발가락 사이가 짓무르고 미란이 발생하며 여름에 악화되고 심한 소양감을 나타낸다.

㉡ 소수포형 : 발바닥, 발 옆에 소수포가 산재하고 소수포가 형성될 때 소양감이 심하며 여름에 많이 생긴다.

㉢ 각화형 : 발바닥과 발뒤꿈치에 인설이 일어나 건조되며 균열이 일어난다. 소양은 없고 만성이며 난치성이다. 발병원인은 방바닥, 목욕탕, 수영장, 신발에 환자로부터 떨어져 나온 감염된 인설에 의하여 감염된다. 원인균은 *Trichophyton rubrum*이 가장 많고, *Trichophyton mentagrophytes*가 소수포형에서 많이 분리된다.

④ 조갑백선(손발톱 백선 : Tinea unguium)

조갑백선은 손톱, 발톱에 감염된 백선을 말하며 손발톱에 각질 증식이 일어남으로 조갑은 광택을 잃고

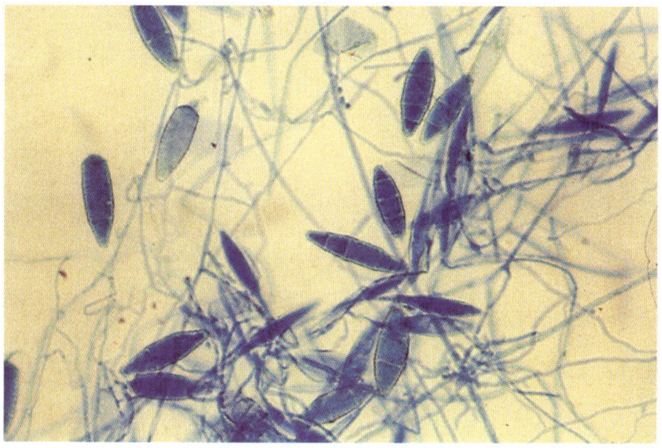

그림 31-3. *Microsporium gypseum* 형태의 현미경 사진

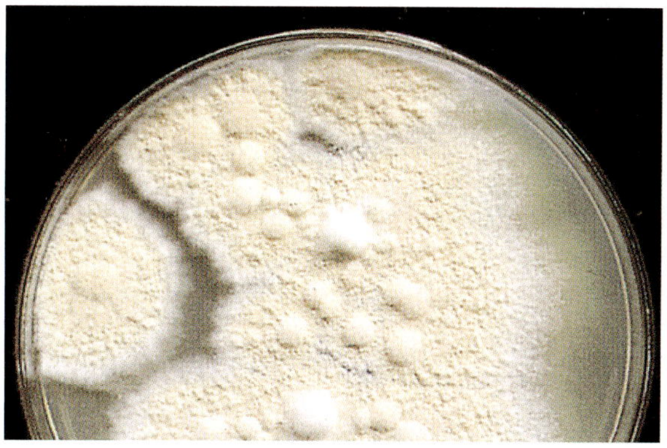

그림 31-4. SDA 배지에서 발육된 *Microsporium gypseum* 집락

두꺼우며 황색 또는 백색의 병변이 나타나며 표면은 울퉁불퉁하며 조갑 말단이 잘 부서진다. 대부분 발톱에 많이 발생하며 치료가 어려웠으나 '라미실'이라는 약제로 치료가 된다. 원인균은 *Trichophyton rubrum*이 가장 많다.

⑤ 서혜부백선(Tinea cruris)

남자의 서혜부에 발생하는 백선으로 대퇴내 측면에 양측성으로 발생하며 항문주위, 둔부 등 전신적으로 만연될 때도 있다. 그러나 음낭에 발생하는 경우는 드물고 소아에서는 Candida성 진균증이 많고 여성의 발생되는 예는 드물다.

발생원인은 주로 족부백선에서 전파되는 경우가 많으며 고온, 다습, 비만, 밀착된 내의의 기계적 마찰이 중요한 요인이 되지만 면역결핍환자 및 부신피질 호르몬제의 남용으로 발생하는 경우도 있다. 원인균은 *Trichophyton rubrum*이 가장 많다.

(2) 소포자균속(*Microsporum*)

소포자균속(*Microsporum*)에는 *Microsporium canis*, *Microsporium gypseum* 등이 있는데 분지형균사주위에 대분생자가 많이 형성되며 주변은 거칠고, 얇은 벽을 가지며 4~6개의 방을 가지고 있다(그림 31-3).

SDA배지에 3주간 배양된 집락의 표면은 솜털형 분말형, 과립형의 베이지색이며, 뒷면은 붉은 갈색으로 보인다(그림 31-4).

전체백선의 7.1% 내지 8.3%를 안면백선과 체부백선을 일으키며 드물게는 조갑백선을 일으킨다. 두부백선에서 모낭염을 일으켜 독창이 잘 발생하며 이로 인해 치료 후에 탈모반을 남기기도 한다. 병변이 생기면 10원짜리 동전 크기로 소아에서 다발한다. 애완용으로 기르는 고양이가 주된 감염원이다.

(3) 표피균속(*Epidermophyton*)

표피균속에는 *Epidermophyton floccosum* 1균종이 있다. 분지형 균사에 대분생자는 끝이 무딘 곤봉모양으로 1~5개의 방을 가지며(그림 31-5)

SDA배지에 3주간 배양된 집락의 표면은 흰색 내지 카키색 벨벳 모양의 킷털형의 집락이고, 뒷면은 황갈색이다(그림31-6). 피부의 서혜부와 손톱에는 침투하지만 모발에는 침입하지 않는다.

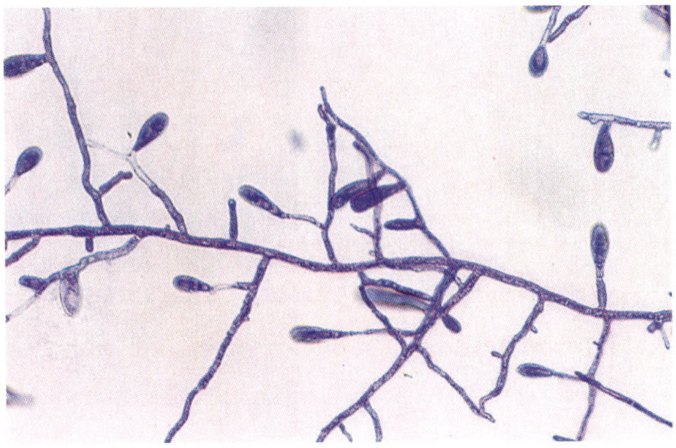

그림 31-5. *Epidermophyton floccosum* 형태의 현미경 사진

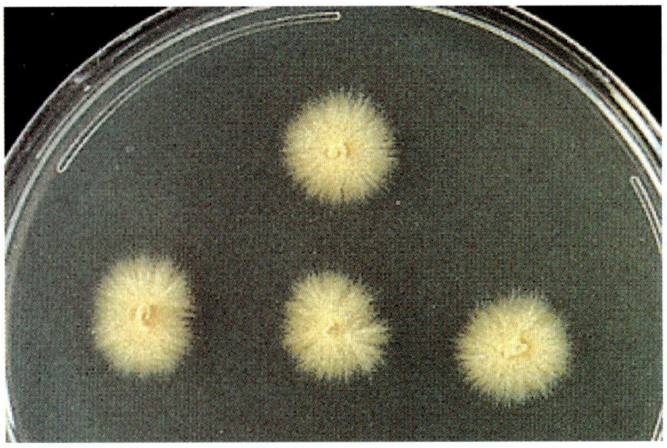

그림 31-6. SDA 배지에서 발육된 *Epidermophyton floccosum* 집락

2. 심재성 진균증(Deep Mycosis)

심재성 진균증이란 표재성 진균증과 달리 살아 있는 조직인 진피, 피하 지방층 및 내부 장기에 원인균이 침범하여 발생하는 진균성 질환을 말한다. 심재성 진균증은 그 영역이 광범위하며 효모균과 같이 전 세계적으로 분포되어 있는 것도 있고 일부 지방에 국한되어 나타나는 풍토병도 있다. 심재성 진균은 대부분 자연계에 존재하는 경우가 많으며 인체에 정상적으로 있는 상재균도 있다. 심재성 진균증은 건강한 사람에게도 발병할 수 있으나 여러 가지 요인에 의해서 면역상태가 저하될 때 기회감염으로 진균증을 일으키는 것도 있다.

1) 이형성 진균(Dimorphic fungi)

이형성 진균(dimorphic fungi)은 25℃에서 균사형으로 발육하지만, 37℃ 발육이나 사람 동물의 감염국소에서 발육시에는 효모형으로 발육하는 진균을 이형성 진균이라고 한다. 특별한 배양 조건하에서는 균사형이 효모형으로 형태의 변화가 가능한 균을 말한다.

이형성 진균은 *Sporothrix schenckii, Histoplasma capsulatum, Blastomyces dermatitidis, Paracoccidioides brasiliensis, Coccidioides immitis*가 여기에 속한다. 이형성 진균 중 세계적으로 많이 분리되는 것이 *Sporothrix schenckii*이다. *Sporothrix schenckii*는 토양에 많이 분포하고 있다.

(1) 스포로트리쿰증(Sporotrichosis)

Sporothrix schenckii 균이 스포로트리쿰증(sporotrichosis)의 원인균이다. *Sporothrix schenckii* 는 피하조직, 피부, 림프관에 결절 양상의 병소가 발생하여 화농성 궤양을 형성한다.

Sporothrix schenckii 는 흙에 많이 분포하고 있어 피부상처를 통하여 감염되며 체내 깊숙한 곳에는 침범하지 않고 조직 내와 피부 바로 아래에서 활동하는 세균이다.

흙과 접촉이 많은 직업 즉 농부, 정원사, 광부 등에서 발생한다. 감염 형태에 따라 피부림프관염, 전신성 스포로트리쿰증(sporotrichosis)으로 분류된다. 대체로 정상인에서는 감염되더라도 피부에만 국한되어 나타나지만 면역계통의 질환이나 면역억제제를 사용하는 경우에는 전신성 감염을 일으키기도 한다(그림 31-7).

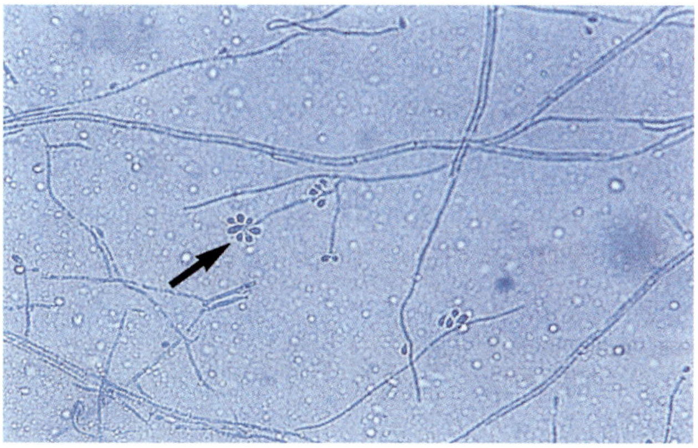

그림 31-7. *Sporothrix schenckii* 형태의 현미경 사진

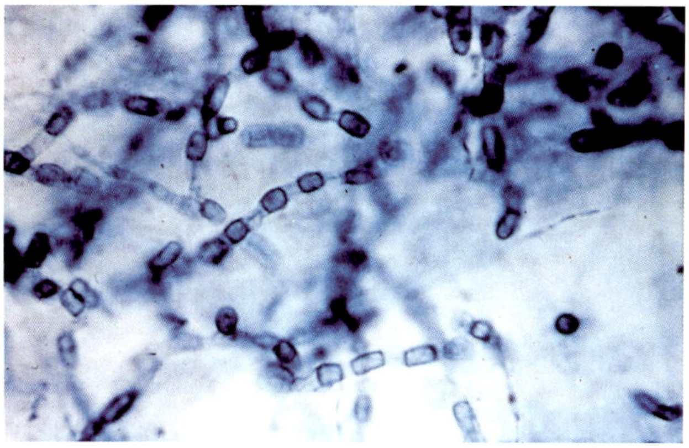

그림 31-8. *Coccidioides immitis* 형태의 현미경 사진

(2) 콕시디오이도 진균증(Coccidioidomycosis)

콕시디오이도 진균증은 *Coccidioides immitis*가 원인균으로 토양, 식물, 과실에 많이 오염되어 있으며 감염은 오염된 먼지를 흡입하여 폐에 발병하며 피부는 외상 후 상처부위로 침입하여 발병한다. 콕시디오이도 진균증은 다음과 같은 다양한 임상 증상을 나타낸다.

① 원발성 폐 콕시디오이도 진균증(primary pulmonary coccidioidomycosis)

② 전신성 콕시디오이도 진균증(disseminated coccidioidomycosis)

③ 원발성 피부 콕시디오이도 진균증(primary cutaneous coccidioidomycosis)의 3형으로 대별된다 (그림 31-8).

대부분 피부 콕시디오이도 진균증은 원발성 폐 콕시디오이도 진균증에서 전이되어 발생하며, 원발성 피부 콕시디오이도 진균증은 드물게 발생한다.

원발성 피부 콕시디오이도 진균증의 병소는 진균에 감염된 부위에 하감양 병소가 발생되고 연이어 림프관을 따라 결절이 나타나고 림프관염과 림프선종(lymphadenopathy)을 일으켜 스포로트리쿰증과 유사하다.

(3) 히스토플라즈마 진균증(Histoplasmosis)

히스토플라즈마증은 *Histoplasma capsulatum*으로 발생하는 전신질환으로 다양한 임상질환을 나타내며 흔치 않지만 원발성 피부병소도 발생할 수 있다. 본증은 우리나라에는 흔하지 않으나 미국의 미시시피강 유역과 중앙 아프리카 국가에서 수입감염되어 들어올 수 있다.

원발성 폐 히스토플라즈마증, 전신성 히스토플라즈마증, 원발성 피부 히스토플라즈마증 으로 구별할 수 있다(그림 31-9).

(4) 북아메리카 분아진균증(Blastomycosis)

분아진균증(Blastomycosis)의 원인균은 *Blastomyces dermatitidis*로 발생되는 만성 감염증으로 화농성, 육아종성병소가 특징이고 신체 어느 부위나 발생할 수 있으나 폐, 피부, 골에 호발하며 장에 침범하지 않아 히스토플라즈마증(Histoplasmosis)과 구별이 된다(그림 31-10).

이 균도 우리나라에는 드물며 미국의 오하이오주, 미시시피강 유역에 빈발, 켄터키주는 유행지역이며 아프리카, 중앙 아시아, 중앙 아메리카에서 발생한다.

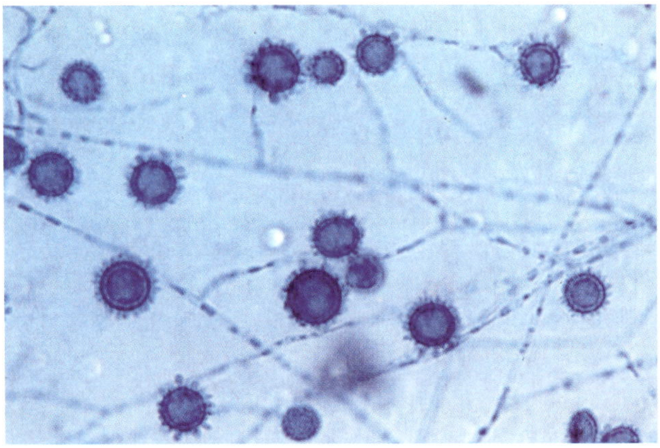

그림 31-9. *Histoplasma capsulatum* 형태의 현미경 사진

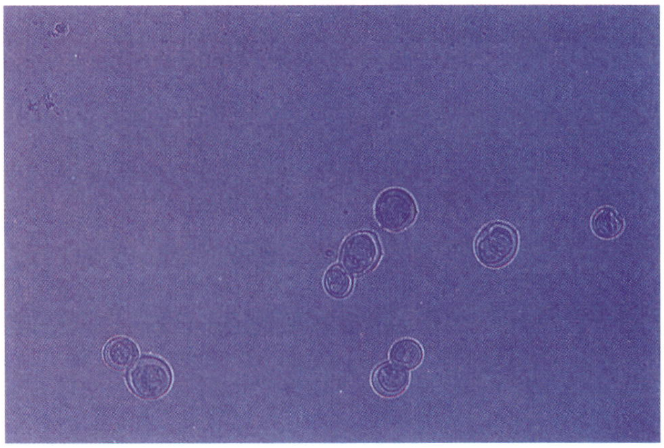

그림 31-10. *Blastomyces dermatitidis* 형태의 현미경사진

2) 색소 진균증(Chromomycosis)

균체가 암갈색을 나타내며 색조가 흑색에 가까운 색을 나타내는 균을 흑색 진균이라 한다. 흑색 진균은 열대, 아열대 지방에서 많이 나타난다.

(1) 색소분아진균증(Chromoblastomycosis)

색소분아진균증(Chromoblastomycosis)은 사마귀 형태로 나타나는 피하사상균이다. 미국의 열대, 아열대 지방에서 많이 나타난다. 시골에서 맨발로 걸어다니는 직업을 가진 사람들의 다리와 발에서 많이 생긴다. 색소분아진균증을 일으키는 균종은 *Cladosporium carionii*, *Fonsecaea* spp., *Phialophora* spp. 등이 있다.

(2) 흑색진균증(Phaeohyphomycosis)

흑색진균증(phaeomycosis = phaeohyphomycosis)은 균사가 갈색조로 되는 균에 의한 질환을 말한다. 피부에 만성 융기성 육아종과 피하에 농양 등을 형성한다. 더러는 뇌, 간 등의 장기에 병변을 일으킨다.

균종은 *Alternaria* 속, *Exophiala* 속, *Phialophora* 속, *Wangiella* 속 등이 흑색진균증을 일으킨다.

(3) 족균증(Maduromycosis; mycetoma)

진균이 피부에 침입하여 발생하는 또 다른 질병으로 족균증이 있는데 이 균은 보통 손 또는 발에서 종양과 같은 것을 표면적으로 볼 수 있다. 이것을 madura food라 불리는데 이는 인디안의 madura 지방의 감염된 환자의 흉한 발을 보고 붙여진 이름이다.

균종은 *Acremonium* 속, *Exophiala* 속, *Pseudallescheria* 속, *Nocardia* 속 등이 질병을 일으킨다.

3. 심부 감염성 진균증

심부에 질환을 일으키는 진균 중에는 일차적으로 폐 등의 내부 장기에 침범하는 진균과 피부나 점막 등의 표면에도 침범하면서 심부에도 침투하여 질환을 일으키는 진균군 등 여러 가지가 포함된다. 그러므로 심부 감염성 진균은 전신 각 기관을 침범할 진균군 등 여러 가지가 포함된다. 그러므로 심부 감염성 진균은 전신 각 기관을 침범할 수 있는 진균으로서 피부나 피하질환을 동반하는 진균까지도 포함된다.

1) 기회감염 효모균증(opportunistic yeasts mycosis)

효모균은 사람에게 칸디다증(Candidiasis)을 유발하는 *Candida albicans*와 드물게 기회감염을 일으키는 *Candida* 속 *Cryptococcus* 속, *Geotrichum* 속, *Trichosporon* 속, *Saccharomyces* 속, *Rhodotorula* 속 등이 사람에게 조갑, 심내막염, 외이염, 요도염, 고수염, 폐, 기관지, 구강, 중추신경계에 감염을 일으킨다.

(1) 칸디다증(Candidiasis)

■ 분류

Candida albicans, Candida stellatoidea, Candida tropicalis, Candida parapsilosis, Candida pseudotropicalis, Candida guillermondii, Candida crusei 등이 사람에게 기회감염을 일으킨다. 그중에서 *Candida albicans* 균종이 기회감염으로 캔디다증 질병을 일으킨다.

■ 원인균

Candida albicans 또는 *Candida* 종

■ 병원성

본 균은 건강한 사람의 구강, 질, 장 등에 상재하는 인체상재균(normal flora)이다. 사람에게 칸디다증(Candidiasis)을 유발하는 *Candida* 속의 균종은 여러 종류가 있으나 병원성과 숙주의 방어기전에 좌우되며 유발인자로서의 외상, 화상, 철 결핍성 빈혈, 영양실조, 및 부신기능 저하를 수반한 세포면역기전 이상, 항생제를 오랫동안 사용할 경우 장관에 *Candida albicans*가 증가하며, 암치료, 부신피질호르몬 장기간 투여시, 림프종, 후천성 면역결핍증(AIDS), 전신당뇨 등의 질병이 있을 때 감염의 위험이 높아진다.

그 중에서 *Candida albicans* 가 피부 감염을 가장 많이 일으킨다. 신생아나 영아의 기저귀 접촉부, 손을 자주 씻는 성인의 손 · 손가락 사이나 손톱 주위, 비만한 사람의 겨드랑 또는 사태 등에 피부염을 일으킨다.

선천성 또는 후천성 면역이상에 의해 입이나 손, 발톱에 침범하는 완고한 *Candida* 감염을 일으키는 수가 있는데 이것을 만성 피부 점막 칸디다증(chronic mucutaneous candidiasis, CMCC)이라고 한다. 구강은 백태로서 발견되는 수가 있고 또한 외음부 질염, 호흡기기관, 소화관, 폐 등 여러 장기에 궤양을 일으킨다.

■ 형태

효모 모양 세포의 분아포자는 2~3×4~6 ㎛ 크기의 난원형의 출아성 효모양이고 균사 끝이나 줄기에 분아세포(출아세포)를 형성하고, 특히 후막포자(chlamydospore)를 생성하는 것도 있다(그림 31-11, 12).

■ 집락의 성상

Sabouraud dextrous agar에 접종하여 22℃와 37℃에 48시간 배양을 하면 효모냄새(막걸리)가 나는 하얀 크림색 집락이 자란다(그림 31-13).

배지 심부 발육부분은 가성균사체로 이루어져 있다. 이것이 가성균사로 구성되며 결절부분에 분아포자를 그리고 때로는 선단에 후막포자를 형성한다(그림 31-12).

*Candida albicans*는 후막포자(chlamydospore)를 형성하는 것이 감별점으로 중요하다.

■ 치료

피부점막 칸디다증의 치료는 국소 치료제는 nystatin 연고, imidazole 계통의 국소제가 효과적이다. 전신성 칸디다증의 치료는 amphotercin B가 주로 이용된다.

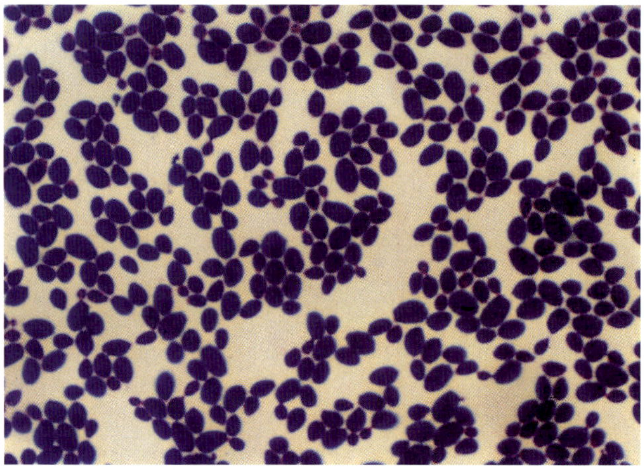

그림 31-11. *Candida* 균종의 Gram 염색 형태

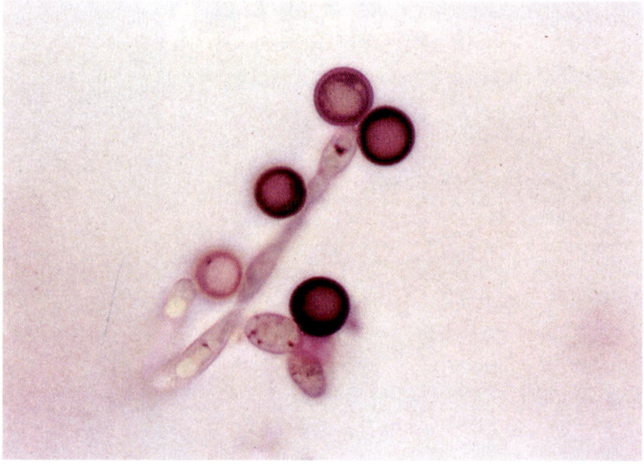

그림 31-12. *Candida albicans*의 cornmeal agar 상에서 태후막포자형성 현미경 사진

(2) 크립토콕쿠스증(Cryptococcosis)

■ 원인균

Cryptococcus neoformans

■ 병원성

크립토콕쿠스증(Cryptococcosis)의 원인균은 Cryptococcus neoformans라는 효모균으로서 조류의 배설물이나 배설물로 오염된 토양에서 많이 발견된다.

본증의 감염증은 주로 호흡기를 통하여 일차적으로 폐를 침범하고 이곳으로부터 뇌와 중추신경계통을 침입하여 뇌척수막염을 일으키는 것으로 유명하다.

특히 면역이 저하되어 있을 때 감염을 일으켜 기회감염을 유발한다. 호흡기를 통해 감염되며 폐, 중추신경, 피부점막 및 내장 등에 전파되어 병변을 유발한다. AIDS/HIV 환자에 잘 감염된다.

■ 형태

뇌척수막염 환자의 수액을 원심하여 침사를 묵집표본을 만들어 현미경으로 관찰을 하면 검은 배경에 흰색의 원형 또는 난원형의 출아성 효모 모양이며 주위에 협막을 가지고 있는 것이 특징이다(그림 31-14).

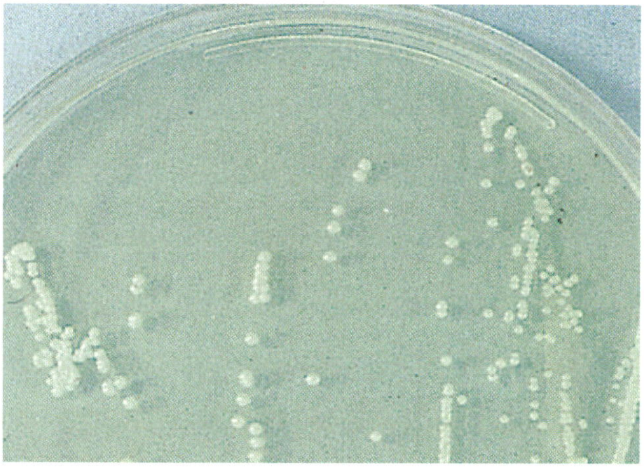

그림 31-13. SDA 배지에서 발육된 *Candida albicans* 집락

■ 집락의 성상

Sabouraud dextrous agar에 접종하여 22℃와 37℃에 48시간 배양을 하면 점액성 황백색~담황색의 점액상 집락으로 발육된다(그림 31-16).

■ 치료

Amphotercin B를 정맥으로 주사한다.

(3) Geotrichum증

*Geotrichum candidum*에 의해 발생되는 매우 드문

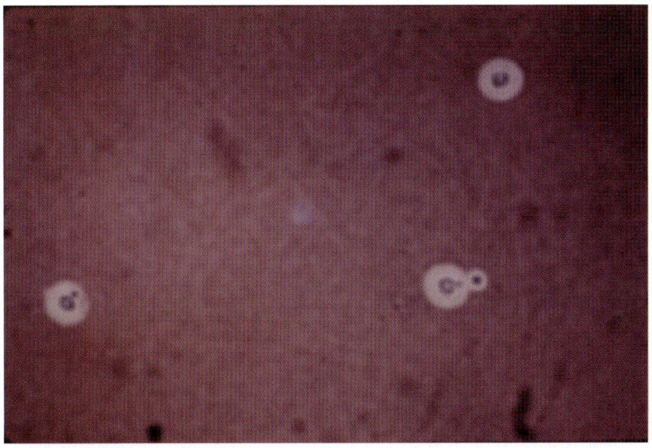

그림 31-14. *Cryptococcus neoformans* CSF 검체를 묵집검경(India ink)한 현미경 사진

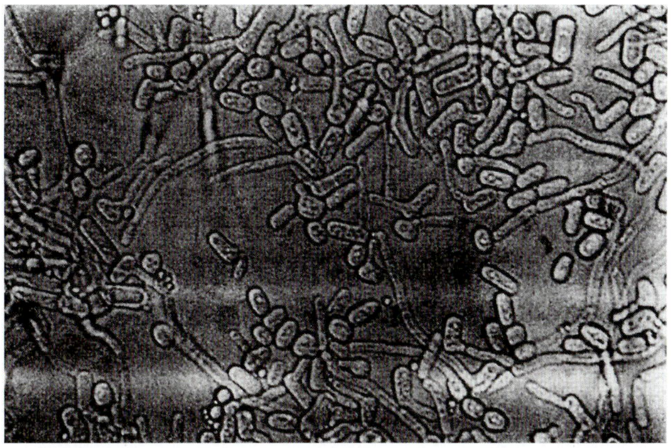

그림 31-15. *Geotrichum ccandidum* 현미경 사진

진균증이다. 토양 물 등에 분포되어있으며 야채, 과일, 곡물을 오염시키고 사람의 장관 구강에도 상재하는 상재균으로 드물게는 상기도에도 감염을 일으킨다.

Sabouraud dextrous agar에 백색의 평활한 집락을 형성하며 균사는 유격벽, 분절형 분생자를 형성한다(그림 31-15).

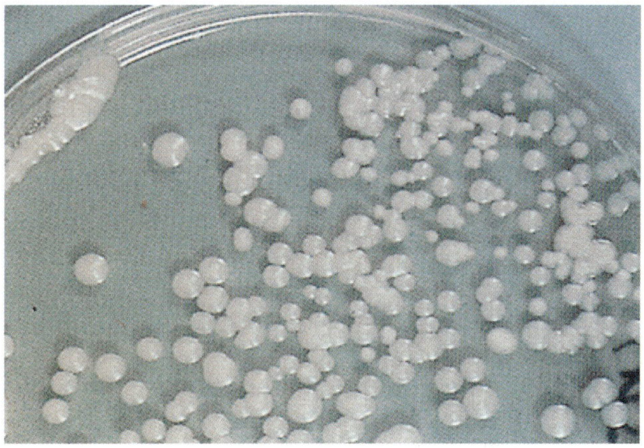

그림 3-16. SDA 배지에서 발육된 Cryptococcus neo-formans 집락

2) 기회감염 사상균증(Opportunistic fillaments mycosis)

(1) Zygomycosis : 털곰팡이증(Mucormycosis)

■ 균명

Rhizopus, Mucor, Absidiac, cunninghamella 속 등이 공기 중에 흔히 상재해 있으면서 사람에 기회감염을 일으킨다.

■ 병원성

암, 백혈병, 말기, 면역억제제 사용시에 합병증으로서 발증되는 전형적인 기회감염(oppertunistic infection)이다. 중추신경계, 폐, 소화기 등 내장 혈관의 전색을 중심으로 하여 출혈성 병소를 일으키며 또한 피부에 궤양을 형성한다.

① *Rhizopus* 속

균사의 형태 : SDA plate에 접종하여 실온에 2주간 배양한 집락을 LPCB로 염색하여 현미경 관찰하면 포자낭과 기근이 있다(그림 31-17).

집락의 성상 : 빨리 자라고 수 일 내에 배지 전면을 덮는다. 솜사탕 모양의 균사가 생기며 색깔은 회백색~흑색 거미줄 모양의 집락이다(그림 31-18).

② *Mucor* 속

■ 균사의 형태

격벽이 없는 균사로 관찰되는 것이 특징이다. 분생

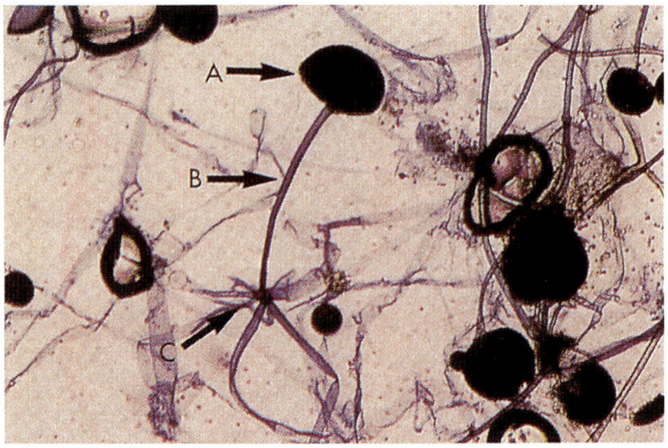

그림 31-17. SDA 배지에서 거미줄모양 회백색~흑색 집락이다

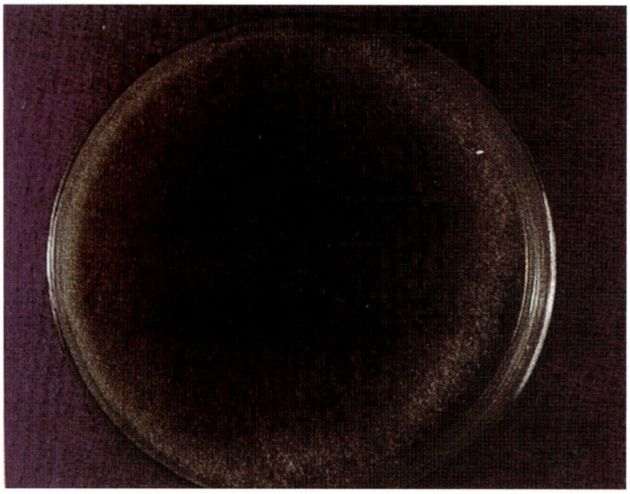

그림 31-18. SDA 배지에서 거미줄모양 회백색~흑색 집락이다

자병은 가지끝에 있으며 원형의 내포자를 가지고 있는 포자낭을 가지고 있다(그림 31-19).

■ 집락의 형태

공기중에 흔히 상재해 있는 진균으로서 균사는 배지위에 퍼져 빨리 자라며 기중균사를 형성한다. 솜사탕 모양의 균사가 생기며 백색~회백~황색이다. 포자낭이 생기면 집락 표면위에 작은 흑점으로 보인다(그림 31-20).

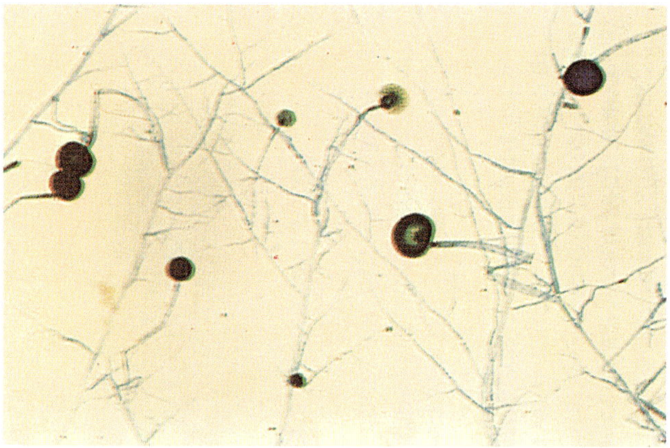

그림 31-19. 솜사탕 모양의 균사

③ *Absidia* 속

■ 현미경관찰

LPCB로 염색하여 현미경 관찰하면 격벽이 없는 기균사 끝에 포자낭 형성함(그림 31-21)

(2) 아스펠질루스증(Aspergillosis)

공기 중의 부유 진균으로 중요한 위치를 차지하며 이로 인해 기관지 천식, allergy성 세기관지염 중이염, 눈감염, 부비감염 등의 원인균이 됨과 아울러 혼입균 · 오염균으로써 대표적 기회감염균 중의 하나이다.

최근 면역기능이 약화된 환자나 질병이 있는 환자의 폐나 다른 장기에 침습시 감염과 전신성 감염증을 일으키는 빈도가 증가되고 있다.

원인균으로는 *Aspergillus fumigatus*, *Aspergillus flavus*, *Aspergillus niger*가 주를 이루고 있다.

① *Aspergillus fumigatus*

■ 병원성

Aspergillosis의 가장 흔한 원인균이다. 폐, 비강, 눈, 혈관, 중추신경계 등 여러 기관에 감염되며 면역

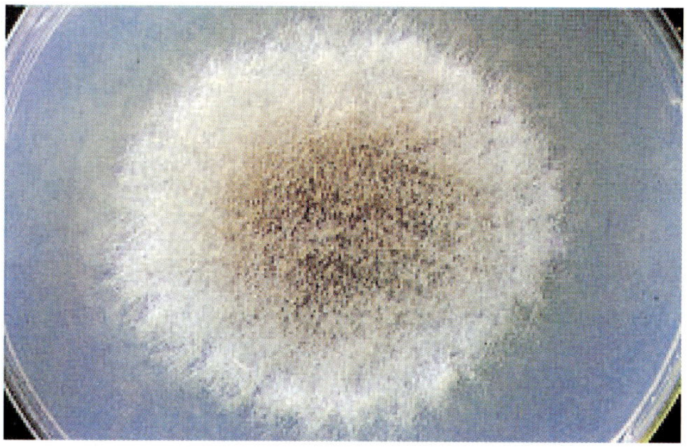

그림 31-20. 포자낭이 있으며 가근이 없다.

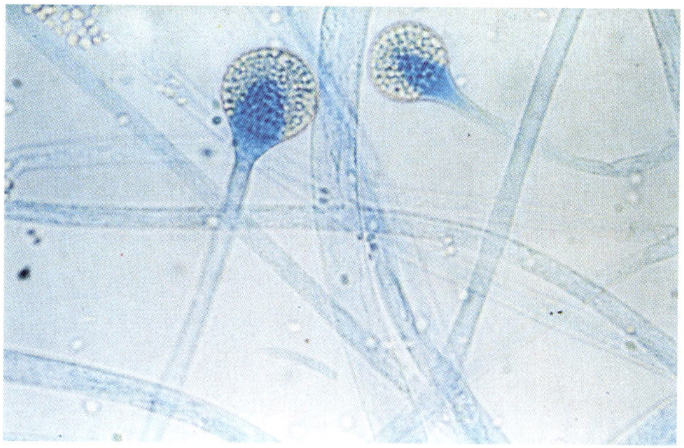

그림 31-21. *Absidia*

약화 환자에서는 특히 혈관침습 감염병을 일으킨다.

■ 균사의 형태

분생자두는 그림 31-22와 같이 원주상이며 경자가 정낭을 1/2 혹은 2/3를 덮고 있다. 정낭은 돔형이다.

■ 집락성상

집락은 녹색-청녹색-암녹색이며 배지 뒷면은 노란색이다. 흔히 솜모양, 벨벳형 양털모양 또는 과립으로 빨리 자라며 37℃ 발육이 양호하며 45~50℃에서도 발육한다(그림 31-23).

② *Aspergillus flavus*

■ 병원성

중이염, 부비강염, 폐렴, 혈관 침습 등 다양한 감염증을 일으킨다. 면역 약화 환자에서는 특히 혈관침습이 잘 되어 조직괴사를 일으킨다.

■ 균사의 형태

분생자병이 무색이고 가시가 돋은 것처럼 거칠거칠하게 보이며 벽이 두껍다. 분생자두는 엉성한 방사형이며 경자가 정낭의 전체를 덮고 있다. 원주상이며 경자가 정낭을 1/2 혹은 2/3를 덮고 있다. 정낭은 돔형이다(그림 31-24).

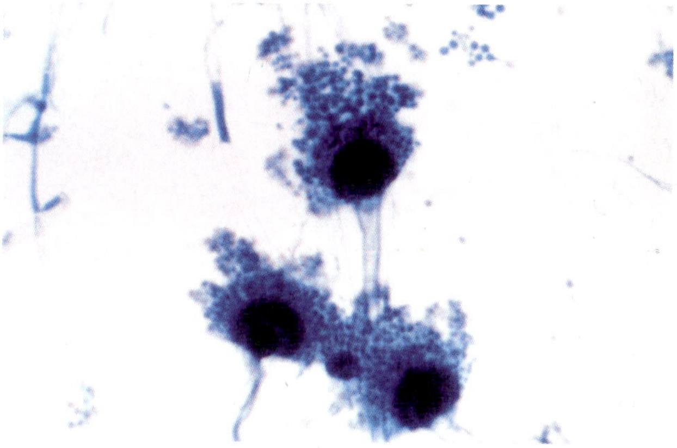

그림 31-22. *Aspergillus fumigatus* 현미경 사진

■ 집락성상

집락은 황녹색~녹색이고 솜털모양 혹은 분말상으로 빨리 자라며 37℃ 발육이 양호하며 45~50℃에서도 발육한다(그림 31-25).

③ *Aspergillus niger*

■ 병원성

세균성 중이염이 있은 후 이차적으로 감염된다. 면역기능이 약화된 노인의 환자 폐에 감염된다.

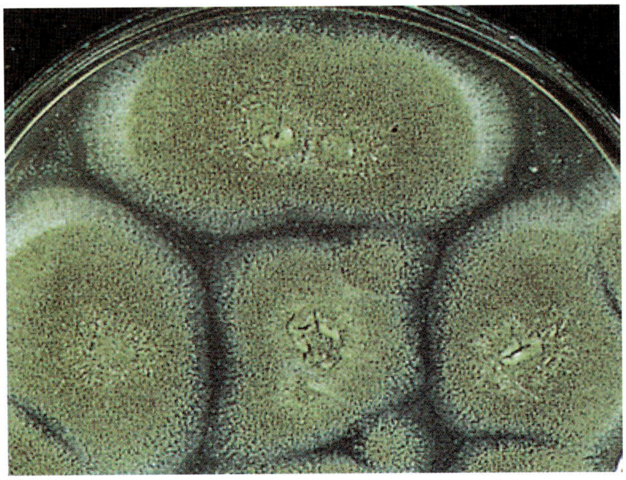

그림 31-23. SDA 배지에서 발육된 *Aspergillus fumigatus* 집락

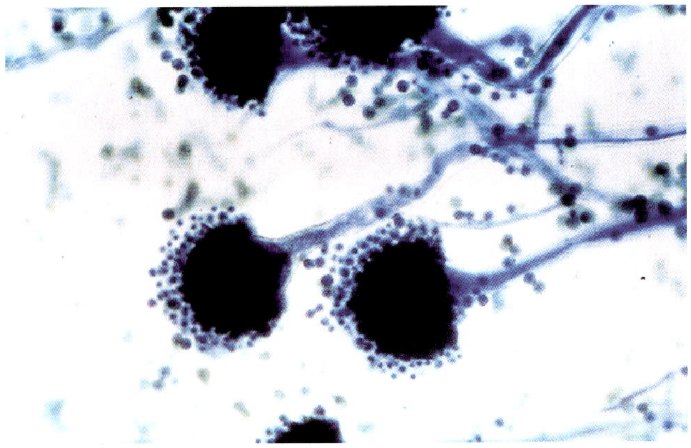

그림 31-24. *Aspergillus flavus* 현미경 사진

■ 균사의 형태

정낭이 안보일 정도로 구형의 검은 포자가 진하게 집단을 이룬다. 분생자두는 방사상으로 퍼져서 원주모양을 이룬다(그림 31-26).

■ 집락성상

집락은 흑색으로 발육되는 것이 특징이다(그림 31-27).

(3) 기타

① *Penicillium* 속

■ 병원성

Penicillium 속은 비병원성이지만 드물게는 각막염, 외이염, 심부감염 등을 일으킨다.

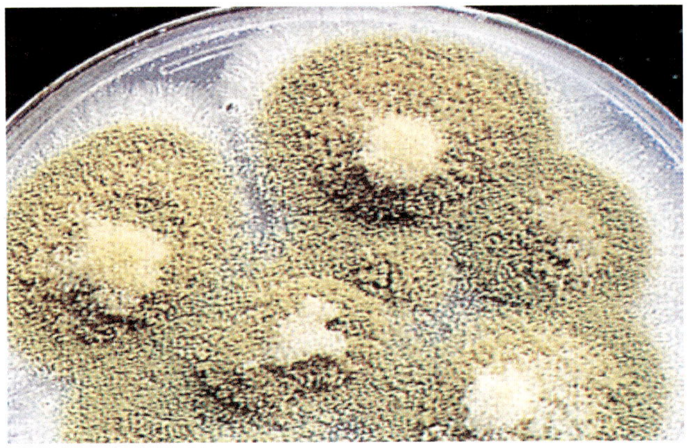

그림 31-25. SDA 배지에서 발육된 *Aspergillus flavus* 집락

■ 균사의 형태

균사에 빗자루 모양의 분생자병과 분생자가 뚜렷한 것이 특징이다(그림 31-28).

■ 집락성상

우리주위환경에 많이 존재하며 SDA 배지에서 잘 자라며 푸른색의 분말상 집락이다(그림 31-29).

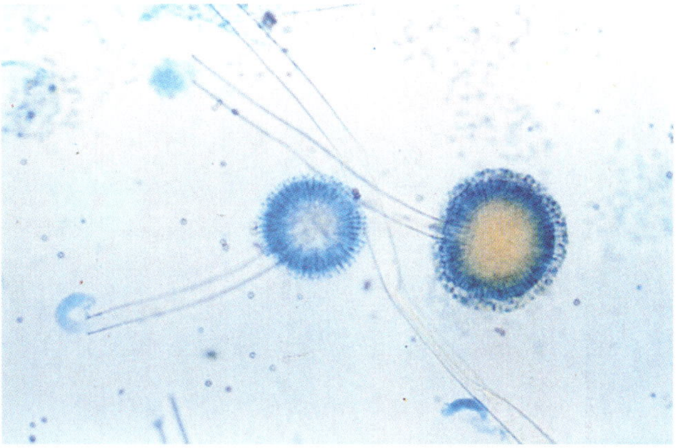

그림 31-26. *Aspergillus niger* 현미경사진

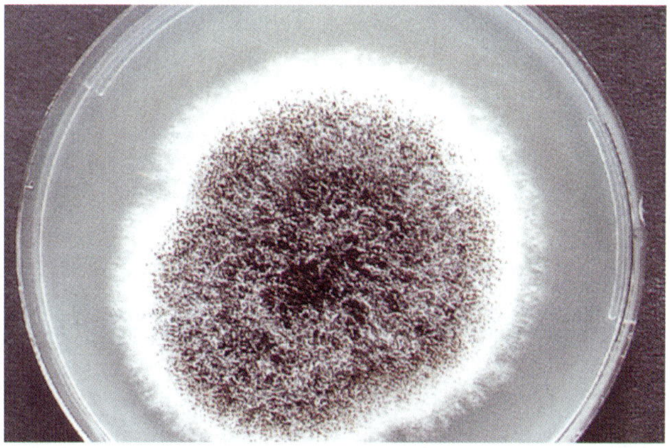

그림 31-27. SDA 배지에서 발육된 *Aspergillus niger* 집락

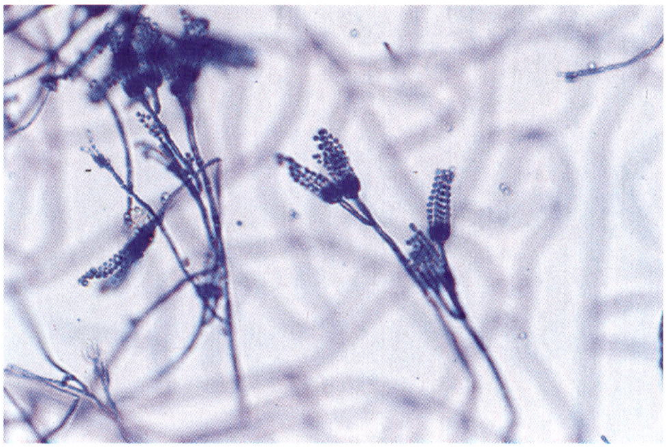

그림 31-28. *Penicillium* 속 현미경 사진

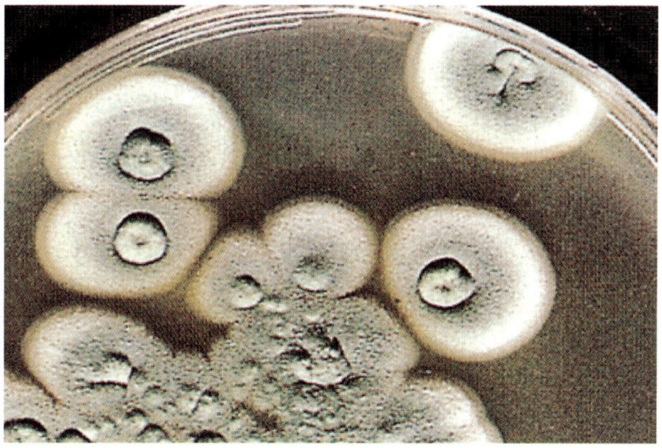

그림 31-29. SDA 배지에서 발육된 *Penicillium notaum* 집락

찾아보기

ㄱ

ㄴ

ㄷ

ㄹ

ㅁ

ㅈ

ㅊ

ㅋ

ㅌ

ㅍ

INDEX

C

D

E

F

G

H

I

J

K

L

M

N

표준 병원미생물학

2011년 8월 25일 1판 1쇄 인 쇄
2011년 8월 31일 1판 1쇄 발 행

정가 35,000원

저　　자 : 이 광 배
발 행 자 : 최 병 진

발 행 처 : 도서출판 고 려 의 학
(136-821) 서울 성북구 성북동 115-24 보문빌딩 3층
Tel. 765-0333, 0337
Fax. 743-2288
등록번호 : 제 1-519호 1978. 6. 29.

ISBN 978-89-7043-766-8